JN491973

PACIFIC INTERNAL MEDICINE

Cardiology

순환기

1

Vol

Pacific Books

PACIFIC
INTERNAL MEDICINE

머리말

좋은 의사가 되기 위해서는 수많은 노력이 필요합니다. 의사의 실수는 때로는 환자의 생사를 좌우할 수도 있기 때문에 많은 지식을 정확하게 아는 것도 요구됩니다. 그래서 공부할 양이 무척 많을 수밖에 없고 처음 배우는 학생들 입장에서 특히 내과는 정말 막막하기 그지없습니다. 모두들 내과 교과서의 두께를 보고 제일 먼저 놀라고, 글씨체가 너무 작아 놀라고, 내용이 너무 함축되어 있어서 또 한 번 놀라곤 합니다.

Pacific Internal Medicine은 이러한 여러분들의 짐을 덜어드리고자 만들어졌습니다. 딱딱한 내용을 부드럽게, 그리고 중요한 내용 위주로 체계적으로 전해드리고자 노력하였습니다. 의학의 발전 속도가 빨라진 탓에 짧은 시간 사이 내과에 많은 변화가 있었습니다. 각종 가이드라인이 새로 나오고, 내과 교과서들의 개정판이 나오면서 이 책 또한 수정 및 보완이 절실해졌습니다.

새로 개정된 Pacific Internal Medicine은 …

(1) 최신 교과서들(Harrison 19th ed. 등)과 국내·국제 가이드라인들을 적극 반영하였습니다.
(2) 이해에 도움이 될 만한 그림과 사진을 가능한 많이 추가하였습니다.
(3) 표준 한글 의학 용어들을 쓰고자 노력하였습니다. 최근 의사국가고시에서 한글 용어를 쓰고 있어 이에 맞추어 가기 위해서 입니다. 하지만, 임상 현장에서는 아직 영어를 혼용하고 있기 때문에 혼동을 줄이고자 영어 용어도 병기하였습니다.
(4) 방대한 양을 공부 하다 보면, 마치 길을 잃은 듯한 느낌을 받을 때가 있습니다. 여러분의 등대가 되고자, 각 단원의 시작 부분에는 용어 설명을, 마지막 부분에는 요약정리를 추가하였습니다.

지금도 열심히 학업에 힘쓰고 계시는 여러분들에게 큰 도움이 될 것이라 자신합니다. 이 책으로 공부하신 여러분 모두 환자를 위하는 좋은 의사가 되길 기원합니다.

내과학을 공부하시는 의대생 여러분께 당부드리고 싶은 말이 있습니다. 각 질환의 치료와 부작용등의 세세한 부분을 자세히 외우려고 하기보다는, 질환들의 큰 범주와 병인과 같은 기본개념을 튼실히 다지려고 하는 것이 바람직하다는 것입니다. 의학의 발전이 매우 빠르고 4~5년에 한번씩 나오는 교과서들도 그에 맞추어 빠르게 바뀌기 마련이기에, 세세한 내용에 집착하기보다는 큰 원리를 온전히 습득하고, 그 틀에 맞추어 작은 내용들을 익히는 것이 효과적이기 때문입니다.

2016년 1월

편저자 일동

PACIFIC
INTERNAL MEDICINE

CONTENTS

01 심혈관계의 진찰 7

02 심전도 31

03 비침습적 심장검사 55

04 중재적 심장학 75

05 부정맥 85

06 심부전과 폐성심 165

07 선천성 심질환 201

08 류마티스 열 217

09 심장판막 질환 221

10 감염성 심내막염 263

11 심근병증 및 심근염 273

12 심막 질환 293

13 심장 종양 309

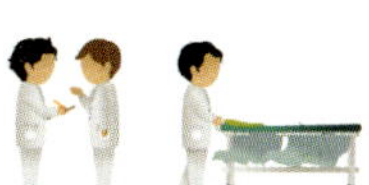

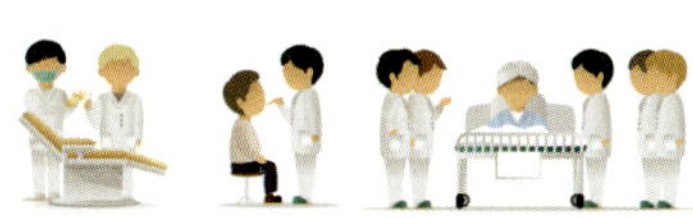

CONTENTS

14 죽상경화증 313

15 허혈성 심장질환 329

16 불안정 협심증과 비ST분절 상승 심근경색 347

17 ST분절 상승 급성 심근경색 357

18 고혈압 391

19 대동맥 및 말초혈관 질환 417

20 실 신 431

21 원발성 폐고혈압 437

01 Chapter

심혈관계의 진찰

Physical examinations

모든 분야가 그렇듯이 환자의 증상과 징후를 보고 세심한 진찰을 통해 진단을 내릴 수 있습니다. 심혈관계에서는 진찰이 특히 중요한데 이 부분은 시간을 내서 반복해서 공부하고, 그 후에는 꼭 환자에게 다가가 직접 검사를 해보는 것이 중요합니다. 각론 부분을 공부하면서도 자꾸 돌아와서 읽어보시면 많은 도움이 됩니다.

전신소견 : 안저, 복부, 사지, 피부 → 동맥압과 맥박 → 경정맥압과 박동 → 흉부 시진 및 촉진 → 청진

그림 1-1 순환기계 진찰 순서

전신 소견(general considerations)

1 개요

1) 전신 쇠약(ill-looking) → 심박출량(cardiac output)의 만성 감소
2) 안정시의 빈맥(resting tachycardia) → 중증 심부전 의심
3) 호흡수 증가(빈호흡; tachypnea) → 폐정맥 울혈 의심
4) 중심 청색증(central cyanosis)과 손, 발가락의 곤봉지(clubbing) → 우좌 심단락, 심장 외 단락, 폐에서 혈액의 산소화가 잘 이루어지지 않는 상태 의심

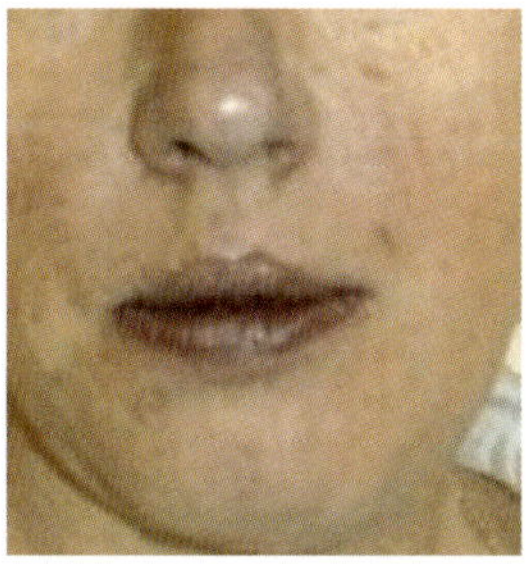

그림 1-2 Hypoxia가 있는 환자의 입술

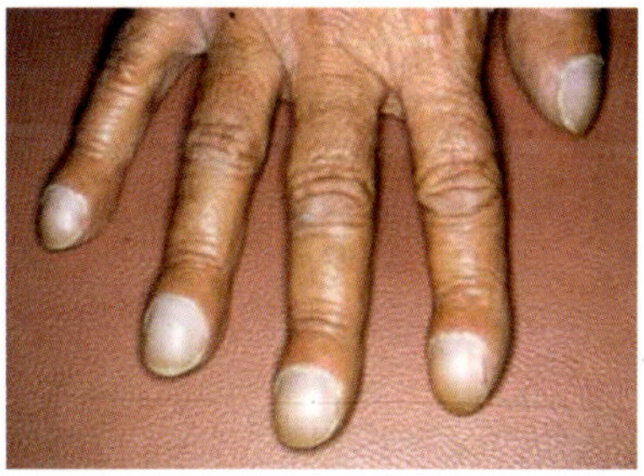

그림 1-3 곤봉지

5) 말초 청색증, 차가운 피부, 발한의 증가
→ 중증 심부전 환자에서 말초 혈관의 수축으로 발생

6) 출혈, Osler's node, Janeway lesion → 감염성 심내막염(infective endocarditis)

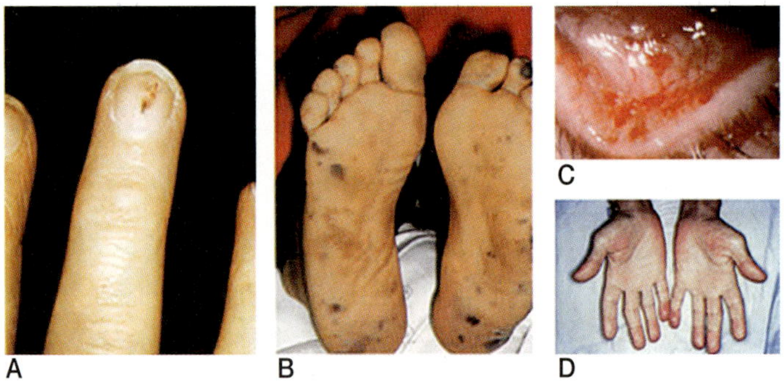

그림 1-4 **감염성 심내막염의 임상양상. A, 선상출혈**(Splinter hemorrhages). **B, Janeway's lesions** : nontender, erythematous, hemorrhagic, or pustular lesions, often on the palms or soles. **C, Conjunctival petechiae. D, Osler's nodes** : tender, subcutaneous nodules, often in the pulp of the digits or the thenar eminence

2 안저 검사

검안경검사(funduscopy)로 환자의 망막을 관찰

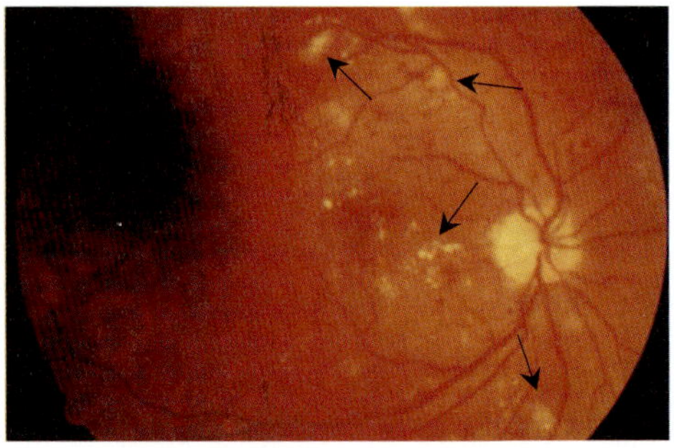

그림 1-5 **당뇨병성 망막병증 : 면화반이 관찰된다(화살표).**

1) 당뇨의 미세 혈관 합병증(microinvasive disease)

(1) 미세 동맥류 : 주로 중심 오목(fovea) 외측부에서 수평 접합부를 따라 관찰

(2) 면화반 : 유두부를 따라 둥글게 돌아가며 발견됨

2) 고혈압성 망막증

심한 고혈압에서 흩어진 불꽃 모양의 출혈반, 매우 수축되어 있는 소동맥, 면화반이 현저하게 관찰됨

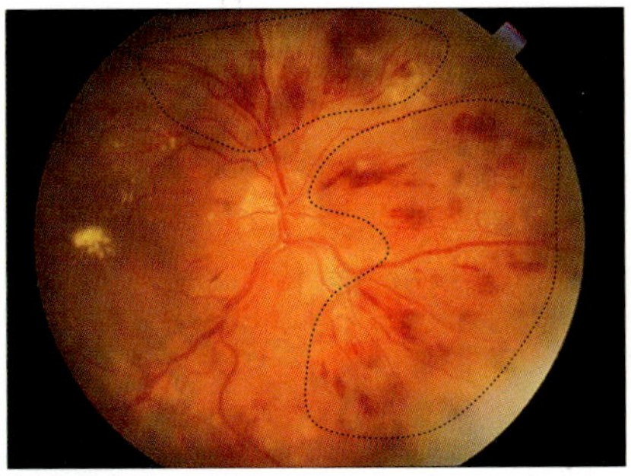

그림 1-6 고혈압성 망막병증 : 붉은 출혈반이 관찰된다(점선 영역).

3) 망막 색전(embolism)

검안경검사를 통해 경동맥(carotid artery) 등의 지름이 큰 동맥에 생긴 색전 확인 가능함[죽상경화증(atherosclerosis)에 의해, 또는 심내막염(endocarditis) 등의 판막질환의 합병증]

3 복부 검사

1) **간비대, 복수의 유무** : 우심부전, 교착성 심낭염, 중증 삼첨판역류(TR)
2) **비장 비대(splenomegaly)** : 심부전의 말기 소견, 감염성 심내막염
3) 지속적 **복부 잡음** : 수술이나 외상으로 인한 동정맥 누공(arteriovenous fistula)
4) 고혈압 환자에서 콩팥 부위의 수축기 잡음 : 신동맥 협착증(renal a. stenosis)

꼭 알아둡시다!!

심부전(heart failure)

- 우심실 부전 → 우심방에 혈류가 정체됨 → 간비대, 복수 형성

교착성 심막염(constrictive pericarditis)

- 급성 심낭염이나 심낭삼출이 회복되는 과정에서 심막에 육아 조직(vegetation)을 형성 → 섬유화 및 석회화가 발생해 쪼그라듦 → 딱딱해진 심막으로 인해 이완기에 심실 충만(ventricular filling)이 감소 → 피를 제대로 짜주지 못하니까 정맥순환계에 울혈 → 울혈성 간비대(congestive hepatomegaly), 복수(ascites), 부종(dependent edema)

꼭 알아둡시다!!

심한 삼첨판 역류(severe tricuspid regurgitation)

- 삼첨판 역류로 혈류가 상대정맥과 하대정맥에 정체되어 경정맥 확장, 심한 간비대, 복수, 부종, 간의 수축기 박동, 간-경정맥 반사 등이 나타난다.

4 사지의 검사

1) 말초혈관의 **맥박 촉지** 및 **피부변화 확인**
2) 말초혈관의 동맥 경화증 및 폐색
   둔부, 종아리, 허벅지, 발 등에서 간헐적 파행(claudication)이 있으면서 사지 말단의 허혈이 생김
3) 일측성 하지의 부종
   심부정맥 혈전증(deep vein thrombosis), 림프관의 폐색, 혈전정맥염(thrombophlebitis)을 의심 가능
4) 양측성 하지의 부종
   심부전이나 양측성 혈관 또는 림프관의 폐색을 의심. 신부전 또는 간부전이 동반 여부 확인

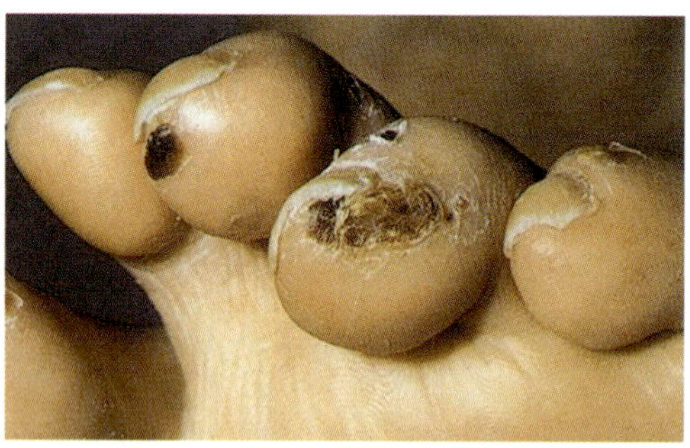

그림 1-7 사지 말단의 허혈

동맥압과 맥박

꼭 알아둡시다!!

혈압측정의 원칙

- 혈압 : 반드시 양 팔 모두에서, 그리고 누운 자세와 선 자세에서 측정한다.
- 혈압측정 30분 전에는 흡연을 피하고 적어도 1시간 전에는 카페인 섭취를 금한다.
- 의자에 앉아 5분 정도 안정을 취한다.
- 팔은 심장과 같은 높이로 하되 옷소매가 팔을 조이지 않도록 한다.
- 한 번 측정할 때 2분 간격으로 2회 이상 측정하여 평균을 낸다.
- 일주일 이상의 간격으로 3회 반복하여 진단한다.
- 처음에는 양 팔의 혈압을 측정한다.
- 좌우 팔의 혈압 차 : <10mmHg는 정상이다.
- 자가 혈압측정 : 통상 5~10mmHg 낮게 나타난다.
- 자가 측정 시 : >135/85mmHg 이상이면 고혈압 의심한다.

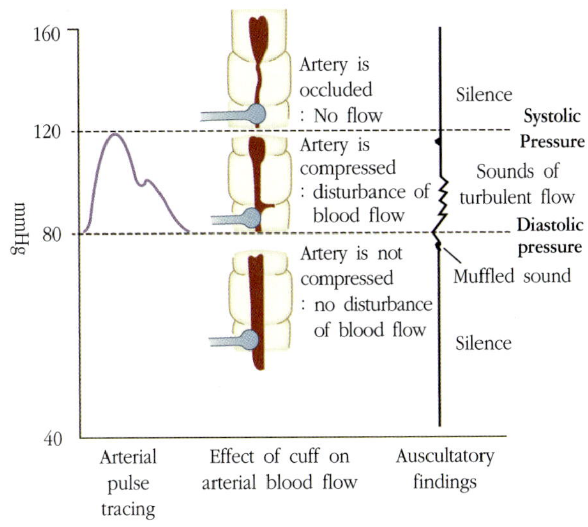

그림 1-8 혈압측정의 원리

여기서 잠깐 !!

- 동맥 맥박(arterial pulse)은 흔히 요골동맥(radial artery)과 경동맥(carotid)에서 측정한다.

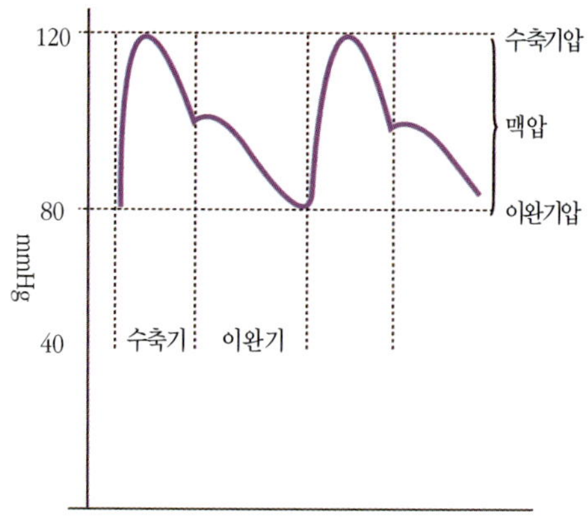

그림 1-9 수축기 및 이완기 혈압

1 경동맥의 관찰

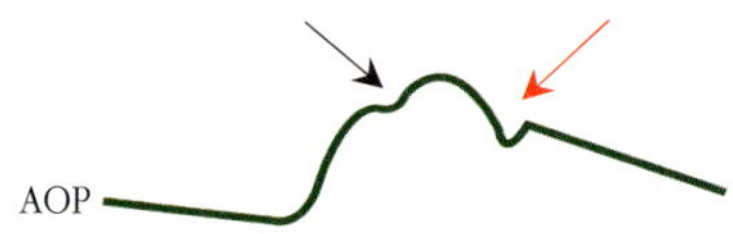

그림 1-10 경동맥압 : 상행각견(검은 화살표)과 incisura(붉은 화살표)가 관찰된다.

1) 상행각견(anacrotic shoulder)

   상승곡선 위에 있으며 최고혈압에 도달 직전 생김. 동맥 혈류의 속도가 최고일 때 나타남. 중심성 대동맥파에서 잘 관찰됨

2) Incisura

   대동맥 판이 닫힐 때 생기는 notch모양의 맥박 형태

2 경동맥 측정방법

1) SCM(sternocleidomatoid) 근육을 이완시키기 위해, 환자의 머리를 검사자 쪽으로 약간 돌리고 목을 약간 뒤로 젖힌 뒤, 엄지나 집게손가락으로 최고의 박동이 느껴질 때까지 눌러서 측정
2) 맥파의 개개의 다른 상(phase)에 집중하면서 다양한 정도의 압력을 가하여 동맥파의 가파름, 수축기 정점 및 이완기 경사를 평가함

3) 대퇴동맥과 요골동맥을 동시에 촉진
   (1) 상완동맥파의 촉진 시 검사자는 엄지로 맥을 누르면서 오른쪽 팔로 환자의 이완된 팔꿈치를 받쳐 준다.
   (2) 정상에서는 거의 동시에 만져짐
   (3) 대퇴동맥이 더 약하고 더 늦게 촉진되면 대동맥 축착(coarctation of aorta)의심

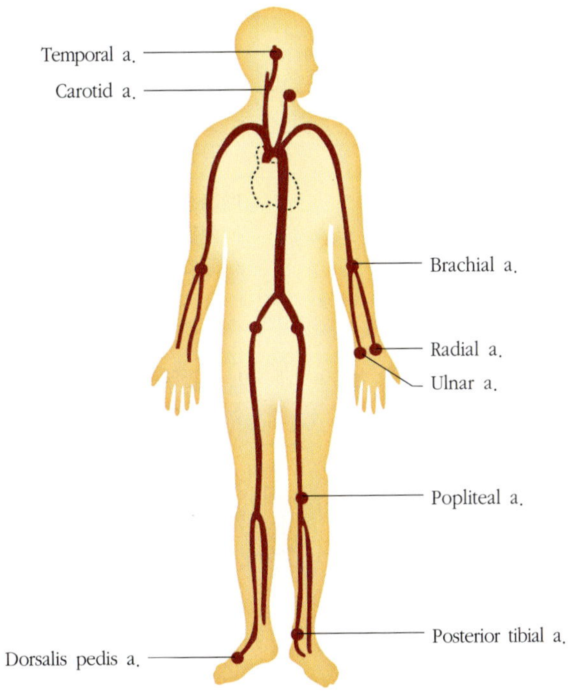

그림 1-11 **맥박을 촉진할 수 있는 사지의 부위.** 심박수 : 30초 정도 측정해야 한다.

꼭 알아둡시다!!

HCMP(Hypertrophic Cardiomyopathy)에서의 이봉맥의 기전

- 강한 수축력으로 인한 첫 번째 정점 → 좌심실 유출로(LV Outflow Tract, LVOT)의 폐쇄로 맥압 잠시 하강 → 지속되는 좌심실 구혈과 말초에서 전달되는 회절파(reflected wave) → 더 작고 천천히 상승하는 두 번째 정점 만들어진다.

표 1-1 맥박의 종류와 그 특징

맥박의 종류	한글 이름	특징	원인	그림
Hypokinetic pulse	저운동성 맥박		1. 혈장량 감소 2. 좌심실 부전(심근질환, MI) 3. 제한성 심낭 질환 4. 승모판 협착증	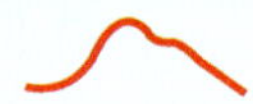
Pulsus parvus	소맥	작고 약한 맥박	1. 맥압 감소 2. 좌심실 일회 박출량 감소 3. 말초 저항 증가	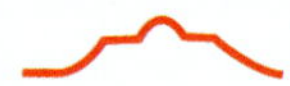
Pulsus tardus	지연맥	상승이 느린 맥압	대동맥판 협착증(AS) → 좌심실의 구혈 장애 → 수축기 정점이 늦어짐	
Hyperkinetic pulse =Bounding pulse =Corrigan =Water-hammer pulse	과운동성 맥박*	강한 도약맥	1. 좌심실 구혈량의 증가 2. 맥압의 증가 3. 말초혈관 저항의 감소	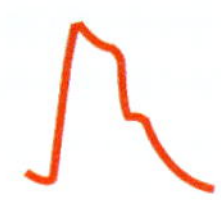
Pulsus bisferiens	이봉맥	수축기 동안 정점이 2개	1. **대동맥판 폐쇄부전(AR)** 2. **비후성 심근병증 (hypertrophic cardiomyopathy)**	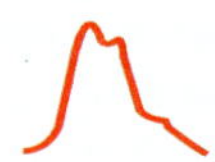
Dicrotic pulse	중복맥	수축기와 이완기에 peak가 하나씩	확장성 심근증(dilated cardiomyopathy)에서 특징적 → 수축 기능의 장애가 있음	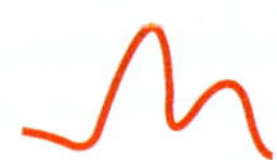
Pulsus alterans	교대맥, 교호맥	맥압의 높이가 규칙적으로 변함	좌심실 수축력이 교대로 변함 → **좌심실 기능의 저하를 시사**하기 때문에 3심음이 동반되기도 함(심부전)	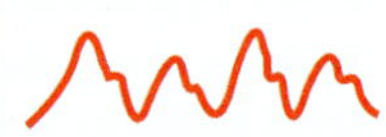
Pulsus bigeminus	이단맥	맥압의 높이가 규칙적으로 교대	각 정상 맥에 이은 심실 조기 수축에 의함(VPC bigeminy)	
Pulsus paradoxus	기이맥	흡기 시 수축기 혈압의 하강 정도가 10mmHg 이상 비정상적으로 감소, 즉 수축기 동맥압의 하강이 항진됨	1. **심장눌림증(cardiac tamponade)** 2. 기도폐색 3. 상대정맥(superior vena cava) 폐쇄	

* 과운동성 맥박의 예

1. 완전 심장 차단(complete heart block)으로 일회 심박출량(stroke volume)의 증가
2. 과운동성 순환 상태
   불안 빈혈 운동 발열
3. 동맥계로부터 혈액이 빠르게 빠져나감
   동맥관 개존증(PDA), 말초 동정맥루(AV fistula)
4. 활발한 좌심실 구혈로 동맥압이 급히 상승
   승모판 폐쇄부전(MR), 심실중격 결손(VSD)
5. 심박출량 증가+심실 구혈 속도 증가 → 대동맥판 폐쇄부전(AR)

경정맥파

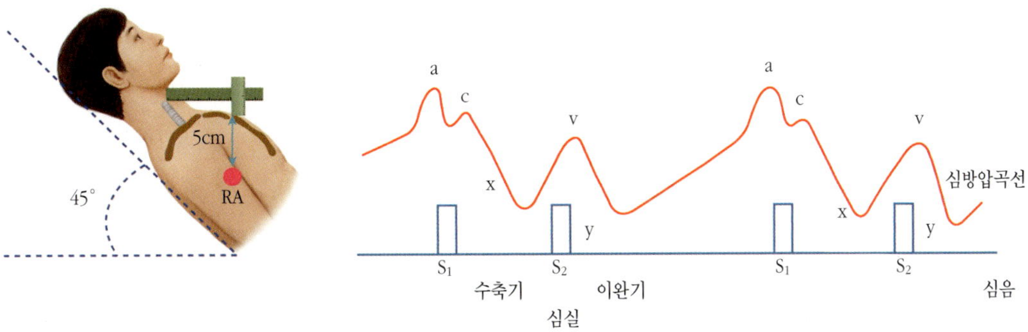

그림 1-12 경정맥파(JVP)

1 경정맥의 진찰

1) 목적

(1) **중심정맥압(Central venous pressure; CVP) 측정**

중심 정맥압은 심장으로 들어오는 IVC의 압력이며 중요한 수치이나, 측정하기가 어려움 → 신체 진찰로 확인 가능한 경정맥압(Jugular venous pressure; JVP)을 통해 간접적으로 확인함

(2) 중심정맥 **파형**의 관찰

2) 방법

(1) 베개에 머리를 얹어서 SCM(Sternocleidomastoid) 근육을 이완시킴

(2) 침대머리 쪽을 30° 정도 올린 후 시진하고자 하는 쪽의 반대로 환자의 머리를 돌림

(3) 경정맥이 있는 곳의 피부에 수직으로 빛을 양쪽에 비추어 외경정맥(ext. jugular v.)을 확인한 후 내경정맥(int. jugular v.)의 박동을 찾음

(4) 오른쪽 내경 정맥(Rt. internal jugular v.)의 박동이 가장 높은 곳을 찾은 후 흉골각(sternal angle)에 수직으로 자를 세우고 그 위치에서 자까지 막대로 90° 각도를 유지하여 표시함

(5) 흉골각(sternal angle)에서 표시해 둔 곳까지의 거리, 즉 흉골각(sternal angle), 곧 우심방(right atrium)에서 센티미터로 잰 거리(cmH_2O)가 JVP

꼭 알아둡시다!!

▍흉골각(sternal angle)을 기준점으로 사용하는 이유

• 우심방의 중심은 환자의 체위와 무관하게 대부분의 환자에서 흉골각(sternal angle)으로부터 약 5cm 하방에 있기 때문이다.

3) 측정치

(1) **정상 JVP : 3~5cmH_2O 이하**

흉골각에서 내경정맥 박동의 최고점까지의 수직거리를 측정

여기에 **5를 더하면 우심방압(RAP)을 추정 가능(약 8cmH_2O)**

(2) 비정상 JVP

① **간정맥 역류(hepatojugular reflux)**

간이 있는 우상복부(RUQ)를 30~60초간 강하게 압박한 후 JVP 측정

- 정상인 : JVP가 크게 증가하지 않음
- 우심실 기능 부전, 삼첨판 폐쇄부전 : 복부 압박시 정맥파의 상단이 증가함. 이후 손을 떼면 압력이 4cmH_2O 이상 급격히 하강함. 이런 현상이 관찰되면 "간정맥 역류 양성"이라고 표현함
- 안정 시 JVP가 정상일 때 관찰 가능함

② **Kussmaul's sign**

정상적으론 흡기 시 경정맥압이 하강하나 반대로 더욱 뚜렷해지는 현상

- 교착성 심막염(constrictive pericarditis)
- 제한성 심근병증(restrictive cardiomyopathy)
- 우심실 경색(RV infarction)

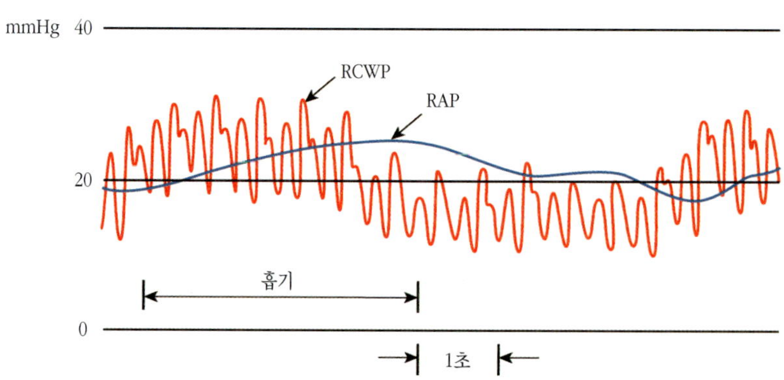

그림 1-13 Kussmaul's sign.
제한성 심근병증 환자에서 호흡에 따른 PCWP, 우심방압(RAP)의 변화. 흡기시 RAP가 오히려 상승하고 있다.

2 경정맥파

경정맥파는 우심방에서의 압력 변화를 반영하며 두세 개의 상향 곡선과 2개의 하향 곡선으로 이루어짐〈그림 1-14〉

1) a파(a wave)

(1) 흡기 시에 발생. **우심방의 수축을 의미함**

(3) a파의 소실 : **Atrial fibrillation, Atrial flutter**, VPC

(4) 큰 a파(large a wave) : 우심방이 증가된 저항에 대항해 수축하는 상태

(5) Cannon a wave

① 삼첨판(Tricuspid valve, TV)이 닫힌 채로 우심방이 수축하게 되면 발생(즉, 부정맥 발생 시에 잘 보일 수 있다.)

② 규칙적으로 발생한다면 junctional rhythm을 고려

③ 불규칙적으로 발생한다면 AV dissociation

예 심실빈맥, 3도 방실차단, pacemaker syndrome 등)을 고려

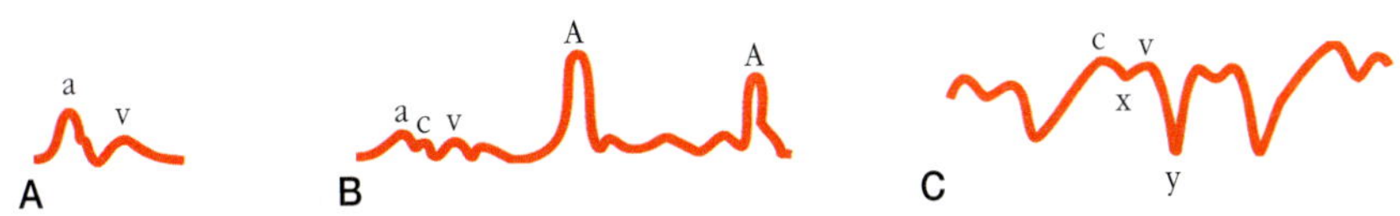

그림 1-14 **경정맥파의 예. A,** Tricuspid stenosis. **B,** Complete AV block. **C,** Atrial fibrillation

2) c파(c wave)

(1) 우심실 등용적 수축기(isovolumetric contraction) 과정에서 삼첨판이 우심방 쪽으로 돌출될 때 발생함. 항상 관찰되는 것은 아님

(2) 경정맥 곁에 있는 경동맥파의 전달에 의해 생성되기도 함

(3) 삼첨판 폐쇄부전 시 c파가 작아짐

3) x하강(x descent)

(1) **우심방의 이완을 의미**

(2) 교착성 심낭염(constrictive pericarditis)때 뚜렷해짐

(3) 우심실 확장 시에는 깊이가 감소

(4) 삼첨판 폐쇄부전에서는 오히려 깊이가 상승

그림 1-15 X descent의 변화. A, 교착성 심막염(Constrictive pericarditis). B, 삼첨판 역류(Tricuspid regurgitation)

4) v파(v wave)

(1) 삼첨판이 닫힌 심실 수축기 동안, 우심방으로 혈액 유입이 증가하여 생김

(2) 삼첨판 폐쇄부전 시 v파 더욱 뚜렷해짐(우심실의 혈액이 우심방으로 유입되기 때문)

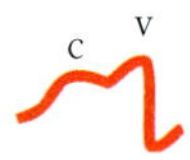

그림 1-16 뚜렷해진 v파, 삼첨판 폐쇄부전 소견

여기서 잠깐!!

- 삼첨판 폐쇄부전 시 x descent가 소실되고 v파가 강화되어 단일의 커다란 상향 곡선을 그리는 것을 볼 수 있다.

표 1-2 경정맥파 의미와 병적 상황 정리

	의미	증가↑	감소↓
a파	이완기말 **심방수축**	1) 삼첨판 협착 →RA 수축에 대한 저항이 증가하므로 2) 폐동맥 고혈압, 폐동맥판 협착 →RV filling에 대한 저항이 증가하므로 3) junctional rhythm일 때 RA, RV 동시 수축 →규칙적인 "cannon a wave" 나타남 4) 심실빈맥에서 방실 해리 동반/완전 방실차단 → 불규칙적인 큰 a파가 보임	① **심방세동** →이완기 말 생리적 심방수축의 소실 때문 ② 1도 방실차단 →a파와 carotid pulse 사이 지연이 나타남
c파	우심실 수축에 의한 **삼첨판의 상방 융기**		
x 하강	수축기 때 **심방이완**과 삼첨판 하강	교착성 심낭염(constrictive pericarditis)	삼첨판 역류(TR) →역류 심하면 x descent가 소실
v파	우심실 수축기에 **우심방이 충만**	**삼첨판막 역류(TR)** →심한 경우 x descent 소실과 함께 single large positive systolic wave만 나타남	
y 하강	**심실 이완기** 때 심방 혈액의 심실 이동	1) 심한 **삼첨판막 역류(TR)** 2) 교착성 심낭염(constrictive pericarditis) 3) 심한 우심실 부전 4) 정맥압이 높을 때	삼첨판 협착(TS), 우심방 점액종(RA myxoma) →RV filling에 장애가 생기므로

5) y하강(y descent)

(1) **삼첨판이 열리며 우심실 내로 피가 빠르게 유입될 때 생김**

(2) 이완기 초반에 급하고 깊은 y하강이 삼첨판 폐쇄부전에서 관찰됨

심장 청진

1 심음

혈액이 갑작스럽게 가속되거나 감속될 때 진동이 생길 때 발생

여기서 잠깐 !!

- 청진 위치에 따라 들리는 심음을 반드시! 기억해두시기 바랍니다.

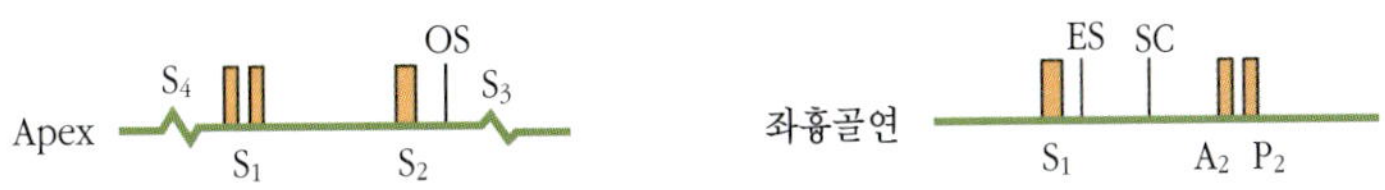

그림 1-17 청진 위치에 따른 심음의 구성

표 1-3 판막 질환별 진전(thrill)의 위치

판막 이상	진전(Thrill)의 위치	방사 방향
systolic ⓜ of MR	심첨부	
AS	전흉부(precordium)	목 오른쪽으로
PS	전흉부(precordium)	목 왼쪽으로
VSD	3~4번째 늑간(ICS)의 좌골흉연(left sternal border)	

1) 제1심음 S_1(M1/T1)

(1) **승모판 폐쇄(M_1)와 삼첨판 폐쇄(T_1)때 발생하는 소리**

M_1이 먼저 들리고 T_1이 나중에 들림(간격 : 10~30msec)

(2) **S_1의 항진**

① **승모판 협착 : 협착으로 인해 혈류의 통과 시간이 연장되기 때문**

② **빈맥 : 이완기가 단축되므로**

③ **심박출량의 증가 : 심방에서 심실로의 혈류가 증가하므로**

운동, 갑상선기능 항진증, 고혈압, 빈혈이 원인

④ **짧은 PR간격**

(3) S_1의 감소

① **승모판 폐쇄부전**

② 흉벽을 통해 소리가 잘 전달되지 않을 경우 : 기흉, 심낭삼출, 비만

③ 심실 수축력(contractility) 감소

④ PR간격 연장 : 1도 방실차단

⑤ 승모판의 석회화로 판막의 운동성 저하

⑥ 서맥

2) 제2심음 S_2(A2/P2)

(1) **대동맥판 폐쇄(A_2)와 폐동맥판 폐쇄(P_2)때 발생하는 소리**

정상적으로 흡기 시에 두 심음이 따로 분열되어 들림

(2) 대개 P_2가 A_2보다 작고 부드럽게 들린다.

만일, $P_2 > A_2$라면 폐고혈압(pulmonary hypertension)을 시사

(3) 흡기 시 혈액의 우심실 유입이 증가 → 우심실의 구혈량과 구혈 시간이 증가 → 폐동맥판의 폐쇄가 지연. 즉, **흡기 시 A_2와 P_2의 간격이 증가**

(4) **고정분열(fixed splitting)** : **ASD의 특징적 소견**

대정맥과 좌심방 사이의 결손부를 통해 들어오는 혈류량으로 인해 호흡 주기에 관계없이 우심실 유입량이 일정하게 유지됨

(5) **기이성 분열(Paradoxical splitting)** : 대동맥 판막이 늦게 닫혀서 P_2가 A_2보다 먼저 들리는 현상

① 호기 시 분열이 최대, 흡기 시에 감소함

② 좌심실의 활성화 지연(LBBB나 우심실 이소 박동) 혹은 좌심실 기능 이상에서 흔히 관찰되는 소견

표 1-4 제2심음의 분열

	정상	Wide spread of S_2	Fixed splitting	Paradoxical splitting
흡기	A_2 – P_2	A_2 —— P_2	A_2 – P_2	A_2 - P_2
호기	A_2 - P_2	A_2 – P_2	A_2 – P_2	P_2 – A_2
설명		우심실의 수축기 시간의 증가 : RBBB, 폐동맥고혈압 좌심실의 수축기 사간의 감소 : VSD, MR	ASD(우심방으로 유입되는 혈류량이 호흡에 따라 서로 상반되게 변해서 RA flow는 일정하기 때문)	좌심실 수축기 시간 증가 : LBBB, 좌심실부전, 좌심실 유출로의 협착, Large aortopulmonary shunt

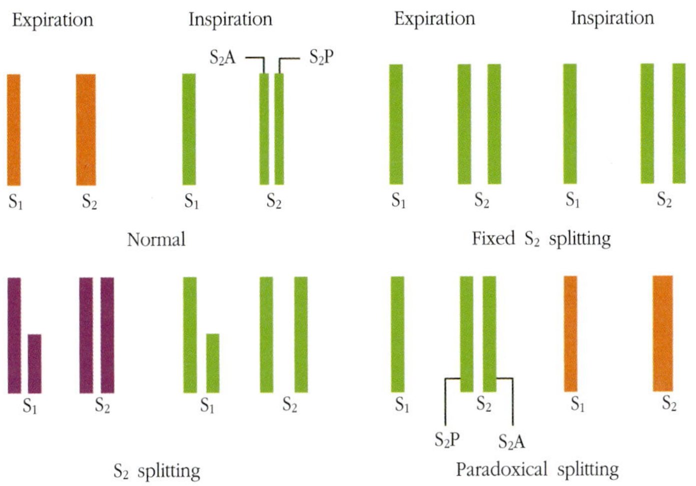

그림 1-18 제2심음의 분열

꼭 알아둡시다!!

▌심방중격 결손(ASD) 환자에서 제2심음의 고정성 분열(fixed splitting)

- 정상적인 상황이라면 우심실은 대정맥으로부터 유입되는 혈액으로 대부분 채워진다. 또한, 흡기 시에 증가한다.
- ASD에서는 우심실 충만이 대정맥과 좌심방으로부터 동시에 일어난다.
  - 흡기와 호기 시에 유입되는 우심실로 유입되는 혈액양의 차이가 사라진다. (대정맥에서 적게 유입되면 좌심방으로부터 많이 유입됨)
  - 우심실 구혈의 양과 시간은 흡기에 의해 유의한 증가를 보이지 않게 된다. 흡기 시에 S_2의 분열이 거의 없어지게 된다.

→ 고정성 분열은 ASD를 바로 연상할 수 있는 특징적인 소견이다. 반드시 기억해두자.

3) 제3심음(S_3) : ventricular or protodiastolic gallop

(1) A_2 발생 0.12~0.2초 후, 급성 충만 말기에 생기는 낮은 음의 심음(low-pitched sound)

(2) **정상 소아, 청소년**에서는 흔히 들림. **40세 이상의 환자에서는 병적 소견(좌심실 기능 장애 시사)**

(3) 원인 : 심부전, 심한 심근염, 심근병증, MR, TR, AR

4) 제4심음(S_4) : atrial or presystolic gallop, atrial kick

(1) 심실 충만기에 심실에서 생성되는 낮은 음의 수축 전 심음(low-pitched, presystolic sound)

(2) 정상적인 상황에서는 들리지 않음

(3) **병적인 상황(주로 MS)에서 forceful atrial contraction에 의해 발생한다.**

(4) 심실의 compliance가 감소되어 심실 충만기에 저항이 커질 때도 발생한다.

예
1. 전신성 고혈압
2. 대동맥판 협착(AS)
3. 비후성 심근증
4. 허혈성 심질환 → 동율동을 갖는 대부분의 급성 심근경색 환자에서 S_4를 들을 수 있다.
5. 급성 승모판 폐쇄부전

① 강도 : 왼쪽으로 눕혔을 때 좌심실 심첨부에서 가장 강함. 앙와위에서 가벼운 등장성(isotonic)이나 등척성(isometric) 운동을 하면 증강됨

② 심방 잔떨림 발생 시 소실됨

③ 임상적으로 심장병이 없어도 방실전도의 지연이 있으면 들을 수 있음

④ S_4가 들리는 확률은 나이가 들수록 증가

5) 심음과 관련된 잡음

(1) 수축기 잡음

① **구혈음(ejection sound)**

- 초기 수축기에 S_1에 연이어 들리는 날카로운 고주파음
- 대동맥 판막(Aortic valve), 폐동맥 판막(pulmonic valve)의 협착이나 대동맥 또는 폐동맥의 확장이 있을 경우

② **비구혈성 또는 수축중기 클릭(non-ejection or midsystolic click)**

- 방실판 건삭(chordae tendinae)이 기능적으로 문제 → 수축기에 판막의 탈출(prolapse) → 갑작스러운 장력의 증가로 인해 '딸깍'하는 소리 발생
- 위치 : 좌심실 심첨부, 좌하흉골연
- 수축기 클릭은 여러 개 있을 수 있다.
- 대개 수축기 구혈음의 후기에 들리나, 수축기 어느 때나 들릴 수 있음

(2) 이완기 잡음

① **개방음(opening snap, OS)**

- 방실판막 협착, 특히 **승모판 협착(MS)**에서 들리는 간결하고, 높은 음의 초기 이완기 잡음(brief, high pitched, early diastolic sound)
- 좌하 흉골연에서 가장 잘 들리며 심장의 기저부로 잘 퍼짐
- **A_2 – OS 간격 : 평균 좌심방압과 반비례(정상 : 0.04~0.12초)**
  좌심방 압력이 높으면(**MS가 severe하면**) A_2-OS 간격이 **짧아진다**!!

③ **Pericardial knock**

- A_2 발생 0.10~0.12초 후에 들리는 높은 음의 심음(high-pitched sound)
- 교착성 심낭염 : 교착된 심막 때문에 이완기 혈류 유입이 갑자기 중단되므로 발생

2 심잡음

혈류와 주위의 심장 및 대혈관에서 와류와 소용돌이 형성 및 공동화(cavitation)와 급격한 압력저하로 인한 기포 형성으로 인해 일어나는 진동으로 인해 발생함

여기서 잠깐 !!

- 심잡음은 혈류량이 많아지거나 혈류 속도가 빨라질 때 그 강도가 증가합니다. 즉, 압력차이(pressure gradient)가 증가하게 되면 심잡음의 강도가 커진다는 것을 기억하기 바랍니다.

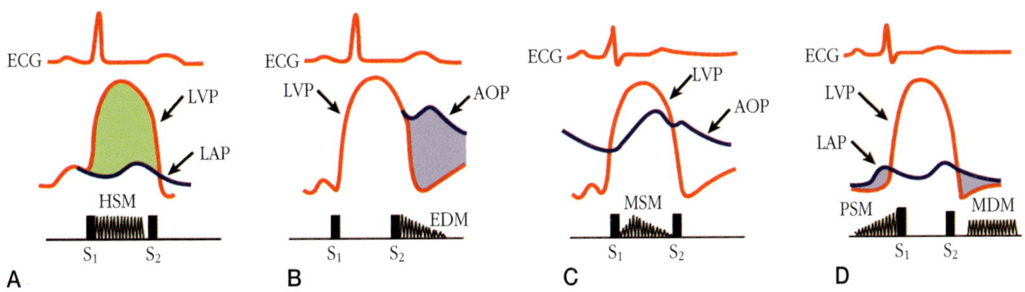

그림 1-19 **좌심실, 좌심방, 대동맥의 압력과 심잡음의 관계. A,** Mitral regurgitation, 심실 수축기 때 LAP가 상승한다. **B,** Aortic regurgitation, 심실 이완기 때 AOP가 감소하고 심실 이완기 압이 상승한다. **C,** Aortic stenosis 심실 수축기 때 LVP가 AOP보다 상승됨. **D,** Mitral stenosis, 전체적으로 LAP가 상승되어 있다.

표 1-5 심잡음의 강도

분류	내용
Grade Ⅰ	Very faint, 조용한 방에서 겨우 들림
Grade Ⅱ	Faint, 청진기를 대자마자 들을 수 있는 가장 약한 심잡음
Grade Ⅲ	Moderately loud, no thrill
Grade Ⅳ	Loud, **진전(thrill)을 동반하는 경우**
Grade Ⅴ	Very loud, 청진기를 살짝 대어도 들림
Grade Ⅵ	Loudest possible, 청진기가 없어도 들릴 정도

→ 진전이 동반되기 시작하는 강도가 Grade Ⅳ인 점을 중심으로 외우시면 편합니다.

1) 생리적 조작의 효과〈표 1-6〉

(1) 흡기 시 심잡음 증가 : 흡기 시 대정맥을 통한 혈류 공급(venous return)이 증가하므로, 이때 심잡음이 증가한다면 우측 심장 문제(Rt. side origin)를 시사

(2) Valsalva maneuver : **심실의 전부하(preload)를 감소** → 대부분의 심잡음 감소 (예외 : HCMP, MVP는 오히려 증가)

표 1-6 생리학적 및 약리학적 조작에 의한 심잡음의 변화

	심잡음 크기↑	심잡음 크기↓
Valsalva 수기	HCMP, MVP	대부분의 심잡음
심실조기박동(VPB) 또는 심방 잔떨림(AF)이 있을 때	normal or stenotic semilunar valve 기원의 심잡음은 강도, 길이 모두 증가(예, AS, PS)	MR, TR에서의 수축기 잡음은 거의 변화 없거나 감소(유두근 부전 시), 또는 단축(MVP)
일어설 때(standing)	HCMP, MVP	대부분의 심잡음
웅크림(squatting) 또는 passive leg raising	대부분의 심잡음	H-CMP & MVP
활발한 운동(exercise)	1) Normal or obstructed valve의 ⓜ(예, PS, MS) : isotonic or submaximal isometric-(handgrip) exercise 시 2) MR, VSD, AR with hand-gripping 3) Left-sided S_3 and S_4 due to ischemic heart disease	
약물	Amyl nitrite 투여 → 초기 혈압 하강 시	
	AS(대동맥과 좌심실간의 압력 차이가 커지기 때문임), aortic sclerosis, PS	MR, VSD, AR, MVP
	Amyl nitrite 투여 → 후기 빈맥기	
	MS, right-sidedⓜ, MVP(biphasic)	
	Phenylephrine → 전신 동맥압 상승, amyl nitrate와 반대 작용	
일시적으로 양쪽 상완동맥 압박시	MR, VSD, AR	AS
	흡기(inspiration) 시↑	호기(expiration) 시↑
호흡에 따라	Right-sidedⓜ(흡기시 RV로 혈류량↑) 1) Systolicⓜ : TR 2) Diastolicⓜ : TS or PR 3) Right-sided S_3 and S_4	Left sidedⓜ

→ 비후성 심근병증(HCMP)와 승모판탈출(MVP)의 경우 대체로 다른 심잡음과 증감 패턴이 반대가 된다는 점을 기억합시다.

(3) **기립** : 대부분의 심잡음 감소(예외 : HCMP, MVP는 오히려 증가)
중력으로 인해 심실로 유입되는 혈류량이 적어져 **전부하(preload)를 감소시키는 효과가 생기기 때문**

(4) **웅크리기(squatting)** : **전부하와 후부하(afterload) 모두를 증가시키는 효과** → 대부분의 심잡음 증가(예외 : HCMP, MVP는 오히려 감소)

(5) **지속적 주먹 쥐기 운동** : **전신 혈관 저항(systemic vascular resistance)을 증가** → MR, AR, VSD, PS, MS의 심잡음 증가(예외 : HCMP, AS는 감소. 대동맥과 좌심실간의 압력 차이를 줄여주기 때문)

(6) 심실조기박동(VPB), 심방 잔떨림(AF)이 있은 후 이완기가 길어진다.
① AS, PS : 심실 용적이 증가해서 심잡음 증가
② MR, TR, VSD : 크게 영향을 받지 않음

여기서 **잠깐 !!**

비후성심근병증(H-CMP)과 승모판탈출(MVP)의 경우 대체로 다른 심잡음과 증감 pattern이 반대 !

maneuvers	기전	심잡음의 증감	예외
흡기 시	preload ↑	대체로 Right-sided murmur ↑	PS click
일어설 때	preload ↓	대체로 murmur ↓	HCMP, MVP
Valsalva 수기	preload ↓	대체로 murmur ↓	HCMP, MVP
웅크림	afterload ↑	대체로 murmur ↑	HCMP, MVP
nitrates	preload ↓, afterload ↓	대체로 murmur ↓	HCMP, MVP

- 흡기 시 : 흉곽 내 음압이 생기면서 정맥환류 증가
- 일어설 때 : 하지 정맥계로의 혈액 저류로 preload 감소
- Valsalva 수기 : 흉강 내압 증가로 정맥 환류 감소
- 웅크림 : 정맥 환류 증가 및 체혈관 저항 증가
- 운동 : 심박출량 증가 및 정맥 환류량 증가
- Amyl nitrite : NO donor로 작용하여 혈관 확장

2) 범수축기 잡음(holosystolic or pansystolic murmur)

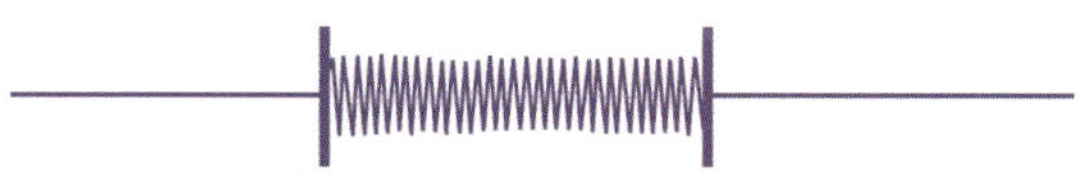

그림 1-20 Holosystolic(pansystolic) murmur of mitral or tricuspid regurgitation or of ventricular septal defect

(1) 원인 : 수축기 내내 혈압차가 뚜렷한 두 방간에 혈류가 있을 때 형성(좌심실과 좌심방 혹은 좌심실과 우심실 간에 혈류 형성)

(2) **예 : 승모판이나 삼첨판 폐쇄부전(MR, TR), 대동맥-폐동맥 단락, VSD**

3) 수축 중기 잡음(midsystolic murmur)

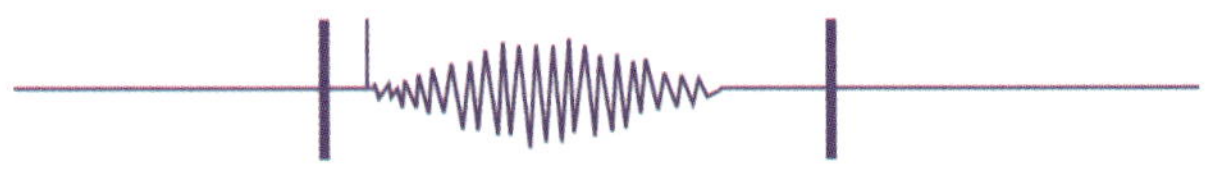

그림 1-21 Aortic ejection murmur beginning with an ejection click and fading before the second heart sound

(1) 다이아몬드 모양(crescendo-decrescendo)

(2) 원인 : 대동맥이나 폐동맥 구출로 구혈될 때 좁아진 판막을 지날 때 발생

(3) 들리는 시기 : 심실압이 충분히 상승하여 반월판이 열리는 제1심음 직후에 시작. 이후 심실압이 하강하여 대동맥이나 폐동맥판이 폐쇄되기 직전 종료

(4) 증감 : 구혈 속도가 증가하면 잡음은 커지고 구혈이 감소하면 작아짐

(5) **대표적인 예 : 대동맥 판막 협착(AS), 폐동맥 판막 협착(PS)**

① 대동맥판 협착(aortic stenosis)의 잡음

- 왼쪽 심장에서 들리는 전형적 수축 중기의 잡음
- **오른쪽 2번째 늑간(Rt. 2nd intercostal space)에서 가장 크게 들리며 목으로 방사**

② 비후성 심근병증(Hypertrophic cardiomyopathy)

- 좌심실 내부에서 수축 중기 잡음 생성
- **대개 좌흉골연(Lt. sternal border)과 심첨부(apex)에서 가장 잘 들림**
- 경동맥으로의 전도는 거의 없다.

4) 수축 초기 잡음(early systolic murmur)

(1) 들리는 시기 : S_1과 같이 시작하여 수축 중기에 종료

(2) 예 : 폐고혈압이 동반된 큰 VSD, 중증 급성 MR, 폐고혈압 없는 TR

cf. 폐고혈압 없는 TR : 큰 v파가 생기면 좌심실과 좌심방 사이의 압력차가 수축 말기에 감소 → 수축 초기에만 큰 잡음이 들림

꼭 알아둡시다!!

복습 : 경정맥파의 순서 a파 → c파 → x하강 → v파 → y하강

- v파는 수축기 후기에 삼첨판이 닫힌 심실 수축기 동안 우심방 안으로 혈액 유입이 증가하여 생긴다.
- 삼첨판 폐쇄부전 시 우심방으로 혈액이 역류되어 v파가 커진다.

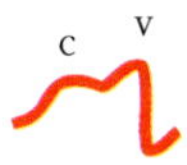

그림 1-22 Tricuspid regurgitation에서의 경정맥파

5) 수축 후기 잡음(late systolic murmur)

(1) 유두근(papillary muscle)의 경색이나 허혈로 인한 기능 장애나 좌심실 확장에 따른 유두근의 왜곡(distortion)과 관련

(2) 수축 중기 클릭(midsystolic click)에 이은 수축 후기 잡음 : 승모판이 좌심방 내로의 일탈(prolapse)에 의한 수축 후기의 승모판 폐쇄부전(MR)과 관련

6) 이완 초기 잡음(early diastolic murmur)

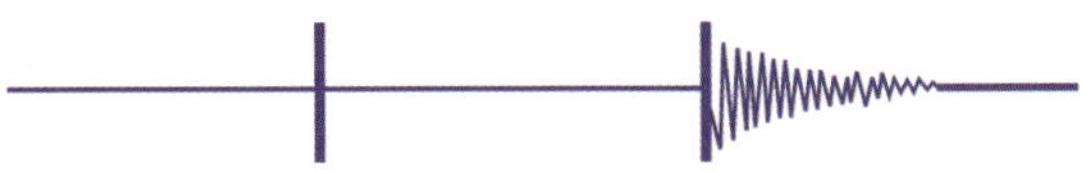

그림 1-23 Aortic or pulmonary diastolic murmur

(1) S_2와 같이 또는 직후에 들리는 잡음

(2) **AR, PR** : 대개 decrescendo murmur(이완기 동안 역류의 양과 속도가 감소하므로)

(3) 대동맥판 폐쇄부전(AR) 청진의 자세 : 환자를 앉은 채로 상체를 앞으로 숙인 자세에서 숨을 다 내쉬고 멈추게 한 동안 좌흉골연에 둔 청진기의 diaphragm에 적당한 압력을 가하고 청진함

7) 이완 중기 잡음(middiastolic murmur)

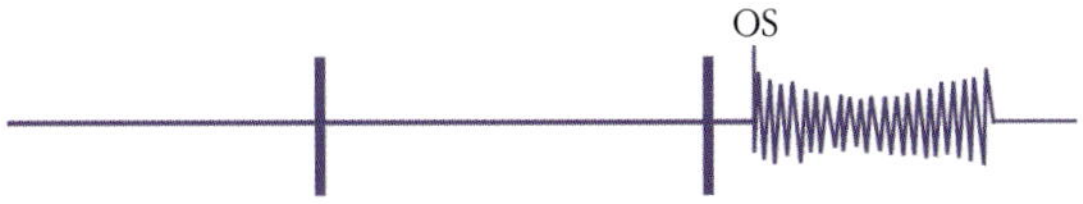

그림 1-24 Long middiastolic murmur of mitral stenosis following the opening snap

(1) 위치 : 승모판 혹은 삼첨판에서 발생

여기서 잠깐 !!

체위에 따른 심잡음의 변화

- AR : high-pitched AR murmur는 left midsternal border에서 환자를 앞으로 숙이게 한 다음 청진기의 diaphragm을 밀착시키고 환자가 충분히 expiration한 후 호흡을 참게 한다.
- MS : 좌측와위(left lateral decubitus position)에서 청진기의 bell로 maximal LV impulse site에서 opening snap에 이은 low-pitched, mid-diastolic murmur를 듣는다.

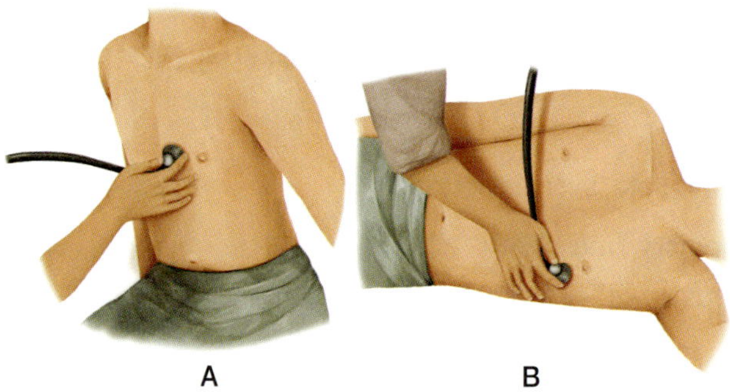

(2) 심잡음의 강도와 판막의 협착 정도는 비례하지 않음
혈류가 정상이거나 증가하면 판막의 협착이 경미할지라도 심잡음이 크게 들리고 심박출량이 감소하면 심한 협착이 있어도 심잡음은 작게 들릴 수가 있다.

(3) 판막의 협착이 심할수록 심잡음의 길이가 길어짐

(4) **예 : 승모판 협착증(MS), 심실중격 결손(VSD), 동맥관 개존(PDA), 심방중격 결손(ASD), 삼첨판 폐쇄부전(TR)이나 승모판 폐쇄부전(MR)**

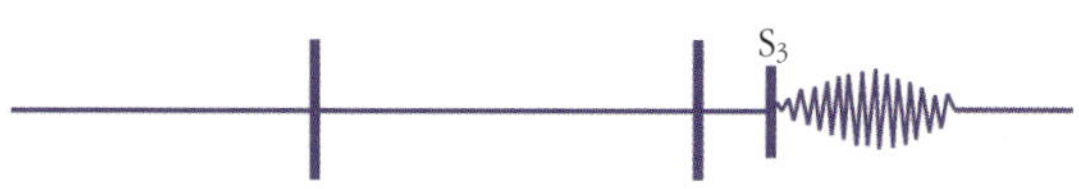

그림 1-25 Short middiastolic inflow murmur of mitral regurgitation following a third heart sound

(5) Carey-Coombs 잡음 : 급성 류마티스 열(acute rhematic fever)에서 들리는 부드러운 이완 중기 잡음. 승모판첨의 염증이나 승모판 폐쇄부전으로 인한 과량의 좌심방 혈류로 인하여 발생

(6) Austin-Flint 잡음 : 중증의 만성 동맥판 폐쇄부전 시 발생하는 심잡음. 심실 이완기 때 AR flow와 LA flow가 mitral valve의 ant. leaflet를 때리기 때문에 발생

(7) 급성 중증 대동맥판 폐쇄부전 시 좌심실 이완기압이 좌심방압을 초과하여 이완기 승모판 폐쇄부전에 의한 이완 중기 잡음 생성됨

8) 수축 전 잡음(presystolic murmur)

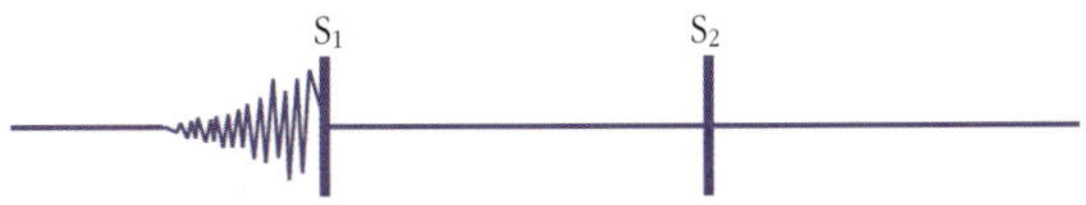

그림 1-26 Presystolic murmur of mitral or tricuspid stenosis

(1) 심방수축 후에 심실 충만기에 시작하는 잡음이므로 동율동(sinus rhythm)에서만 발생(**Atrial fib. 시 소실**)

(2) 예 : **MS 혹은 TS(단, 동율동시), 우심실 또는 좌심실의 점액종(myxoma)**

9) 연속성 잡음(continuous murmur)

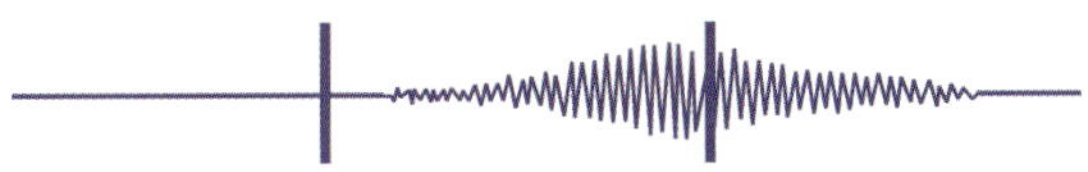

그림 1-27 Continuous murmur of patent ductus arteriosus

(1) 수축기에 시작하여 S_2 근처에서 가장 커지고 이완기의 일부 혹은 끝까지 지속됨

(2) 원인 : 압력이 높은 부위와 낮은 부위 두 곳 사이에 연결 존재
→ 수축 말기 이후 이완기 시작까지 지속되는 연속 혈류가 생겨 발생함

(3) 대표적 예들

① **동맥간 개존(PDA)**
단, PDA에 폐고혈압이 동반되면 심잡음이 사라질 수도 있다.

② 대동맥 축삭(coarctation of aorta) : 등에서 연속성 잡음이 청진

③ 폐색전증, pulmonary AV fistula, coronary AV fistula

(4) Cervical venous hum : 환자가 선 자세에서 오른쪽 쇄골 상와의 내측에서 잘 들리는 연속성 잡음
: Hum은 보통 이완기에 더 크게 들리고 동측의 내경 정맥을 손가락으로 누르면 즉각 소실된다. 강한 정맥 잡음이 쇄골 아래로 전달되면 동맥관 개존으로 오진될 수 있어 주의가 필요하다.

10) 심낭막 마찰음(pericardial friction rub)

(1) 환자를 선 자세에서 상체를 **앞으로 약간 굽히면 가장 잘 들림. 흡기 시에 마찰음이 항진됨**

(2) 수축 전기, 수축기, 이완기 초기에 긁는 소리(scratchy)가 나타날 수 있음

PACIFIC
INTERNAL MEDICINE

02 Chapter 심전도

Electrocardiography

기하학에 왕도가 없듯이 심전도에도 왕도는 없습니다. 여러 case를 놓고 반복하고 고민하고 생각해보는 것이 중요합니다. 각 파형과 분절의 정상범위와 의미하는 바를 숙지하고 병적인 상태를 공부하길 바랍니다. 심전도를 이해하는 데에는 벡터가 필수이므로 항상 방향성을 염두에 두고 차근차근 생각하며 공부하기를 바랍니다.

심전도의 이해

1 심전도(Electrocardiography, ECG 혹은 EKG)

- 심장에 의하여 발생되는 전위의 기록
- 사지와 흉벽에 부착된 금속 전극에 의해 이들 전극 사이의 전위차를 증폭, 기록

1) 전도계(conduction system)

(1) **동방결절(Sinoatrial node, SA node)**

① 자동능(automaticity) : 자발적으로 전기 신호를 만들어내는 기능

② 위치 : 우심방과 상대정맥의 결합부위 부근

(2) **방실결절(Atrioventricular node, AV node)**

① 심방에서 심실로 가는 전도를 지연시키는 기능(PR간격 형성)

심방에서 심실로의 혈류유입의 시간을 벌어주기 위함

② 혈류 공급은 항상 오른쪽 관상동맥으로부터 받음

여기서 잠깐 !!

- 오른쪽 관상동맥 협착으로 인한 심근경색 환자에서는 방실차단 여부를 반드시 확인해야 한다.

(3) **히스다발(bundle of His)**

→ 정상 심장에서, 심방과 심실 사이의 유일한 전기적인 통로

(4) **다발갈래(bundle branch)**

① 오른쪽 다발갈래(Rt. bundle branch)

② 왼쪽 다발갈래(Lt. bundle branch)

- 앞쪽 다발(anterior fascicle) : 좌심실의 앞쪽과 위쪽에 신경 연결
- 뒤쪽 다발(posterior fascicle) : 좌심실의 뒤쪽과 아래쪽에 신경 연결

(5) **푸르키니에 섬유(심장근육전도 섬유, Purkinje fibers)**

먼저 심실 격벽(interventricular septum)을 좌 → 우로 탈분극, 심첨부(apex) → 기저부(base), 심장내막(endocardium) → 심장외막(epicardium)의 방향으로 활성화가 진행

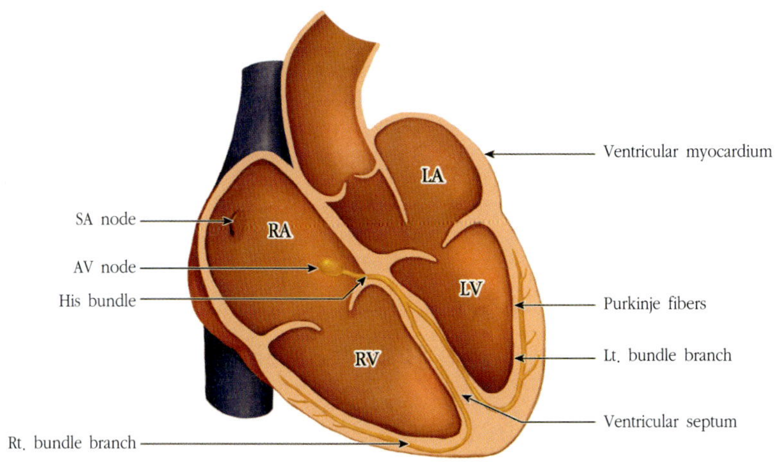

그림 2-1 Schematic of the cardiac conduction system

2) 심전도 유도전극

(1) **사지 유도전극**(6 **limb leads**)

Frontal plane＝3 bipolar leads(Ⅰ, Ⅱ, Ⅲ), 3 unipolar leads(aVR, aVL, aVF)

(2) **흉부 유도전극**(6 **precordial leads**)

Horizontal plane → V_1～V_6

(3) 기타 유도전극

① V_3R, V_4R : 우심실 경색의 유무 판단에 사용

② V_7, V_8 : 후벽 경색을 알아보는데 사용

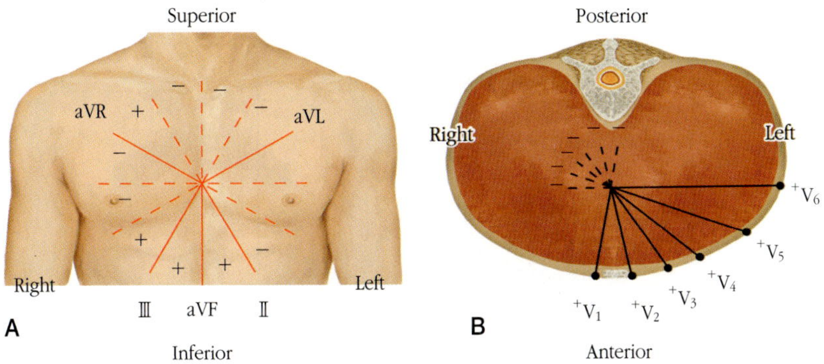

그림 2-2 12 **유도전극 위치 모식도.** (A) 6 사지 유도전극(Ⅰ, Ⅱ, Ⅲ, aVR, aVL, aVF) – frontal plane. **(B)** 6 흉부 유도전극(V_1~V_6) – horizontal plane

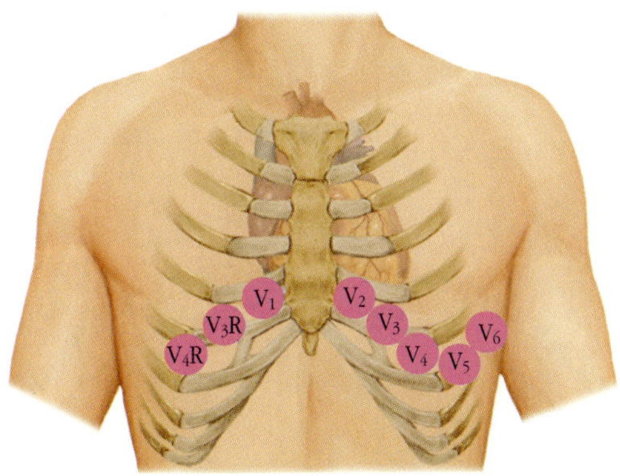

그림 2-3 **흉부 유도전극 붙이는 부위**

3) 벡터 심전도

(1) 심장의 탈분극 및 재분극 파는 방향과 크기가 있으므로 벡터로 표시

(2) **Hexaxial system** : 6개의 사지 유도전극을 통해 형성된 면. 이 면을 통해 심장의 좌, 우, 위(superior), 아래(inferior)를 구분 가능해짐

(3) **Precordial system** : 6개의 흉부 유도 전극을 통해 형성된 면. 이 면을 통해 위, 아래가 아닌 앞(anterior), 뒤(posterior)를 구분 가능해짐
→ 각 전극을 조합하면 심장의 위치구분(localization)이 가능함

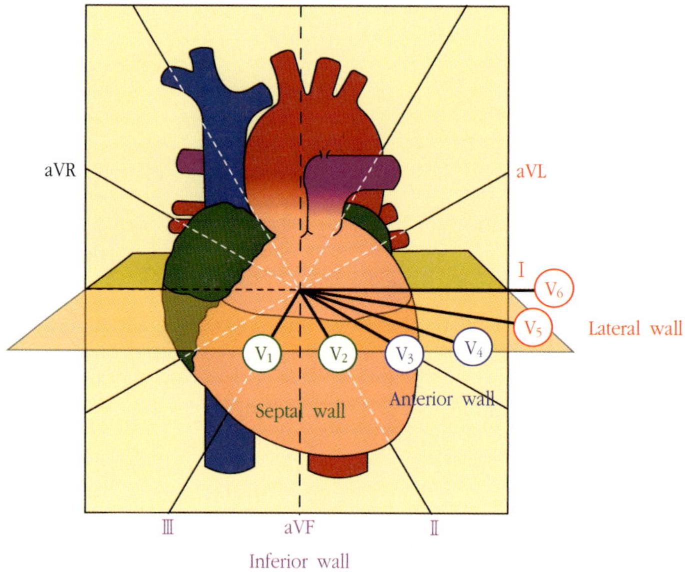

그림 2-4 The localization of area

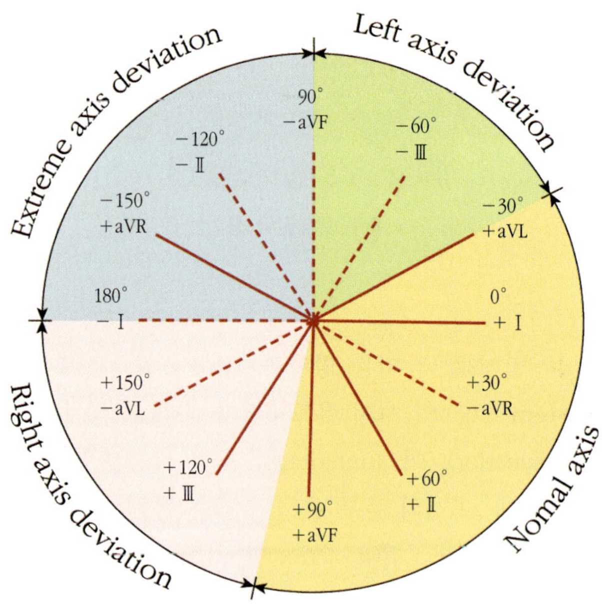

그림 2-5 The frontal plane(extremity or limb) leads are represented on a hexaxial diagram. Each ECG lead has a specific spatial orientation and polarity. The positive pole of each lead axis(solid line) and negative pole(hatched line) are designated by their angular position relative to the positive pole of lead(0°). The mean electrical axis of the QRS complex is measured with respect to this display.

여기서 잠깐 !!

간단한 electrical axis의 구분 방법 → Ⅰ, aVF의 방향 확인

- Ⅰ(+), aVF(+) : normal axis
- Ⅰ(−), aVF(+) : RAD(Right Axis Deviation)
- Ⅰ(+), aVF(−) : LAD(Left Axis Deviation)
- Ⅰ(−), aVF(−) : extreme axis deviation(no man's land), 이는 심실빈맥(ventricular Tachycardia, VT)을 시사하는 소견이다.

4) 심전도의 기록

(1) 1mm 간격의 모눈종이에 기록함(굵은 선의 한 칸은 5mm)

(2) **가로 작은 눈금 1mm : 0.04초**

(3) **세로 작은 눈금 1mm : 0.1mV**

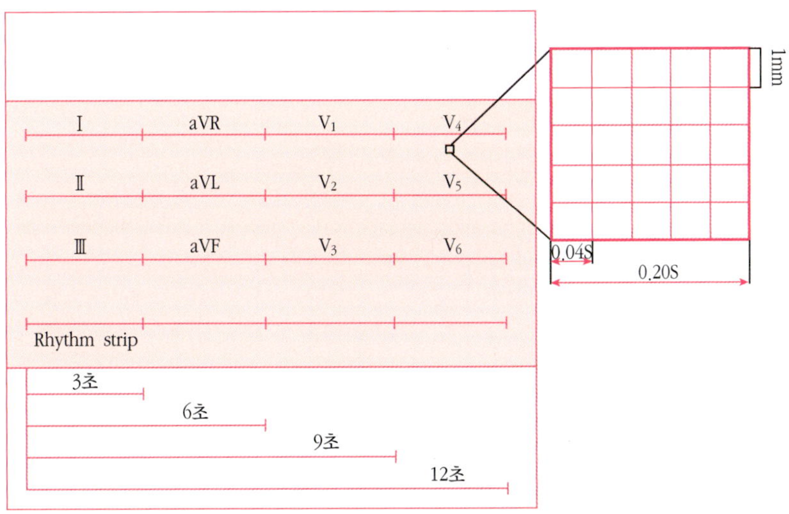

그림 2-6 ECG 기록지. 높이는 mm단위로 폭은 ms단위로 표시함

5) 심전도의 각 구성 성분(파형과 간격, waves and intervals)

(1) **P파(P wave)**

① 의미 : **심방의 탈분극(수축 아님!)**

② **정상 duration : 0.08~0.11초(작은 눈금 2~3칸 정도)**

③ 방향

- **Ⅰ, Ⅱ, V_4~V_6 : positive(기저선에 대해 상향)**
- **aVR : negative(기저선에 대해 하향)**
- **그 외 전극 : 어떤 방향으로든 나타날 수 있음**

(2) PR 간격(PR interval)

① 정의 : P파가 시작되는 점부터 QRS군이 시작되는 지점까지(P파와 PR 분절 포함)

② 의미 : 동방결절에서의 자극 형성, 심방의 탈분극, 심방의 재분극, 방실결절의 자극, 히스 다발 자극, 다발섬유와 푸르키니에 섬유까지 흥분시키는 과정까지 포함

③ **정상 duration : 0.12~0.20초(작은 눈금 3~5칸 정도)**

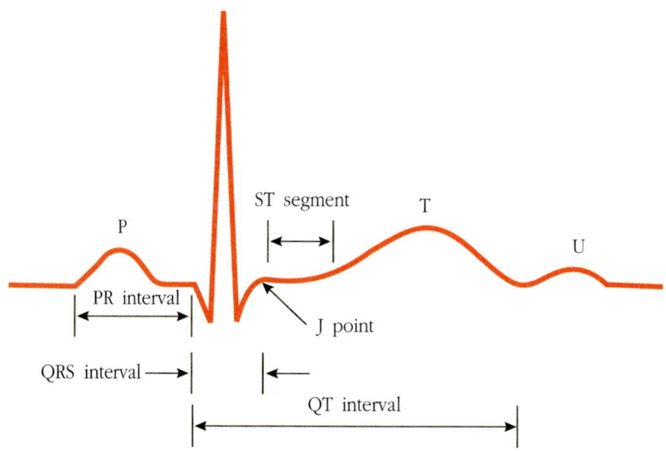

그림 2-7 Basic ECG waveforms and intervals. Not shown is the R-R interval, the time between consecutive QRS complexes.

(3) QRS군(QRS complex)

① 의미 : **심실의 탈분극**

② Q파 : QRS군의 최초의 곡선이 음성(하향)

R파 : 첫 번째 양성(상향) 곡선

S파 : R파 다음의 하향 곡선

③ R', S' : QRS 이후에 추가로 상향, 하향 파형을 표시할 때 사용

④ 소문자 qrs : 진폭이 5mm 이하의 비교적 작은 파형을 표시할 때 사용

⑤ **정상 duration : 0.06~0.11초(작은 눈금 1.5~3칸)**

⑥ 평균 QRS axis : 정상 −30~+100°

(4) ST분절(ST segment)

① 정의 : 심실의 탈분극과 재분극 사이, 전기적으로는 중성(neutral)인 기간

② 의미 : **심근이 수축상태를 유지하여 심실 밖으로 피를 내보내는 시간**

③ **기저선과 일치해야 정상**(기저선 : TP분절 또는 PR분절의 연장선)

④ J point : QRS군이 끝나는 지점과 ST분절이 시작되는 지점이 만나는 점

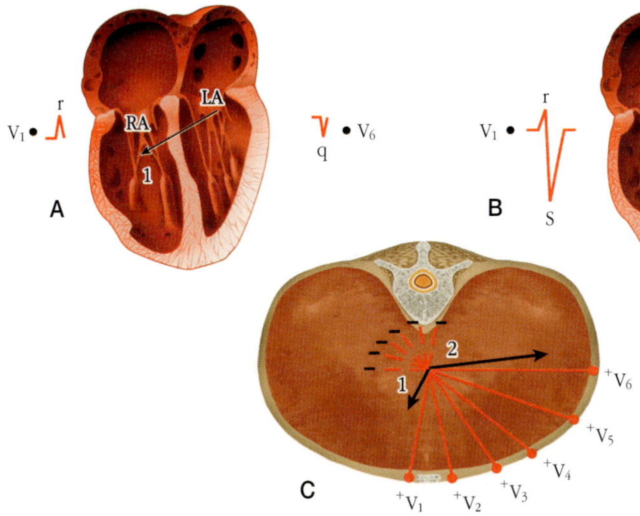

그림 2-8 심실 탈분극 과정 모식도, 화살표는 탈분극 방향의 vector를 화살표로 표시함. A, 초기. B, 후기 C, 가로 단면

(5) **T파(T wave)**

① 의미 : **심실의 재분극**

② **심근의 재분극 방향은 epicardium에서 endocardium이므로(탈분극 방향과는 반대!) 음전하가 전극에서 멀어지기 때문에 상향으로 나타남**

③ **비대칭 모양**(대칭이면 비정상적인 것)

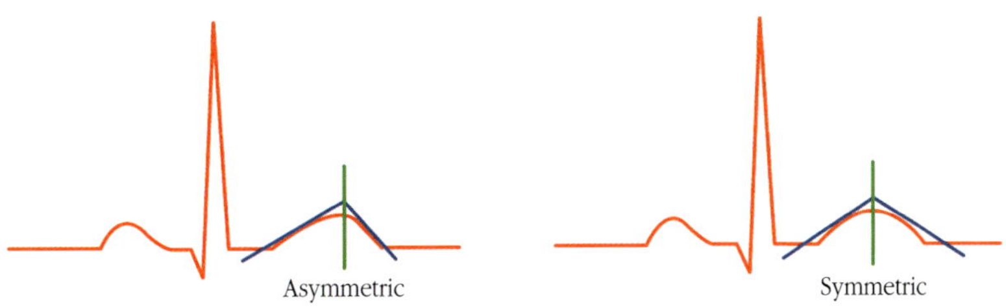

그림 2-9 Accessing the symmetry of T wave

(6) **QT간격(QT interval)**

① 의미 : **심실의 수축기**(심실의 탈분극으로부터 심실의 재분극 끝까지)

② QT 간격이 길어지면 Torsade de pointes의 발생 가능성이 높아짐

③ **Corrected QT interval(QTc)** : QT 간격은 심박수에 따라 달라지므로 보정한 값을 이용함

$$QTc = \frac{\text{QT 간격(초)}}{\sqrt{\text{RR 간격(초)}}} \ (\text{정상치} < 0.44\text{초})$$

(7) U파(U wave)

① 왜 발생하는지에 대해서는 불분명한 파

② 낮은 전위로 T파 다음에 나타나며 T파와 그 방향이 같다.

③ U파가 관찰되면 저칼륨혈증의 가능성을 고려(항상 나타나는 것은 아님)

(8) **PP간격, RR간격**

① 정의 : 두 개의 연속적인 P파와 P파, R파(QRS군의 peak)와 R파 사이의 간격

② 의미 : **리듬이 규칙적**인지 불규칙적인지 알아보기 위해 이용함

표 2-1 심전도 분절별 의미 정리

P wave	QRS complex	ST segment	T wave	U wave
심방의 탈분극	심실의 탈분극	심실의 재분극		
정상 <0.12s 정상 높이는 <2.5mm Ⅰ, Ⅱ, aVF, $V_{4\sim6}$ 상향 aVR에서는 하향	(정상 0.06~0.10s) ≥ **0.12s → 심실 내 전도 장애** 대문자는 5mm 이상 의미 정상인에서 <30mm	QRS가 끝나는 J point-T파 시작 등전위선과 대개 일치	Ⅰ, Ⅱ, $V_{3\sim6}$ 상향 aVR 하향	Purkinje fiber의 느린 재분극 prominent U wave TdP(Torsade de pointes) 가능성↑
ectopic pacemaker ⇒ retrograde P wave(lead Ⅱ와 aVR의 방향이 바뀜)	Na^+ influx 장애(flecainide, procainamide, hyperkalemia) ⇒ QRS duration↑	digitalis, hypercalcemia ⇒ ST segment 짧아짐	정상은 심실 탈분극(심내막 → 심외막)과 재분극의 방향이 반대 ⇒ R과 T wave 서로 같은 방향	hypokalemia, type Ⅰ antiarrhythmics (quinidine, procainamide)
PR interval	VAT(Ventricular activation time)	QT interval		
P wave-QRS 시작 ≒ AV node conduction time **(정상 0.12~0.20s)**	QRS 시작-R파 정점 : 심내막 → 심외막 전도 시간 (정상 $V_{1\sim2}$ <0.03s, $V_{3\sim6}$ <0.05s) **심실비대, 각차단**에서 증가	QRS-T파 끝까지 심실의 전기적 수축기		

* amiodarone, hypocalcemia 등은 phase 2↑ 유발 → QT interval↑

$$\text{corrected QT interval} = \frac{\text{측정치 중 가장 긴 QT 간격}}{\sqrt{\text{RR간격}}} \quad (\text{정상} < 0.42\sim0.44\text{s})$$

→ QT interval은 심박수에 따라 변합니다. 심박수가 빨라지면 QT interval이 감소하죠. 이렇게 심박수에 따라서 변하는 QT interval을 심박수에 의존하지 않는 값으로 보정하기 위해 corrected QT interval을 구합니다. 중요한 내용은 아니니 참고만 하세요~

6) 심박수(heart rate)의 결정

(1) RR간격으로 1분당 심박수 계산

1 칸 → 300	2 칸 → 150		
3 칸 → 100	4 칸 → 75		
5 칸 → 60	6 칸 → 50	⋯	300/n

300, 150, 100, 75, 60, 50... 외우고 다닙시다!!

(2) (6초 내에 있는 QRS군의 개수) × 10＝1분당 심박수

7) 주요 심전도 이상소견

(1) 심장의 확장 및 비후

① **우심방 확장(Right Atrial Enlargement, RAE)**

- **P pulmonale : Ⅱ, Ⅲ, aVF에서 tall, peaked P waves(≧2.5mm)**
- **V_1, V_2에서 Biphasic P wave** : P파에서 RA에 해당하는 positive 부위가 작은 모눈 한 칸 이상이면 RAE가 있다고 봐도 무방함

예 COPD, 폐색전, 급성 폐부종 등

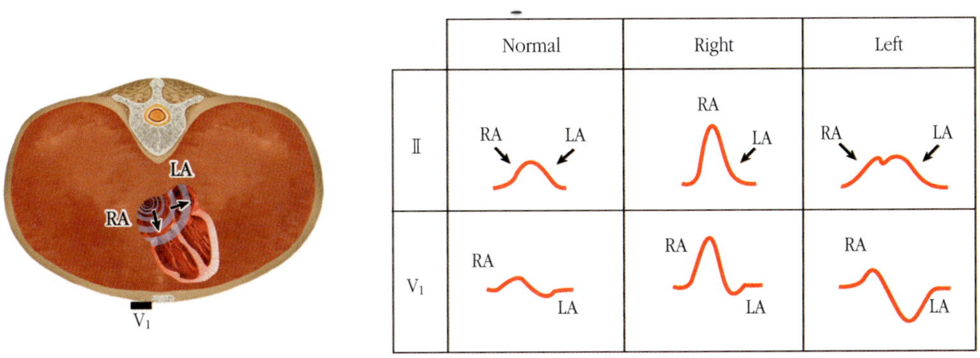

그림 2-10 심방 확장의 ECG 소견. RAE(우심방 확장) : tall, peaked P wave, LAE(좌심방확장) : broad, notched P waves, a biphasic P wave (V_1) (After MK Park, WG Guntheroth : How to Read Pediatric ECGs, 3d ed. St Louis, Mosby-Year Book, 1992.).

② **좌심방 확장(Left Atrial Enlargement, LAE)**

- Limb leads에서 ≧0.12초로 길어진 P파
- **P mitrale : Lead Ⅰ, Ⅱ에서 notched P wave**
- V_1, V_2에서 Biphasic P wave : P파에서 LA에 해당하는 negative 부위가 작은 모눈 한 칸 이상이면 LAE가 있다고 봐도 무방함

예 승모판 질환, 대동맥 판막 질환, 왼쪽 심부전에 의한 폐부종 등

③ 우심실 비후(Right Ventricular Hypertrophy, RVH)

- 폐동맥판 협착(PS), 폐동맥 고혈압과 같은 압력 과부하에 의해 발생
- **V_1 또는 V_2에 large R wave(R : S ratio > 1)**
- **우측 편위**(Right axis deviation, RAD) 동반 가능
- V_1 또는 V_2에서 ST절 하강, T파 역위 = **우심실의 긴장 양상(RV strain pattern)**
  : 비후 근육에 따른 재분극 이상을 의미

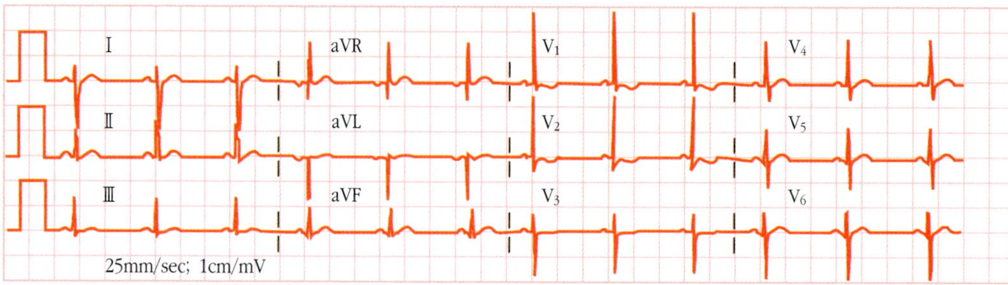

그림 2-11 RVH V_1, V_2에서 large R wave가 있으면서 ST분절의 하강 및 T파의 역위가 관찰된다.

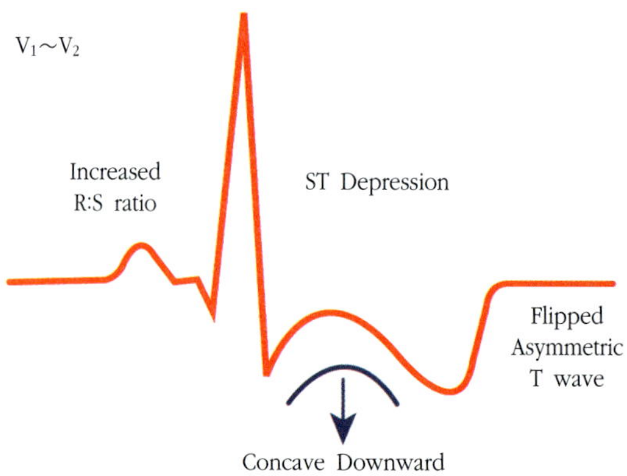

그림 2-12 **우심실 비대가 있을 때 V_1, V_2에서 보일 수 있는 소견.** Large R wave가 관찰되고 ST분절의 하강 및 T파의 역위가 관찰된다. ST분절의 하강 형태는 수평의 형태가 아닌 볼록렌즈 모양으로 끌려내려 간 듯한 모습을 나타내게 되며 T파의 역위 시에도 비대칭적인 모습으로 역위가 일어나게 됨을 주목하자. 이러한 ST-T의 변화를 strain pattern이라고 한다.

④ 좌심실 비후(Left Ventricular Hypertrophy, LVH)

- **왼쪽 흉부 유도전극에 큰 R파와 오른쪽 흉부 유도에 깊은 S파**
  → S in V_1 + (R in V_5 혹은 R in V_6) ≧ 35mm or R in V_5 혹은 R in V_6 ≧ 25mm
- **좌심실 긴장 양상(LV strain pattern)** : 큰 R파가 있는 유도전극에 재분극 이상에 기인하는 ST분절 하강과 T파 역위가 나타날 수 있다.

- 사지 유도에서 **QRS 전압 증가**

  → **R in aVL≧11～13mm, R in aVF≧20mm, R_1+S_3≧25mm**(흉부 유도 전극의 전압과 무관하게 LVH로 진단 가능)

- **불완전 또는 완전 좌각 차단(LBBB)**

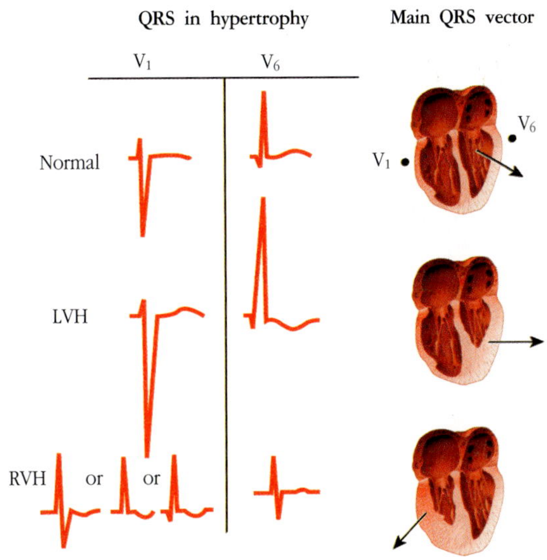

그림 2-13 LVH(Left Ventricular Hypertrophy) increases the amplitude of electrical forces directed to the left and posteriorly. In addition, repolarization abnormalities may cause ST-segment depression and T wave inversion in leads with a prominent R wave("strain" pattern). RVH(Right Ventricular Hypertrophy) may shift the QRS vector to the right; this effect usually is associated with an R, RS, or qR complex in lead V_1. T wave inversions may be present in right precordial leads("strain" pattern).

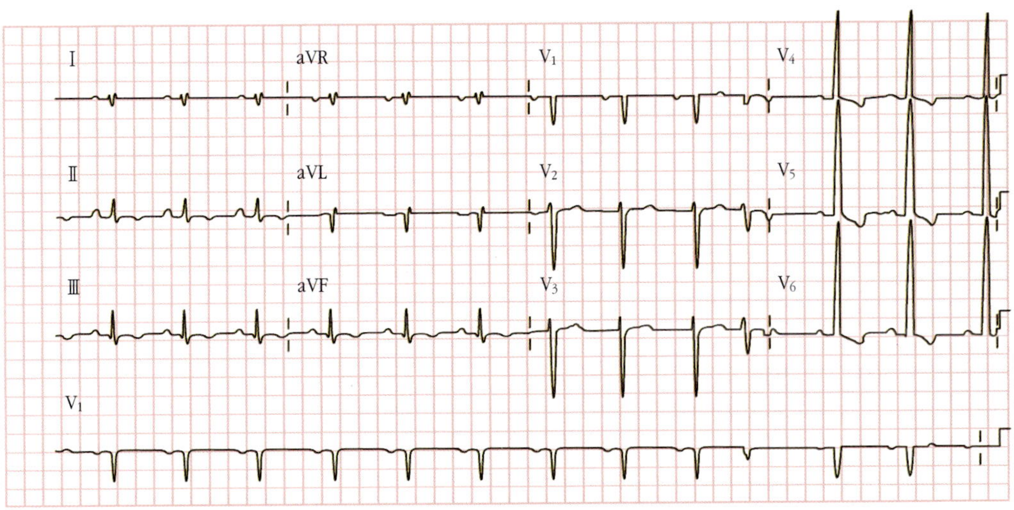

그림 2-14 LVH with strain: S in V_1+R in V_6≧35mm and ST depression and asymmetric T inversion

표 2-2 심방 확장(atrial enlargement) 정리

RA enlargement	정상	LA enlargement
만성 폐질환에서 흔함(P-pulmonale)		승모판 질환(P-mitrale), 심방 내 RA → LA 전도지연
II, III, aVF >2.5mm(가늘고 뾰족한 P) 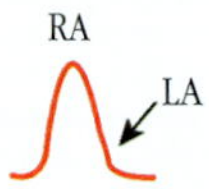	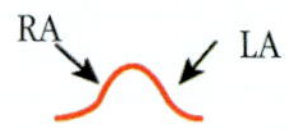	I, II에서 0.12s(3칸) 이상의 notched P wave 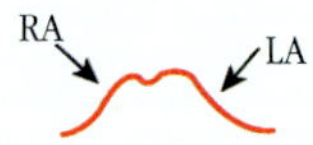
V_1에서 나타나기도(>1.5mm) 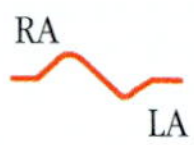	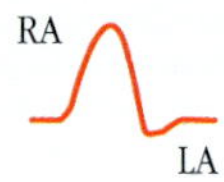	V1에서 P-terminal force >0.04(1칸) 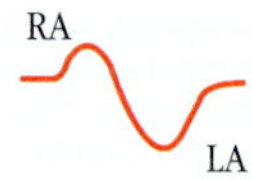

표 2-3 심실 비대(ventricular hypertrophy) 정리

		V_1	V_6
		정상 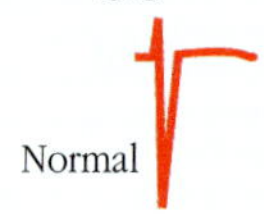	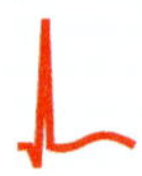
우심실비대 RVH	1) V1이나 V3R에서 Rs, qR or R/S >1 2) 우축 편위(Right axis deviation) 3) $V_{1\sim3}$에서 ST분절 하강, T파 역위 4) V_1이나 V_3R의 VAT >0.03s	RVH 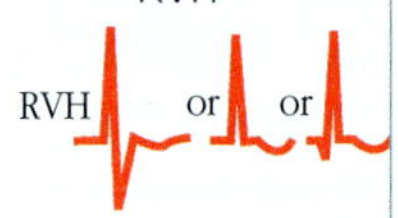	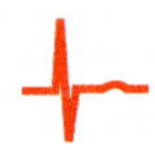
좌심실비대 LVH	Romhilt-Estes criteria (≥5점 이상 : LVH, 4점 : LVH 추정) 1) 사지 유도의 R or S ≥20mm or V1의 S나 V5~6의 R ≥30mm … 3점 2) LV strain(QRS군과 반대방향의 ST-T파) … digitalis O-1점, digitalis X-3점 3) V_1의 P-terminal force≥0.04(LA 확장) … 3점 4) Left axis deviation≥−30° … 2점 5) QRS interval≥0.09s … 1점 6) $V_{5\sim6}$의 VAT≥0.05s … 1점 Sokolow-Lyon criteria V1의 S+(V5 or V6의 R)≥35mm or V5 or V6의 R≥25mm	LVH 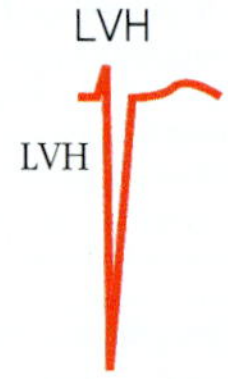	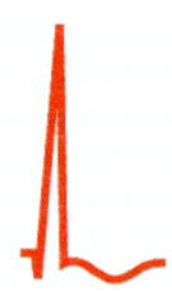
양심실비대	1) LVH의 전압 기준 + RAD 2) LVH in $V_{5\sim6}$ + large R in $V_{1\sim2}$ 3) V_1의 S<V_2의 S(shallow S wave)		

02

(2) 각 차단(Bundle Branch Block, BBB)

① 좌·우 다발갈래 중 어디서든 내인성 전도장애가 생기면 QRS 간격이 길어짐

- 완전(complete) 각 차단 : QRS 간격≧120ms
- 불완전(incomplete) 각 차단 : QRS 간격=100~120ms
- QRS vector : 탈분극이 늦게 되는 쪽, 즉 각 차단이 있는 쪽을 가리킴

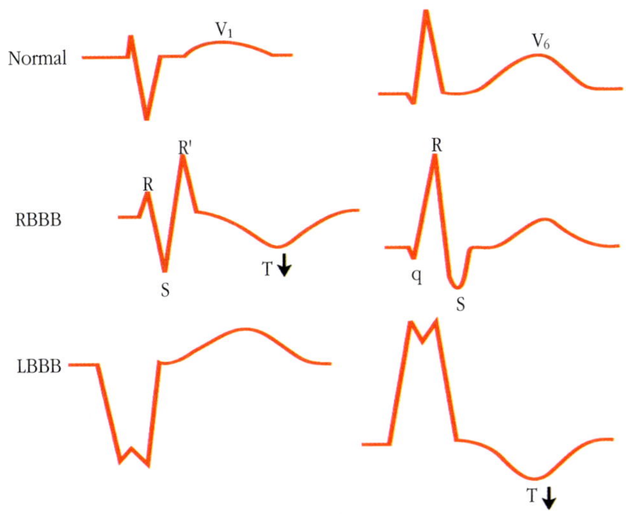

그림 2-15 RBBB & LBBB. Comparison of typical QRS-T patterns in right bundle branch block(RBBB) and left bundle branch block(LBBB) with the normal pattern in leads V_1 and V_6. Note the secondary T wave inversions(arrows) in leads with an rSR' complex with RBBB and in leads with a wide R wave with LBBB.

② **우각 차단(Right Bundle Branch Block, RBBB)**

- QRS duration≧0.12초
- **Deep slurred s waves** : **I 와 V_6**에서 관찰됨
- **RSR' pattern** : **V_1(R<R')에서 관찰됨**

여기서 잠깐 !!

- 토끼 귀 모양(RaBBit)인 것은 반드시 기억하자.

- 원인 : ASD, 판막실환, 허혈성 심장 질환
- 좌각차단에 비해 양성(benign)인 경우가 많음

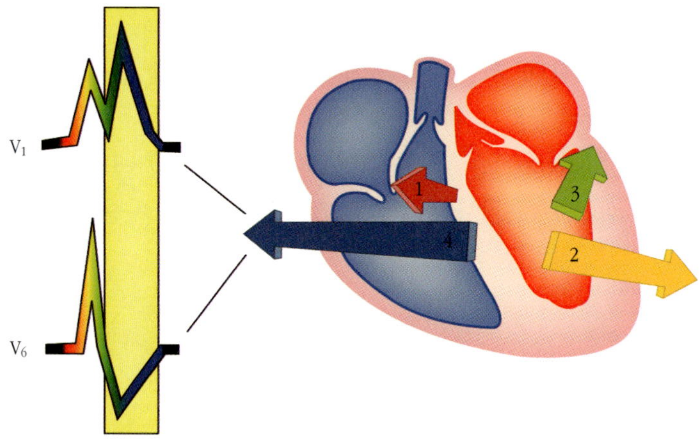

그림 2-16 Right bundle branch block(RBBB). 처음 심실 격벽의 탈분극으로 인하여 V_1에서 r wave가 발생하고 먼저 좌심실이 흥분한 뒤에 정상적인 전도로가 아닌 세포와 세포간의 전류흐름(aberrancy)으로 인해 우심실로 전류가 흐르게 되므로 최종적인 벡터는 각 차단이 있는 우심실 쪽으로 향하게 되므로 V_1에서는 R' wave로, Ⅰ, V_6에서는 deep slurred S wave가 발생하게 되는 것이다.

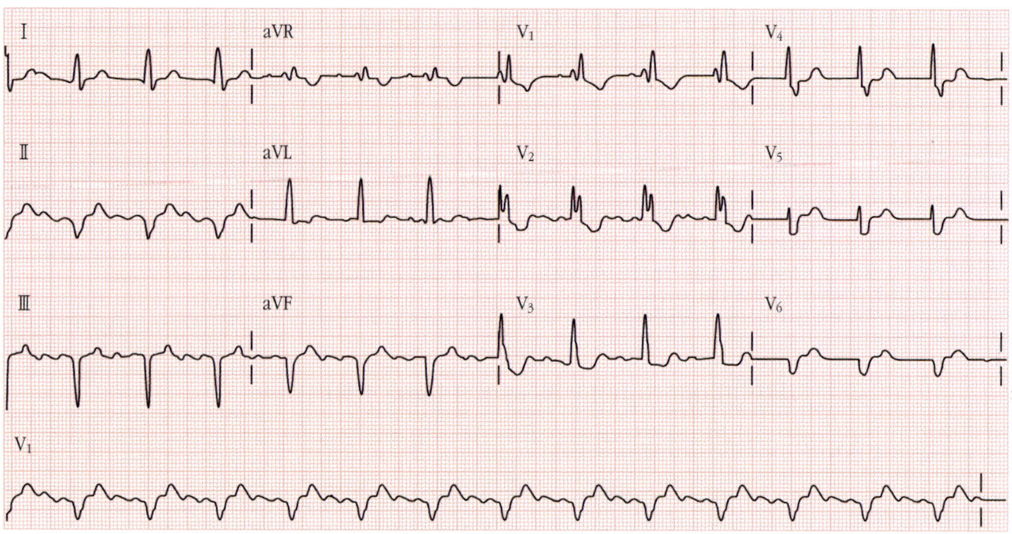

그림 2-17 **RBBB의 실례** : V_1에서는 R' wave로, Ⅰ, V_6에서는 deep slurred S wave가 관찰된다.

③ 좌각 차단(Left Bundle Branch Block, LBBB)

- QRS duration≧0.12초
- **Broad, monomorphic R waves : Ⅰ and V_6(단, no Q waves!)**
- **Broad, monomorphic S waves : V_1; may have a small r wave**
- **LBBB는 RBBB에 비해 병적인 경우가 더 많음**
  - 관상동맥질환(좌심실 기능 장애가 있을 때)
  - 고혈압성 심질환

- 대동맥 판막 질환
- 심근병증

꼭 알아둡시다!!

심실내 전도 지연 또한 심실 전도를 느리게 하는 외인성(독성) 요인

- 고칼륨혈증(hyperkalemia)
- 약물(I 형 항부정맥제, 삼환계 항우울제, phenothiazines)

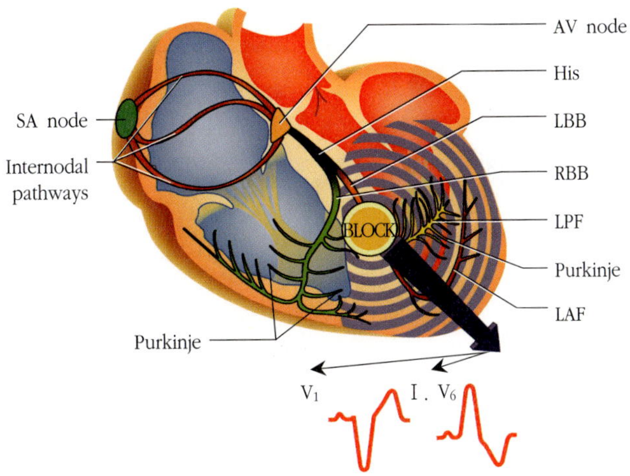

그림 2-18 Left bundle branch block(LBBB). 먼저 우심실이 흥분하기 때문에 V_1에서는 작은 s wave가 먼저 보일 수 있다. 그 후에 정상적인 전도로가 아닌 세포와 세포간의 전류흐름(aberrancy)으로 인해 좌심실로 전류가 흐르게 되므로 최종적인 벡터는 각 차단이 있는 좌심실 쪽으로 향하게 된다. 따라서 V_1에서는 wide S wave가 보이며, I, V_6에서는 wide R wave가 발생하게 되는 것이다.

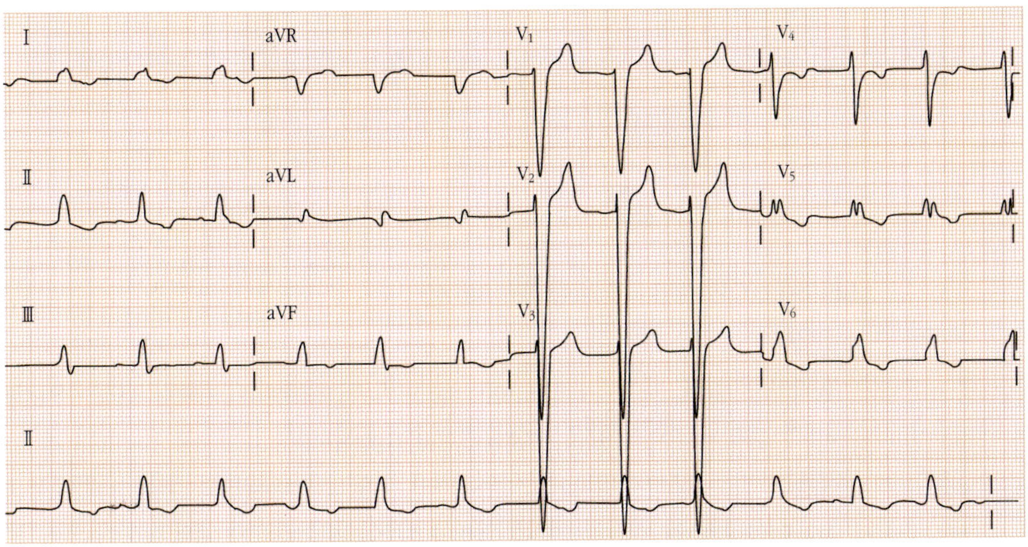

그림 2-19 LBBB의 실례 : V_1에서는 wide S wave가 보이며, I, V_6에서는 wide R wave가 관찰된다.

④ Hemiblock in Lt. bundle system

- LAFB(Left Anterior Fascicular Block)
  - LAFB가 있을 때 좌심실의 탈분극 순서
    inferior wall → posterior wall → anterior wall → lateral wall
  - vector의 방향 : superior, leftward
  - 진단방법 : vector의 방향을 고려하여 좌축편위(LAD) 확인을 하고 inferior lead에 해당하는 Ⅱ, Ⅲ, aVF가 negative라면 진단

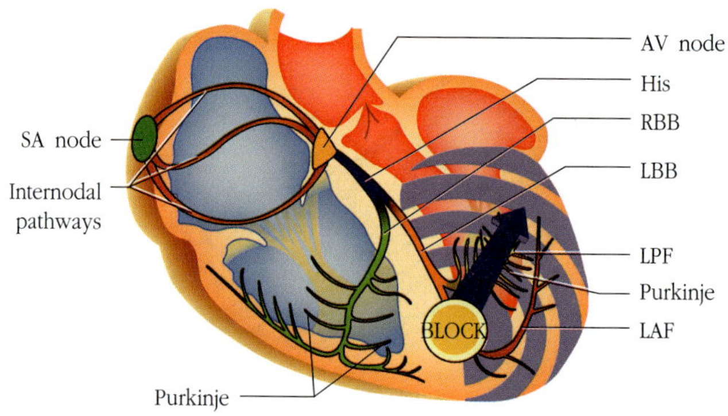

그림 2-20 LAFB(Left Anterior Fascicular Block)

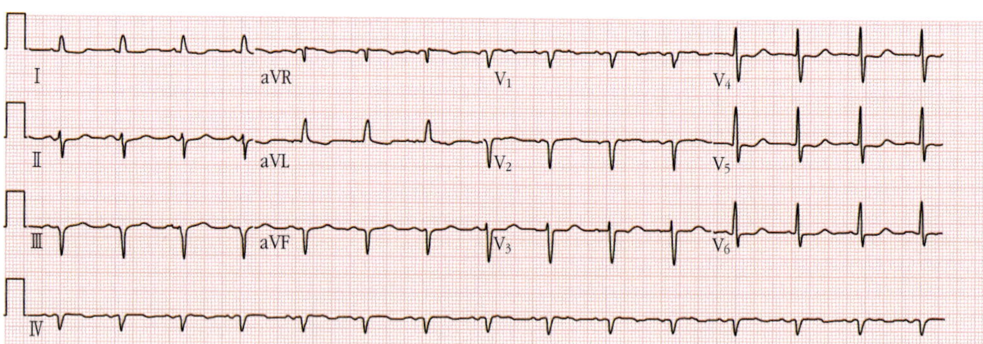

그림 2-21 LAFB의 실례 : I, II, aVF가 각각 ↑, ↓, ↓임을 확인한다.

- LPFB(Left Posterior Fascicular Block)
  - 드물다.
  - LPFB가 있을 때 좌심실의 inferior wall과 posterior wall의 탈분극이 늦어지므로 vector 방향은 inferior and rightward
  - 진단방법 : RAD가 있는지 확인. lead Ⅰ에 r wave와 Ⅲ 또는 aVF에서 q wave를 확인(이 파형이 생기는 원인은 좌심실의 anterior and superior wall로 가는 탈분극 방향이 반영되기 때문). RAE와 RVH의 소견이 없는지 확인함

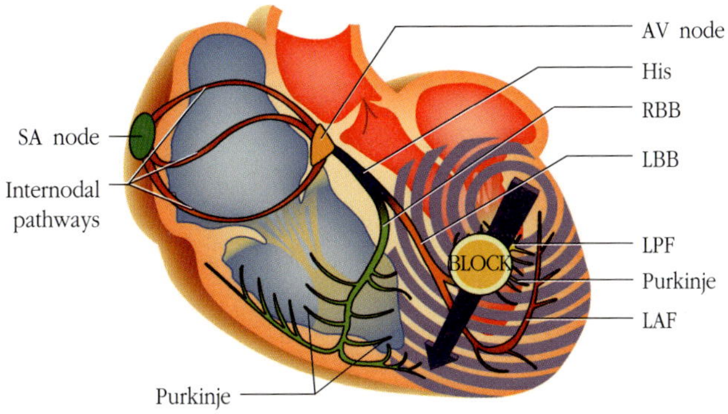

그림 2-22 LPFB(Left Posterior Fascicular Block)

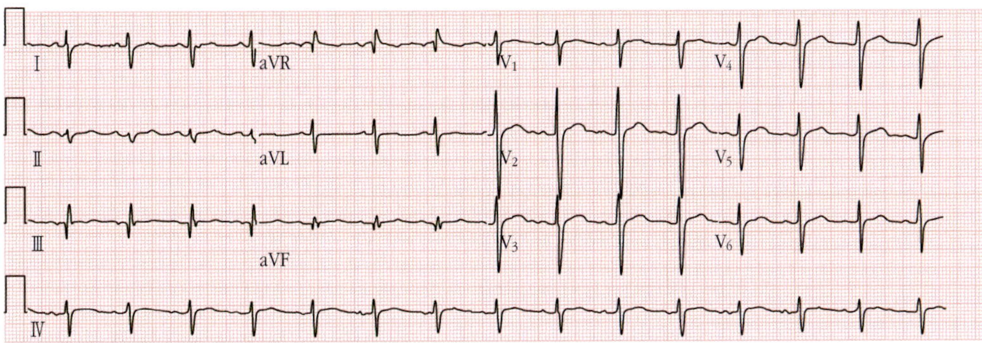

그림 2-23 LPFB의 실례 : RAD, s wave in I, q wave in III or aVF, no RAE & RVH

⑤ Bifascicular block

- 정의 : RBBB+(LAFB 또는 LPFB)
- 급성 전벽부 심근경색에서 새로 생긴 bifascicular block은 complete AV block으로 이행할 가능성이 높음

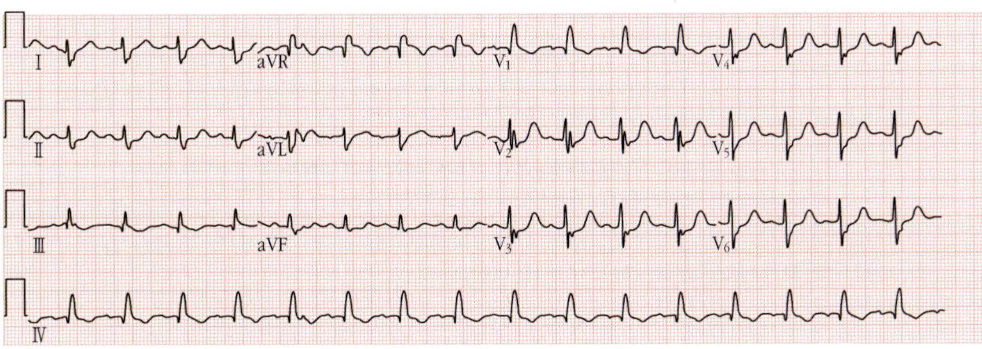

그림 2-24 Bifascicular block : RBBB+LPFB

(3) 심근 허혈(ischemia) 및 경색(infarction)

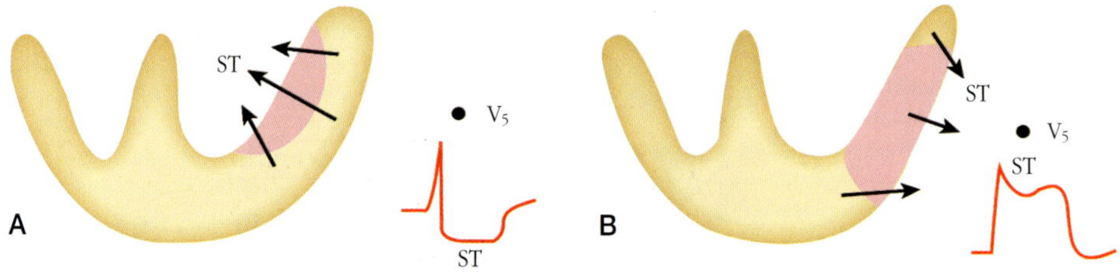

그림 2-25 **급성 심근 경색 모식도 A,** 심근 내벽이 손상되면, ST vector가 안쪽을 향하게 되어 ST depression이 유발된다. **B,** 심근 외벽이나 전층이 손상되면, ST vector가 바깥쪽을 향하게 되어 ST elevation이 유발된다.

① 허혈(ischemia)

- 기저막전위(Resting membrane potential)를 낮추고 활동전위(action potential) 기간을 단축시킴
  - 정상 부위과 허혈 부위 간의 전압차를 유발
  - 이들 두 부위 사이에 전류가 흐르게 됨 : ST분절의 변화
- 급성 허혈이 전층(transmural)에 있는 경우
  → 전류가 심외막 쪽으로 흐르게 되어 허혈 부위 전극에서 ST분절 상승
- 허혈이 심내막하(subendocardial)에 있는 경우
  → ST벡터는 심실강과 심내막 쪽으로 이동하여 해당한 흉부 전극에는 ST 분절의 하강
- ST분절의 상승 또는 하강을 평가하는 기준
  → 보통 TP분절을 기준으로 하나 심박수가 빠를 때는 PR분절을 이용

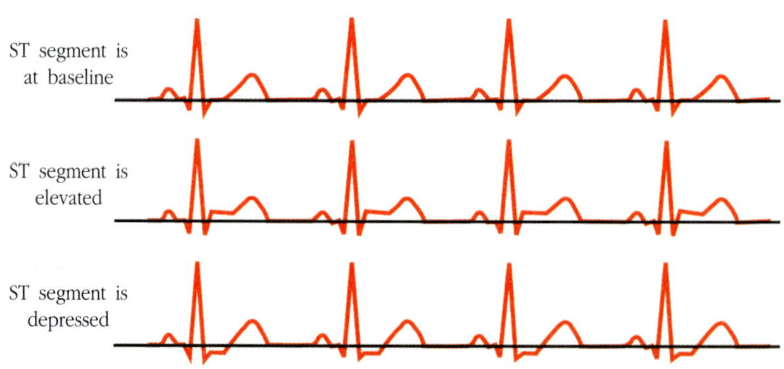

그림 2-26 **ST분절의 상승 및 하강의 예.** TP분절 또는 PR분절을 기준으로 한다.

- ST분절의 상승 또는 하강이 있으면 모두 허혈인가?
  - **ST분절 하강에서 horizontal 또는 down sloping 형태가 허혈을 시사**
  - ST분절의 상승은 reciprocal change를 동반하는지, localization이 되는지(즉, 관상동맥 분포에 합당한 변화)를 확인하고 동반되는 T파의 변화(tall T wave, T wave inversion 등)를 세심하게 관찰 필요함

  → 허혈성 심질환에서 자세히 다룹니다.

② 경색(infarction)

- R파가 낮아지고 **비정상적인 Q파** 나타남
  - **비정상적인 Q파 : 전체 QRS의 높이의 1/3 이상을 차지 혹은 0.03초 이상의 duration을 가지는 Q파**
- **T파의 역위(inversion)**
  - T inversion이 있으면 모두 경색이나 허혈인가?

    T파는 정상적으로 비대칭. 대칭적인 T파 또는 그 역위가 있다면 비정상으로 간주함

③ 심전도로 허혈 또는 경색 부위 추정하기(localization)

- **Reciprocal change**
  - 거울 상(mirror image)라고도 불림
  - **경색이 일어난 부위는 전기적으로 중성(neutral)이므로 경색 부위의 반대 부위는 경색 부위 전극의 심전도의 거울 상 역할을 함**

    예 anterior lead에서의 ST분절 상승은 inferior lead에서의 ST분절 하강으로 나타난다.

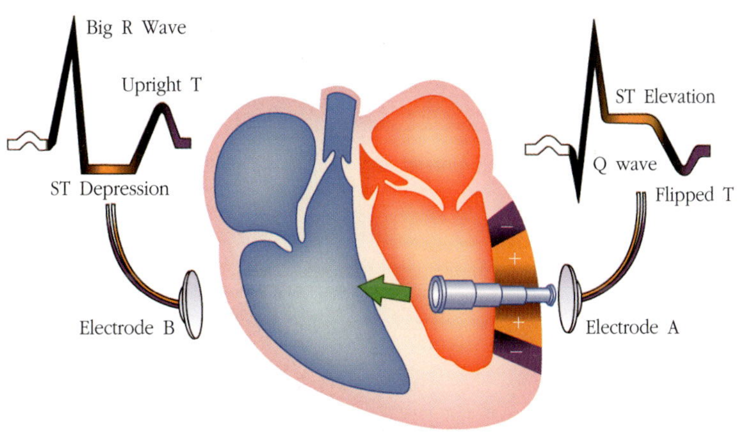

그림 2-27 Reciprocal change

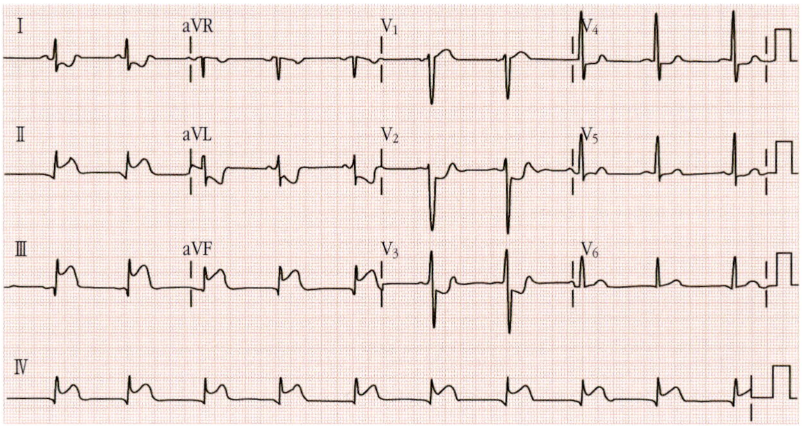

그림 2-28 Reciprocal change in inferior wall MI: II, III, aVF에서 ST elevation이 있으며 이와 관련된 reciprocal change가 I, aVL, V_2~V_4에서 ST depression으로 나타난다.

- **각 유도 전극에 따른 localization** 〈그림 2-29〉
  - **후벽(posterior wall) 허혈 : V_1~V_3에 reciprocal하게 ST분절 하강** 발생
  - **우심실 경색(RV infarction) : 오른쪽 흉부 유도(V_3R, V_4R) ST 상승**
    → 우심실 경색이 의심되면, 오른쪽 흉부 유도를 붙여서 EKG를 찍습니다.

I Lateral	aVR	V1 Septal	V4 Anterior
II Inferior	aVL High Lateral	V2 Septal	V5 Lateral
III Inferior	aVF Inferior	V3 Anterior	V6 Lateral

그림 2-29 Infarct regions on the ECG

꼭 알아둡시다!!

ST분절 상승의 감별 진단

- 허혈/심근경색
  - 변이형 협심증 형태(Noninfarction, transmural ischemia)
  - 급성 심근경색
  - Postmyocardial infarction(ventricular aneurysm pattern)
- 급성 심낭염
- 정상 변이("early repolarization" pattern)
- 좌심실 비대/좌각 차단[a]
- 그 외(드물다)
  - 급성 폐색전증[a]
  - 브루가다(Brugada) 증후군[a] : right bundle branch block-like pattern with ST elevations in right precordial leads
  - Class IC 항부정맥제[a]
  - DC cardioversion
  - 고칼슘혈증[a]
  - 고칼륨혈증[a]
  - 저체온증(J wave/Osborn wave)
  - 심근 손상 : 심근염, 암세포가 좌심실을 침범했을 때, 좌심실 외상

[a] 대개 V_1~V_2 또는 V_3에 위치한다.
Source: Modified from Goldberger, 2013.

(4) 대사성 요인 및 약물 효과

① 고칼륨혈증

표 2-4 Potassium 농도의 ECG의 변화

ECG 변화	혈중 potassium 농도
Tall, peaked T파	5.7mEq/L
P파의 감소	7mEq/L
PR간격이 길어짐, P파 소실, QRS widening	>8mEq/L
Sine wave → 심정지	>10mEq/L

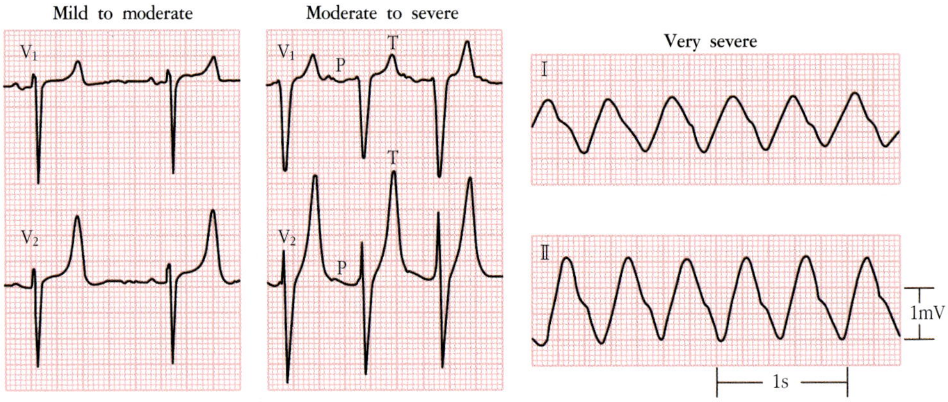

그림 2-30 고칼륨혈증에서의 심전도 변화

② 저칼륨혈증
- 심실의 재분극 기간이 길어짐
- 종종 U파가 나타남

③ 고칼슘혈증 : QT간격의 감소

④ 저칼슘혈증 : QT간격의 연장

⑤ 두개강 내 출혈 : 확연한 QT간격의 연장, deep & wide T wave inversion

⑥ 디지털리스(Digitalis) : QT간격의 감소, "Scooping" of ST-T wave complex

⑦ **Class IA, Ⅲ 항부정맥제 : QT간격의 연장**

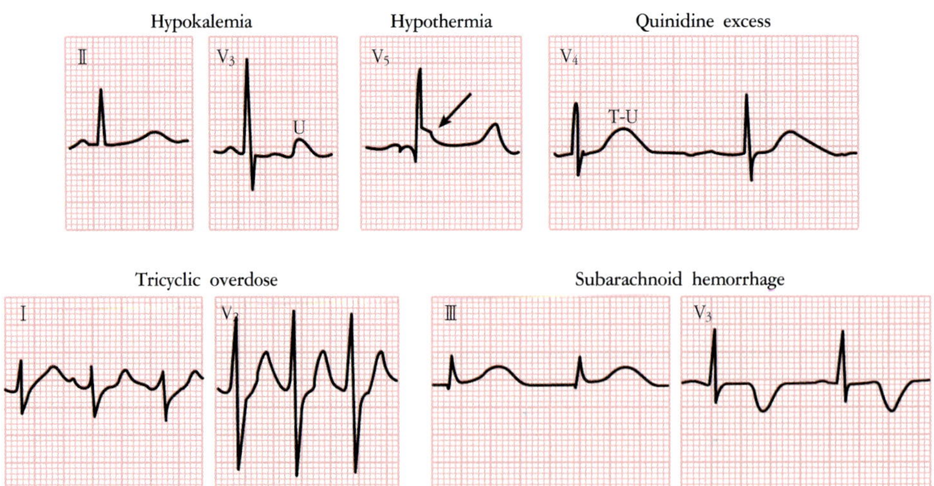

그림 2-31 A variety of metabolic derangements, drug effects, and other factors may prolong ventricular repolarization with QT prolongation or prominent U waves.

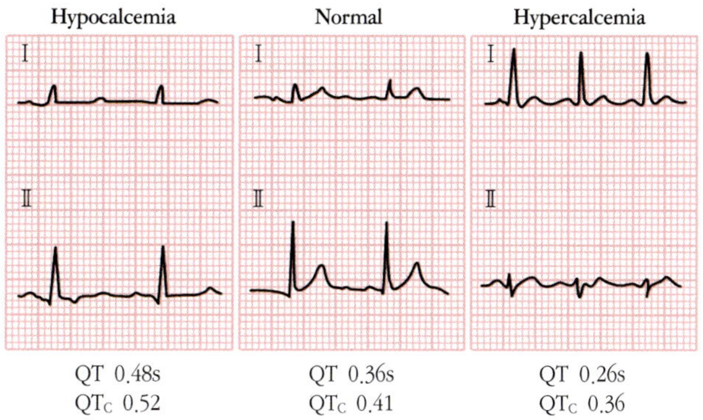

그림 2-32 Prolongation of the QT interval(ST segment portion)is typical of hypocalcemia.

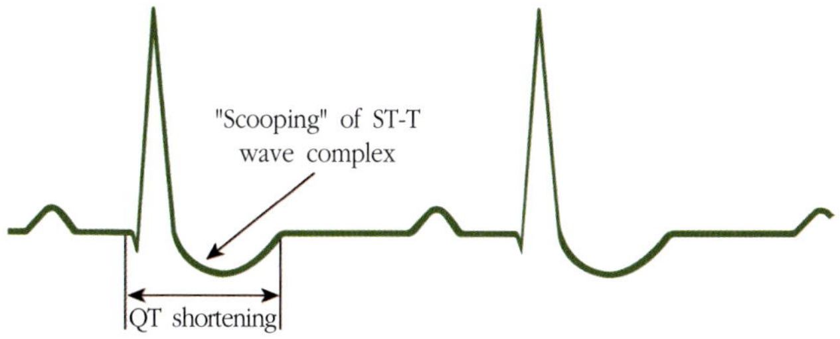

그림 2-33 Drug effect of digitalis on ECG : "Scooping" of ST T wave complex

(5) 전기적 교대맥(electrical alternans)

① ECG 파형의 여러 요소 가운데 하나 혹은 그 이상이 심박동마다 크기가 교대하는 경우

② 동성 빈맥(sinus tachycardia)에 동반된 total electrical alternans(P-QRS-T)

→ **심낭삼출 또는 심장눌림증에 비교적 특이한 소견**

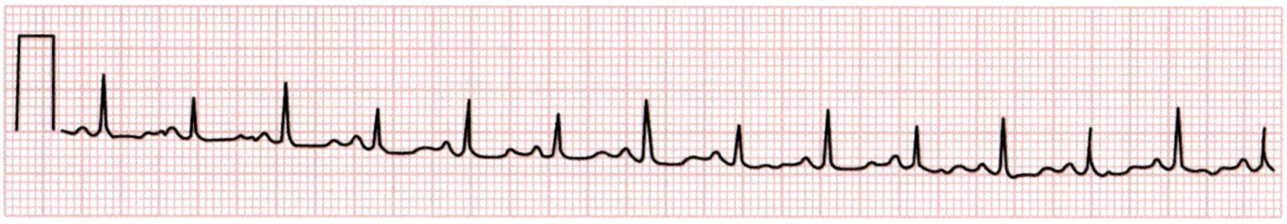

그림 2-34 Electrical alternans

PACIFIC
INTERNAL MEDICINE

Chapter 03 비침습적 심장검사
Noninvasive cardiac imaging

심초음파(echocardiography)

심초음파에서는 심초음파 해부학을 이해하는 것이 핵심입니다. 심초음파의 각 view와 보이는 구조물, 심초음파 mode에 대해서 알아두고, 각 질환에 따른 심초음파 소견은 각론에서 자세히 살펴보도록 합시다.

1 이면성 심초음파(2D echocardiography)

1) 심초음파 개요

(1) 원리 : 초음파가 심장 구조물에 반사가 되어 돌아오는 것을 영상화 한 것

(2) 경흉부 심초음파(Transthoracic Echocardiography, TTE) : 일반적인 심초음파
경식도 심초음파(Transesophageal Echocardiography, TEE)

(3) 장·단점

① 장점 : 실시간 영상, 빠르고 정확한 정보

② 단점 : 고해상도의 영상을 얻기는 힘듦(특히, 흉벽이 두껍거나 COPD 환자들)

→ 보완책 : TEE, 조영제를 이용한 심초음파

2) 이면성 심초음파 개요

(1) 초음파를 원추형으로 주사해 이차원의 단층 영상을 얻는 방법

(2) 구조적 변화를 관찰하는데 용이하나 단층 영상을 얻는데 시간이 소요되기 때문에 구조물의 시간적 변화를 관찰하는 데는 한계가 있음(M-mode도 보완함)

3) 경흉부 심초음파의 해부학

3차원의 심장을 단면을 통해 보는 것이기에 면(plane)이 나오게 마련이다. 이 면 정보를 얻기 위해 탐촉자(probe)를 이용하여 창(window)을 만들고 축(axis)을 주게 된다.

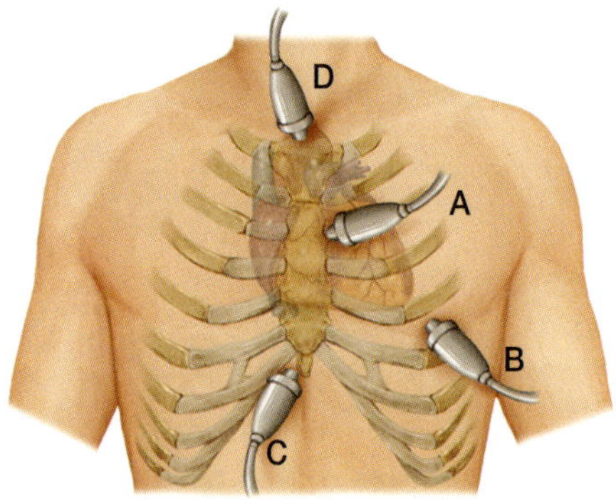

그림 3-1 심초음파의 여러 windows. **A,** Parasternal window. **B,** Apical window. **C,** Sub costal window. **D,** Suprasternal window

(1) Parasternal long axis view

① Parasternal window에서 심장을 길이 방향으로 자른 모양으로 **가장 기본이 되는 view**

② chamber의 크기, 대동맥 판막과 승모판의 움직임 정도, 두께, 석회화 유무, 육아조직(vegetation) 유무, AR, MR의 여부, 좌심실 벽 운동을 평가

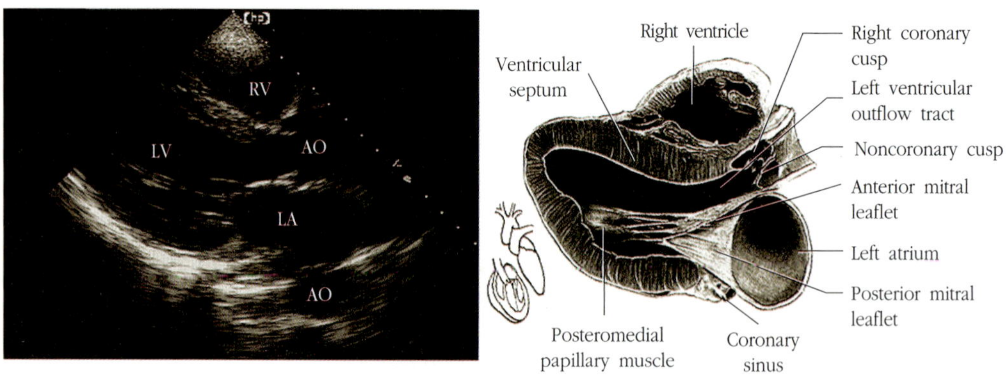

그림 3-2 Parasternal long axis view

(2) **Parasternal short axis view, papillary muscle level**

① Parasternal long axis에서 탐촉자를 90° 회전하여 얻는 view

② **좌심실벽의 운동**을 평가하는데 가장 유용함

③ 우심방의 확장 여부도 관찰 가능
우심방이 확장되면 좌심실이 눌려서 **D shape**으로 나타남

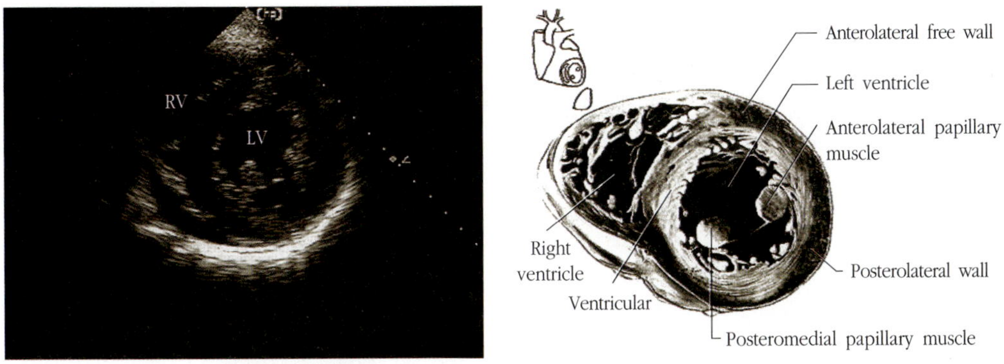

그림 3-3 Parasternal short axis view, papillary muscle level

(3) **Parasternal short axis view, mitral valve level**

① Papillary muscle level에서 피검사자의 머리 쪽으로 탐촉자의 머리를 기울여 얻는 view

② **승모판막(mitral valve)의 운동성 및 승모판 단면적**(mitral valve area; MVA) 측정에 매우 유용함

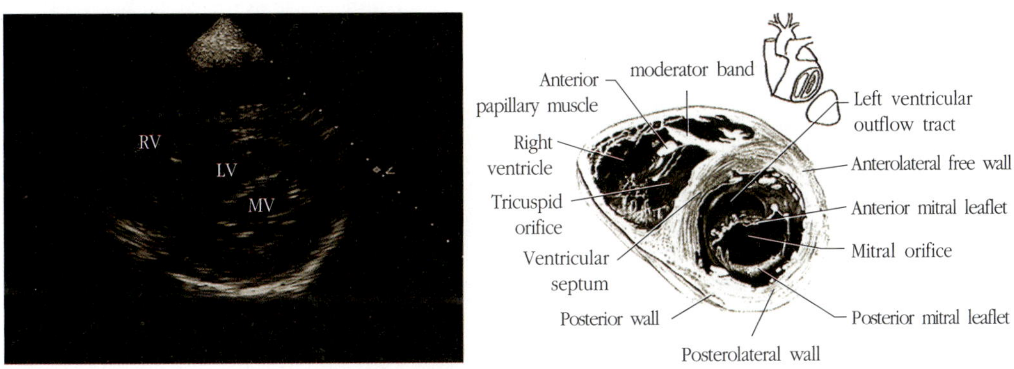

그림 3-4 Parasternal short axis view, mitral valve level

(4) Parasternal short axis view, aortic valve level

① Mitral valve level에서 피검사자의 머리 쪽으로 탐촉자의 머리를 더 기울여 얻는 view

② **대동맥 판막, 삼첨판 판막, 폐동맥 판막**을 평가하는 데 유용함

③ ASD의 유무, VSD의 유형결정 및 PDA의 존재유무 파악 가능

④ LA appendage(LAA) 관찰 가능(보통 잘 보이지 않음)

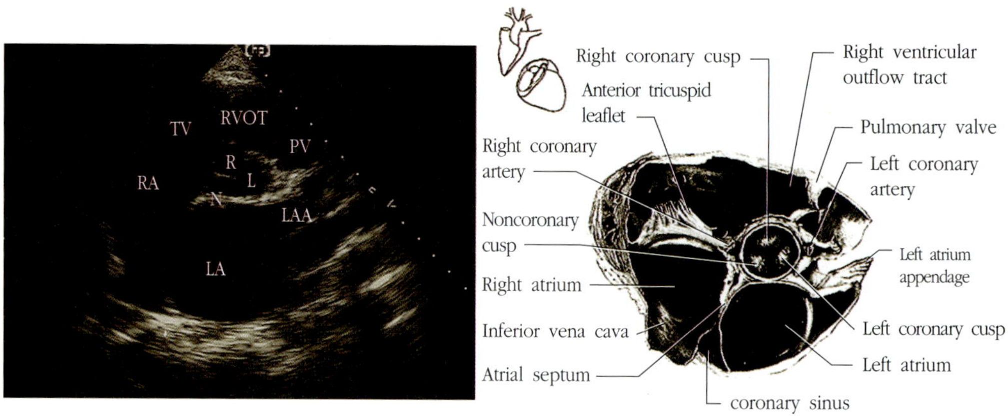

그림 3-5 Parasternal short axis view, aortic valve level

(5) Apical 4 chamber view

① 심장의 apex 부위에 탐촉자를 두고 관찰함

② **4개의 chamber를 동시에 관찰할 수 있는 view**

③ 벽의 운동성(wall motion) 장애 여부, 판막의 위치와 기능 평가, 좌심실 구혈률(ejection fraction, EF), septal defect, 심실벽 두께 등을 관찰 및 평가

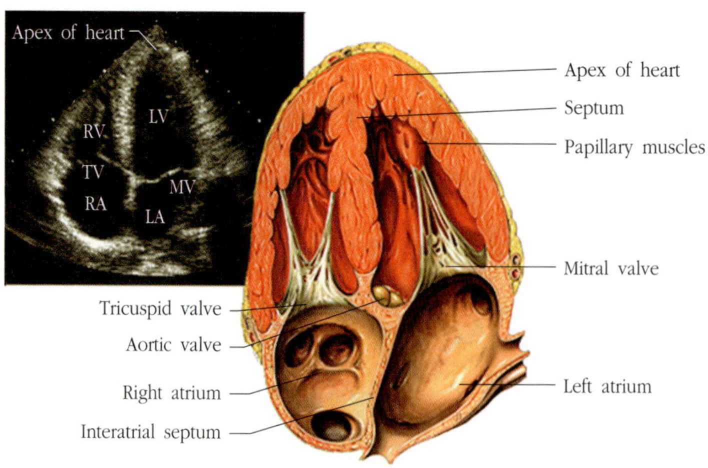

그림 3-6 Apical 4 chamber view

(6) **Apical 2 chamber view**

① Apical 4 chamber view에서 탐촉자를 반시계 방향으로 60° 돌려서 얻는 view

② **좌심실 구혈률의 측정** 및 왼쪽 심장에 대한 자세한 평가를 위해 이용

③ **좌심실의 inferior wall 관찰**에 가장 유용함

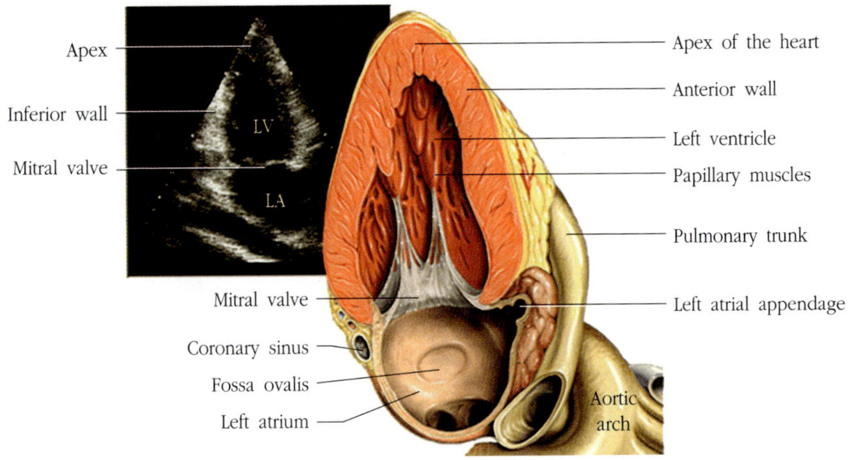

그림 3-7 Apical 2 chamber view

(7) **Subcostal view**

① 피검사자가 바로 누운 자세에서 무릎을 굽혀서 복부 근육을 이완시킨 후 탐촉자를 명치부위에 위치시키고 탐촉자의 머리 부분이 피검사자의 왼쪽 쇄골을 향하도록 하여 얻은 영상

② COPD 등 window가 좋지 않은 환자에게 적용

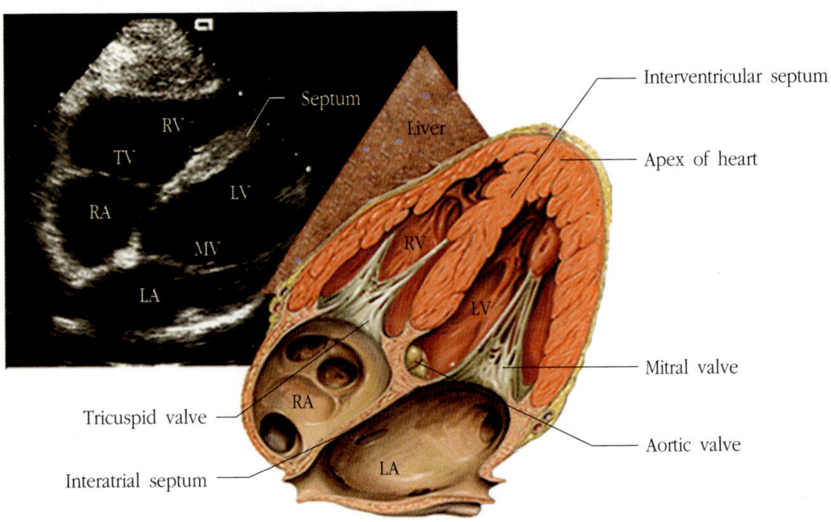

그림 3-8 Subcostal view

③ 임상에서는 IVC collapse 여부를 관찰하는데 많이 사용됨

→ 정상 IVC는 호기 시에 비하여 흡기 시의 직경이 50% 이상 쭈그러드는데, 체액이 저류되면 이런 현상이 관찰되지 않음(IVC plethora)

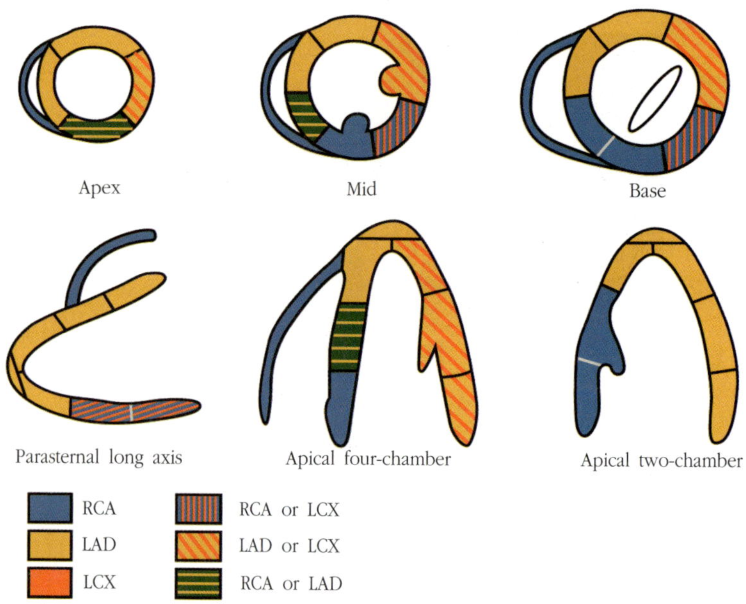

그림 3-9 좌심실의 coronary artery의 vessel territories. 심초음파도를 이용하여 벽운동 장애가 있는 부위 및 관여하고 있는 관상동맥을 알 수 있다.

4) M-mode 심초음파

(1) **일직선상의 구조가 시간에 따라 변화하는 양상을 파악**하는 초음파

(2) 심장 구조의 세밀한 운동을 관찰하는 데 유용함

(3) 이면성 심초음파에서 커서를 움직여 관심부위에 위치시키고 mode를 전환하여 관찰

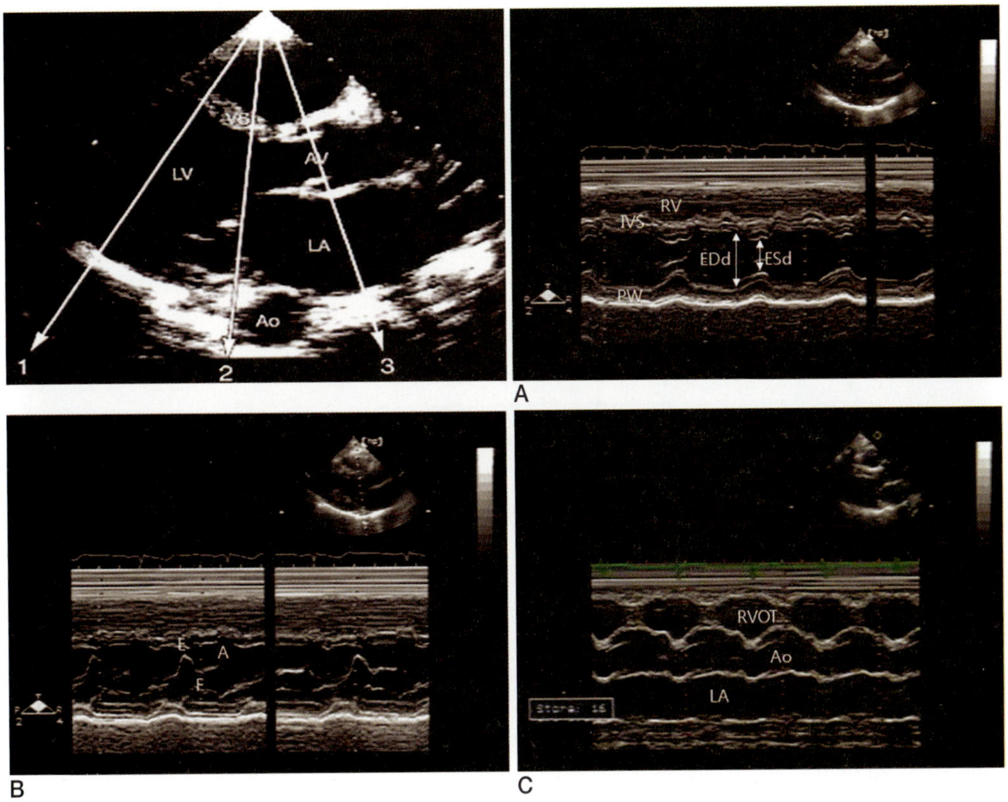

그림 3-10 M형 심초음파도. **A,** 커서가 parasternal long axis view에서 심실에 놓여 있다. EDs : end-diastolic dimension; ESd : end-systolic dimension; IVS : interventricular septum; PW : posterior wall. **B,** 승모판 전엽의 M형 심초음파도. E : Peak of early opening; F : mid-diastolic closure; A : Peak of late opening with atrial systole. **C,** 대동맥과 좌심방의 M형 심초음파도. Ao : Aorta

2 도플러 심초음파(Doppler echocardiography)

1) 원리

혈관 내의 적혈구에 부딪혀 되돌아온 초음파의 진동수 변화로 **혈류의 속도를 측정**

2) 종류

(1) 간헐 파형 도플러(pulsed-wave Doppler) : 특정 부위의 혈류속도 측정

(2) 연속파 도플러(continuous-wave Doppler) : 선상의 모든 속도를 측정, 측정 가능한 최대 속도를 기록하기 위해 이용된다.

(3) **색 도플러(color Doppler)** : 혈류의 방향을 서로 다른 색으로 표시

(4) 조직 도플러(tissue Doppler) : 심장벽운동의 속도 및 움직임을 측정

3) 목적 : 혈역학적 평가

(1) 심박출량의 측정

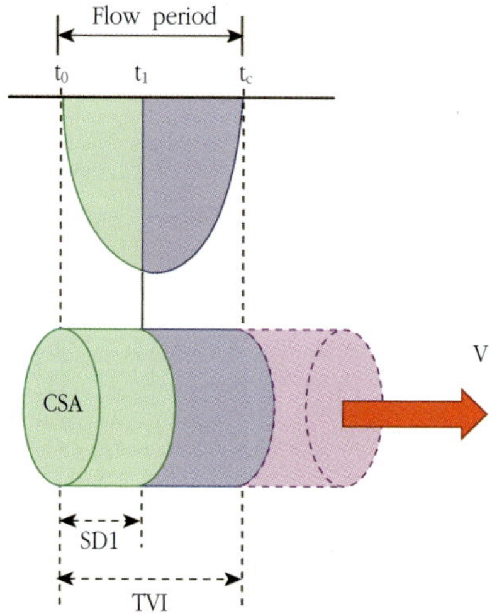

그림 3-11 심박출량을 초음파로 측정하는 방법

여기서 잠깐 !!

- "원통의 부피 = 밑넓이 × 높이"임을 생각하면서 〈그림 3-11〉을 살펴보자.
- 심장이 한 번 박동할 때 뿜어져나가는 일회박출량(stroke volume; SV)을 알고자 한다면, 유출로의 단면적(Cross Sectional Area, CSA)과 TVI(time velocity integral), 유속(velocity, m/sec)을 측정하고 여기에 시간(sec)을 곱하면 TVI(Time Velocity Integral)를 구할 수가 있다. 이를 실전에 적용하면 LVOT의 단면적을 측정하고 대동맥 판막으로 나가는 혈류의 속도를 측정하면 일회박출량(SV)을 구할 수 있으며 1분 동안의 CSA × TVI는 바로 심박출량(cardiac output)을 의미한다.

(2) 연속성의 공식(continuity equation)

두 곳 사이를 지나는 혈류량은 같으며 혈류량은 단면적과 혈류 속도의 곱으로 나타낼 수 있으므로 다음 식이 성립한다.

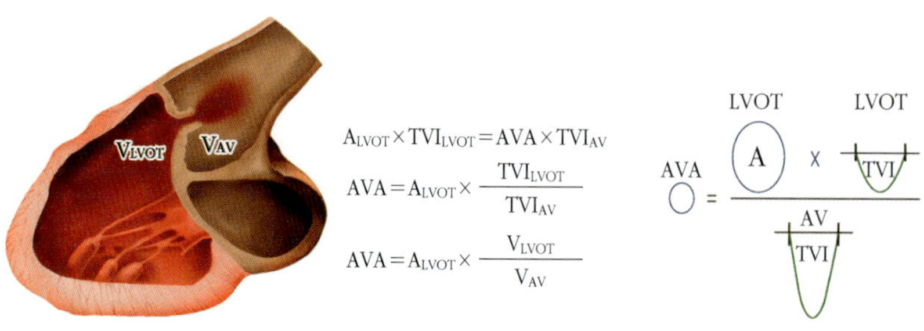

그림 3-12 연속성의 공식

예 대동맥판 협착증(AS) 환자에서 대동맥판의 단면적(aortic valve area)을 구할 때, LVOT의 면적과 TVI, aortic valve에서 혈류 속도를 측정한다면 위의 식에 의해 구할 수가 있다.

(3) 혈류 속도와 압력과의 관계

① **modified Bernoulli equation을 통한 압력차 계산**

압력차(ΔP mmHg) = 4 × V^2(m/s)

예 삼첨판을 통한 역류혈류 속도가 5m/s라면 우심방과 우심실의 압력차는 $4 \times 5^2 = 100$mmHg이다. 만일, 우심방의 압력이 10mmHg라면 우심실 수축기 압력은 $100 + 10 = 110$mmHg가 된다.

② **압력 반감 시간(Pressure Half Time, PHT)**

- 최대압력차일 때로부터 압력이 반으로 줄 때까지 걸리는 시간
- 승모판 협착(MS)에서 협착이 심할수록 혈류 감소가 천천히 일어남 → 이 관계를 이용하면 판막 면적을 추정할 수 있음

$$\text{승모판 단면적(mitral valve area; MVA)} = \frac{220}{\text{PHT}}$$

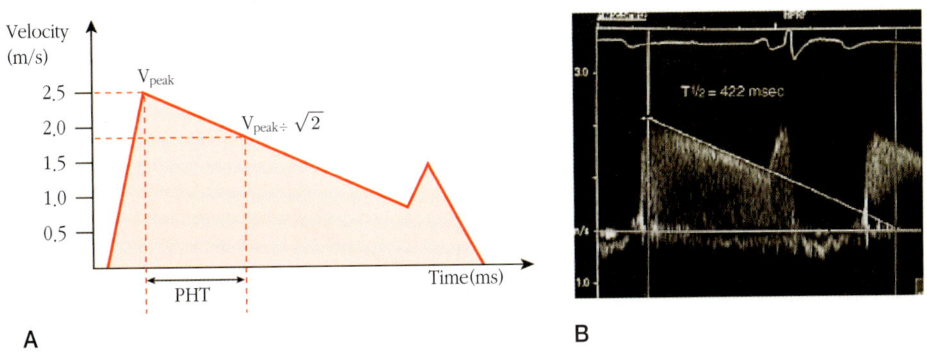

그림 3-13 **압력 반감 시간(Pressure Half Time, PHT) A,** 승모판 단면적 계산 : Doppler로 측정하는 것은 혈류 속도이므로, 압력은 혈류속도의 제곱에 비례하므로, Vpeak에서 Vpeak의 1/root 2에 이를 때까지 걸리는 시간이 PHT가 된다. **B,** 실제 MVA 계산의 예 : MVA = 220/422 ≒ 0.5cm^2

(4) 역류량과 역류분획의 계산

① 정상 판막에서 일회 심박출량을 먼저 구한 후, 이를 혈액이 역류하는 판막에서의 혈류량에서 빼서, 해당 판막에서의 역류하는 혈액의 양을 계산한다.

② 승모판 역류량 = 승모판 유입혈류량 − 좌심실 유출로의 혈류량
(단, 심한 대동맥 역류가 없을 때, 그리고 혈류량은 CSA × TVI로 계산한다.)

③ 승모판 역류 분획(%) = (승모판 역류량/승모판 유입혈류량) × 100

(5) 심실의 이완기 기능 평가

- 이완기 기능은 좌심방으로부터 유입되는 혈류에 대해 좌심실이 얼마나 잘 늘어나는지로 평가함
- 승모판으로 유입되는 혈류는 처음의 압력 차이로 인해 early peak(E)를 형성하고, 후 심방 수축에 의해 late peak(A)를 형성함

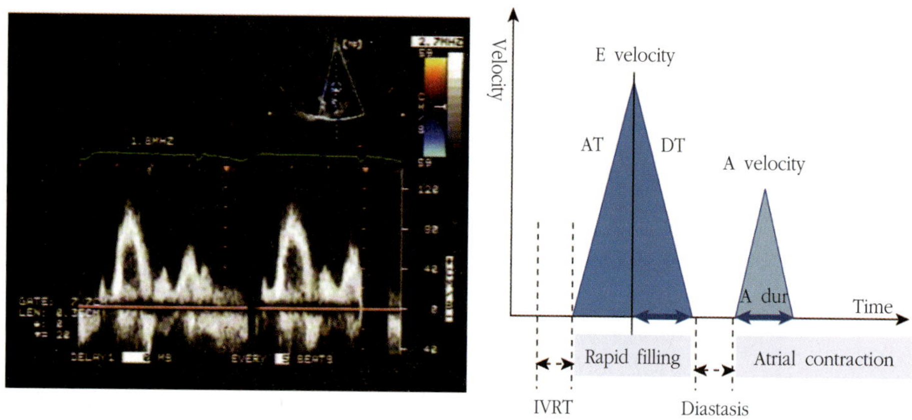

그림 3-14 도플러 심초음파를 이용한 심실의 이완기능의 평가 방법

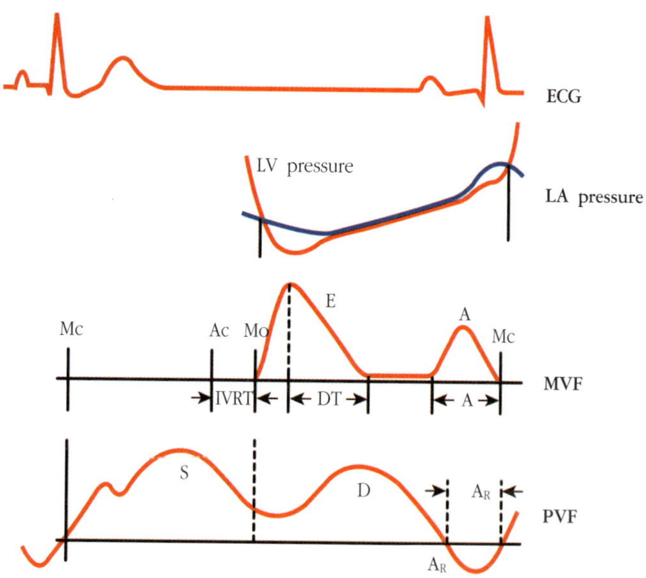

그림 3-15 이완기 기능 평가에 쓰이는 계측 인자들과 측정방법(약자는 아래 설명 참조)

① Transmitral Doppler의 parameters〈그림 3-14, 그림 3-15〉

- E velocity : 좌심실 이완으로 인한 early diastolic flow의 peak velocity (정상 : <1m/sec)
- A velocity : 심방 수축에 의한 late diastolic flow의 peak velocity
- E/A ratio : 정상 범위 1～2
- DT(Deceleration Time) : E velocity의 최고점에서 최저점까지 가는데 걸리는 시간, 좌심실의 순응도에 대한 척도(정상 : 160～240msec)
- IVRT(Isovolumetric Relaxation Time) : 대동맥 판막이 닫힐 때부터 승모판이 열릴 때까지 걸리는 시간(정상 : 70～90msec)

② 폐정맥 혈류(Pulmonary vein inflow)〈그림 3-15〉

- 폐정맥(PV)에서 좌심방(LA)으로 유입되는 혈류의 흐름을 표시한 것
- S wave : Systolic forward flow
- D wave : Diastolic forward flow. MV가 열려 PV, LA, LV가 모두 통해져 있을 때 발생하는 파형으로 trans-mitral에서 E velocity가 생기는 시기를 의미함. 정상적으로 S wave보다는 덜 뚜렷하다.
- AR : 좌심방 수축 시에 PV로 역류하는 혈류를 의미하며 LV의 이완기압, LV의 순응도, 심박수와 관련됨(정상 : peak velocity≦25cm/sec, trans-mitral A velocity보다 느림)

③ 이완기 심부전(Diastolic failure)의 진행〈그림 3-16〉

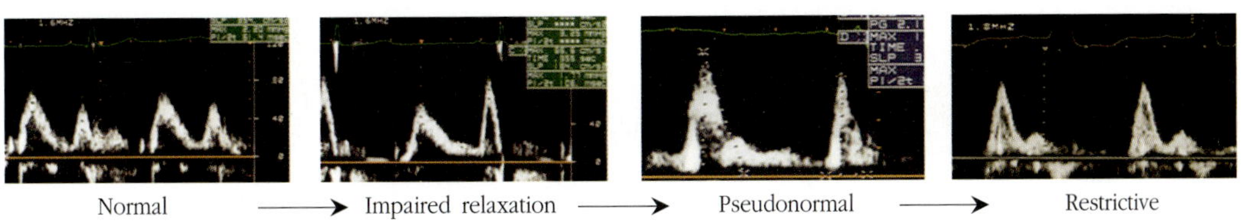

그림 3-16 Diastolic failure 진행 시 trans-mitral Doppler의 소견

④ 이완기 심부전의 각 단계별 특징〈표 3-1〉

표 3-1 Diastolic failure의 각 단계별 특징

단계	특징
Normal	E/A Ratio >1 DT : 160~240msec IVRT : 70~90msec PVF : PVs≧PVd, Mitral A duration≧PVA, PVa velocity≦25cm/s E/E' <10
Impaired relaxation	기전 : LV의 이완기 장애로 인해 LV와 LA간의 압력차이가 감소함 → Peak E velocity의 감소, DT의 증가 → 상대적으로 peak A velocity가 증가하게 됨 **E/A Ratio <1** **DT >240msec** **IVRT >90msec** E/E' <10
Pseudonormal	기전 : LA congestion 발생 → LA 압력의 상승으로 다시 AV와의 압력 차이가 증가 → 마치 정상처럼 보임 **E/A Ratio : 1~1.5** **DT : 160~200msec** **IVRT : <90msec** PVF : PVs<PVd, Mitral A duration<PVa, PVa velocity >35cm/s E/E' ≧ 10
Restrictive	기전 : LV의 순응도가 많이 감소하여 잘 이완하지 못함 → LA 압력이 더 많이 증가하여 급격한 DT의 감소를 보임 **E/A Ratio >1.5** **DT <160msec** **IVRT <70msec** **E/E' ≧ 10(대부분 15 이상)**

⑤ Normal과 Pseudonormal의 감별

- 조직 도플러 영상(TDI ; Tissue Doppler Image) : 승모판고리가 움직이는 속도(mitral annulus velocity)를 측정(E/E' 측정)
- 폐정맥 혈류(Pulmonary vein inflow) pattern
- 색 도플러로 승모판 혈류 속도 측정(Color M mode of mitral inflow)
- 전부하 감소(Preload reduction) 시에 E/A ratio의 감소 여부 : Valsalva maneuver, 쪼그려 앉기, sublingual nitroglycerin 등을 이용

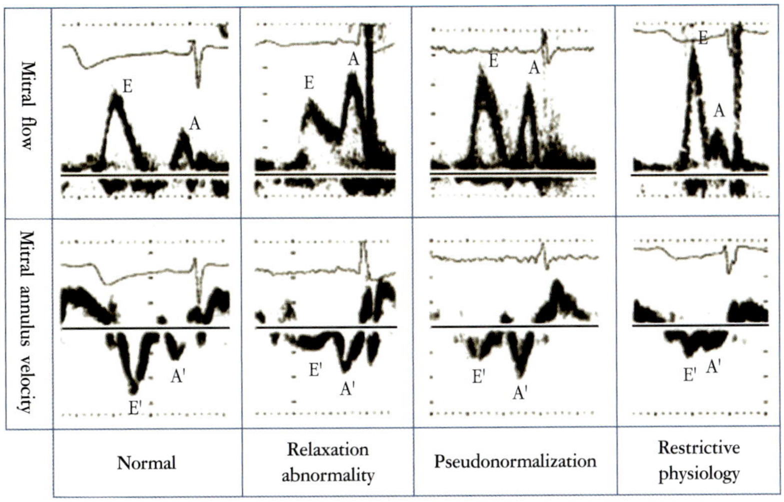

그림 3-17 TDI in the diastolic dyssfunction

여기서 잠깐 !!

- 〈그림 3-17〉은 승모판고리(mitral annulus)에 대한 조직 도플러 영상(TDI)이다. 좌심실 조직이 유연하고 순응도(compliance)가 좋다면 혈류가 유입되는 그대로 조직도 늘어나면서 혈류의 모양과 비슷하게 될 것이다.
- Normal과 pseudonormal을 비교해보면 승모판 혈류 패턴(mitral inflow pattern)은 비슷하게 생겼다. 하지만, 승모판 혈류를 형성하는 조직의 이완도는 감소되어 있으므로 TDI가 다르게 나타난다. E/E'의 값을 비교해보면 pseudonormal에서 증가함을 알 수가 있다. E/E' > 15이면 제한 패턴(restrictive pattern)을 시사한다.

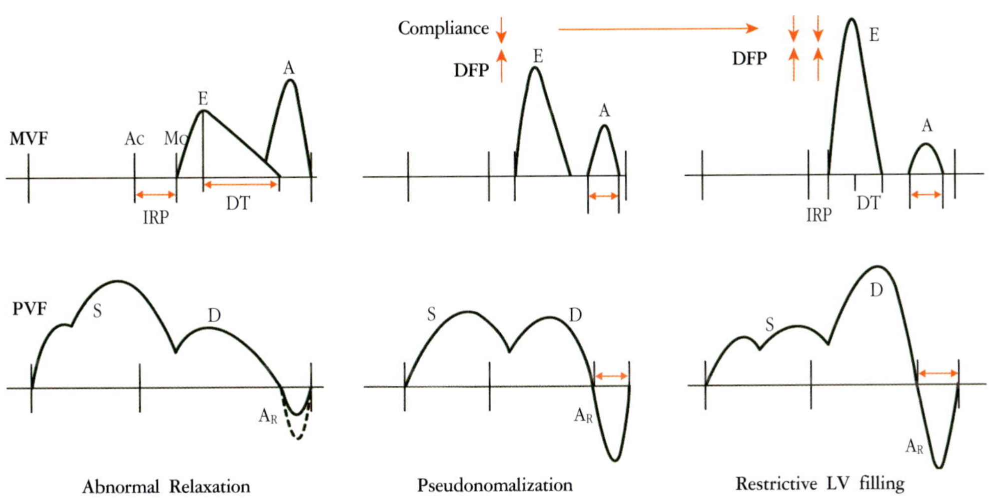

그림 3-18 Mitral valve flow(MVF) and Pulmonary vein flow(PVF) pattern corresponding to LV dysfunction. IRP, Isovolumetric relaxation period; DFP, Diastolic filling pressure; DT, Deceleration time

3 부하 심초음파(stress echocardiography)

1) 적응증

(1) 관상동맥 질환의 유무와 그 중증도 평가

(2) 판막 질환의 스트레스에 대한 혈역학적 변화를 평가하기 위해

2) 심실 허혈로 인한 초음파 소견

(1) 전반적인 수축력의 감소

(2) 이완기말 용적(End systolic volume)의 증가

(3) 심박출률(Ejection fraction)의 감소

(4) 국소 벽운동 장애(Regional wall motion abnormality)의 발생

3) 종류

(1) 부하 심초음파 : Treadmill test 또는 bicycle exercise으로 운동을 통해 심장에 스트레스를 가한 후 시행하는 심초음파

(2) 도부타민 심초음파(Dobutamine echocardiography) : 약물 부하 심초음파

① 심근의 산소 요구량을 증가시키기 위해 도부타민(dobutamine)을 투여

② 심근의 생존력(viability) 평가 : 허혈 후 심근이 얼마나 회복될 수 있는지 보기 위해 저용량의 도부타민을 정주하여 평가

4 경식도 초음파(Transesophageal Echocardiography, TEE)

1) 적응증

(1) 경흉부 초음파(일반적으로 쓰는 초음파)로 잘 보이지 않는 곳을 관찰할 때(특히, LA appendage)

(2) 대동맥 질환 : 대동맥 박리 관찰에 매우 유용

(3) 색전의 원인 및 위치 파악(특히, LA appendage)

(4) 심장 내 종양

(5) 감염성 심내막염 : 육아조직(vegetation), 합병증 유무의 관찰

(6) 인공판막의 위치(특히, prosthetic mitral valve)

(7) 수술 중 평가 위해 시행(mitral valve replacement, septal myomectomy 등)

2) 금기증

(1) 식도 병변(식도 협착, varix, 종양, 게실, scleroderma)

(2) 위·식도 천공

(3) 이전에 흉부 방사선 치료의 과거력

(4) 목이 굽혀지지 않는 상태일 경우

표 3-2 심초음파 종류별 임상에서의 이용

2D 초음파 (Two-dimensional echocardiography)	도플러 초음파 (Doppler echocardiography)	부하 초음파 (Stress echocardiography)	경식도 초음파 (Transesophageal echocardiography)
• 심실, 심방 – 크기 – 벽 비대 유무 – 벽 운동 이상 확인 • 판막 – 모양 및 움직임 • 심막 – 삼출 유무 – Tamponade • 종양 및 육아조직 • 대혈관	• 판막 협착 – 압력차 – 판막 단면적 • 판 역류 – 반정량 가능 • 심장 내 압력 추정 • Volumetric flow • Diastolic filling • Intracardiac shunts	• 2D 초음파 – MI에서 심근의 viability 확인 • 도플러 초음파 판막 질환 중증도	• 경흉부 초음파로 안 될 때 • 대동맥 질환 • 감염성 심내막염 • 혈전 확인 • 인공판막 확인 • 수술 중

핵의학 검사(nuclear cardiology)

1 심실 기능의 평가

1) Equilibrium radionuclide angiography(=multiple-gated blood pool imaging)

(1) 사용 물질 : ^{99m}Tc-labelled albumin 또는 RBC(혈관계 내에 고루 분포된 후 영상이 만들어짐)

(2) 이용 : 좌심실의 용적, 박출률(EF; ejection fraction), RWMA(Regional Wall Motion Abnormality), RV의 크기와 기능, 심방과 대혈관의 크기, 판막 역류의 중증도, 이완기 장애 평가

2) First-pass radionuclide angiography

(1) 사용 물질 : ^{99m}Tc-sulfur colloid 또는 DTPA
(혈액에서 빨리 제거되는 물질)

(2) 장점

① 빠른 시간에 영상을 얻을 수 있음

② 좌우를 분리시켜 조영 가능

(3) 단점

① 심장의 좌우 영상을 따로 촬영해야 함

② 심실벽 운동장애를 보기에는 해상도가 낮음

③ 혈류가 느려지는 경우에는 부정확함

2 심근 관류 검사(myocardial perfusion scan) : Cardiac SPECT

1) 개요

(1) 최대 부하(stress) 시에 동위원소 주입 후 재분포되는 것을 관찰

(2) 부하 종류 : 운동 부하 또는 약물 부하

① **Exercise**

② **Adenosine** : 관상동맥의 adenosine 수용체에 작용 → 관상동맥의 확장

③ **Dipyridamole** : adenosine deaminase 억제 → 혈중 adenosine의 증가 유도

④ **Dobutamine** : 기관지 연축이 있는 환자에게 투여 가능

2) ^{99m}Tc–sestamibi scan

(1) **생존 심근세포(viable myocardium)에만 들어감**

→ 생존 심근세포만 골라 보는 영상

(2) 심실 기능의 측정도 가능

예 ejection fraction

(3) 광자 에너지가 높고 반감기가 짧아서 검사시간이 짧음 → 응급 검사 가능

3) ^{201}Thallium(Tl) scan

(1) ^{201}Thallium = K^+ 유사 물질(potassium analogue)

(2) **생존 심근세포(viable myocardium)에만 들어감 → 생존 심근세포 영상**

(3) 초기 영상 : 혈류 의존적(flow dependent) → 국소적 심근 혈류 반영

(4) 후기 영상(2~24hrs 이후) : 생존 심근에서 능동적으로 섭취(active uptake)

→ 생존 심근세포의 분포를 확인 가능

(5) **부하 후에 폐 섭취(lung uptake)가 증가할 경우 = Transient post-stress LV dilata- tion 매우 심한 관상동맥 질환이 있거나 좌심실 부전이 있을 때 발생 → 예후 나쁨**

(6) **매우 민감한 검사방법이나, 급성 허혈과 만성 흉터(chronic scar)를 구별할 수 없는 단점**

4) 약물 부하의 부작용(Side effects of pharmacological stress)

(1) Adenosine : 방실 차단(AV block) 유발 가능

(2) 허혈성 ST depression : adenosine으로 인해 혈류의 재분포를 일으켜 발생

(3) 흉통

(4) 치료 : methylxanthine compounds, theophylline 등(adenosine antagonist)

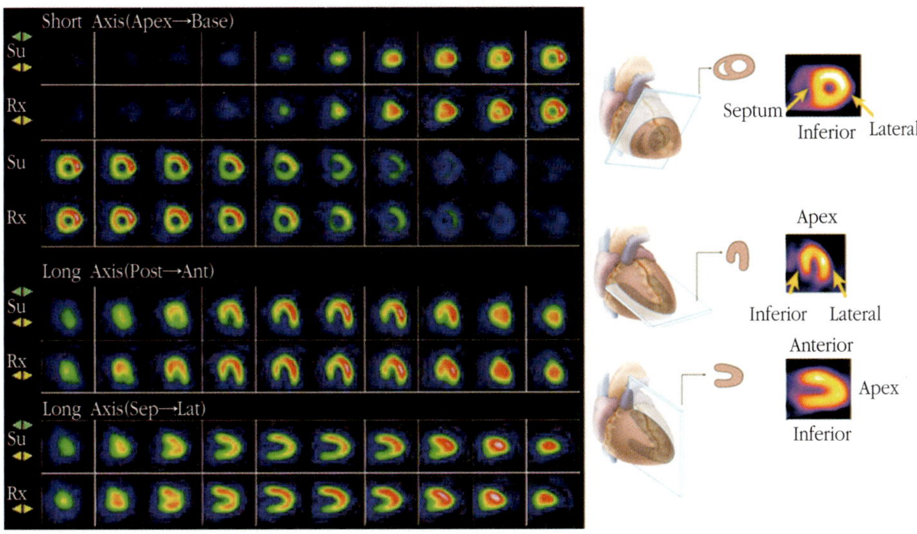

그림 3-19 Cardiac SPECT

3 양전자 방출 단층촬영(Positron Emission Tomography, PET)

1) 심근의 대사(metabolism)를 측정

포도당 유사체인 Fluoride-18-labeled 2-deoxyglucose(FDG) 이용하여 심근의 포도당 대사를 측정함

2) 심근세포 생존율(Myocardial viability) 평가의 gold standard

관류가 감소된 부위에서 FDG 섭취가 증가하면(=glucose/perfusion mismatch)

→ 휴면 심근세포(hibernating myocardium)가 있음을 뜻함

cf. 휴면 심근세포들은 일시적으로 기능을 못하는 심근세포로, 재관류 치료를 빠르게 하면 정상으로 돌아올 수 있다.

4 자기공명영상(Cardiac MRI)

• 심장 자기공명영상의 최신 임상 응용

1) 흉부 대동맥 질환의 진단 및 평가
   (1) 동맥류
   (2) 대동맥 박리
   (3) 혈종
   (4) 축삭(coarctation)
2) 선천성 심기형의 판단
   (1) 비정상적인 관상동맥
   (2) 심장내 단락(shunt)의 발견
3) 심실의 부피, 좌심실 구혈률의 판단
4) 심장의 일차적 또는 이차적 종양의 발견
5) 심낭질환
   교착성 심질환
6) 심근병증의 평가
   (1) Hypertrophic obstructive cardiomyopathy
   (2) Sarcoidosis
   (3) Hemochromatosis
   (4) Right ventricle dysplasia

여기서 잠깐 !!

Cardiac MRI의 절대적 금기증

• Pacemaker, Implantable cardioverter/defibrillator(ICD), cerebral aneurysm clip (mechanical heart valve는 가능)

5 전산화 단층 촬영(cardiac CT)

1) 임상 응용

(1) 결핵성 심막염(TB pericarditis) : 심막 석회화(Pericardial calcification)가 특징적
(2) 심장 종양(Cardiac mass)
(3) 폐 색전증(Pulmonary embolism)

2) 제한점

방사선 노출, 조영제 사용으로 인한 콩팥기능의 저하

3) Multidetector CT(MDCT)

(1) 다수의 영상 검출기(detector)를 연결시켜 만든 CT
기존 CT의 영상 검출기가 1개인데 반해 MDCT에서는 8, 32, 64개임

(2) 검사시간을 단축시키면서 더욱 선명한 영상을 얻을 수 있다.
→ 움직이는 심장의 정보도 얻을 수 있어 심장 영상에 도입됨

(3) 혈관 내강의 협착 부위 및 정도를 비교적 잘 반영
(민감도>85%, 특이도>90%)

(4) 관상동맥의 기형 발견에 유용

(5) 제한점
① 심박수가 빠르거나 불규칙한 경우에는 정확한 영상을 얻기 어렵다.
② 어차피 검사 결과에서 이상이 있으면 침습적인 치료가 필요함

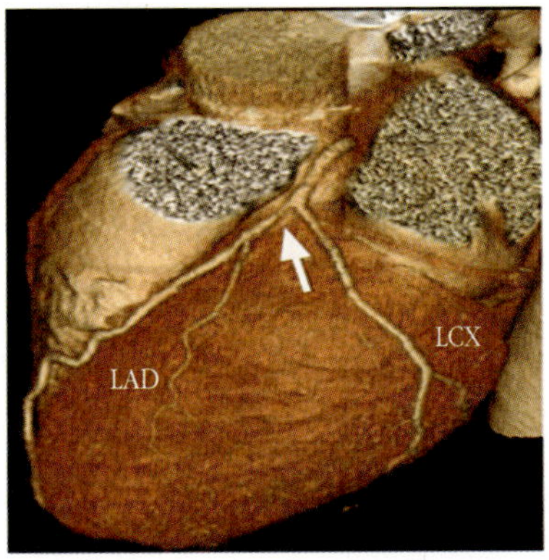

그림 3-20 MDCT. LAD proximal portion에 stenotic lesion이 관찰되고 있다.

PACIFIC
INTERNAL MEDICINE

04 Chapter

중재적 심장학

Interventional cardiology

중재적 심장학은 혈관을 통해 심장에 여러 가지 도관을 넣고 여러 수치를 측정하고 방사선을 이용하여 심장의 혈관이나 판막을 관찰하며 시술하는 방법입니다. 순환기 내과에서 매우 중요한 부분을 차지하는 내용이지만, 학생 수준을 넘는 내용도 있습니다. 심장과 대혈관의 각 부분의 정상 압력 파형과 정상 수치는 유심히 봐두시기 바랍니다.

진단적 심도자술 및 혈관조영술

1 개요

1) 심장과 혈관의 해부학과 생리학 및 질환을 평가하는 표준(**gold standard**)
2) 심도자술을 통해 얻을 수 있는 지표
   (1) 심방, 심실, 혈관의 압력
   (2) 심박출량(cardiac output)
   (3) 전신적 혈류량(Qp)과 폐순환 혈류량(Qs), 전신적 혈관저항(Rp)과 폐순환 혈관저항(Rs)
   (4) 판막간 압력차(Transvalvular pressure gradient)
   (5) 판막 단면적(Valve area), regurgitation fraction
   (6) 단락 분획(shunt fraction)
3) **경피적 도관 기술(Percutaneous technique)**
   (1) 좌심장 접근 : femoral 또는 radial artery를 통해서 도자를 삽입
   (2) 우심장 접근 : femoral vein을 통해 도자를 삽입 후 IVC를 거쳐 심장 접근

2 적응증, 금기증 및 합병증

1) 적응증

(1) 진단적 적응증

① 임상적으로나 비침습적 검사에서 의심되는 질환의 확진 및 평가

② 관상동맥 질환 환자에게서 치료 방침을 결정할 때(PCI or CABG)

(2) 치료적 적응증

① 관상동맥 질환 → **PCI, atherectomy** 등

② 판막 질환 → **풍선 확장술(ballon valvuloplasty)**

③ 선천성 심기형
- **Umbrella closure of shunt**(Amplatz device)
- **Coiling of collateral vessels**

④ 말초혈관 질환 : **풍선 확장술, 스텐트 삽입술**

2) 금기증

(1) **진단과 치료에 반드시 필요한 경우라면 절대적 금기증은 없음**

(2) 상대적 금기증

① 조절되지 않은 ventricular irritability(시술 중 치명적인 부정맥 발생 가능성)

② 교정되지 않은 저칼륨혈증, 디지털리스 중독(digitalis toxicity)

③ 조절되지 않은 고혈압(시술 중 심근 허혈이나 심부전을 초래할 수 있음)

④ 열성 질환

⑤ 비대상성 심부전(급성 폐부종, 환자가 누울 수 없는 경우)

⑥ 항응고요법 시행 중 : PT(Prothrombin Time) ＞18sec

⑦ 조영제에 대한 심한 알레르기 반응

⑧ 투석이 계획되어 있지 않은 심한 신부전

3) 합병증

(1) 시술과 관련된 합병증

① 뇌졸중, 심근경색증, 일시적인 빈맥 또는 서맥

② Puncture site의 감염, 출혈, pseudoaneurysm 등

③ 심장 파열, 대동맥 박리, 사망(0.01%)

(2) 알러지 반응(Allergic reaction) : ～1%

① 두드러기(Urticaria), 혈관부종(angioedema), 아낙필락시스(anaphylaxis)

② 주로 조영제(iodinated contrast agent)에 의해 발생한다.

③ Nonionic low-osmolar contrast agent로 시술하면 증상 발생이 거의 없음

④ 치료 : 스테로이드＋항히스타민제에 잘 반응

(3) **조영제 유발 신독성(CIN; Contrast Induced Nephropathy)**

① 위험인자

- 신기능 저하가 있는 당뇨환자
- 고혈압
- 75세 이상의 고령
- 유효 순환량(effective circulating volume)의 감소

  예 심부전, 간경화, 신증후군 등
- NSAIDs

② 예방법

- **시술 전 적절한 수액공급(prehydration)** : N/S 이용, 가장 효과적 예방법
- **시술 전 N-acetylcytein(NAC)의 투여**
- **Isoosmolar contrast agent(iodixanol)**를 조영제로 사용

3 심도자술

측정 대상 :
- 압력 측정(pressure recording)
- 산소포화도(oximetry)
- 심박출량(cardiac output)
- 혈관 조영술(angiography)

표 4-1 혈역학적 지표의 정상 수치

압력(mmHg)	대동맥	최고 수축기/이완기말	90~130/60~85
		평균	70~100
	좌심실	최고 수축기/이완기말	90~130/5~12
	좌심방	평균	4~12
		a파	4~15
		v파	4~15
	폐동맥	최고 수축기/이완기말	17~32/1~7
		평균	9~19
	우심실	최고 수축기/이완기말	17~32/1~7
	우심방	평균	0~5
		a파	1~7
		v파	1~7
저항[(dyn·s)/cm^5]	전신 혈관 저항		900~1400
	폐혈관 저항		40~120
Cardiac index[(L/min)/m^2]			2.8~4.2
Oxygen consumption index[(L/min)/m^2]			115~140
Arteriovenous oxygen difference(vol%)			3.5~4.8

1) 압력 측정(Pressure recording)

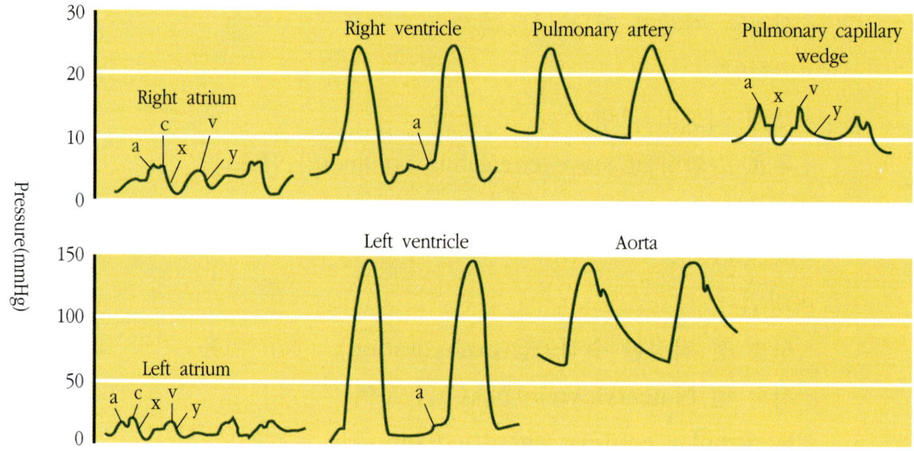

그림 4-1 각 부위별 정상 압력 곡선

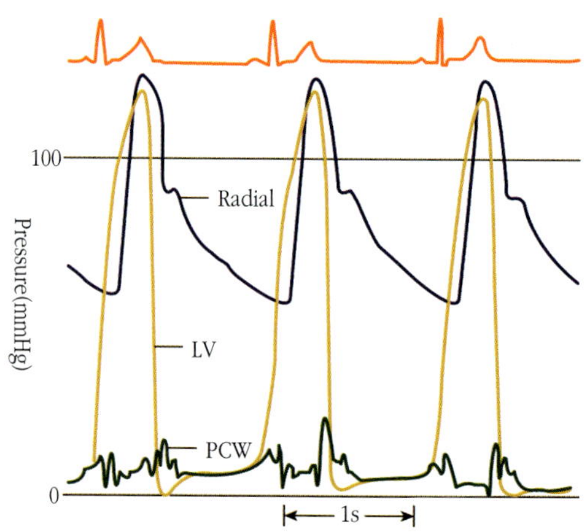

그림 4-2 심도자술 시행 시 압력의 변화(정상)

〈그림 4-2〉는 정상에서의 압력 파형 곡선을 나타낸 것이다. 주목해서 보아야 할 점은 크게 네 가지이다.

(1) 각 파형의 수치와 모양이 정상 범위 내에 있는가?

(2) LV의 수축기 압력과 Radial(또는 대동맥)의 수축기 압력의 차이가 있는가?

(3) PCWP(=LA pressure)과 좌심실 이완기말 압력(LVEDP)이 서로 같은가?

(4) Radial의 이완기말 압력이 정상 범위 내에 있는가?

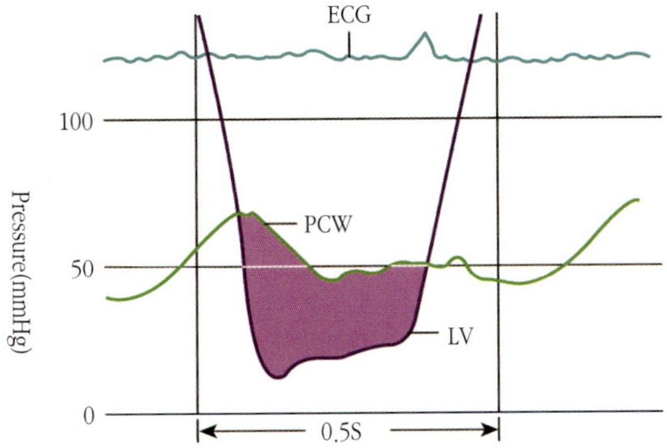

그림 4-3 MS 환자의 심도자술 소견. PCW, 즉 LA pressure가 정상보다 상승해 있으면서 LVEDP보다도 상승해 있다. → Mitral stenosis의 특징적인 소견이다. 심전도에서는 atrial fibrillation을 보이면서 PCW에 a wave가 사라졌다.

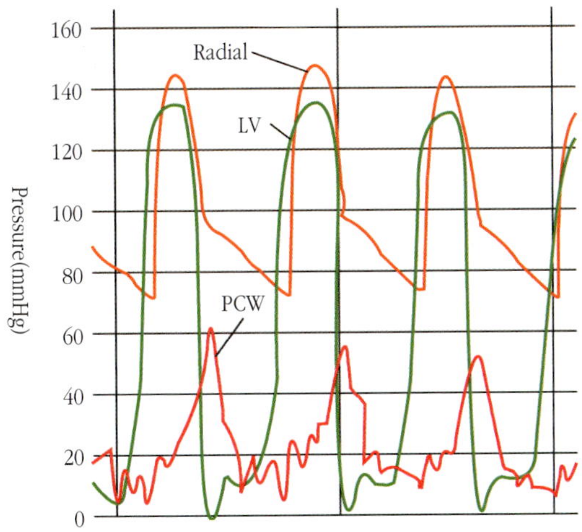

그림 4-4 MR 환자의 심도자술 소견. LA pressure가 좌심실 수축기말에 그 압력이 상승하면서 prominent v wave가 관찰된다. → Mitral regurgitation의 특징적인 소견이다.

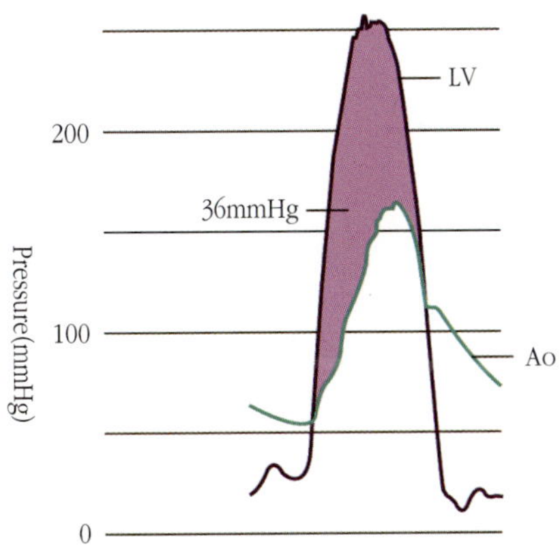

그림 4-5 AS 환자의 심도자술 소견. LV와 aorta의 mean pressure gradient는 36mmHg, peak to peak pressure gradient는 약 70~80mmHg이다. 좁아진 대동맥 판막으로 인해 LV의 수축기 압력이 상승하게 된다. → Aortic stenosis의 특징적인 소견이다.

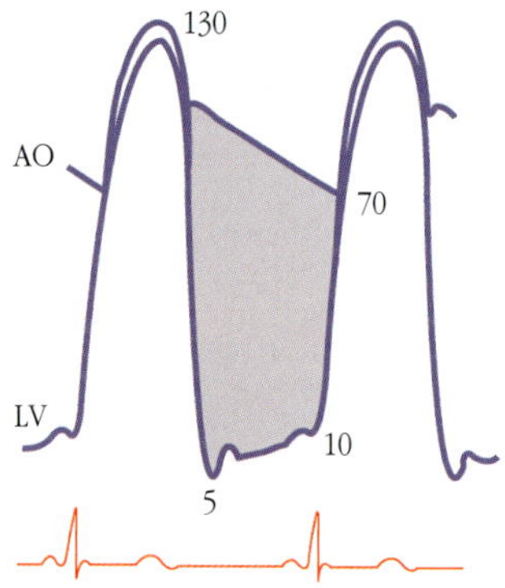

그림 4-6 **AR 환자의 심도자술 소견.** 심실 이완기에 이완기 동맥압이 감소하면서 LVEDP가 5에서 10으로 증가하고 있다. → Aortic regurgitation의 특징적인 소견이다.

2) 산소포화도(Oximetry)

(1) 동맥혈과 정맥혈의 산소포화도 측정

(2) 산소포화도 정상치

① IVC, SVC, RA, RV, 폐동맥 : 60～80%

② PV, LA, LV, 대동맥 : 97% 이상

(3) 임상적 응용 : 각 부분에서 채취한 혈액의 산소포화도를 측정하면서 O_2 step up 여부를 확인 → 단락(shunt)의 여부 확인 가능!

예 RA에서 갑작스러운 산소포화도의 상승이 관찰됨

→ 정맥혈이 흐르는 RA에 동맥혈이 유입되고 있다는 의미

→ 가장 가능성 있는 질환은 심방중격결손(ASD)

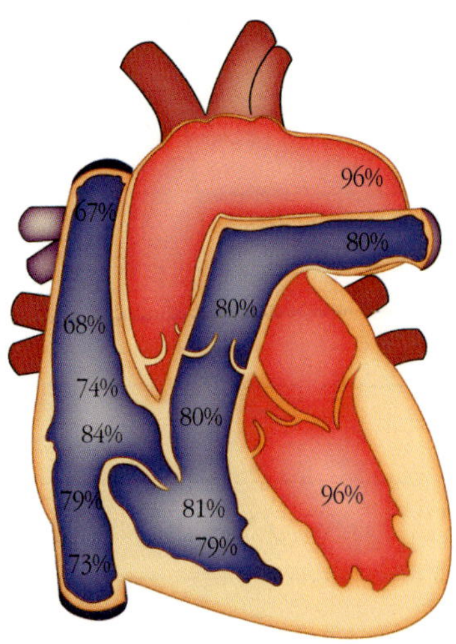

그림 4-7 **산소포화도 측정의 예.** 갑작스러운 산소포화도의 상승이 RA에서 관찰된다. → 가장 가능성 있는 질환은 심방중격 결손(ASD)

3) 심장 박출량(Cardiac output)

(1) Fick principle

$$Q(L/min) = \frac{\text{Oxygen consumption(mL/min)}}{\text{Arteriovenous oxygen difference(mL/L)}}$$

- Oxygen consumption : 보통 상수값으로 적용
- Arteriovenous oxygen difference : PA와 LA의 포화도 차이를 쓰거나 대동맥과 mixed venous oxygen 사이의 차이를 가지고 사용

$$\text{Pulmonary blood flow(Qp)} = \frac{\text{Oxygen consumption}}{\text{(PV}-\text{PA) oxygen difference}}$$

$$\text{Systemic blood flow(Qs)} = \frac{\text{Oxygen consumption}}{\text{(Aorta-mixed venous) oxygen difference}}$$

$$\frac{Qp}{Qs} = \frac{\{\text{Aorta-mixed venous}\}\ O_2\ \text{difference}}{\{\text{PV}(=\text{Aorta})-\text{PA}\}\ O_2\ \text{difference}}$$

- mixed venous oxygen content
  shunt 바로 직전 chamber의 산소포화도를 이용
  ASD : (3×SVC+1×IVC) / 4
  VSD : RA
  PDA : RV
  no shunt : PA
- 장점 : low cardiac output환자에서 가장 정확함
- 단점 : 많은 시간과 노력이 필요

(2) Thermodilution technique

① Swan-Ganz catheter의 근위부(RA에 위치) 차가운(<25℃) 식염수를 주입한 뒤 catheter tip의 온도계에서 온도의 변화를 측정함

② 간단하고 시간이 적게 걸리나 부정확

4) 혈관조영술(Angiography)

(1) 좌심실 조영술 : 좌심실 내로 조영제를 주입하여, 좌심실 용적, 박출률(ejection fraction), 국소 벽운동 장애, MR grading 등을 평가

① 국소 벽운동 장애(Regional Wall Motion Abnormality, RWMA)

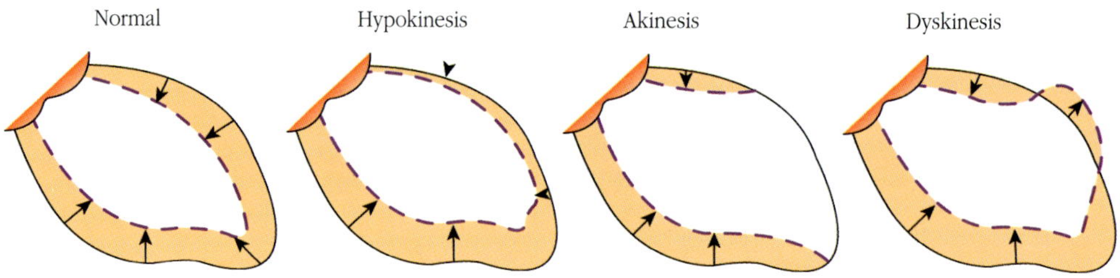

그림 4-8 국소 벽운동 장애의 분류

② MR grading

조영제가 좌심방 내로 역류하는 정도에 근거하여 grade 1~4까지 분류

(2) 대동맥 조영술(aortography)

① 상행 대동맥에 카테터 끝을 위치시키고 조영제를 이용하여 촬영

② AR grading, PDA, Aortic aneurysm, rupture of sinus valsalva 등을 진단, 평가에 유용

(3) **관상동맥 조영술(coronary angiography)**

관상동맥의 해부학적 이상 또는 협착의 정도, bypass graft의 평가 등에 이용

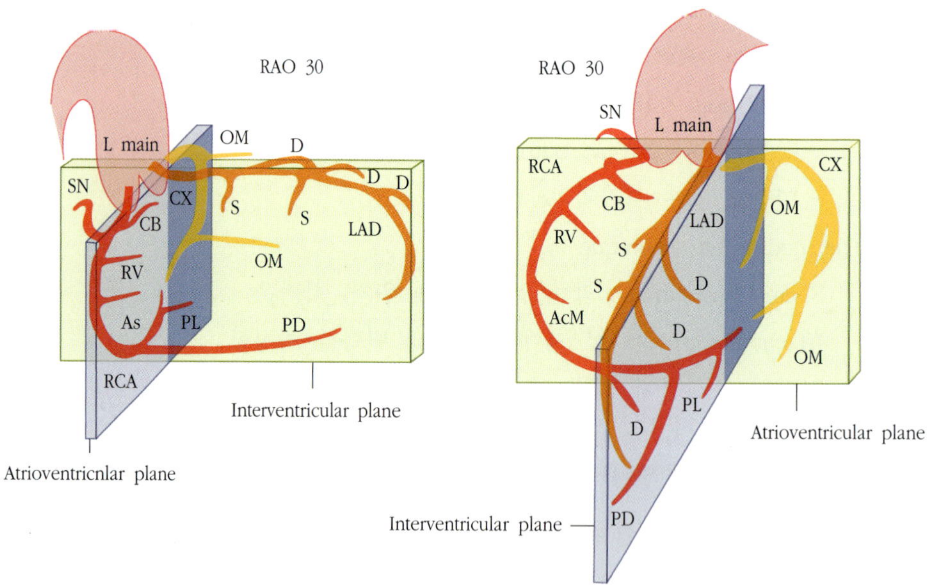

그림 4-9 관상동맥의 해부학. L main : left main; LAD : left anterior descending; D : diagonal; S : septal; CX : circumflex; OM : obtuse marginal; RCA : right coronary artery; CB : conus branch; SN : sinus node; AcM : acute marginal; PD : posterior descending; PL : posterolateral left ventricular; RAO : right anterior oblique; LAO : left anterior oblique

04

여기서 잠깐 !!

관상동맥 조영술에서 LAD과 LCX를 구분하는 tip!(구별할 줄 알아야 합니다!)

- Apex를 휘감고 있는 것이 대부분 LAD
- Septal perforating artery(마치 LAD에 수염이 나있는 듯이 보인다)가 있으면 LAD
- Catheter tip의 위치가 영상의 오른쪽을 향해 있으면 LAO view이고 왼쪽을 향하고 있으면 RAO view

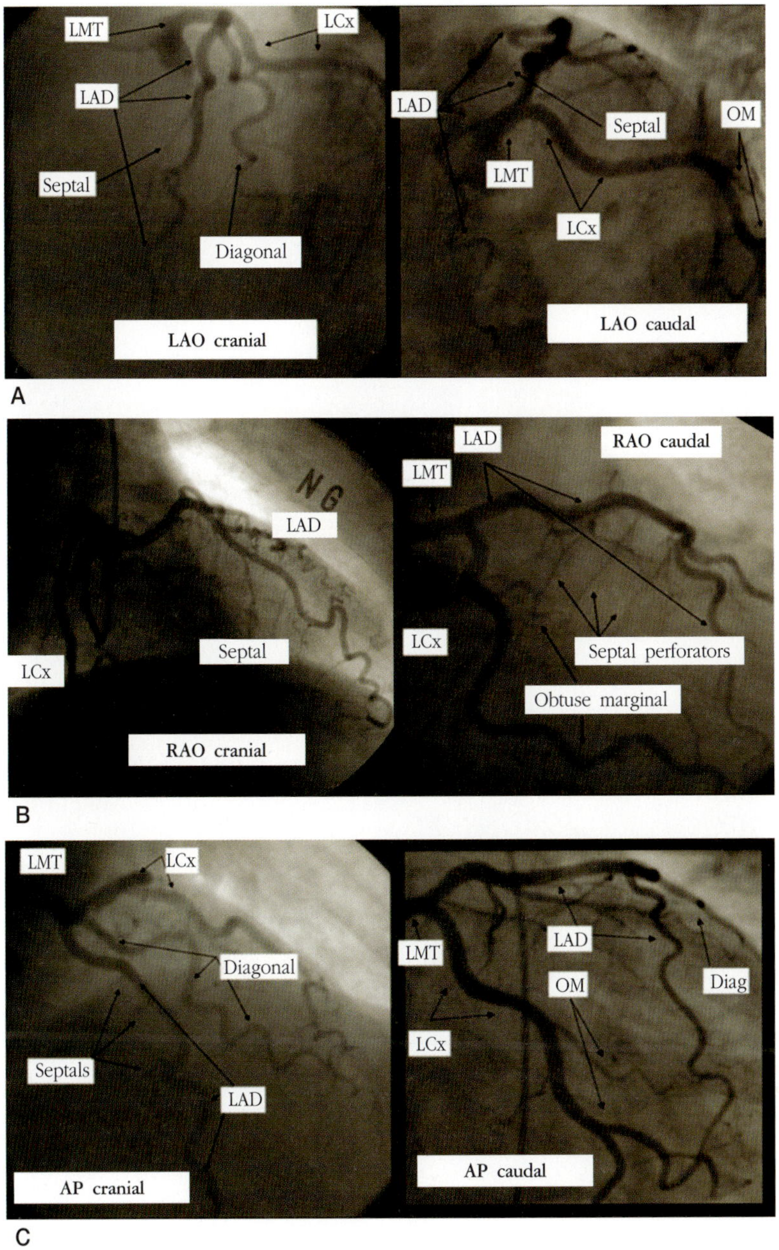

그림 4-10 **관상동맥 조영술.** View에 따른 혈관 분포의 차이

PACIFIC
INTERNAL MEDICINE

05 Chapter

부정맥

Arrhythmia

부정맥 하면 벌써부터 뭉크의 '절규'와 같은 표정을 짓는 그런 사람들이 많을 것으로 생각됩니다. 어려운 분야이지만 반드시 공부해야 할 부정맥은 심전도에 대한 정확한 이해가 없으면 어려울 수밖에 없습니다. 심전도의 각 파형과 간격의 정확한 이해와 함께, 개요에서 언급한 내용을 항상 되새김질하면서 부정맥이라는 산을 넘어봅시다!!

개 요

1 부정맥에 대한 접근방법

1) 빠른가(fast)? 느린가(slow)?

(1) 정상 심박수의 범위 : **분당 60~100회**

(2) 빈맥(tachycardia, ＞100BPM)
서맥(bradycardia, ＜60BPM)

2) 일정한가(regular)? 일정하지 않은가(irregular)?

일정하지 않다면 regularly irregular한가? 혹은 irregularly irregular한가?

(1) 일정하다의 의미 : 각 파형의 모양이 같고 파형 간의 간격이 동일한 것

(2) **Regularly irregular** : irregular complex의 형태가 반복되고 있다는 것

(3) **Irregularly irregular**한 리듬을 보이는 부정맥은 딱 3가지

① **Atrial fibrillation**

② Wandering atrial pacemaker

③ Multifocal atrial tachycardia

3) P파가 관찰이 되는가?

(1) P파가 **있다**는 것은 그 부정맥이 **심방 또는 상심실성(supraventricular)기원**이라는 것을 시사

(2) P파의 axis나 amplitude가 정상인지 관찰

(3) P파의 유무가 narrow QRS tachycardia의 감별진단에 중요

4) 모든 P파의 모양이 같은가?

(1) P파의 **모양이 같다=하나의 pacemaker**에서 전기자극을 만들어내고 있다는 것을 의미

(2) P파의 모양이 서로 다르다=두 가지의 가능성

① 또 다른 pacemaker가 존재함

② P파 위에 다른 심전도의 성분이 겹쳐져 있음

5) P : QRS가 1 : 1인가?

동방결절(SA node)에서 만든 전기자극이 정상적인 전도로를 거쳤다면 P-QRS-T가 모두 보일 것이며 서로 1 : 1로 생길 것

6) PR간격이 모두 일정한가?

2도 방실차단의 감별에 유용하며 multifocal atrial tachycardia의 진단에도 유용

7) P파와 그 이후에 나오는 QRS군이 서로 관련성이 있는 것인가?

QRS군 앞에 있는 P파가 그 QRS군을 만들어내었나?(Associated with it?)

→ 연관이 없을 경우, 방실 해리(AV dissociation)라 하며 완전방실차단 또는 심실빈맥에서 관찰됨

8) QRS군이 narrow한가? wide한가?

빈맥의 경우, narrow한지 wide QRS tachycardia에 따라 감별 질환이 구별됨

(정상 QRS duration **0.06~0.11초; 작은 눈금 1.5~3칸)**

9) QRS군이 서로 뭉쳐 있는가(grouped)? 그렇지 않은가(not grouped)?

방실차단을 진단할 때 유용

10) Dropped beats가 있는가?

방실차단이나 동정지 시 관찰됨

2 심장의 자극전도계

1) 심근세포의 활성전위(action potentials of the cardiac muscle cells)

(1) 심근세포의 막활성전위

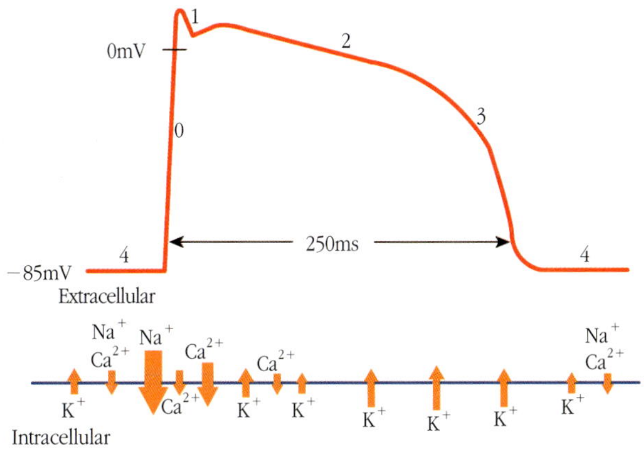

그림 5-1 심근세포의 활성전위와 이온의 시기별 이동

① Phase 0

- rapid depolarization current
- Na^{+}의 빠른 세포내 유입이 일어나고 그 이후에 Ca^{2+}의 세포내 유입이 일어남

② Phase 1～3

- repolarization phase
- K^{+}의 세포외로 이동함
- Phase 2에서는 Ca^{2+} 유입으로 인해 plateau가 형성되며 이는 심실의 수축 시간을 연장시켜 효과적인 전신순환을 가능케 함

③ Phase 4

- $Na^{+}-K^{+}$ATPase에 의해 휴지기 막전위(resting membrane potential)를 회복함
- 디지털리스(Digitalis) : $Na^{+}-K^{+}$ ATPase를 억제하여 심실의 수축 시간을 증가시키고 수축력을 높임

(2) 활성전위의 부위별 차이

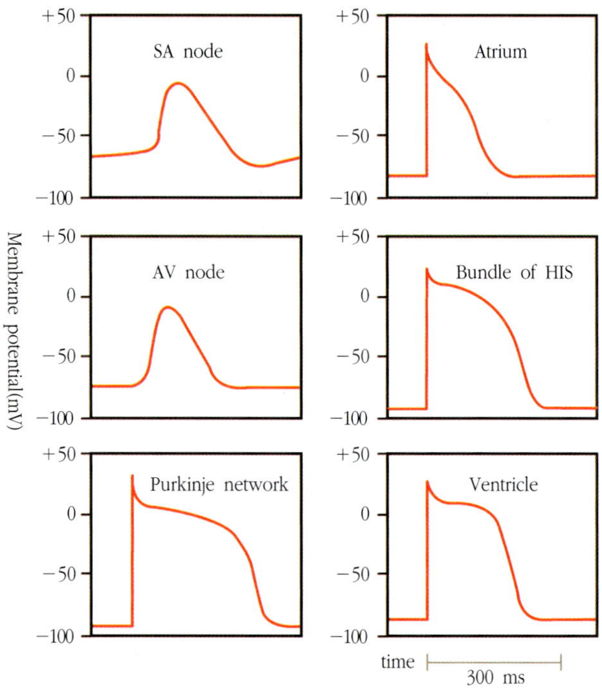

그림 5-2 **심장의 각 부위별 활성전위 곡선.** SA node와 AV node에서는 phase 4에서 그 곡선이 상향으로 되어 있는데 이를 slow response action potential이라고 하며 자동능(automaticity)과 심박수의 조절과 관련이 있다.

(3) 교감, 부교감 신경에 의한 조절(Autonomic control)

표 5-1 Autonomic control of heart

	Vagal(parasympathetic) tone (Ach to muscarinic 수용체)	Sympathetic tone (NE to β_1, β_2 수용체)
SA node의 automaticity & conduction	⇩	⇧
Refractoriness in the surrounding tissue	⇧	⇩
Atrial refractoriness and conduction	⇩	⇧
AV node refractoriness	⇧	⇩

3 부정맥의 발생기전

여기서 잠깐 !!

• 부정맥은 전기 자극 형성 장애나 전도 장애로 인해 발생합니다.

1) 자극 형성의 장애

(1) **자동능(automaticity)**

① 정의

세포가 **저절로 탈분극**하여 역치 전위에 도달하면 활성전위(action potential) 가 발생하는 현상

② 정상에서는 자극형성속도가 가장 빠른 동방결절(SA node)이 박동조율기 (pacemaker) 역할을 함

③ **자동능의 감소**

동방 결절(SA node)의 기능장애가 발생하면 정상 전도계 중 여러 부위(latent pacemaker)에서 이탈 박동(**escape beat**)이라 하는 전기자극을 만들어냄

여기서 잠깐 !!

• 동방 결절이 정상일 때는 가장 높은 빈도로 작동하기 때문에, 이 신호에 의해 모든 부위가 탈분극화되어 각 부위의 고유 빈도로 박동하지 않습니다. 동방결절이 사라진다면, 이러한 leading signal이 없어져서 각 부위가 자발적으로 박동합니다.

표 5-2 박동조율기 리듬(Pacemaker setting)

부위	자발적 박동의 빈도
SA node	60～100bpm
Atrial cells	55～60bpm
AV node	45～50bpm
His bundle	40～45bpm
Bundle branch	40～45bpm
Purkinje cells	35～40bpm
myocardial cells	30～35bpm

④ **자동능의 증가**

- 동방 결절 이외 부위(Latent pacemaker)의 자동능이 증가하면, 흥분파가 정상 리듬보다 먼저 형성하게 되어 보충 수축(escape beat)이 생김. APC, VPC가 여기 속함
- 원인 : 카테콜아민 농도↑, 저산소증, 허혈, 전해질 불균형, 디지털리스

(2) **Triggered activity**

① 정의 : 자발적으로 생기지는 않고, 선행 자극에 대해 발생한 부정맥. 심박수의 변화 등으로 인한 후탈분극(after-depolarization)에 의해 유발됨

② 종류 : **EAD(Early afterdepolarization), DAD(Delayed afterdepolarization)**

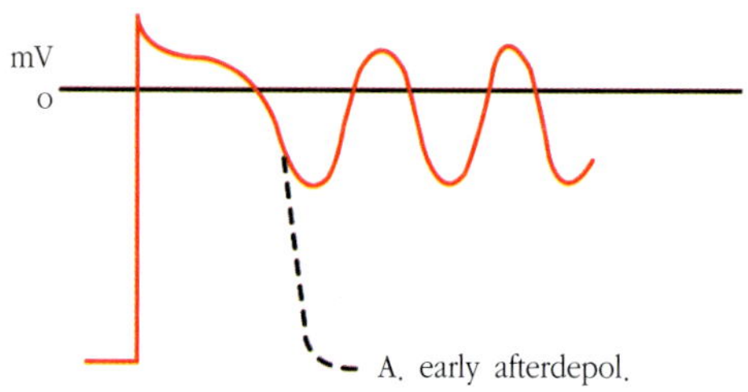

그림 5-3 Early afterdepolarization. Phase 2 또는 3에 시작, 재분극기를 지연시키는 저칼륨혈증, 서맥, TCA 중독 등의 상태에서 발생, Torsades de pointes(다형성 심실빈맥, 'twisting of the points')의 원인으로 reentry와 함께 작용한다.

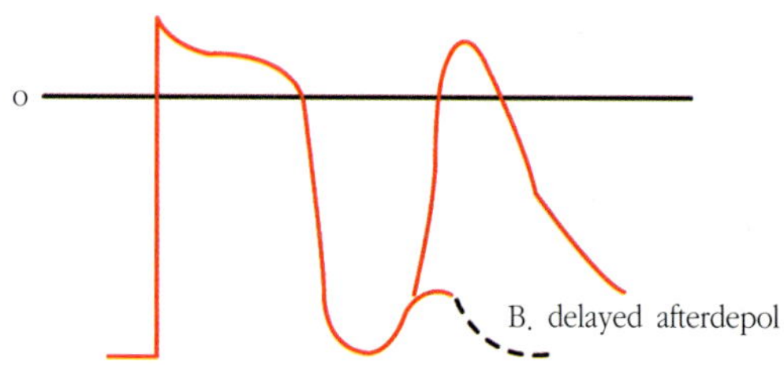

그림 5-4 Delayed afterdepolarization. 재분극이 끝난 이후 나타난다(phase 4). High SA node rate, premature beat, 체내 catecholamine 증가, digitalis 중독 등에서 발생할 수 있다. Digitalis toxicity나 운동으로 유발되는 VT, acute infarction / reperfusion 이후 생기는 AIVR(accelerated idioventricular rhythm)의 원인이 된다.

2) 자극 전도 장애

(1) **전도차단(conduction block)**

① 흥분파가 전달될 때, 제대로 전달될 수 없는 상황에 있을 때 발생(아직 불응기(refractory period)에 있거나, 전도가 불가능한 조직(fibrosis)이 있는 경우 발생)

② 일시적/영구적으로 발생 가능하며, 전도 차단 방향이 한방향/양방향 가능

③ 전도차단이 일어난 부위 아래로 escape beat 혹은 escape rhythm이 발생

(2) **회귀(reentry)** : 대부분의 빈맥성 부정맥의 기전

① 흥분파가 이미 탈분극 혹은 재분극이 일어난 조직의 일부를 반복적으로 다시 흥분시키는 현상

② **회귀(reentry)를 위한 조건 : 회귀회로, 전도속도지연, 일방전도차단**

- **회귀회로(reentrant circuit)** : 전기생리학적 특성이 다른 2개 경로
  - 빠른 경로(Fast pathway) : 빠른 전도+긴 불응기를 가진 경로
  - 느린 경로(Slow pathway) : 느린 전도+짧은 불응기를 가진 경로
- 빠른 경로는 일방 전도 차단, 느린경로는 전도 지연(unidirectional block, slow conduction)이 생길 경우, 차단되었던 경로의 재흥분(reexcitation)이 일어나면서 회귀 발생

여기서 잠깐 !!

불응기(refractory period)

- 세포가 한 번 자극받은 후 새로운 자극에 반응하기 위해 회복하는 기간. 불응기에 있는 조직은 자극이 와도 활성전위를 만들지 못한다.

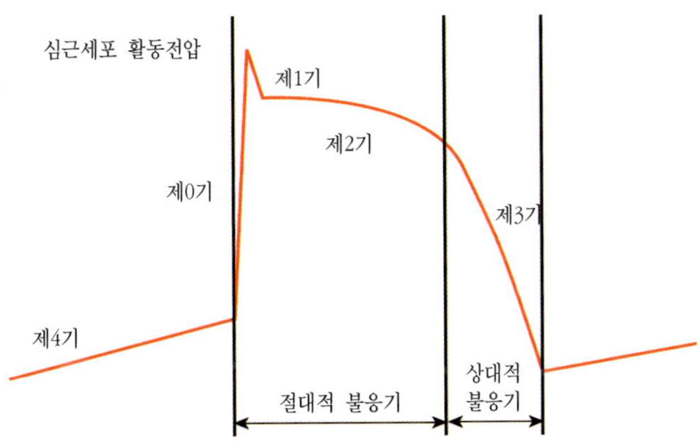

그림 5-5 **절대적 불응기와 상대적 불응기** ① 절대적 불응기 : 어떤 자극도 새로운 활성전위가 생기지 않는다. ② 유효 불응기 : action potential을 만드나 local response에 그친다. ③ 상대 불응기 : 자극 역치보다 강한 자극이 주어지면 활성전위를 만들고 비록 느리지만 주위 조직으로의 전도도 일어난다. ④ 활성전위가 끝나자마자 회복되는 His-Purkinje system에 비해 방실 결절은 회복에 시간이 더 걸린다.

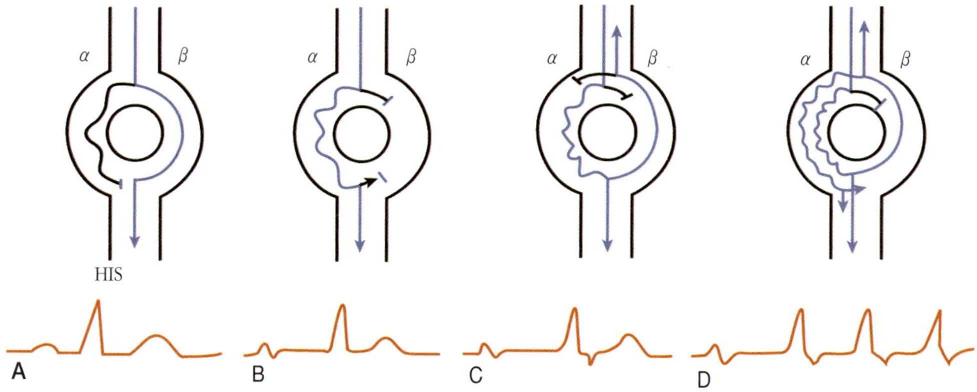

그림 5-6 **AV node reentry에 의한 빈맥의 발생기전.** 빠른 경로와 느린 경로가 회귀회로를 이루고 있다. **A,** 정상 동율동. **B,** 심방조기박동(atrial premature beat)으로 인한 일방 전도(one-way conduction)와 전도 지연(delayed conduction). **C,** 1회 회귀. **D,** 지속성 회귀

여기서 잠깐 !!

- 딱딱한 말로 서술해서 잘 이해 안가는 사람들이 많을 것이다. 회귀에 대한 내용은 중요하므로 〈그림 5-6〉을 보면서 다시 살펴보자.

정상의 경우 〈그림 5-6, A〉에는 빠른 경로(fast pathway; 실선, β pathway)로만 전기자극이 흐르게 된다. 느린 경로(Slow pathway; 곡선, α pathway)로 흘러간 전기자극은 히스 다발(His bundle)에 도착해봐야 이미 불응기에 들어가 있으므로 혼자 사라져버린다. 하지만 동방 결절(SA node)이 아닌 다른 부위에서 조기 박동(premature beat)이 생기면 상황이 달라진다. 〈그림 5-6, B〉 조기 박동이 방실 결절(AV node)에 도착할 때 느린 경로는 불응기에서 아직 벗어나지 못했고 빠른 경로는 짧은 불응기로 인해 또 다른 자극을 받아들일 준비가 되어 있는 상태이다. 〈그림 5-6, B〉를 보면 P파 모양이 이상하지 않은가? 바로 심방 조기 박동(APB; atrial premature beat)이다. 그리고 PR간격이 늘어난 것을 볼 수가 있는데 이는 빠른 경로로 전도가 되면서 전도 속도가 느려졌음을 의미한다. 빠른 경로를 통해서 전기자극이 내려간 후 느린 경로가 아직도 불응기라면 〈그림 5-6, B〉로 끝나겠지만 이때 불응기에서 벗어났다면 〈그림 5-6, C〉로 넘어가게 된다. 이때 역방향(retrograde)으로, 즉 AV node에서 심방으로, 다시 말해서 평소 전기자극이 내려가는 방향과는 반대로 전기자극이 흐르게 된다. 이때 심실보다 약간 늦게 심방이 자극된다면 QRS군 뒤에 바로 평소 방향과는 반대의, 즉 역방향 P파가 나타난다(〈그림 5-6, C〉의 QRS 뒤에 꼬리처럼 달려있는 wave를 볼 것). 만일, 심실자극과 비슷한 시기에 자극된다면 역방향 P파는 QRS에 묻혀서 보이지 않게 될 것이다. 이렇게 회로가 형성이 되게 되는데 만일 돌아온 전기자극이 빠른 경로를 만났는데 불응기에서 벗어나 있다면 어떻게 되겠는가? 그렇다. 전기자극이 빠른 경로를 타고 또 내려간다. 그리고 불응기에 벗어난 느린 경로를 만나면? 맞다. 또 올라간다. 이렇게 자꾸 반복이 되면 심방과 심실의 동방 결절의 전기자극과는 전혀 관계없이 회귀회로에서 돌고 도는 자극에 의해 수축하게 될 것이다. 〈그림 5-6, D〉 이게 바로 회귀성 빈맥이 되는 것이다. α pathway가 꼭 AV node와 관련이 있지 않아도 된다. 성질이 다른 부전도로(accessory pathway)만 있으면 된다. 그것이 바로 concealed bypass tract(AVRT와 관련)나 Kent bundle(WPW syndrome과 관련)이다. 그렇게 되면 조건만 맞으면 언제든지 회귀성 빈맥이 생길 수가 있다.

4 중요한 부정맥

표 5-3 주요 부정맥의 분류

자극형성 장애		자극전도 장애
상심실성 빈맥 (supraventricular arrhythmia)	심실성 빈맥 (ventricular arrhythmia)	①동방전도장애(SA conduction disturbance) ②심방내 전도장애(intraatrial conduction disturbance) ③방실전도장애(AV conduction disturbance) ④심실내 전도장애(intraventricular conduction disturbance) – 각차단(bundle branch block)
1) 동성 자극형성 장애 (1) 동빈맥(sinus tachycardia) (2) 동서맥(sinus bradycardia) (3) 동부정맥(sinus arrhythmia) (4) 동정지/휴지(sinus arrest/sinus pause) 2) 이소성 자극형성 (1) 심방성 자극형성 ① 심방조기박동(atrial premature beat) ② 심방빈맥(atrial tachycardia) ③ 심방조동(atrial flutter) ④ 심방세동(atrial fibrillation) ⑤ 다소성 심방빈맥 (multifocal atrial tachycardia) (2) 방실접합부성 자극형성 ① 방실접합부성 이탈박동 (AV junctional escape beat) ② 방실접합부성 조기박동 (AV junctional premature beat) (3) 상심실성빈맥	①심실조기박동 (ventricular premature beat) ②심실빈맥 (ventricular tachycardia) ③다형성 심실빈맥 (Torsades de Pointes) ④심실조동(ventricular flutter) ⑤심실세동 (ventricular fibrillation) ⑥가속성 심실고유율동 (accelerated idioventricular rhythm)	**혼합 장애** ①조기흥분증후군 (preexcitation syndrome, WPW syndrome) ②parasystole ③AV dissociation

5 중요한 항부정맥제(anti–arrhythmic agents)

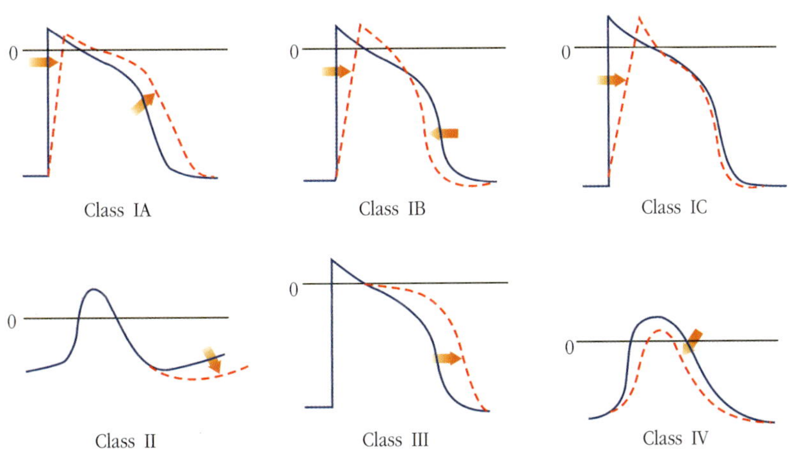

그림 5-7 활동전위에 미치는 영향에 따른 항부정맥제의 분류. Class Ⅰ & Ⅲ: 심실세포에 영향을 끼침, Class Ⅱ: SA node에 영향을 끼침, Class Ⅳ: AV node에 영향을 끼침

표 5-4 항부정맥제의 분류

Class	How to action	Specific drugs, indications and cautions
I	fast inward Na^+ channel blocker를 **차단한다.** 국소 마취 또는 세포막 안정화 효과 → phase 0의 탈분극 속도↓, Vmax↓ and slow intracardiac conduction(주로 **심실 근육**에 작용함)	
IA	활동전위곡선의 Vmax ↓ 재분극 및 불응기를 연장시킴 심실 불응기↑ **QT 간격↑** 전도속도↓	• **quinidine** – 심방 잔떨림/된떨림 또는 상심실성 빈맥에서 심실 반응 속도 조절(ventricular rate control) – 심실빈맥(VT), 심실주기외수축(ventricular extrasystole)을 낮춤 – 심방 잔떨림 환자에서 사망률을 높인다는 보고가 있어 주의 – digitalis toxicity의 위험성 높임↑(사용 시 K^+>4mEq/L 유지해야) – congenital long QT syndrome, 저칼륨혈증, Torsades de pointes 환자에서 TdP 발생을 증가시키므로 **금기** – α차단 효과로 혈관 확장 → nitrate 등과 같이 사용 시 저혈압 유발 가능 – 항콜린 효과 있음 • **procainamide** – quinidine과 비슷한 성질을 지녔으나 쓰임새는 다르다. – 회귀성 상심실성 빈맥(reentrant supraventricular tachycardia)과 WPW syndrome에 병합된 심방 된떨림/잔떨림에 사용 – IV로 loading dose 주입하는데 20분 정도 걸려 사용에 제약 • **disopyramide** – 다양한 상심실성/심실빈맥에 효과 – 수축력을 약화시키고, 항콜린 효과가 있어서 제약
IB	Vmax에는 영향 없으나 재분극 및 불응기 단축시킴 활동전위폭(APD)↓ 심실 불응기↓ 전도속도↔	• **lidocaine** – 심실빈맥/심실 잔떨림의 급성기에 사용한다. 특히 급성 허혈이나 심근경색 시 – 심근경색 환자에서 심실 잔떨림의 예방 효과가 있으나 심실성 부정맥 치료 시 사망률 높아짐↑ – IV 형태로만 사용, 과량 투여 시 중추신경계 독성, 간질 발작 등 • **phenytoin** – digitalis toxicity에 의한 부정맥의 치료 – QT 연장을 동반한 다형성 심실빈맥 치료에 사용 • **mexiletine** – 심실성 부정맥에 사용, 종종 불응성 부정맥에도 효과 – QT 간격을 증가시키지 않아 TdP 과거력 있는 환자에서 유용(long QT syndrome은 quinidine, sotalol, procainamide, disopyramide 금기)
IC	Vmax를 매우 저하 전도 지연 유발, 수축력 약화 재분극/불응기에는 영향 없음 PR & **QRS interval↑** 전도 속도↓↓	• **propafenone** – 구조적 심질환이 없는 심방 잔떨림 환자와 같은 상심실성 부정맥 – propranolol과 비슷한 구조로 β차단 효과 있음 – 대사 과정의 특성상 3일보다 짧은 간격으로 dose 조정 × • **flecainide** – 상심실성 빈맥, 심방 잔떨림/된떨림, 불응성 심실 부정맥 – 허혈성 심질환 환자에서 사망률 높임↑

표 5-4 항부정맥제의 분류 (계속)

Class	How to action	Specific drugs, indications and cautions
Ⅱ	**β 차단제** SA node, AV node 모두 기능 저하! 심박수↓↓, 방실전도 지연 불응기 연장시킴	• 신호 발생 및 전달을 동시에 차단 ⇒ **상심실성 빈맥**에 효과적 • pheochromocytoma, hyperthyroidism과 같은 교감신경 활성↑에 의한 빈맥에도 효과적 • 항부정맥 약제 중 **유일하게 심근경색 환자에서** 'sudden cardiac death' **예방** • **propranolol, nadolol, atenolol** : 심실 반응↓, 운동에 의해 유발된 VT, hyperthyroidism에 의한 부정맥에 효과적 • **Esmolol**(ultra-short-acting, 반감기~9분) 심방 잔떨림에서 심실 반응을 늦춤 • congenital long QT syndrome에서 예방 목적의 유지 요법으로 사용
Ⅲ	K^+ channel blocker 활동전위폭 연장(APD↑), 불응기↑ 주로 심실 근육에 작용	• **Sotalol** – β-blocker 작용+QT간격과 불응기도 연장↑ → 다양한 부정맥에 효과 – 심근경색 환자에서 심실성 부정맥 위험성↑, TdP 위험성↑ • **Amiodarone** – 상심실성 및 심실성 부정맥에 모두 효과 있지만 다른 항부정맥제에 듣지 않는 치명적인 불응성 심실 부정맥에만 사용하는 것이 FDA 공인됨 – 치명적 부작용 때문 : 간질성 폐렴(interstitial pneumonitis), 3개월에 한 번씩 chest PA 찍어야 됨 – Ⅳ form의 경우 지속되는(sustained) 심실빈맥/심실 잔떨림에 효과적 • **Bretylium** – 급성 허혈에 의한 불응성 심실빈맥 및 심실 잔떨림 • **Ibutilide** – 급성으로 발생한 심방 잔떨림/된떨림의 빠른 회복 – TdP 위험성이 있어 저칼륨혈증, 저마그네슘혈증, QTc>440ms에서는 금기
Ⅳ	Ca^{2+}channel blocker: 수축력↓ 심박수↓	• **Verapamil(phenylalkylamine)** • **Diltiazem(benzothiazepine)** – 심방 된떨림/잔떨림 환자에서 심실 반응 늦추기 위해 먼저 사용(잔떨림 상태를 동율동으로 전환하는 작용이 아님!) – AV nodal reentrant tachycardia 예방 및 치료(verapamil) – 원발성 심실빈맥
Adenosine	방실결절의 전도 속도 지연↓ 심박수↓	• AV node reentry에 의한 **발작성 상심실성 빈맥(PSVT)의 TOC !!** • 반감기 및 발현 시간이 매우 짧음 • Sick sinus syndrome, 2nd & 3rd degree heart block에서는 금기(전도를 지연시키니까)
Digitalis	미주신경 tone↑ 방실전도 지연↓ 불응기 연장↑	• 발작성 상심실성 빈맥(PSVT)의 치료 • 심방 잔떨림에서 심실박동수 조절

꼭 알아둡시다!!

부정맥에서의 CCB(Calcium Channel Blocker)

- DHP 계열 CCB : 혈관 평활근에 주로 작용(혈관 이완)
- non-DHP 계열 CCB : 심장에 주로 작용(심근수축력 감소, 심장전도지연, 심박수 감소)

→ 부정맥 치료에 사용하는 CCB는 non-DHP 계열(diltiazem, verapamil)
DHP 계열은 부정맥 치료에 사용하지 않는다.

표 5-5 CCB의 분류

혈관선택성	약제	심근수축력	심장전도	심박수
1000	Nisoldipine	↔↓	↔	↔
100	Felodipine, nicardipine			
10	Amilodipine, nifedipine			
7	Diltiazem	↓	↓	↓
1	Verapamil	↓↓	↓	↓

6 부정맥의 진단

1) 병력 청취와 신체 검진(기지질환, 복용약물, 가족력, 사회력 등)
2) 심전도
3) 24시간 생활 심전도(Holter monitoring)
4) 전기생리학적 검사(electrophysiologic study)

서맥성 부정맥(bradyarrhythmia)

1 동기능 장애(sinus node dysfunction)

1) 동서맥(sinus bradycardia)

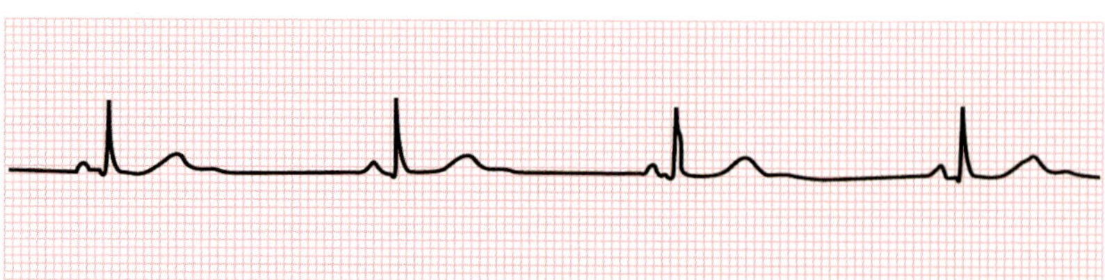

그림 5-8 동서맥. 심박수가 분당 약 40회 정도이다.

표 5-6 동서맥

심박수	<60회/분
Regularity	Regular
P파	존재하며, 모두 모양이 같음
P:QRS 비율	1:1
PR 간격	정상범위, 일정함
QRS 간격	정상범위
Grouping	없음
Dropped beats	없음
원인	Carotid sinus massage, Valsalva maneuver, β-blocker, verapamil, diltiazem, digitalis, amiodarone, 갑상선 기능 저하증, 저체온증, 노인, 운동선수 등
치료	• 대부분 **필요 없음** • 증상이 심할 경우 : 항콜린제제 또는 pacemaker

2) 동성 부정맥(sinus arrhythmia)

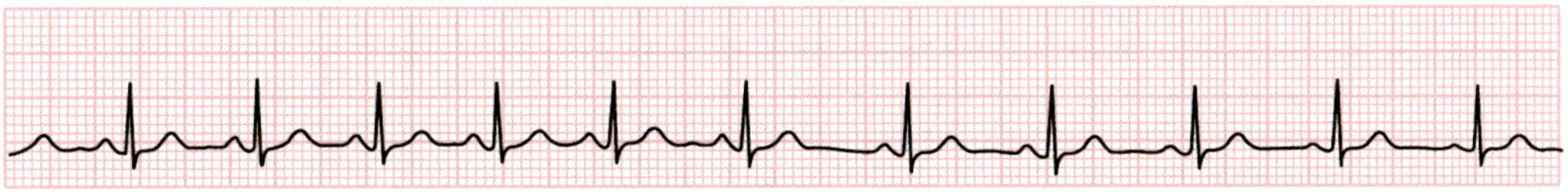

그림 5-9 **동성 부정맥**. RR간격이 서로 다르지만 P파의 모양과 PR 간격이 모두 일정함을 관찰할 수 있다.

표 5-7 동성 부정맥

심박수	60~100회/분
Regularity	Irregular(호흡에 따라 변함)
P파	존재하며, 모두 모양이 같음
P:QRS 비율	1:1
PR간격	정상범위, 일정함
QRS 간격	정상범위
Grouping	없음
Dropped beats	없음
감별 포인트	RR간격이 서로 다른데 P파의 모양과 PR간격이 모두 일정하다면 sinus arrhythmia로 진단 가능(흡기 시, RR간격 감소)
치료	필요 없음(호흡에 따른 정상반응이므로)

3) 동정지(sinus arrest)

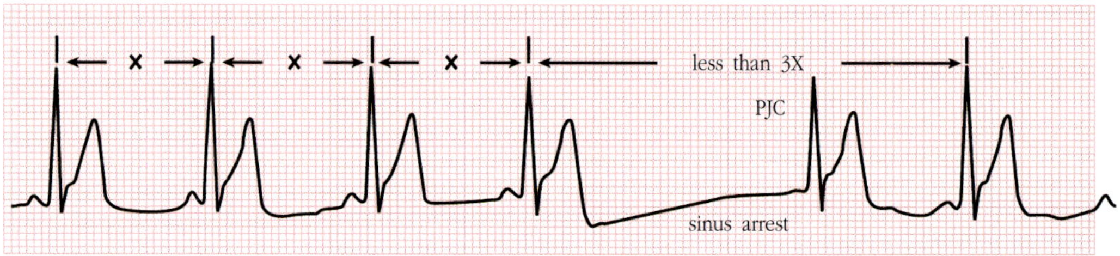

그림 5-10 **동정지.** 동율동이 지속되다 정상 동성 신호대신 접합부 조기 수축(Premature Junctional Contractions, PJC)이 나타난다. 정상 동율동 간격의 배수가 되지 않는다.

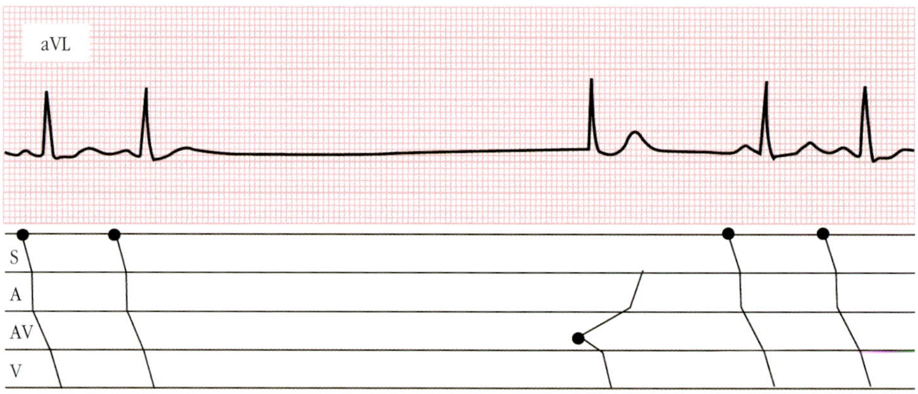

그림 5-11 **동정지.** 방실접합부의 escape beat(세 번째 QRS)가 나타난다.

표 5-8 동 휴지/정지(sinus pause/arrest)

심박수	일정치 않음
Regularity	Irregular
P파	휴지/정지가 없는 구간에서는 정상적으로 존재
P:QRS 비율	1:1
PR간격	정상범위, 일정함
QRS 간격	정상범위
Grouping	없음
Dropped beats	있음
원인	동결절의 전기자극 형성의 장애
감별 포인트	• 동 휴지/정지 동안에는 P-QRS-T를 관찰할 수 없고 이때의 PP간격은 정상 PP간격의 배수가 되지 않음 • 휴지(Pause)는 3초 미만, 정지(arrest)는 3초 이상 P파를 관찰할 수 없을 때
치료	증상이 없으면 관찰 증상이 있으면 pacemaker

4) 동방차단(sinus exit block, sinoatrial block)

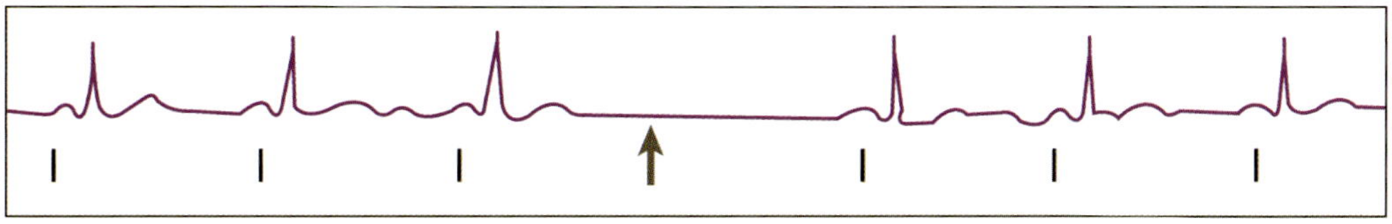

그림 5-12 **동방차단**. Pause interval이 정상 sinus cycle의 2배

표 5-9 동방차단

심박수	일정치 않음
Regularity	Irregular
P파	Dropped beat가 없는 구간에서는 정상적으로 존재
P:QRS 비율	1:1
PR간격	정상범위, 일정함
QRS 간격	정상범위
Grouping	없음
Dropped beats	있음
원인	SA node에는 문제 없고 SA node에서 만들어낸 전기자극이 심방으로 전도되는 과정에서의 문제
감별 포인트	동 휴지/정지와는 다르게, 동반차단에서의 PP간격은 정상 PP간격의 배수로 나타남
치료	증상이 없으면 관찰

5) 빈맥–서맥 증후군(tachycardia–bradycardia syndrome)

(1) 빈맥이 종료된 후 동휴지가 지속되거나, 빈맥과 서맥이 교대로 나타날 때를 말하며 실신과 연관되어 임상적으로 매우 중요하다.

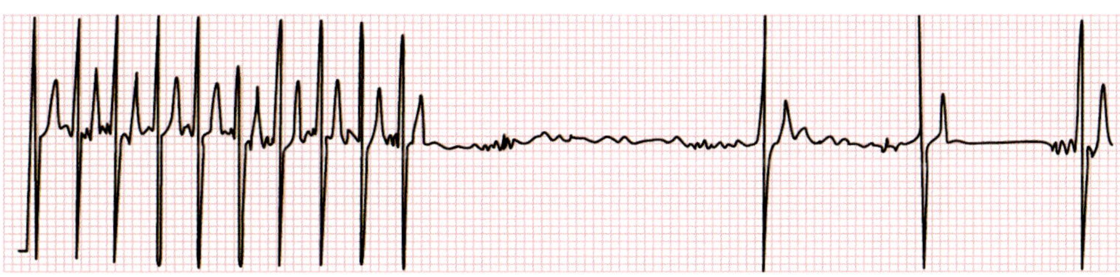

그림 5-13 **빈맥–서맥 증후군**. 빈맥이 갑자기 멈추고 6초 정도의 휴지기가 나타나고, 이후 정상 동율동으로 전환된다.

(2) Holter monitor에서 빈맥 발생 후 동 정지가 **3초 이상** 있게 되면 실신을 할 가능성이 높으므로 증상이 있는 환자는 입원하여 전기생리학적 검사(SA node의 기능을 확인하고 전도장애 유무를 판단)를 시행한 뒤 이상이 있다면 pacemaker를 삽입해 준다.

6) 동기능 부전 증후군(Sick Sinus Syndrome, SSS)

(1) 정의 : 심전도상 동서맥, 동정지, 동반차단이 있으면서 어지럼증, 의식저하, 실신 등의 증상을 동반하는 것을 의미한다(즉, 심전도+증상).

(2) 원인 : idiopathic degeneration(aging), cardiomyopathy, connective tissue disease, amyloidosis, 수술로 인한 손상, 약물(β-blocker, verapamil, digitalis 등) 외 기타

(3) 동결절의 기능 평가

① 동결절 회복시간(Sinus Node Recovery Time, SNRT)

심방을 정상 심박수(sinus rate)보다 빠른 여러 속도로 30~60초간 전기적으로 자극하여 동결절을 억제시킨 후 이 자극을 중지하고 일정기간 후 동결절이 본연의 자동능으로 스스로 탈분극하게 되는데 걸리는 시간을 확인(정상 <1.5초)

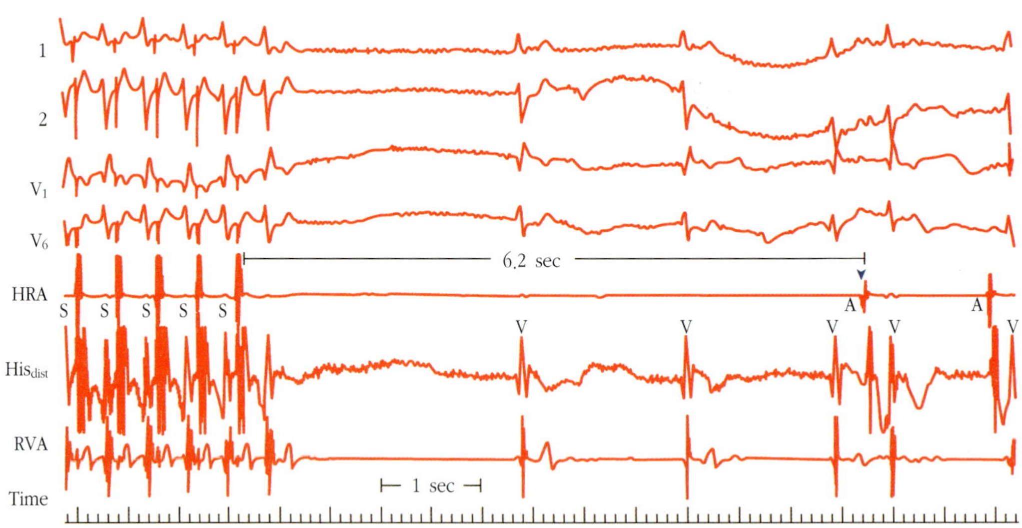

그림 5-14 **동결절 회복시간.** 6.2초로 상당히 늘어나 있음을 관찰할 수 있다.

② 동방 전도시간(Sinoatrial Conduction Time, SACT)

SACT는 우심방 내에 HRA 전극을 넣어놓고 그 전극에서 발생한 전기자극이 동방 결절(SA node)을 reset시키는 데까지 걸리는 시간과 새로운 동방 결절의 자극이 HRA 전극에 다다르는 데까지 걸리는 시간을 지칭(정상 : 50~125msec)

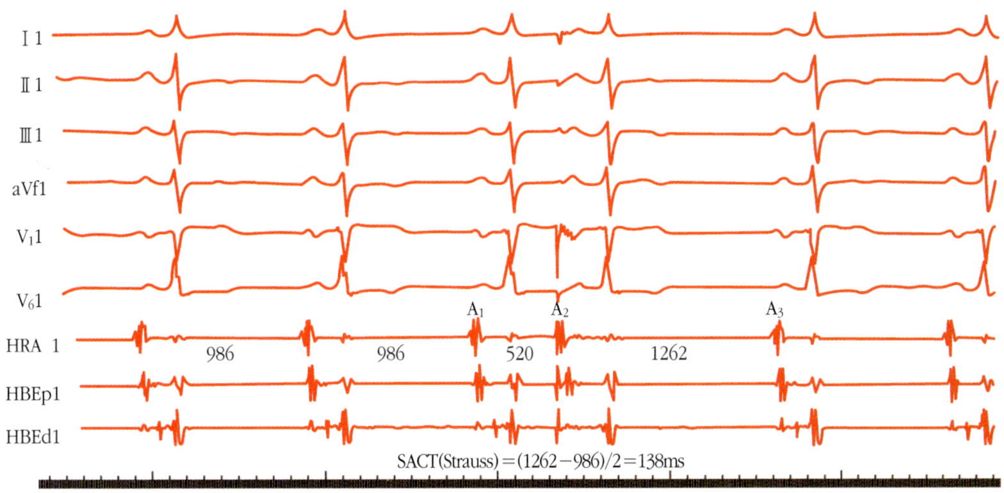

그림 5-15 **동방 전도시간.** 정상일 때 PP 간격은 986ms이었으나 A2 자극을 HRA에서 준 후 정상적인 A3가 나올 때까지 1,262ms가 걸린다. 따라서 SACT는 위 식에 따라 138ms가 되며 2로 나누어주는 이유는 전기자극이 왕복하기 때문이다.

③ 내인성 심박수(intrinsic heart rate)

- Atropine(0.04mg/kg)과 propranolol(0.2mg/kg)를 투여하여 교감 및 부교감 신경을 완전히 차단한 후 동율동 수를 측정함
- 정상범위 : 118 − {0.57 × 나이}(회/분)

(4) 치료

① 증상 없으면 관찰, 증상 있으면 영구 심박동기

② SSS 환자에서는 동방결절 이외의 이상도 동반되는 경우가 많아 심방조율(atrial pacing) 이외에도 심실조율(ventricular pacing)까지 가능한 dual chamber pacemaker를 삽입해야 한다.

2 방실전도 장애(AV conduction disorder)

표 5-10 방실차단(Atrioventricular block, AV block)의 원인

원인	
자율 신경계	Carotid sinus hypersensitivity, Vasovagal
대사성/내분비성	고칼륨혈증, 고마그네슘혈증, 갑상선 기능 저하증, 부신기능 저하증
약물	베타차단제, 칼슘통로 차단제, class Ⅰ, Ⅲ의 항부정맥제, adenosine, digitalis, lithium
염증성 질환	전신 홍반성 루푸스, 류마티스성 관절염, MCTD(Mixes Connective Tissue Disease), scleroderma
관상동맥 질환	급성 심근경색
퇴행성 질환	Lev's disease, Lenègre's disease
감염성 질환	심내막염, 결핵, Lyme disease, 디프테리아, Chagas' disease, 매독, toxoplasmosis
유전성/선천성 질환	• 선천성 심질환 – Maternal SLE – Kearns–Sayre syndrome – Myotonic dystrophy • Progressive familial heart block
침윤성 질환	아밀로이드증, sarcoidosis, hemochromatosis
신생물/외상성	임파종, 중피종, 흑색종, 방사선, 도자 절제술(catheter ablation)

1) 분류

(1) **1도 방실차단(1°AV block)** : 방실전도 지연

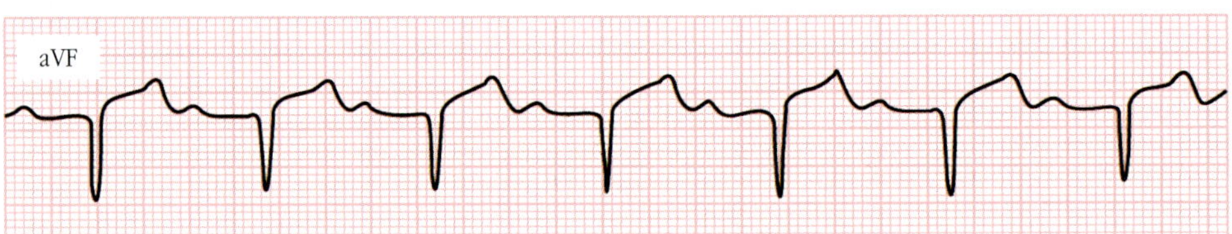

그림 5-16 **1도 방실차단**. PR간격: 0.32s

표 5-11 1도 방실차단(first-degree AV block)

심박수	다양함
Regularity	Regular
P파	정상
P:QRS 비율	1:1
PR간격	늘어남(>0.20초)
QRS 간격	정상범위
Grouping	없음
Dropped beats	없음
감별 포인트	Caliper를 가지고 PR간격을 측정한다.
치료	증상이 없으면 관찰

(2) **2도 방실차단(2° AV block)** : 간헐적인 방실 사이 전도차단

① **2도 방실차단, Mobitz I 형(2° AV block, Wenckebach block)**

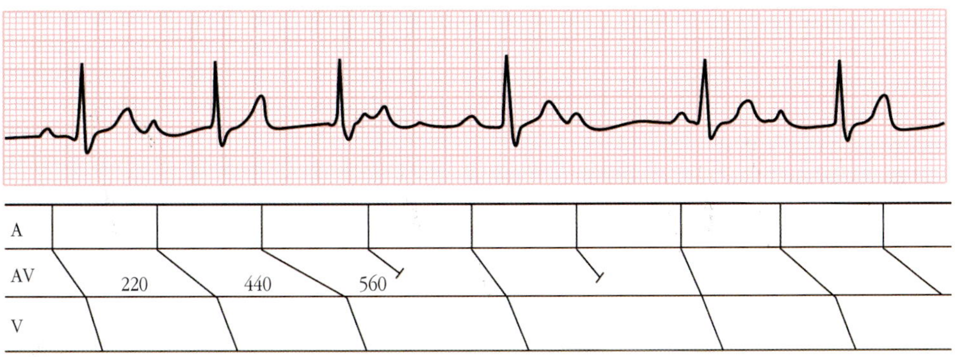

그림 5-17 Mobitz Ⅰ형 **2도 방실차단**. 처음 4 : 3 방실차단에서 1도 방실전도장애가 있으며, QRS군은 정상이다. PR간격 증가는 두 번째 PR에서 가장 크고, 첫 번째 RR간격은 두 번째 RR간격보다 길며, 가장 긴 RR간격은 짧은 RR간격의 2배보다 짧다.

표 5-12 2nd-degree AV block, Mobitz type Ⅰ

심박수	다양함
Regularity	Regularly irregular
P파	존재함
P:QRS 비율	다양함(2:1, 3:2, 4:3, 5:4 등)
PR간격	다양함(점점 길어짐)
QRS 간격	정상범위(각 차단이 있다면 widening이 일어날 수 있음)
Grouping	존재함
Dropped beats	있음
원인	긴 refractory period를 갖는 병적인 AV node(오른쪽 관상동맥의 근위부 협착으로 인해 발생한 AV nodal artery의 허혈, 약물, 심장수술 등)
감별 포인트	• 점점 길어지는 PR 간격이 있다가 갑자기 한 beat가 빠진다. • His bundle 상부에 block site가 있으므로(Supra-His block) 완전 방실차단으로의 이행이 드물다.
치료	증상이 없으면 관찰

② 2도 방실차단, Mobitz Ⅱ형(2° AV block Mobitz type Ⅱ)

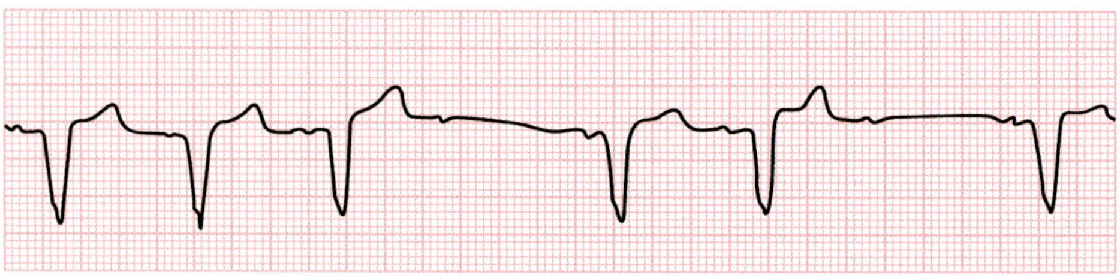

그림 5-18 Mobitz Ⅱ형 2도 방실차단. PR간격이 길어지지 않고 전도차단이 일어난다.

표 5-13 2nd-degree AV block, Mobitz type Ⅱ

심박수	다양함
Regularity	Regularly irregular
P파	존재함
P:QRS 비율	다양함(2:1, 3:2, 4:3, 5:4 등등)
PR간격	정상
QRS 간격	정상범위 또는 widening(Mobitz type Ⅰ에 비해 QRS widening의 빈도가 높음)
Grouping	존재함
Dropped beats	있음
원인	His-Purkinje system의 장애
감별 포인트	• 선행하는 PR간격의 변화 없이 갑작스럽게 전도차단 • His bundle 하부에 block site가 있으므로(Infra-His block) 완전 방실차단으로의 이행하기 쉽고 예후가 좋지 않음
치료	대부분 **pacemaker 필요**

③ 2 : 1 AV block의 감별

- 심전도 상에서 2 : 1 AV block소견을 보인다면 Mobitz type Ⅰ인지, Ⅱ인지는 구분 불가
- 위에서 살펴보았듯이 Mobitz type Ⅰ인지, Ⅱ인지에 따라 치료방법도 달라지고 예후도 다르기 때문에 두 개를 구분이 필요함

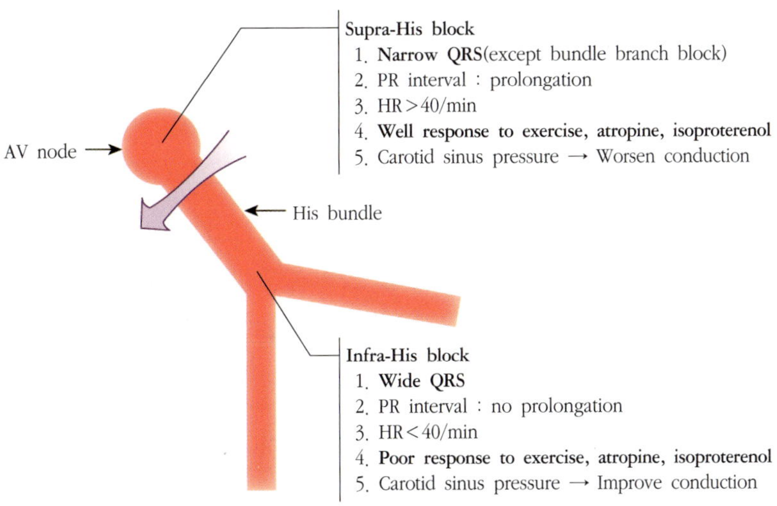

그림 5-19 Supra-His block vs. Infra-His block

여기서 잠깐!!

- 〈그림 5-19〉에서처럼 surface ECG와 약물 및 운동에 대한 반응으로 감별 가능하지만, 제한적임. 가장 정확하게 구분할 수 있는 방법은 intracardiac ECG를 이용한 **전기생리학적 검사**

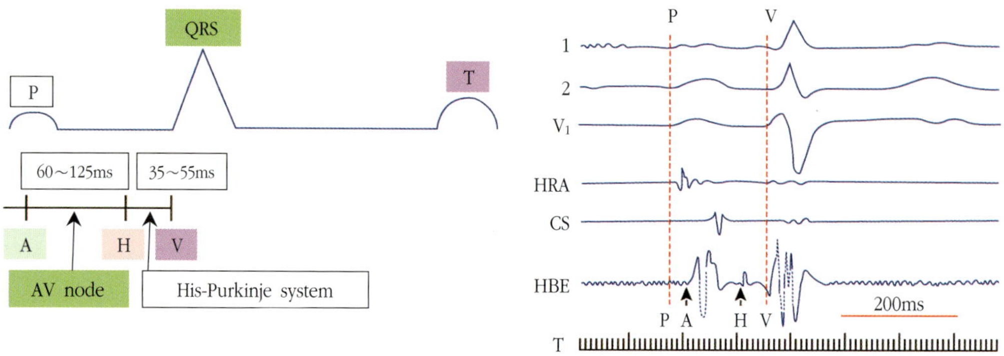

그림 5-20 **Surface ECG와 intracardiac ECG와의 관계.** HRA : high right atrium; CS : coronary sinus; HBE : His bundle electrogram; T : time line

여기서 잠깐!!

- 〈그림 5-20〉에서 HRA는 SA node를 의미한다고 생각하면 되고 CS는 좌심방 부위를, HBE는 말 그대로 AV junction에 있는 His bundle potential을 관찰하는 심장 내 전극이다. 전기자극은 HRA에서 시작되어 아래쪽으로 흐르게 되고 이를 시간상으로 표시하면 위와 같은 electrogram을 얻을 수 있다. AH와 HV간격은 각각 AV nodal conduction time, His-Purkinje conduction time을 의미하고 그 정상 간격은 각각 60~125msec, 35~55msec이다.
- 〈그림 5-20〉을 이해했으면 〈그림 5-21〉과 〈그림 5-22〉를 살펴보면서 그림의 설명을 주의 깊게 읽어보자.

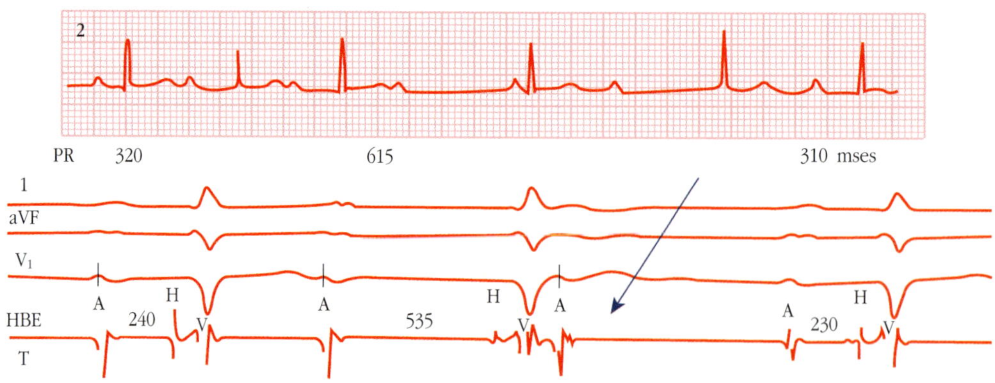

그림 5-21 **Mobitz Ⅰ형 2도 방실차단.** AH간격이 240, 535ms로 늘어나다가(즉, PR간격이 증가함을 의미), A 다음 H가 발견되지 않는다. 이는 A와 H 사이가 block site를 의미하고, 따라서 이는 supra-His block임을 시사한다.

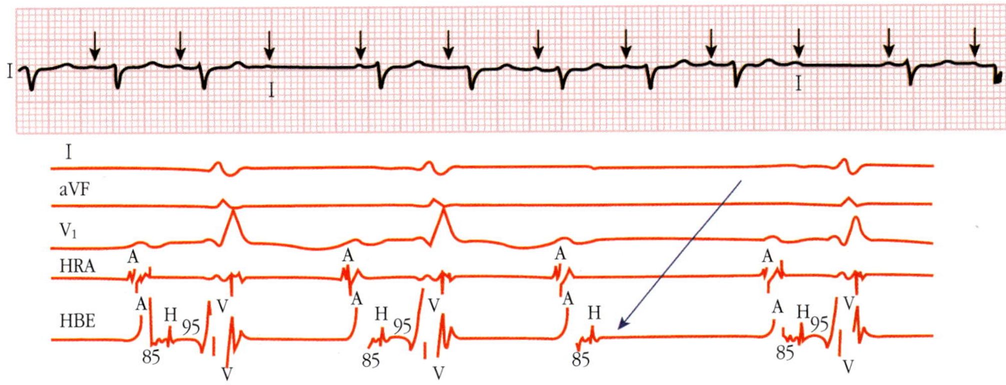

그림 5-22 **Mobitz Ⅱ형 2도 방실차단.** AH간격이 85ms로 정상이다가(즉, PR간격이 동일함을 의미), 갑작스럽게 AH 다음의 V가 발견되지 않는다. 이는 H와 V 사이가 block site를 의미하고 따라서 이는 infra-His block임을 시사한다.

(3) 3도 방실차단(완전 방실차단, 3° AV block)

심방의 신호가 심실로 전달되지 않음

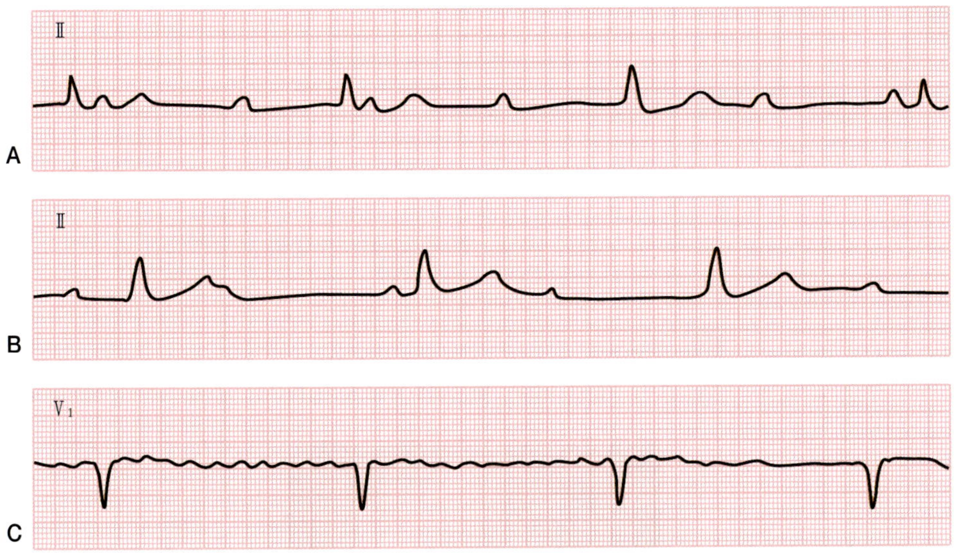

그림 5-23 **3도 방실차단. A,** 방실접합부 이탈박동. **B,** 심실 이탈박동. **C,** 심방 잔떨림에서의 3도 방실차단

표 5-14 Third-degree AV block(complete AV block)

심박수	P 따로, QRS 따로(AV dissociation)
Regularity	Regular, but, P 따로, QRS 따로…
P파	존재함
P:QRS 비율	다양함(서로 관련이 전혀 없음)
PR간격	일정한 pattern이 없음
QRS 간격	정상범위 또는 Widening(Escape beat를 어디서 만들고 있느냐에 따라 달라짐 : His bundle 상부면 narrow, His bundle 하부이면 wide)
Grouping	없음
Dropped beats	없음
원인	His-Purkinje system의 장애
감별 포인트	P-QRS-T의 관계를 잘 살펴보고 서로 관련성이 있는지 살핀다.
치료	대부분 **pacemaker 필요**

3 인공심박동기(Pacemaker) : symptomatic bradycardia의 치료

1) 임시 심박동기(Temporary pacemaker)

(1) 적응증

① 영구 심박동기 삽입 전에 임시적으로 사용

② 일시적인 원인(예, 약물, 허혈 등)에 의해 발생한 서맥

(2) 합병증

① 혈관 및 심실 파열

② 삽입 부위의 감염, lead tip의 thromboembolism(2일 이상 유치 시 위험성↑)

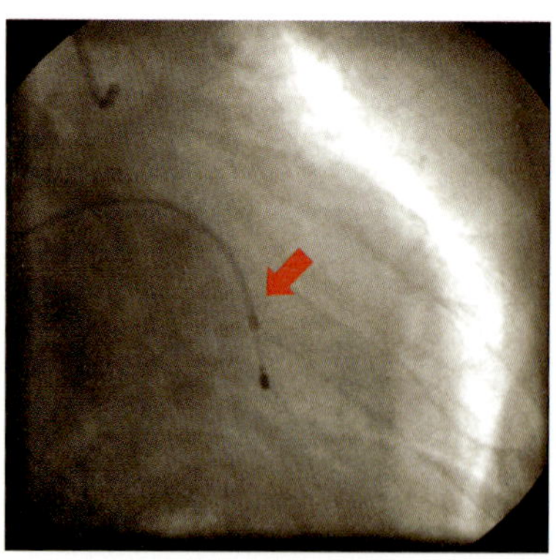

그림 5-24 Temporary pacemaker(화살표)

2) 영구 심박동기(Permanent pacemaker)

표 5-15 영구 심박동기 삽입의 적응증

SA node dysfunction	• Symptomatic bradycardia 또는 sinus pause가 있을 때 • 동결절 기능부전을 유발하는 약을 복용하고 있으나 그 약을 중지할 수가 없을 때 • 증상이 있는 chronotropic incompetence • Atrial fibrillation과 동반된 서맥 및 sinus pause >5sec
Acquired AV block	• 다음과 관련된 완전 동방차단 또는 고도 동방차단 – Symptomatic bradycardia – 동방차단을 유발하는 약을 복용하고 있으나 그 약을 중지할 수가 없을 때 – 각성 중 asystole이 3초 이상이거나 escape rate가 분당 40회 미만일 때 – 수술 후에 발생한 교정하기 힘든 동방차단 – AV junction의 catheter ablation 후 발생한 동방차단 – 증상에 무관한 neuromuscular disease (예, myotonic dystrophy, Kearns-Sayre syndrome 등) • Symptomatic bradycardia를 동반한 2° 방실차단 • Wide QRS가 있는 Type Ⅱ 2° 방실차단(증상에 관계없이) • 허혈없이 운동으로 유발되는 2° or 3° 방실차단 • Atrial fibrillation과 동반된 서맥 및 sinus pause >5sec
AV conduction block in acute myocardial infarction	• His-Purkinje system에서의 지속적인 2° 방실차단(with bilateral bundle branch block or 완전 방실차단) • 일시적인 advanced(2° or 3°) infranodal AV block and associated bundle branch block • 지속적이며 증상이 있는 2° 또는 완전 방실차단
Chronic bifascicular block and trifascicular block	• Intermittent complete AV block • Type Ⅱ 2° 방실차단 • Alternating bundle branch block
Pacemaker that automatically detect and pace to terminate tachycardia	• 약이나 도자절제술 후에도 계속되는 상심실성 빈맥 • 반복되는 지속성 심실빈맥
Pacing recommendations to prevent tachycardia	• Sustained pause-dependent VT
Hypersensitive carotid sinus syndrome and neurogenic syncope	• Carotid sinus 자극으로 발생되는 반복적인 실신 • Carotid sinus pressure를 가하면 3초 이상의 asystole이 발생하는 경우

표 5-16 영구 심박동기의 mode

Ⅰ Chamberpaced	Ⅱ Chambersensed	Ⅲ Response to sensing	Ⅳ Programmability/ rate response	Ⅴ Antitachycardia function
O(none) A(atrium) V(ventricle) D(dual) S(single)	O(none) A(atrium) V(ventricle) D(dual) S(single)	O(none) I(inhibition) T(triggered) D(I+T)	O(none) R(rate response) P(simple programmable) M(multiprogrammable) C(communicating)	O(none) P(antitachycardia pacing) S(shock) D(dual)

* 첫 번째 글자 : 심근조율이 이루어지는 부위를 지칭
* 두 번째 글자 : 감지기능이 있는 심방이나 심실을 의미
  심방 A, 심실 V, 양쪽 모두이면 D, 없으면 O로 표시
* 세 번째 글자 : 감지기능 부위에서 전기적 활동을 감지하면 심박동기가 어떠한 반응을 시행하는 지 표시
  자극 방출이 억제되면 I, 자극 방출을 일으키면 T, 두 가지 기능이 모두 있으면 D
* 네 번째 글자 : 원격조정기에 의한 심박동기의 기능 변경 가능성을 표시. 요즘에는 신체의 대사성 요구에 부응하여 조율 박동수를 조절할 수 있는 조율 박동수 반응능(R : rate-responsiveness) 여부를 표시함
* 다섯 번째 글자 : 항빈맥기능을 가지고 있는지를 표시

→ 글자들의 의미를 생각하고 각 mode를 살펴보자.

(1) Pacing mode

① VVI mode

- Ventricle sensing & pacing
- Inhibition of ventricular pacing

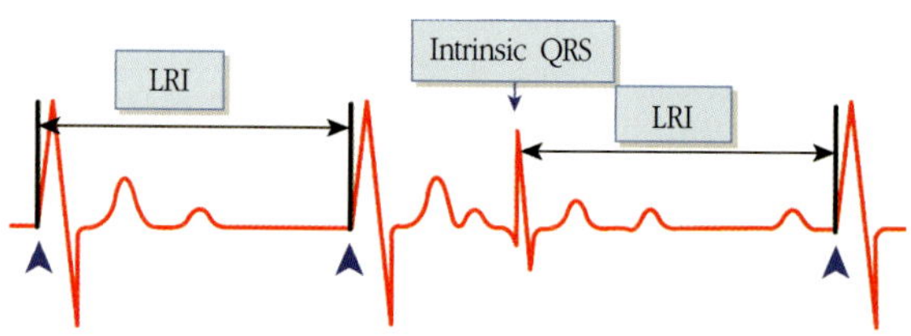

그림 5-25 VVI mode. P파와는 전혀 관계없이 pacing blip(화살표 머리 부분)이 들어가고 있다. LRI(Lower Rate limit Interval)을 기다려서 QRS가 나오지 않으면 pacing blip을 만들어 QRS를 형성시키게 되는데 모양은 wide QRS 형태가 된다. 그러다가 자체적인 intrinsic QRS가 sensing되면 본래의 LRI는 inhibition되어 다시 re-setting되게 되고 이에 따라 새로운 LRI를 기다리게 되며, 이 시간 동안 QRS가 나오지 않으면 pacing blip이 들어가 새로운 QRS를 만들어내게 된다.

- 장점 : 기능적으로 간단하고 안정성이 높다.
- 단점 : 심방과 심실간의 asynchrony가 발생하여 심박출량이 감소한다.

② AAI mode

- Atrial sensing & pacing
- Inhibition of atrial pacing

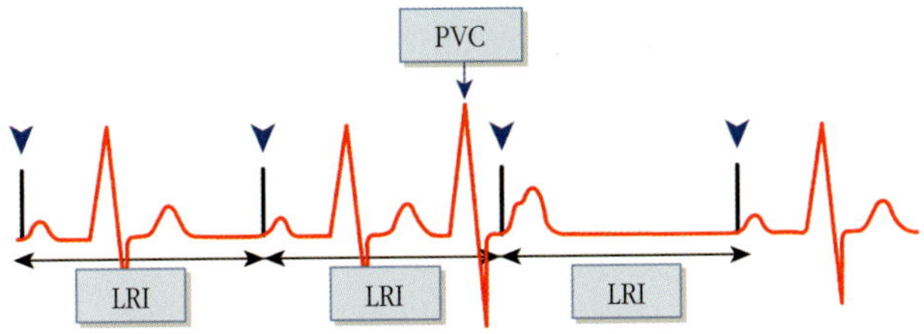

그림 5-26 AAI mode. P파 전에 pacing blip(화살표 머리 부분)이 들어가고 있다. LRI(Lower Rate limit Interval)을 기다려서 P파가 나오지 않으면 pacing blip을 만들어 P파를 형성시키게 된다. 그러다가 PVC가 발생하더라도 전혀 관계없이 LRI는 유지되면서 pacing blip을 형성한다. 그림에는 나오지 않았지만 만일 intrinsic P파가 발생한다면 LRI는 inhibition되어 다시 re-setting되게 되고 이에 따라 새로운 LRI를 기다리게 되며 이 시간 동안 P파가 나오지 않으면 pacing blip이 들어가 새로운 P파를 만들어내게 된다.

- AV conduction이 정상일 경우에만 사용할 수 있다.
- Atrial fibrillation일 경우에는 적용해서는 안 된다.

③ DDD mode

- 심방과 심실 모두 sensing & pacing
- 심방과 심실 조율이 순차적으로 일정한 시간을 두고 이루어지도록 방실조율 간격이라는 작동주기가 설정된다(좀 더 physiologic하다.).

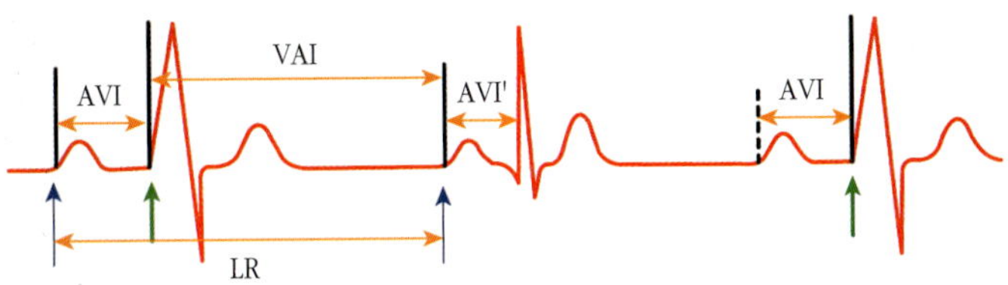

그림 5-27 DDD mode. 만일 LR interval에서 intrinsic atrial and ventricular activity 나타나면 두 전극은 모두 억제되어 어떠한 pacing blip도 나타나지 않게 된다. 그러나 LRI(Lower Rate limit Interval)에서 어떠한 intrinsic atrial or ventricular activity도 없다면 먼저 atrial pacing blip(화살표 머리 부분)이 나타나게 되고 AVI(atrioventricular interval)가 지나고 자체적으로 QRS를 만들지 못하면 ventricular pacing blip(화살표)이 만들어져 wide QRS가 발생한다(first sequence). 만일 VAI(ventriculoatrial interval)에 이를 때까지 P파를 만들어내지 못하면 atrial pacing blip이 만들어지고 AVI에 이르기 전까지 자체적인 QRS를 만들어낸다면 ventricular pacing은 inhibition된다(second sequence). 만일 VAI가 끝나기 전에 자체적으로 P파를 만들어냈다면 atrial pacing은 inhibition되고 그다음 AVI 동안 기다리게 되는데, 이때 QRS가 나오지 않으면 ventricular pacing이 되어 ventricular pacing blip이 발생하고 wide QRS가 발생하게 되며 이를 P synchronous pacing이라 한다(third sequence).

- 장점 : 생리학적인 atrial sensed and ventricular paced rate를 제공
- 단점 : 심방자극이 심실감지기에서 감지되면 마치 QRS인 것으로 착각하여 심실자극이 억제될 수도 있다. 반대로 심실자극이 심방에 역전도 될 수 있다.

- 금기 : 만성 심방성 빈맥(Atrial fibrillation, Atrial flutter)
    - ◦ Retrograde VA conduction(pacemaker-mediated tachycardia 유발 가능성)
    - ◦ Chronotropic incompetence(VVIR 또는 DDDR로 바꿔줌)

④ VDD mode

- DDD형과 유사하나 심방에 대한 전기자극을 주지 않는다.
- 환자의 심방 활동이 좋을 때는 심방의 리듬에 따라 심실을 pacing하며 심방의 활동이 감지되지 않으면 VVI처럼 작동한다.

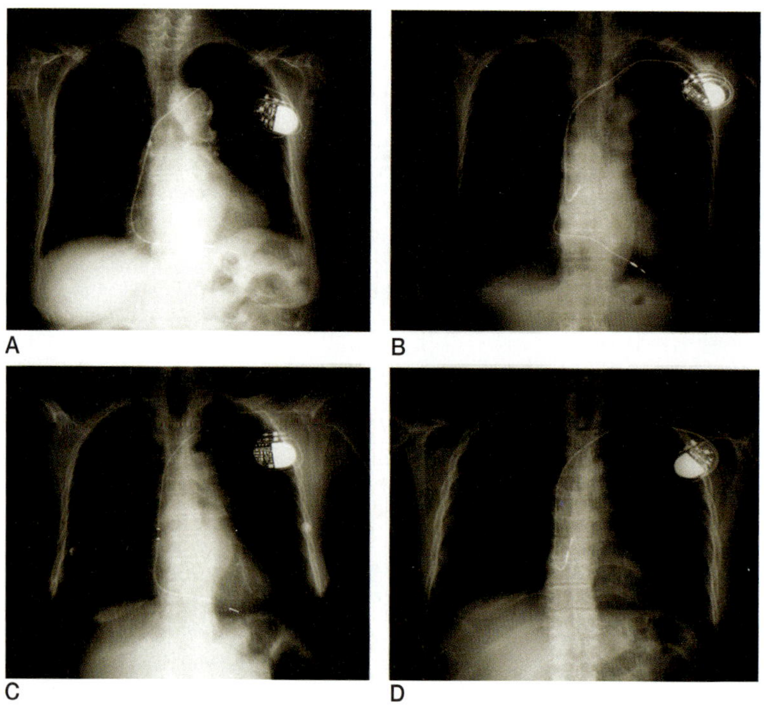

그림 5-28 Pacemaker mode를 chest PA로 구분하기. **A,** VVI, 하나의 lead가 우심실에만 존재. **B,** DDD, 두 개의 lead가 심방과 심실에 각각 존재. **C,** VDD 하나의 lead가 우심실에 있으면서 sensing device가 우심방에 존재. **D,** AAI, 하나의 lead가 우심방에만 존재

(2) 심박동기 mode 선택

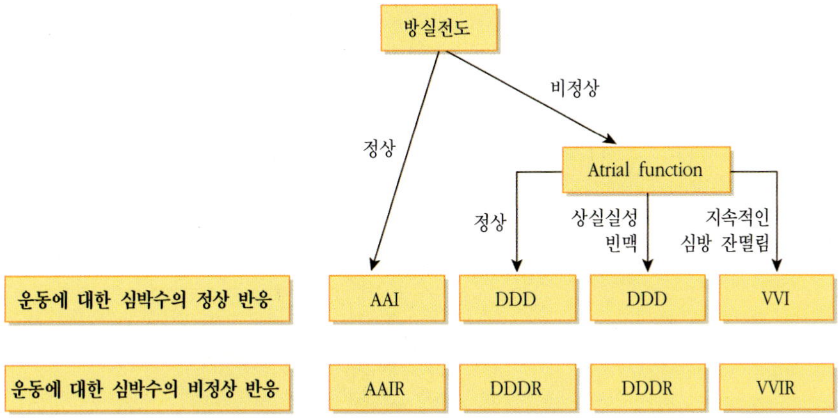

그림 5-29 영구 심박동기 mode의 선택

(3) 심박동기 부작용

① Pacemaker syndrome

- VVI형 pacemaker에서 주로 발생함
- 증상 : 피곤함, 어지럼증, 실신, 혈역학적 변화 등
- 원인
  - Ventricular pacing 때 atrioventricular synchrony의 상실
    → Atrioventricular valve(TV, MV)가 닫혔을 때 심방수축
    → Systemic and pulmonary venous regurgitation 발생
  - TV가 닫힌 상태에서 심방수축(cannon *a* wave 발생)
    → Vasodepressor reflex 발생
- 치료
  - Dual chamber pacing(단, DDD mode에서도 발생 가능함)
  - Hysteresis(paced rate보다 15~20회/분 낮은 escape rate로 programming)
    → 심방과 심실의 동시 수축을 예방
  - 방실전도가 정상이면 AAI로 교체

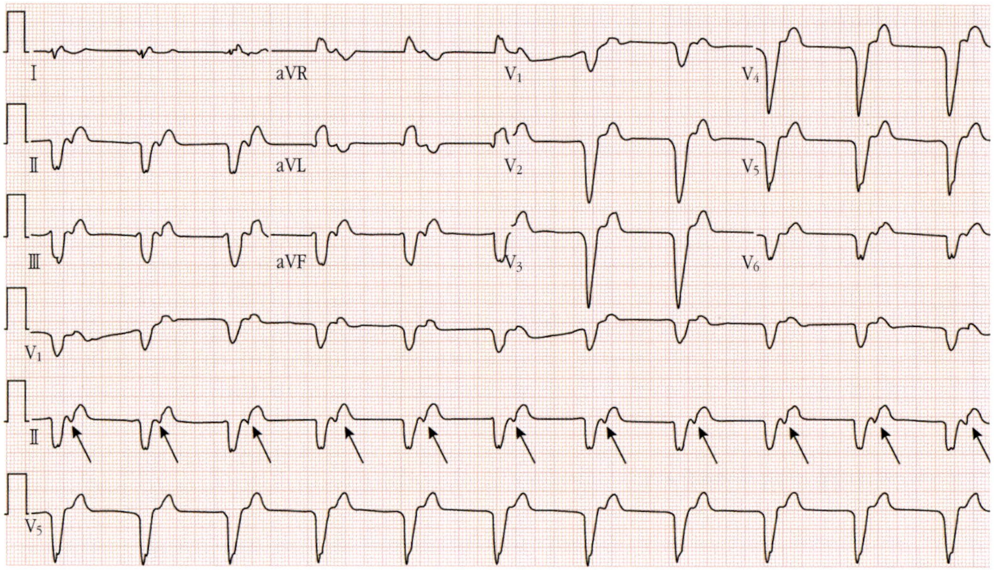

그림 5-30 Pacemaker syndrome: VVI mode pacemaker에서 ventricular pacing이 있을 때, 1:1로 retrograde atrial contraction이 관찰된다(화살표).

② PMT(Pacemaker-Mediated Tachycardia)

- DDD형 pacemaker에서 주로 발생한다.
- 원인
  - 심방 전극(atrial lead)이 PVC 또는 ventricular pacing으로 발생한 심실의 자극이 역전도(retrograde conduction)되어 심방을 탈분극
    → 심방 전극에서 위 자극을 읽어 들여 심실을 pacing함
    → 마치 회기(reentry)와 같은 기전의 회로를 형성
- 치료 : 심방의 불응기를 길게 만들어준다.

빈맥성 부정맥(tachyarrhythmia)

1 개요

1) 정의

(1) 심근세포 또는 회귀회로에서 발생한 전기자극으로 인해 조기박동이나 비지속성 또는 지속성 빈맥(tachycardia)이 발생하는 것

(2) HR > 100회/분, Atrial rate > 100회/분

여기서 잠깐 !!

빈맥 심전도를 보게 되면 다음 4가지를 유심히 살펴보는 습관을 갖자!!

- Regular or irregular?
- Narrow or wide QRS?
- Heart rate, 얼마나 빠르냐?
- P파가 어디 있을까?(구분할 수 있나?)

2 조기박동(premature complex or contraction)

1) 심방조기박동(Atrial Premature Contraction, APC = APB = PAC)

(1) 정상 성인의 60% 이상 발견되는 흔한 부정맥

(2) 유발인자 : 알코올, 흡연, 교감 신경의 흥분

(3) 심전도 소견

① Early abnormal P wave(동율동의 P파와는 형태학적으로 다름)

- 심실로 정상적으로 전도되는 경우
- 전도 장애(PR간격의 증가)
- 전도되지 않음(non-conducted APC, His-Purkinje system의 절대적 불응기)

② **비대상성 휴지기(non-compensatory pause) : Pre-and post-APC PP interval <two normal sinus PP interval**

→ APC가 동방 결절을 reset시키는 것을 의미

③ APC with aberrant conduction(His-Purkinje system의 상대적 불응기에 발생)

(4) 치료 : 증상이 있거나 상심실성 빈맥을 유발할 경우에만 치료

① 유발인자의 제거 : 금주, 금연

② **증상이 있는 경우 : β-blocker**

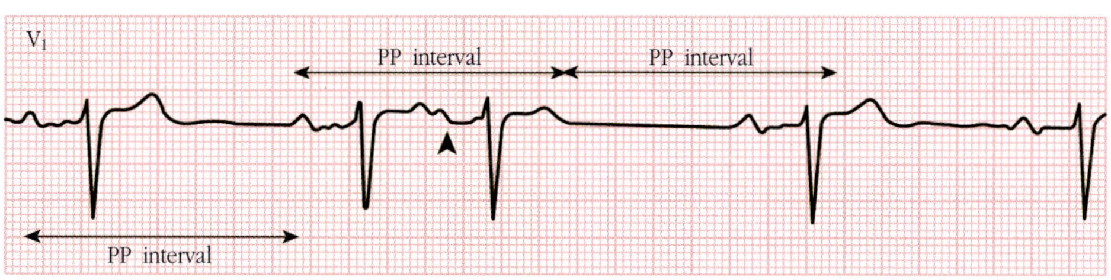

그림 5-31 APC(Atrial Premature Contraction). 정상 동율동일 때와는 다른 P파(화살표 머리 부분)가 관찰된다. 그리고 두 개의 연속적인 정상 PP간격보다 APC를 전후한 PP간격의 합이 더 작음을 확인할 수가 있는데 이를 non-compensatory pause라 하며 APC가 SA node를 reset하면서 생기는 현상이다.

여기서 잠깐 !!

편위 전도(aberrant conduction)

- 상심실성 자극이 심실의 일시적 불응기변동으로 비정상적 심실내 전도를 일으킨 것. 방실결절이나 심실이 불응기에서 완전히 회복되기 전에 상심실성 조기박동이 생기면 심실내 전도로 중 일부를 통해서만 전도가 가능해져 비정상적 심실내 전도를 하게 된다.

2) AV junctional premature contraction

(1) 히스속(His bundle) 기원

(2) 심장 질환이나 digitalis 중독 관련

(3) 심전도 소견

① P파가 없는 정상 QRS complex

② QRS complex 다음에 이어지는 역행성(retrograde) P파(Ⅱ, Ⅲ, aVF에서 관찰)

(4) 치료 : 증상이 있는 경우에만 치료함

① 유발인자의 제거 : 금주, 금연

② 증상이 있는 경우 : β-blocker

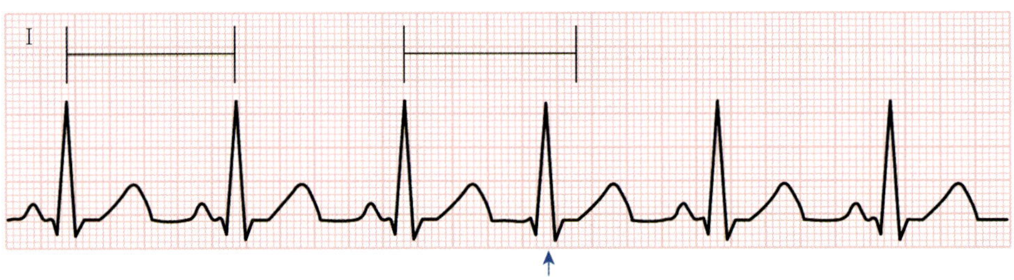

그림 5-32 AV junctional premature contraction. 선행하는 P파가 없으면서 정상적인 narrow QRS를 보인다. Ⅱ, Ⅲ, aVF에서는 inverted P파가 QRS 다음에 나타날 수 있는데 이는 AV node 부근에서 만들어진 이소성 맥이 심방으로 역행(retrograde conduction)하기 때문에 발생한다.

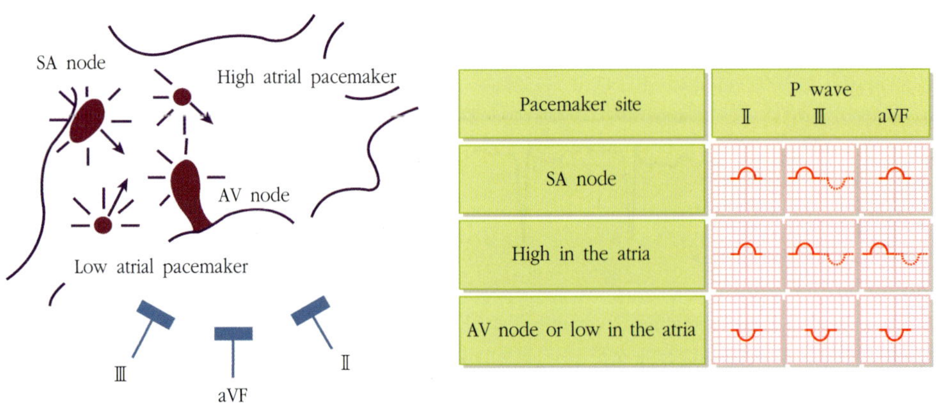

그림 5-33 Retrograde P파의 발생의 이해

3) 심실조기박동(Ventricular Premature Contraction, VPC = VPB = PVC)

(1) 히스속(His bundle) 이하에서 기원하는 조기박동

(2) 정상인뿐 아니라 관상동맥 심질환, digoxin 중독의 경우 및, 심근경색이 있었던 환자의 80%에서 발생

(3) 심전도 소견

① 선행하는 P wave가 없는, wide(>0.14초) & bizarre QRS(BBB처럼 생김) : RBBB형이면 좌심실에서 LBBB형이면 우심실에서 기원하였음을 뜻함

② **대상성 휴지기(compensatory pause) : Pre-and post-VPC PP interval = two normal sinus PP interval → APC와는 달리, 심실의 ectopic beat가 심방으로 전도되지 않기 때문에(심방과 심실은 전기적으로 절연되어 있음) 동방결절의 reset이 없음**

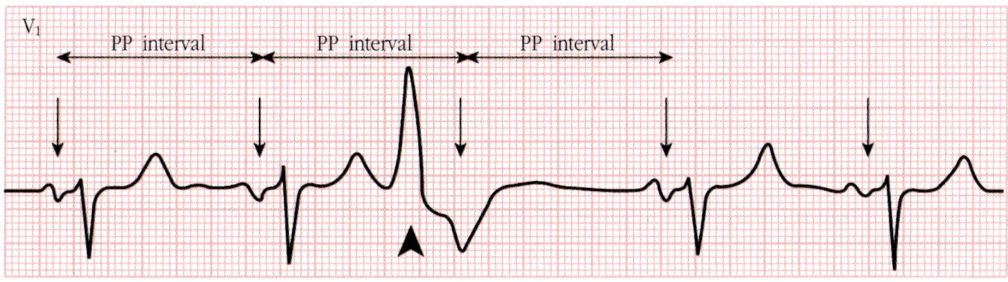

그림 5-34 VPC(Ventricular Premature Contraction). 정상 동율동 사이에 wide하고 벡터가 전혀 다른 QRS가 발견된다(화살표 머리 부분). 그리고 두 개의 연속적인 정상 PP간격과 VPC를 전후한 PP간격의 합이 같음을 확인할 수가 있는데 이를 compensatory pause라 하며 VPC의 역행성 전도가 불가능하므로 SA node의 re-set이 되지 않기 때문에 이러한 현상이 발생한다.

(4) 그 외의 심전도 소견

① 심실성 이단맥(Ventricular bigeminy) : VPC와 정상 QRS가 교대로 나타나는 것

② 심실성 삼단맥(Ventricular trigeminy) : 2개의 정상 QRS 후에 VPC가 나타나는 것

③ Couplet(pair) : 2개의 VPC가 연속으로 나타나는 것

④ **Ventricular tachycardia : 3개 이상의 VPC가 연속으로 나타나면서 HR > 100회/분**

⑤ Ventricular parasystole : sinus rhythm과 상관없이 VPC 간의 간격이 일정한 현상 → SA node의 전기신호가 VPC가 생기는 부위를 간섭하지 못하기 때문이다.

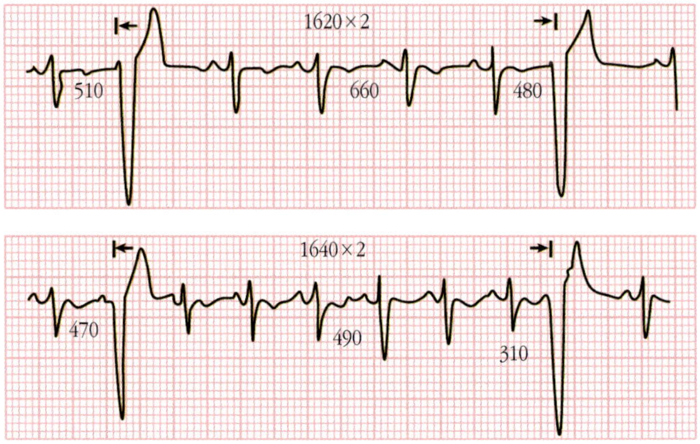

그림 5-35 Ventricular parasystole

(5) 임상적인 의의

① **심질환이 없는 환자에게서는 mortality나 morbidity는 증가하지 않음**

② **급성 심근경색, 좌심실 기능부전이 있는 경우 : complex VPCs(couplets)가 있거나 자주 발생할 경우에는 사망률 증가**

③ Acute ischemia, QT간격 연장 시 : R on T 현상에 의해 심실빈맥 또는 심실 잔떨림(ventricular fibrillation) 유발 가능하다. → 심장 돌연사(sudden cardia death) 위험 증가

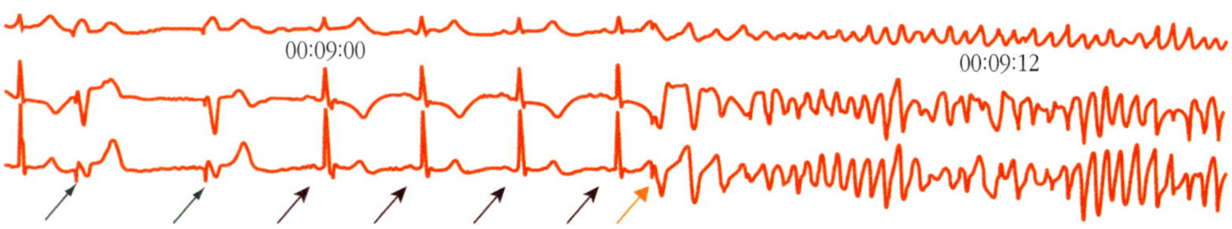

그림 5-36 R on T phenomenon. VPC가 선행 T파의 peak에 발생하면 early depolarization의 기전에 의해 심실 잔떨림이 발생할 수 있다.

(6) 증상

① 심계항진, neck pulsation(by cannon a wave)

② Syncope, lightheadness(매우 드물다.)

(7) 치료

① 기저 심질환이 없는 경우

- **증상이 없으면 치료할 필요 없다.**
- 증상이 있는 경우
  - 먼저 anxiety management

– β-blocker

– Catheter ablation 고려 가능

② 기저 심질환이 있는 경우

• 항부정맥 약제는 심근경색 후 환자들에서 빈번한 VPC로 인한 심장 돌연사 (sudden cardiac death)의 위험성이 감소시키지 못한다(CAST trial).

• **돌연사의 위험이 높은 환자(LVEF < 0.35 & non-sustained VT)**
→ EPS(전기생리학적 검사)로 sustained VT가 발생되면
→ ICD(Implantable Cardioverter/Defibrillator) 삽입(예후 향상)

3 상심실성 빈맥(supraventricular tachycardia)

1) 동 빈맥(sinus tachycadia)

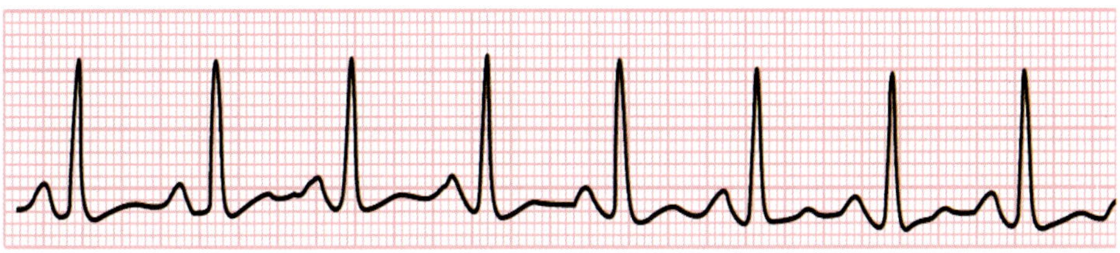

그림 5-37 동 빈맥. HR : 105/min

표 5-17 동 빈맥

심박수	>100회/분(분당 200회 이상은 드물다.)
Regularity	regular
P파	정상
P:QRS 비율	1:1
PR간격	정상범위 또는 짧아짐
QRS간격	정상범위 또는 짧아짐
Grouping	없음
Dropped beats	있음
원인	운동, 저산소증, 발열, 갑상선 기능 항진증, anxiety, hypovolemia, acidosis
감별 포인트	Carotid sinus pressure를 가하거나 adenosine을 투여하면 HR가 서서히 저하된다(갑작스럽게 저하되지 않는다).
치료	원인질환의 치료

2) 심방빈맥(atrial tachycardia)

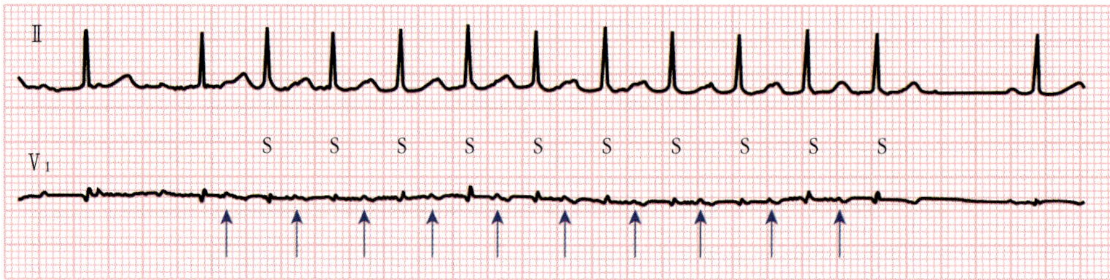

그림 5-38 **심방빈맥.** HR는 분당 약 130회 정도이며 ectopic P파가 관찰된다(화살표).

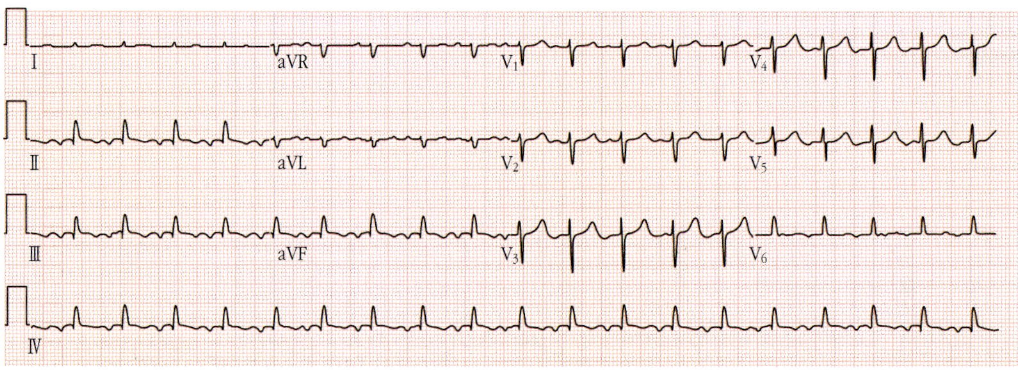

그림 5-39 **심방빈맥.** HR는 분당 약 130회 정도이며 Ⅱ, Ⅲ, aVF에서 retrograde ectopic P파가 관찰되어 이에 AV node근처나 low in the atria에 ectopic focus가 있을 것으로 추정할 수 있다. → 〈그림 5-32〉 참조

표 5-18 심방 빈맥

심박수	100~180회/분
Regularity	Regular
P파	• Ectopic focus의 형태는 정상 P파와 서로 다르다. • 대개 선행하는 QRS 또는 T에 감추어져 보이지 않는다.
P:QRS 비율	1:1
PR간격	Ectopic focus에서는 다르다.
QRS간격	정상범위 또는 aberrant conduction이 생김
Grouping	없다.
Dropped beats	없다.
원인	Ectopic atrial focus가 SA node보다 더 빨리 전기자극을 만들어내면서 발생(digitalis 중독, 심한 폐질환, 저칼륨혈증, theophylline, adrenergic drugs)
치료	• 원인질환의 교정 • β-blocker, CCB, catheter ablation

3) WAP(Wandering Atrial Pacemaker)

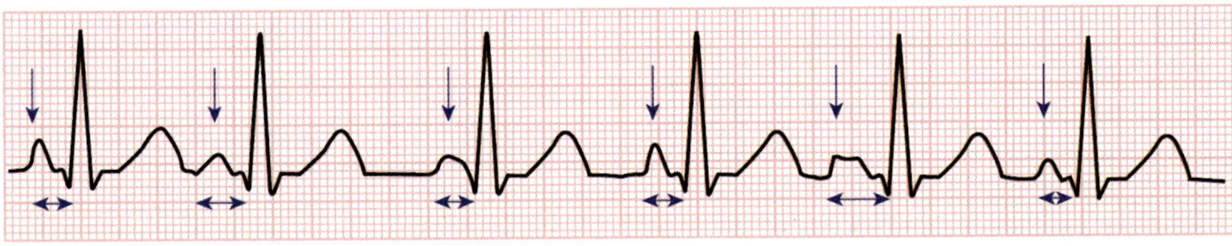

그림 5-40 WAP. 서로 다른 P파와 PR 간격이 3개 이상이며, HR는 분당 100회 미만이며 P : QRS ratio는 1 : 1이다.

표 5-19 WAP(Wandering Atrial Pacemaker)

심박수	<100회/분
Regularity	Irregularly irregular
P파	다른 형태를 갖는 P파가 최소 세 종류 이상 존재
P:QRS 비율	1:1
PR간격	일정치 않다.
QRS간격	정상
Grouping	없다.
Dropped beats	없다.
원인	여러 개의 atrial pacemaker들이 존재하여 제각각 전기자극을 만들어내어 발생
감별 포인트	Irregularly irregular한지 살펴보고 P파와 PR간격이 서로 다른 3가지 이상의 종류가 있는지 확인하며 P:QRS ratio가 1:1인지 확인할 것

4) 다소성 심방 빈맥(Multifocal Atrial Tachycardia, MAT)

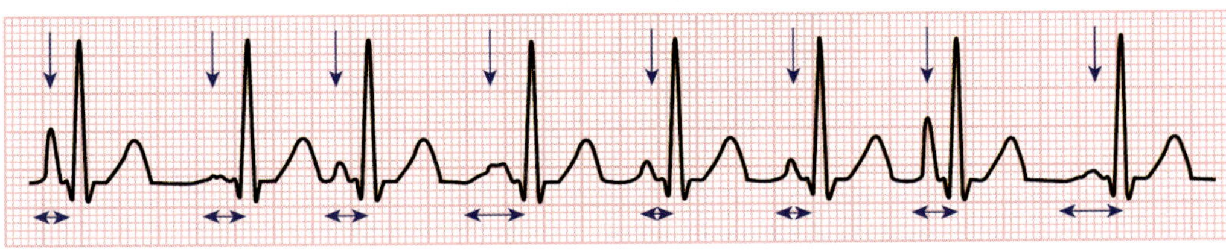

그림 5-41 MAT. WAP와 다른 점은, 단지 HR>100회/분이라는 것이다.

표 5-20 MAT(Multifocal Atrial Tachycardia)

심박수	>100회/분(WAP와의 유일한 차이점)
Regularity	Irregularly irregular
P파	다른 형태를 갖는 P파가 최소 세 종류 이상 존재
P:QRS 비율	1:1
PR간격	일정치 않음
QRS간격	정상
Grouping	없음
Dropped beats	없음
원인	여러 개의 atrial pacemaker들이 존재하여 제각각 전기자극을 만들어내어 발생. 심한 폐질환이 있을 때 잘 동반됨
감별 포인트	Irregularly irregular한지 살펴보고 P파와 PR간격이 서로 다른 3가지 이상의 종류가 있는지 확인하며 P:QRS ratio가 1:1인지 체크할 것. WAP와 다른 점은 HR>100회/분이라는 점이다.
치료	• 원인 질환의 교정이 중요 • 심박수가 너무 빠를 경우 : CCB(verapamil, diltiazem)

5) 심방 된떨림(심방 조동, Atrial Flutter, AFL)

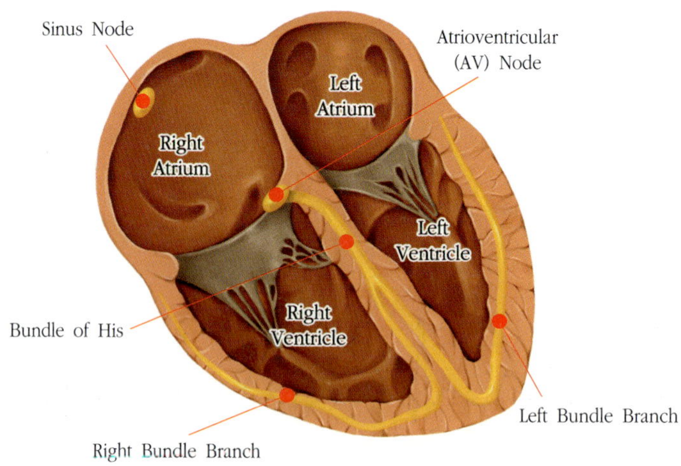

그림 5-42 **AFL의 발생기전.** 심방 내의 큰 회귀성회로(macroreentry)가 그 원인으로(빨간 화살표), 특히 관정맥동(coronary sinus)입구와 하대정맥의 유입구 사이의 Eustachian ridge와 앞으로는 삼첨판륜(tricuspid annulus)으로 경계가 지어지는 협부(isthmus)가 전형적인 reentry의 해부학적 기질로 작용한다.

표 5-21 AFL(Atrial Flutter)

심박수	• Atrial rate: 250~350회/분 • Ventricular rate: 125~175회/분
Regularity	대부분 regular하지만 전도비율에 따라 달리진다.
P파	톱니 모양(Saw toothed shape) → "F wave"(심전도 lead 중, V_1에서 잘 보인다.)
P:QRS 비율	다양함(2:1, 3:1, 4:1…) → 2:1이 가장 흔하다.
PR간격	일정치 않다.
QRS간격	정상
Grouping	없다.
Dropped beats	없다.
원인	• Open heart surgery 후, 기질적 심질환 환자에서 잘 발생 • RA에 reentry circuit을 형성하여 발생한다.
감별 포인트	Saw toothed appearance의 flutter wave를 찾아라! → 잘 모르겠으면 **carotid sinus를 압박**해보라!!
임상적인 중요성	• 1주일 이상 지속되면 atrial fibrillation으로 이행 가능성↑ • 전신 색전증의 가능성 있다.
치료	• DC cardioversion(100~200J) : 항응고요법을 고려해야 한다. • Overdrive atrial pacing(반복적인 재발시 고려) • β-blocker, CCB(심박수의 조절 목적으로 쓰인다.) • Radiofrequency ablation(reentry circuit을 끊어준다.)

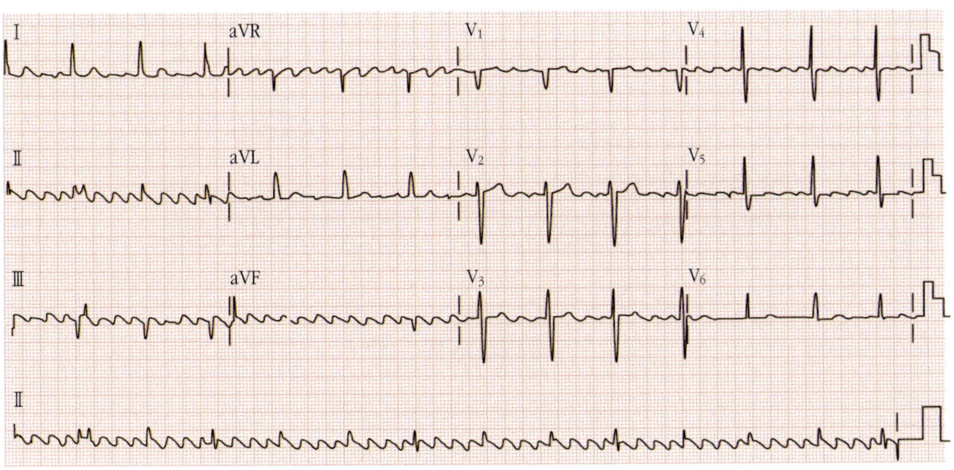

그림 5-43 Atrial flutter, 4:1 conduction. Saw toothed shape의 flutter wave를 관찰할 수 있다.

여기서 잠깐 !!

- 〈표 5-21〉의 설명 중에 "Atrial flutter의 감별이 어려우면 carotid sinus pressure를 가해보라."라고 했는데 이 말이 무슨 말일까? 우선 carotid sinus pressure를 가하면 vagal tone을 올려서 AV nodal block을 유발할 수 있다는 것을 기억해두고 〈그림 5-44〉를 보자.

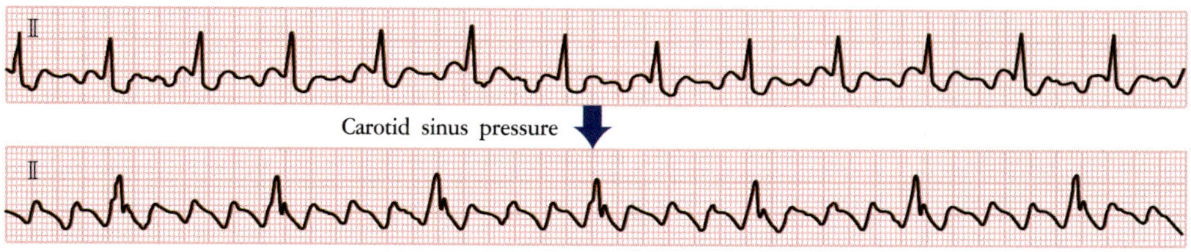

그림 5-44 Carotid sinus massage 후 ECG 변화

6) 심방 잔떨림(심방 세동, Atrial Fibrillation, AF)

(1) 빈도 : 가장 흔한 sustained arrhythmia, 나이가 들수록 유병률 증가

(2) 분류 : 분류하기가 쉽지 않지만 임상적으로 분류하면 다음과 같다.

① Paroxysmal : AF의 episode가 일주일 미만(대부분 24시간 미만), 반복적으로 발생

② Persistent : AF의 episode가 일주일 이상, 반복적으로 발생

③ Permanent : 동율동으로 전환되지 않는 지속적인 AF

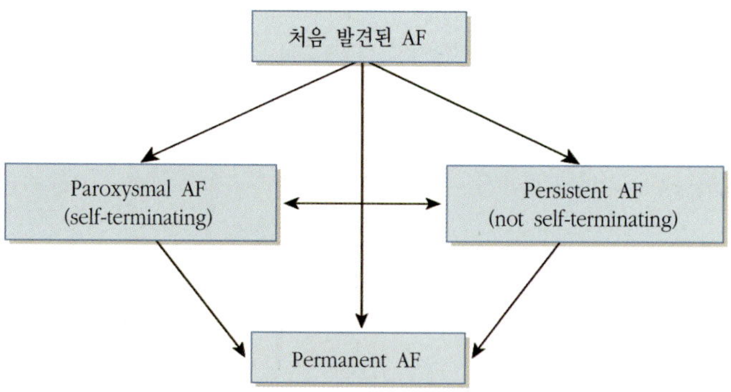

그림 5-45 AF의 임상적인 분류

(3) 임상적인 중요성

① 과도한 심실 박동(ventricular rate) : 저혈압, 폐울혈, 협심증, tachycardia mediated cardiomyopathy 유발 가능

② Tachycardia-bradycardia syndrome → 실신(syncope) 유발

③ 전신적 색전증(LA appendage에서의 혈전 형성)

④ 비효과적인 심방수축으로 인한 심박출량의 감소 → 피로유발

⑤ 심계항진으로 인한 불안증

(4) 심전도 소견

① Chaotic atrial activity(350~600회/분) – 구분이 가능한 P파가 없다.

- Fine A. fib : fibrillatory wave의 크기 < 1mm(안 보이는 경우가 흔함)
- Coarse A. fib : fibrillatory wave의 크기 ≧ 1mm

② **Irregularly irregular ventricular response**

- Rapid ventricular response : > 100회/분
- Slow ventricular response : < 60회/분

③ AF가 있으면서 ventricular response가 30~60회/분이면서 regular interval을 보이면 complete AV block이 있음을 시사

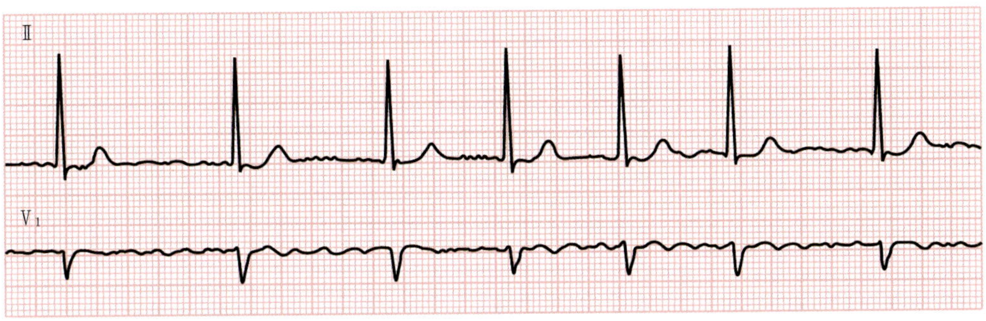

그림 5-46 Atrial fibrillation. Lead II에서 잘 관찰되지 않는 fibrillatory wave가 V_1에서 잘 관찰되고 있다.

(5) 원인

① 정상인에서 스트레스, 음주, 수술 후, 운동, vagal tone의 상승 등이 원인

② 심혈관계 요인 : 고혈압, 판막질환, 관상동맥 질환, 심근병증, 선천성 심기형

③ 비심혈관계 요인 : 갑상선 기능 항진증, toxin exposure, 만성 폐질환 등

④ Pulmonary vein이 LA와 만나는 지점의 근육화된 부분에서(pulmonary vein orifice 부근) AF이 발생한다고 알려져 있다. → ablation therapy의 target

여기서 잠깐 !!

- 치료가 매우 중요합니다. 아래 순서대로 잘 알아둡시다. 특히 항응고요법과 관련해서 CHA2DS2-VASc를 꼭 알아둡시다.

(6) **급성기 치료(acute AF)**

① 혈역학적으로 **불안정**하면 → **synchronized DC cardioversion!**

② **안정**할 경우 심실박동수 조절

- **β-blocker, CCB(verapamil, diltiazem)**
- Digitalis : 단독으로 쓰지 않음(toxicity, late onset, less effective)

③ **항응고요법** : 동반한 stroke 발생 위험인자가 많을 경우 시행 (CHA2DS2-VASc score)

표 5-22 CHA2DS2-VASc score

Risk Factors			Score	Estimated Annual Stroke Rate
C	Congestive Heart Failure	1	0	0
H	**Hypertension**	1	1	1.3%
A	Age >75 years	2	2	2.2%
D	**Diabetes Mellitus**	1	3	3.2%
S	Stroke or TIA, embolus	2	4	4.0%
V	Vascular disease	1	5	6.7%
A	Age 65~75 years	1	6~9	>9%
Sex	**Female**	1		

④ **동율동 전환(termination of AF)**

- 아주 위급한 상황이 아니면 **항응고요법을 먼저하거나 thrombus가 없다는 것을 확인 후 시행함**
- **동율동으로 전환하기 전에 해야 할 일**
  - **AF가 발생한지 48시간 미만인지 확인**
  - **언제 발생했는지 확실치 않으면 동율동으로 전환하기 전에 3주 연속으로 INR 1.8 이상 유지하도록 항응고요법을 시행할 것**
  - **48시간 이상 AF이 지속된 환자에게 좌심방 혈전을 확인하기 위해서 경식도 초음파(TEE)를 시행할 것**
  - **TEE를 시행하지 못하면 3주간 항응고요법을 시행하고 동율동으로의 전환을 계획할 것**
- **약물치료(Pharmacological cardioversion)**
  - Class IA, IC(flecainide, propafenone), Ⅲ(Ibutilide, amiodarone)
  - 전처치로 **β-blocker** 투여 : AF이 AFL로 전환되어 1 : 1 conduction이

되면 매우 빠른 심실 반응을 초래할 수가 있으므로

- **직류 심율동전환(Electrical cardioversion)** : 효과적
  - **Biphasic 100J(or monophasic 200J) 이상으로 시행(성공률>90%)**
  - 오랜 기간동안 AF이 있었다면 **Biphasic 200J 이상으로 시행**
  - **반드시 Synchronized로 해야함(R on T 현상의 예방)**
  - AF의 sinus conversion 후 조기 재발시 유용함
- **동율동 전환 성공률의 가장 중요한 요소 : LA size**

여기서 잠깐!!

- 색전증의 위험성은 pharmacological cardioversion과 electrical cardioversion이 동일하므로 cardioversion 전에는 두 경우 모두 항응고요법을 해야 한다.
- **동율동으로의 전환 시행 후 적어도 4주 이상 항응고요법을 유지해야 한다.**

꼭 알아둡시다!!

DC cardioversion의 unfavorable candidates

- Digitalis toxicity, hypokalemia
- 치료를 하지 않았는데도 증상이 없거나 심실반응수가 잘 조절될 때
- 동기능 부전이 있는 경우(tachycardia-bradycardia syndrome)
- Subacute recurrence of AF
- 좌심방의 확장(LA diameter>4.5cm)
- 오래된 AF
- Infrequent paroxysmal AF
- 진행된 AV block이 동반된 AF
- 항부정맥제에 intolerance가 있을 때
- 곧 심장 수술이 계획되어 있을 때

여기서 잠깐!!

DC cardioversion 후 AF 재발 가능성이 높은 경우

- 기저 심질환(좌심실 부전, LA size>4.5cm, 승모판 질환 등) 및 고혈압
- AF duration >3개월
- Female gender
- Age(>55세)

⑤ 급성기 치료 후 재발방지를 위한 방법

- 유발요인의 확실한 제거
- 약물 치료 : 기저질환에 따라 쓰이는 약물이 다르다〈그림 5-47〉.

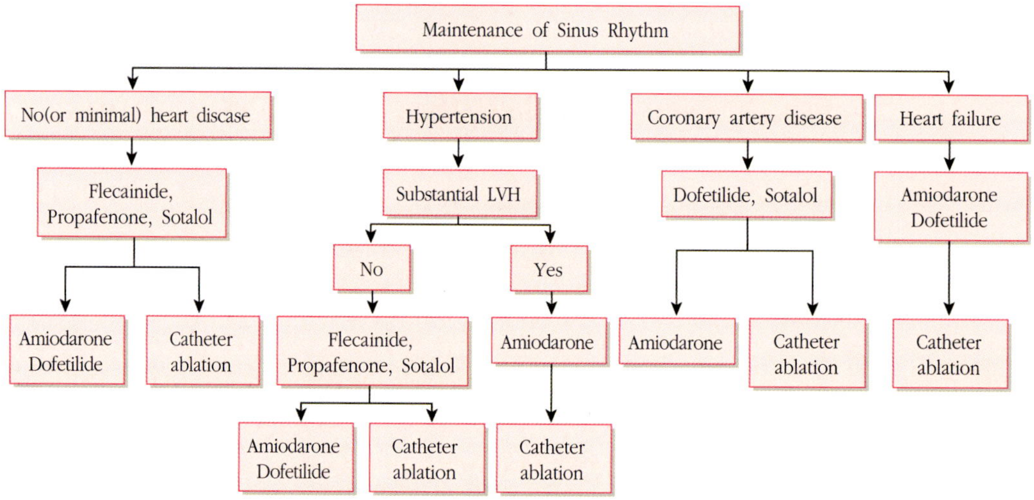

그림 5-47 Antiarrhythmic drug therapy to maintain sinus rhythm in patients with recurrent paroxysmal or persistent atrial fibrillation.

(7) 만성기 치료(Chronic management)

여기서 잠깐 !!

• 만성 심방세동은 그 자체로 심방내 기질적 이상을 초래하여 electrical remodelling을 유발함 → 억지로 동율동 전환을 하려기 보다 심실 심박수 조절하여 증상 완화시키고, 항응고요법으로 혈전색전증 위험성 감소하는 것이 주 목적임

① **심실 박동수 조절**

- **β-blocker, CCB(verapamil, diltiazem), digitalis**
- Ablation + pacemaker : 약물 치료 실패시

② **항응고요법** : **CHA2DS2-VASc score가 2 이상인 경우** 실시

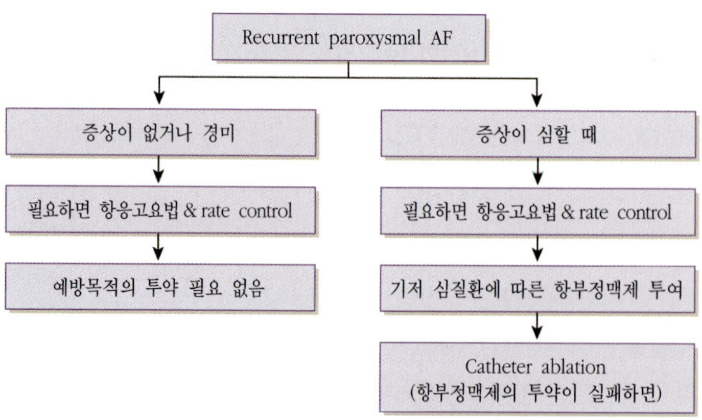

그림 5-48 재발하는 paroxysmal AF의 치료 알고리즘

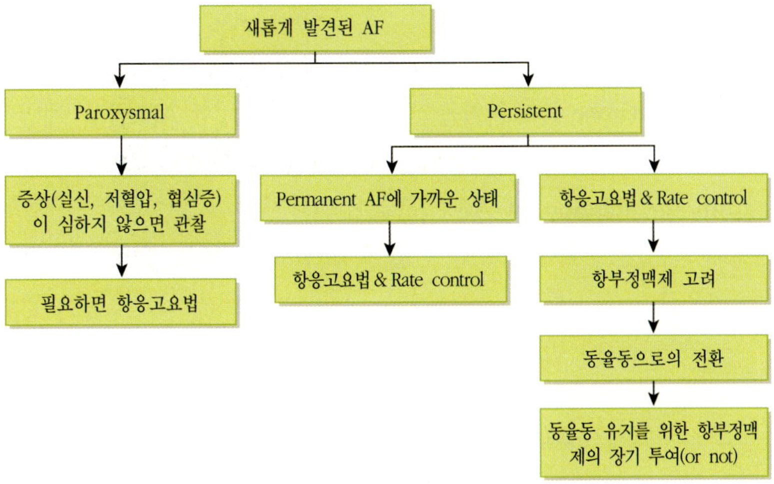

그림 5-49 새롭게 발견된 AF의 치료 알고리즘

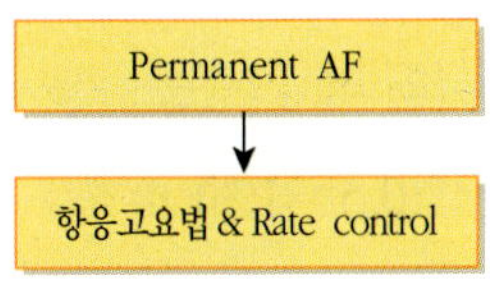

그림 5-50 Permanent AF의 치료

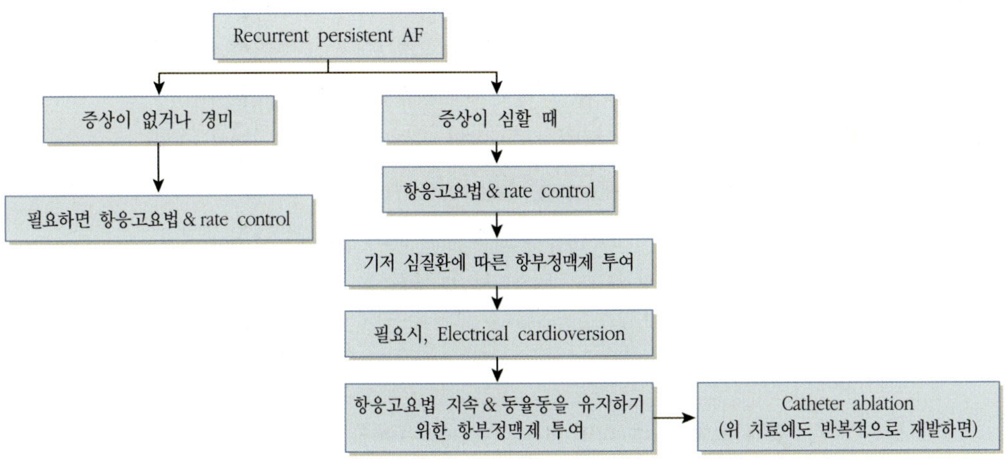

그림 5-51 Recurrent persistent AF의 치료 알고리즘

(8) AF에서의 그 밖의 경우

① 수술 후 발생한 AF

- 대개 심장 수술 후 호발
- 다른 형태의 AF보다 자발성 회복의 빈도 높음

- 예방 및 치료
  - β-blocker : 수술 후 AF 발생의 예방에 효과적
  - Amiodarone : 고위험군의 환자에서 수술 후 AF 발생 예방에 효과적
  - AV nodal blocking agent : rate control 목적으로 투여

② **Catheter ablation of AF**

- AF의 발생부위에 scar를 만들어 filbrillation 전파를 차단함
- 적응증
  - 약물치료에 반응이 없는 refractory AF
  - 지속적인 항응고요법을 시행할 수 없는 환자
  - 장기간의 항부정맥 약제나 항응고요법을 거부하는 환자
- 성공률
  - Paroxysmal AF : 80~85%
  - Permanent AF : 60%, 반복적인 시술로 70~80%까지
- 합병증(2~7%)
  - 색전에 의한 뇌경색(0.5~1%)
  - Cardiac tamponade(1%)
  - Phrenic nerve의 손상
  - Bleeding from femoral access sites
  - Fluid overload with heart failure
  - 폐정맥 협착, 식도 궤양 등

7) Nonparoxysmal AV junctional tachycardia

(1) 기전 : AV junction에서의 자동능의 증가 또는 triggered activity

(2) 원인 : 디지털리스 중독(m/c), 하벽부 심근경색, 심근염, catecholamine excess

(3) 심전도 소견

① HR > 100회/분

② P파 : 없거나 ante-or retrograde conduction된 P파

③ Narrow 또는 aberrant widened QRS complex

(4) 치료

① 원인 질환의 제거

② Cardioversion(digitalis intoxication시에는 하면 안 됨)

③ Atrial pacing으로 AV synchrony(AV node가 정상이라면 적용 가능)

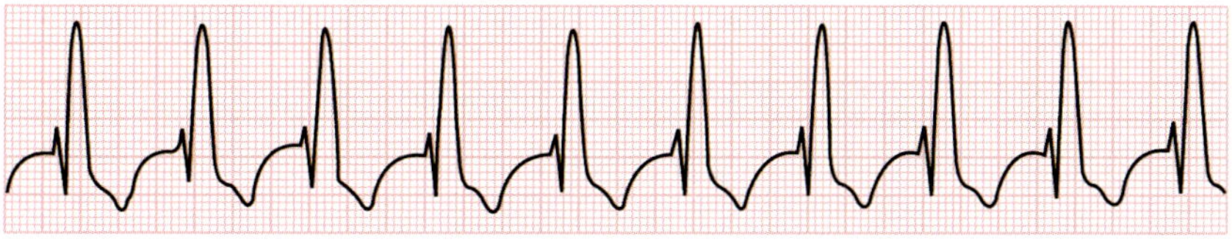

그림 5-52 AV junctional tachycardia. HR : 137회/분

8) 발작성 상심실성 빈맥(Paroxysmal Supraventricular Tachycardia, PSVT)

대부분 회귀가 원인 → 부정맥의 발생기전에서 공부했던 내용을 복습하자.

(1) **방실결절 회귀 빈맥(AV Nodal Reentrant Tachycardia, AVNRT)**

① 역학(epidemiology) : 여자에게 흔함

② 심전도 소견

- Regular rate(120~250회/분) & narrow QRS
- **Retrograde P파** : QRS에 묻혀서 발견되지 않거나 QRS 끝부분에 살짝 붙는다(pseudo s wave in Ⅱ, pseudo r wave in V_1).
- 빈맥의 시작 : APC with prolonged PR interval(A-H interval)
  → 느린 경로(slow pathway)의 존재를 시사

③ **Dual AV nodal pathway**

- 빠른 경로(**Fast pathway, β pathway**) : **빠른 전도속도, 긴 불응기**
- 느린 경로(**Slow pathway, α pathway**) : **느린 전도속도, 짧은 불응기**
- 느린 경로는 antegrade conduction, 빠른 경로는 retrograde conduction
- 드물게 위와는 반대 방향으로 회귀회로가 형성되기도 함
  short PR interval, T 뒤에 negative P wave in Ⅱ, Ⅲ, aVF

표 5-23 Dual AV nodal pathway

	Conduction	Refractory period
Fast pathway	rapid	long
Slow pathway	slow	short

④ 임상증상

- 심계항진(palpitation)
- 혈압 저하, 실신(syncope)
  - 심방수축의 기여 저하↓ → 심실 충만(ventricular filling) 감소↓ → 심박출량 감소↓

  - 심방과 심실이 동시에 수축 → reflex baroreceptor response, high atrial pressure → 급성 폐부종(acute pulmonary edema)
- Tachycardia-mediated cardiomyopathy(심부전의 양상으로 나타남)

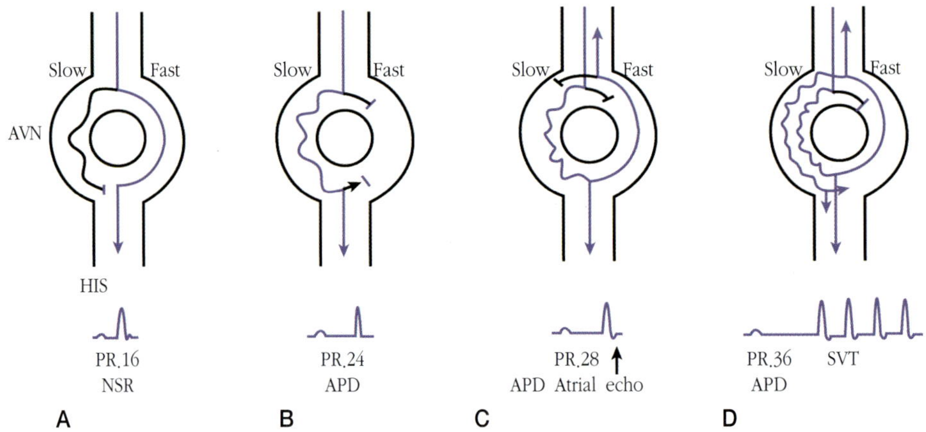

그림 5-53 PSVT의 기전 A, Atrium. Sinus rhythm일 때는 conduction 속도가 빠른 fast pathway로만 전도가 일어난다(정상 PR간격). **B,** APC와 같이 extra stimuli가 가해지는 상태가 되면 fast pathway는 여전히 refractory period에 있기 때문에 slow pathway로의 전도가 일어나게 된다(PR간격 ↑). **C,** Slow pathway로 전도된 신호가 fast pathway에 전도될 때 fast pathway가 refractory period에서 회복된 경우 reentrant circuit이 성립된다. 이때 심방으로 retrograde conduction된 신호에 의해 QRS complex 다음에 atrial echo P wave가 나타난다(동시에 AV node → ventricle, AV node → atrium으로 전도되면 P파가 보이지 않게 된다). **D,** Premature atrial impulse가 많아질수록 fast pathway의 차단 빈도가 늘어나게 되어 slow pathway로의 전도가 늘어나고 PR간격도 더욱 늘어나며 reentrant circuit을 통한 AV nodal reentrant tachycardia가 나타난다.

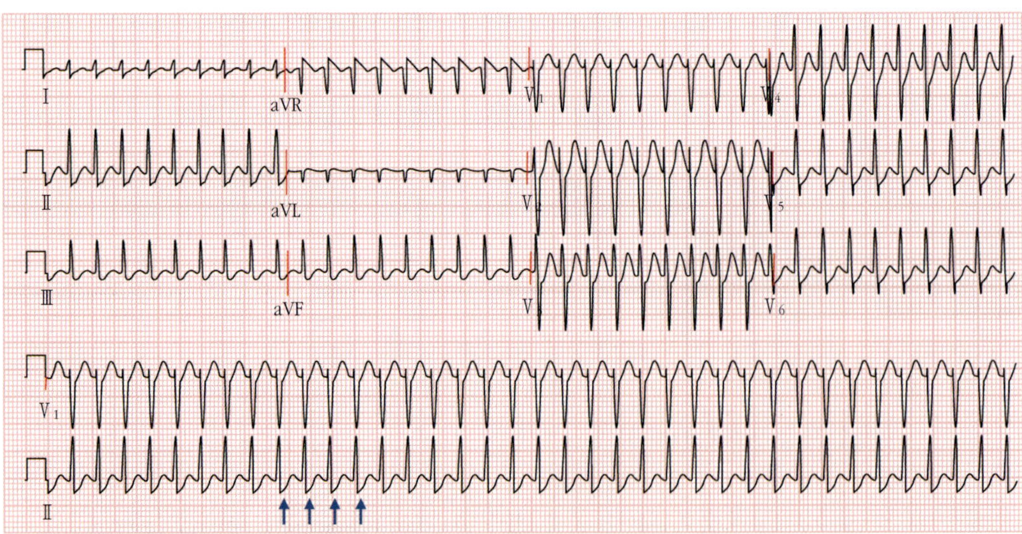

그림 5-54 AVNRT. Regular, narrow QRS tachycardia. HR이 240회/분일 때의 전형적인 P파를 찾아볼 수가 없으나 retrograde P wave가 QRS 끝에 붙어 있는 것이 관찰되어(화살표) AVNRT에 합당한 소견이다.

⑤ 치료

- **carotid sinus pressure, 차가운 물에 얼굴 담그기, Valsalva maneuver**
- 항부정맥제
  - **Adenosine IV : treatment of choice**
  - Verapamil, Diltiazem IV : 2nd choice
  - Digitalis : 작용 시간이 느려서 급성기에 쓰지 않음
- Temporary pacing : 위 치료에도 반응이 없거나 재발하는 경우 (esophageal lead를 통해서 pacing하게 되면 효과적임)
- DC cardioversion : 혈역학적으로 불안정할 때

여기서 잠깐 !!

Vagal maneuvers

- 미주 신경(vagus nerve)의 parasympathetic tone이 올라가는 경우 심박수는 떨어지게 되는 생리적 반응을 이용한다.
- Carotid sinus massage는 환자를 바로 눕힌 다음, 한쪽 mandible angle 바로 아래 부분의 carotid bulb을 약 5초 동안 눌러주는 것이며, diving reflex는 찬 물에 얼굴을 담그는 것을 말한다. 단, carotid sinus massage는 환자의 EKG를 monitoring 하면서 maneuver 시행에 따라 발생할 수 있는 asystole or VF 등에 즉각적인 처치를 할 수 있는 준비를 해야 하며 4세 이하의 소아에서는 사용할 수 없고 동맥경화 등에 의해 carotid bruit가 들리는 환자에서는 해서는 안 된다는 등의 복잡다단한 전제 조건이 있기 때문에 adenosine IV push가 더 선호되는 방법이라고 할 수 있다.
- Valsalva maneuver도 carotid sinus massage와 비슷한 효과를 낸다.

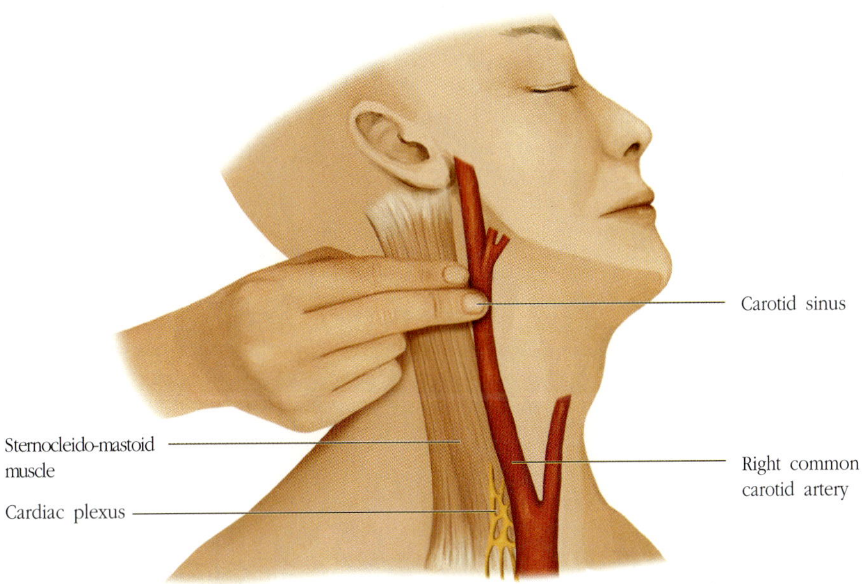

그림 5-55 Carotid sinus massage

- **RFCA(Radiofrequency Catheter modification of AV node)** : 회귀회로의 차단 → 95% 성공률(Curative!)
  단, 합병증으로 complete AV block 발생(1～2%)
  (발생하면 pacemaker 삽입 필요)

⑥ 예방

- Antegrade slow pathway의 억제 : β-blocker, CCB, digitalis
- Fast pathway의 억제 : class IA(quinidine) / IC(flecainide, propafenone)

(2) **방실 회귀 빈맥(AV reentrant tachycardia, AVRT)**

① 회귀 회로(Reentry circuit)

- 전방 전도(Antegrade conduction) : 심방 → AV node → His-Purkinje system → 심실
- 후방 전도(Retrograde conduction) : bypass tract를 통해 심방으로 회귀

② 심전도 소견

- Retrograde P wave(P') : QRS complex 뒤에 보인다.
- Regular rate(120～250회/분) & narrow QRS
- APC, VPC 둘 다 빈맥을 유발 가능

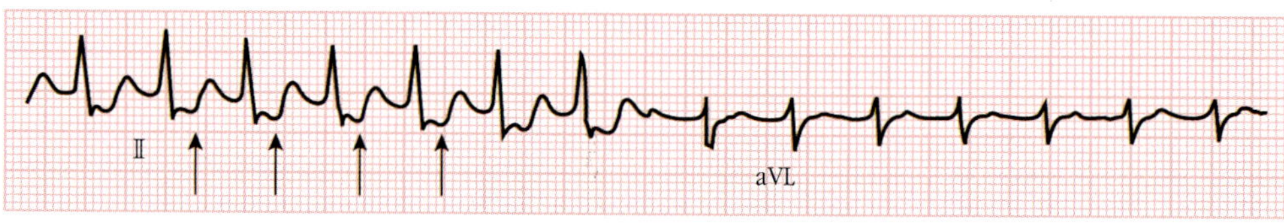

그림 5-56 AVRT. Regular, narrow QRS tachycardia. HR이 188회/분일 때의 전형적인 P파를 찾아볼 수가 없으며 AVRT에서는 보통 ventricular activation이 retrograde conduction에 의한 atrial activation보다 먼저 나타나기 때문에 retrograde P파가 RR interval 사이에 있는 것이 관찰되어(화살표) AVRT에 합당한 소견이다.

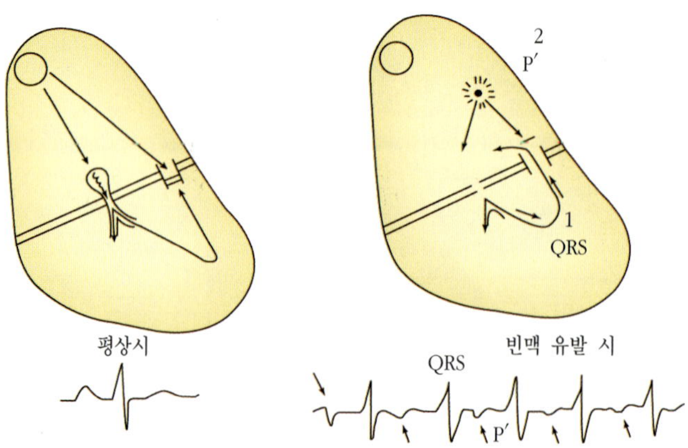

그림 5-57 AVRT의 유발 기전

여기서 잠깐 !!

- AVRT에서의 bypass tract가 AVNRT의 slow pathway같은 역할을 한다. 즉 bypass tract은 slow conduction velocity와 short refractory period
- 역방향 전도가 가능하므로 VPC에 의해서도 SVT의 유발이 가능하다.
- AVRT에서의 bypass tract는 retrograde conduction만 가능하다. 즉 심실에서 심방으로만 전도 가능하기에 sinus rhythm일 때는 그 존재 여부를 알지 못하고 빈맥이 발생되었을 때에만 나타나므로 concealed bypass tract란 별명을 갖게 된다.

③ 임상증상 : **AVNRT와 동일**

④ 치료 및 예방 : **AVNRT와 거의 동일**

- **RF catheter ablation** : bypass tract를 제거하는 것이 효과적(Curative!)
- AVRT에서의 catheter ablation 시에도 bypass tract가 AV node 근처에 있으면 시술 후 합병증으로 complete AV block이 발생할 수 있다. → 이럴 경우에는 영구 심박동기 삽입해야 한다.

9) 조기흥분 증후군(Preexcitation syndrome, WPW syndrome)

(1) 개요

① **심실 조기흥분(Ventricular preexcitation), WPW 증후군**

비정상적인 부전도로(bypass tract, accessory pathway, AP, Kent bundle)를 통해 전향전도(antegrade conduction)가 발생하여 심실이 조기에 수축되는 현상

② 조기흥분 증후군에서의 부전도로(AP)

- 느린 전도속도(Slow conduction velocity)+짧은 불응기(short refractory period)
- AVRT의 부전도로와는 다르게 **양방향(ante- & retrograde)** 전도가 모두 가능

③ 관련 심질환 : **Ebstein's anomaly**

(2) 심전도 소견

① **Short PR interval(<0.12s) : 부전도로를 통한 심실로의 빠른 전기 흐름**

② **Initial slurring of QRS(δ파) : 부전도로를 통한 심실의 조기 탈분극**

③ **Wide QRS : 부전도로의 전도와 정상 전도가 서로 fusion되어 발생**

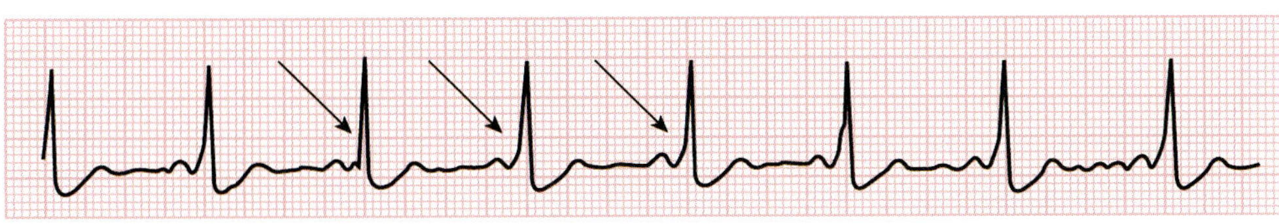

그림 5-58 Ventricualr preexcitation. Short PR간격(0.09s), wide QRS와 δ파(화살표)가 관찰된다.

(3) 전기생리학적 검사(EPS) 필요함

① WPW 증후군 확진 및 치료

② 부전도로(bypass tract)의 위치, 형태, 개수 파악

③ 부정맥을 형성하는 기전의 확인

④ 치명적인 부정맥을 야기할 가능성을 평가

⑤ 치료 방법의 평가

(4) WPW 증후군에 동반될 수 있는 부정맥 : VT, AF, AFL

① WPW 증후군 자체로는 증상 없음

② 40~80%에서 상심실성 빈맥 동반 : PSVT가 80%

③ **WPW with AF/AFL** : WPW에서는 방실결절(AV node)과 같이 전도를 걸러 주는 부분이 없으므로 심실반응이 매우 빠름

→ **심실세동(VF) 발생 가능**〈그림 5-60〉

(5) 치료

① **증상 없으면, 경과 관찰**

② 약물 치료

- **β-blocker, CCB** : AV node에 작용하여 전도속도 느리게, 불응기 길게
- **Quinidine, flecainide** : 부전도로(bypass tract)에 작용하여 전도속도 느리게, 불응기 길게

③ WPW with PSVT : adenosine, RFCA

→ pacing도 가능하지만 심실세동 유발 가능하여 추천하지 않음

④ **WPW with AF/AFL**

- 혈역학적으로 **불안정**할 때 → **DC cardioversion!**
- 혈역학적으로 **안정**할 때 → **Procainamide(IA), ibutilide(III)**
- 금기 : digitalis, verapamil(AV node에 작용하는 약물)
  AV node가 억제되고, 부전도로의 불응기를 감소시키므로
  → 부전도로를 통한 전향 전도(antegrade conduction) 증가
  → ventricular fibrillation이 발생
- β-blocker : 효과 없음
- 회복 후 반드시 EPS, RFCA

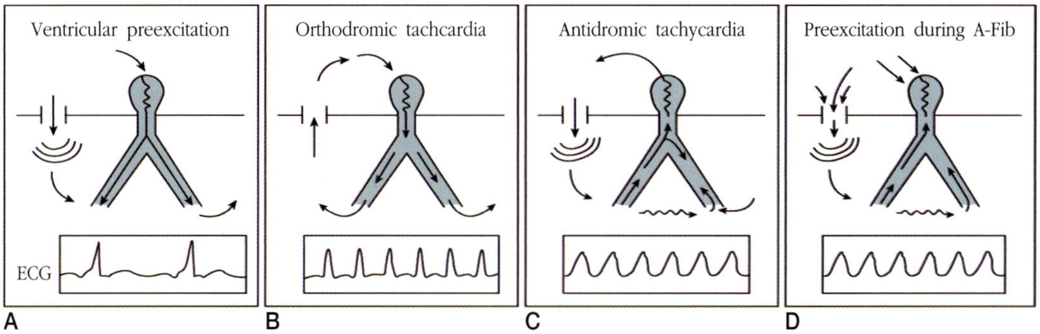

그림 5-59 여러 종류의 WPW syndrome. A, WPW syndrome. B, WPW with PSVT는 대부분 정방향 방실 회귀 빈맥(orthodromic AV reentrant tachycardia)을 보인다(AV node → His-Purkinje system → bypass tract 방향의 회귀회로). Narrow QRS complex가 특징이다. C, PSVT의 ~5%에서는 reverse pattern을 보인다. → bypass tract에 의해서만 ventricular activation(wide QRS complex). D, Preexcitation during atrial fibrillation. Bypass tract이 존재하는 경우 irregularly irregular한 AF의 impulse가 AV node로의 전도보다 우선, VT와 비슷해 보인다.

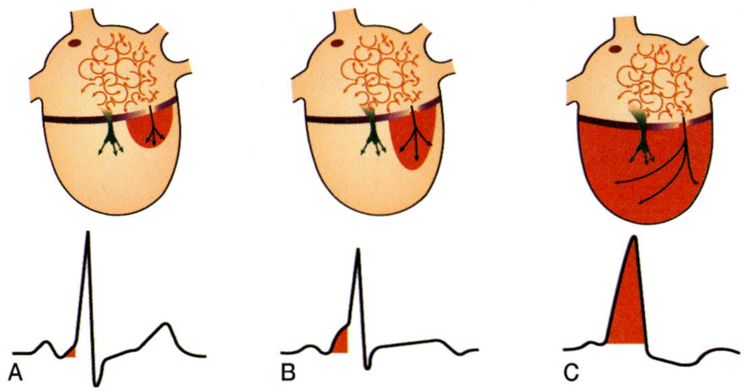

그림 5-60 Ventricular preexcitation with AF

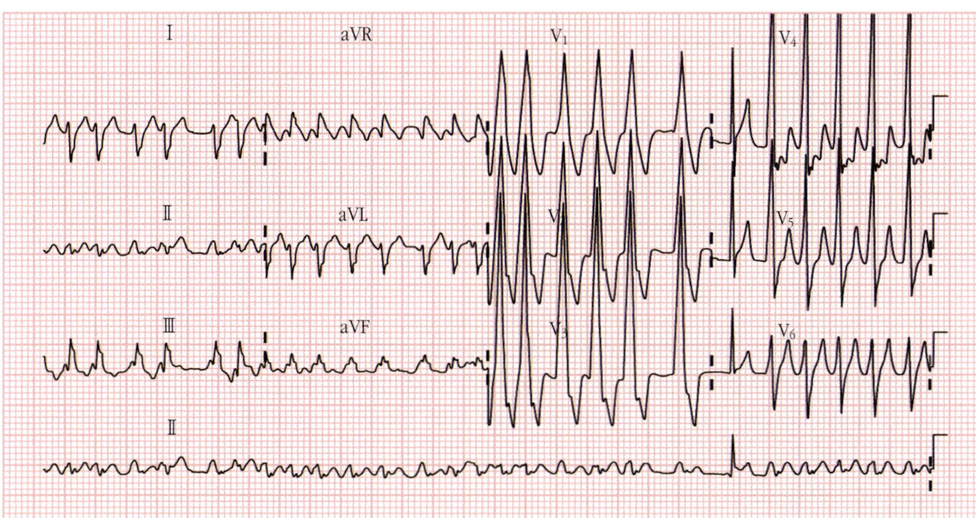

그림 5-61 Ventricular preexcitation with AF. Wide QRS지만 RR간격이 irregular한 점에서 ventricular tachycardia와는 다르다.

참고 ⊙

Ventricualr preexcitation(W.P.W. abnormality)

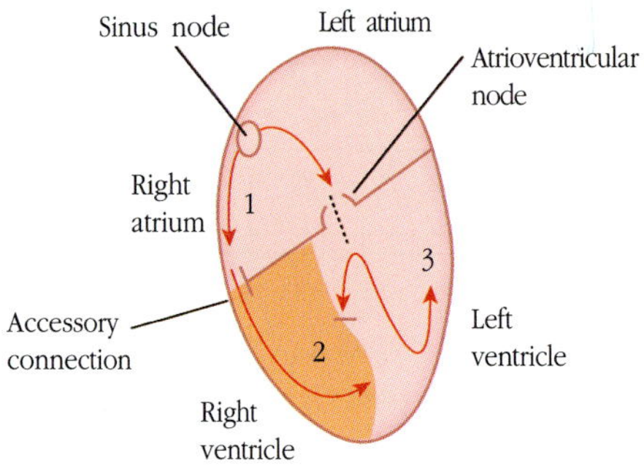

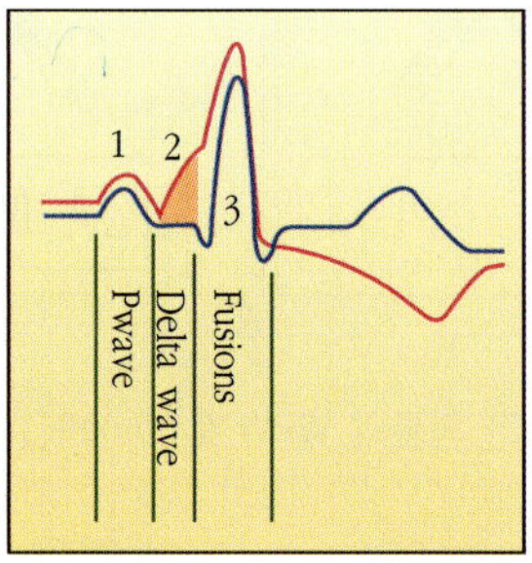

그림 5-62 δ파의 발생기전

〈그림 5-62〉를 보면 δ 파의 발생기전에 대해 알 수가 있다. SA node에서 발생한 전기자극이(1) 먼저 부전도로를 타고 흘러 심실을 천천히(cell to cell spread) 탈분극시킨다. 이때, δ 파가 발생하게 된다(2). AV node를 거쳐서 심실로 내려온 정상 전기자극은 나머지 심실을 빠르게 탈분극시키며 정상 QRS를 만들어 낸다(3). 이때 부전도로를 통해 탈분극이 된 심근세포는 불응기에 들어가므로 그쪽으로는 전기가 흐르지 못하면서 이차적인 ST-T change가 발생할 수 있다.

※ WPW abnormality에서의 부전도로(Kent bundle)는 AVRT에서의 concealed bypass tract과는 달리 양방향 전도가 가능함을 앞에서 말한 바 있다. 따라서 회귀가 성립될 때도 양방향 모두 회귀회로가 생길 수 있을 것이다.

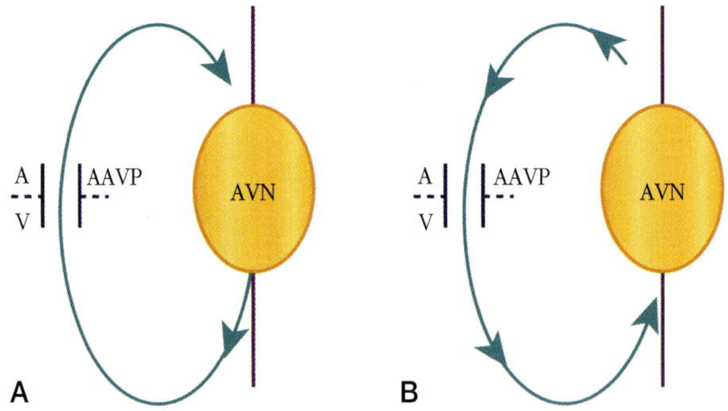

그림 5-63 Antegrade & retrograde conduction

〈그림 5-63〉에서 A에서는 전기자극이 AV node를 거쳐 심실을 탈분극시킨 후 부전도로를 통하여 역방향으로 심방을 탈분극시키고 있다. 이를 orthodromic AVRT라고 한다. B는 전기자극이 부전도로로 먼저 내려와 심실을 탈분극시킨 후 AV node를 통하여 역방향으로 심방을 탈분극시키고 있다. 이를 antidromic AVRT라고 말한다. Antidromic AVRT의 경우에는 부전도로를 통해 전기자극이 전달되므로 QRS widening이 발생하며 심실빈맥으로 오인하기도 한다.

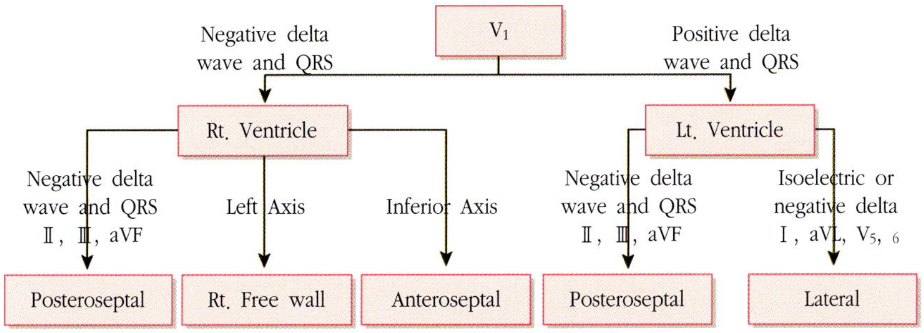

그림 5-64 Ventricular preexcitation에서의 부전도로의 위치

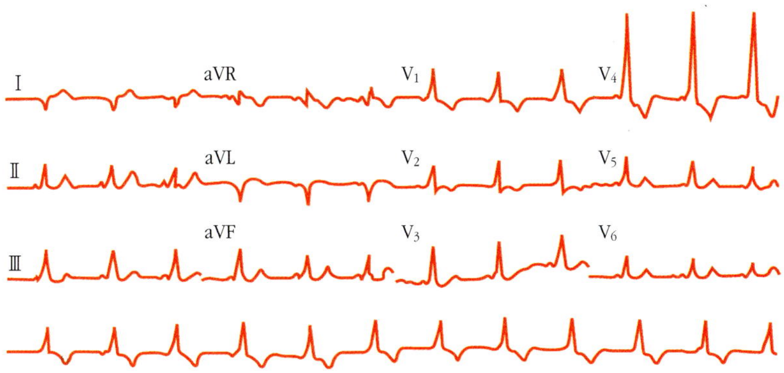

그림 5-65 Ventricular preexcitation의 ECG. 부전도로의 위치는?

〈그림 5-65〉의 심전도에서 부전도로의 위치를 찾아보자.

V1 : positive delta → LV

Ⅱ Ⅲ aVF에서 positive delta

Ⅰ, aVL negative delta → lat wall

∴ LV lat wall에 위치

4 심실성 빈맥(ventricular tachyarrhythmia)

1) 심실빈맥(Ventricular Tachycardia, VT)

(1) 개요

① **3개 이상의 심실조기박동(VPB)이 분당 100회 이상의 속도로 연속해서 나타나는 경우**를 지칭

② Non-sustained VT : 30초 미만으로 지속되는 VT, 대개 무증상

③ **Sustained VT : 30초 이상 지속**되며 혈역학적인 이상을 초래하는 VT
→ 주로 기질적 심질환이 있을 때 발생함

여기서 잠깐!!

심실빈맥을 들어가기 전에...

- "A wide complex tachycardia is always ventricular tachycardia until proven otherwise."라는 말이 있습니다. Wide QRS tachycardia가 보이면 고민하지 말고 일단은 VT라고 생각하고 치료를 하라는 말입니다. Wide QRS tachycardia를 일으킬 수 있는 상황은
  - Ventricular tachycardia
  - SVT(Supraventricular Tachycardia) with aberrancy
  - SVT with preexcitation syndrome
  - Ventricular pacing
  - Effect of antiarrhythmic drugs(class IC drugs)
  - Effect of electrolyte imbalance(예, 고칼륨혈증)
- 이렇게나 다양하므로 감별해내는 것이 쉽지 않습니다. 하지만, 환자가 VT인 경우가 많고, 불안정해진 혈역학적인 상태를 살피는 것이 급선무입니다. 따라서, 환자의 상태를 확인하고 일단 혈역학적으로 안정시킨 후에 감별하여야 한다는 점을 명심합시다.

④ 원인 : 만성 허혈성 심질환, 급성 심근경색, 심근병증, long QT syndrome

⑤ **혈역학적으로 불안정**(∵ 빠른 율동, 심방의 심박출량에 대한 기여도 감소, 비정상적인 심실 활성화) → 혈압 저하, 실신 발생

(2) 심전도 소견 : **"wide QRS complex" tachycardia**

① **방실 해리(AV dissociation) : capture beats, fusion beats**

- 심방과 심실이 독립적으로 뛰는 현상. 포획박동, 융합박동 관찰됨
- 포획박동(capture beat) : 심방의 전기신호로 별개의 완성된 QRS 나타남
- 융합박동(fusion beat) : 심방의 전기신호에 의해 QRS가 심실의 QRS에 포함되어 나타남

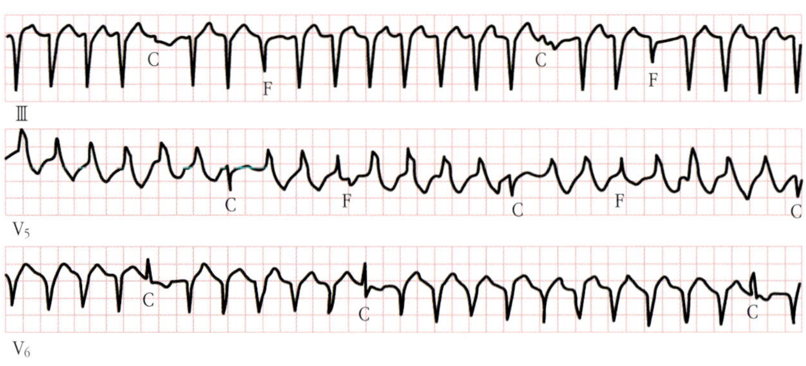

그림 5-66 **심실빈맥**. AV dissociation으로 capture beat, fusion beat가 관찰된다.
C : 포획박동(capture beat); F : 융합박동(fusion beat)

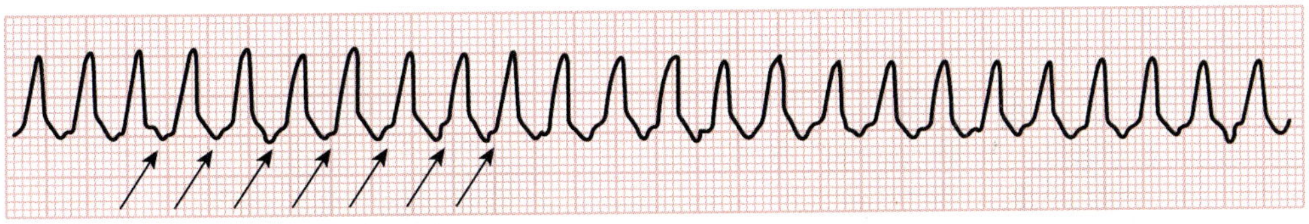

그림 5-67 심실빈맥. P파(화살표)와 QRS가 전혀 연관성이 없는 AV dissociation이다.

② **빈맥이 심실 기원**임을 시사하는 경우

- 항부정맥 약제를 복용하지 않으면서 **wide QRS complex(>0.14s)**
- **좌축편위(Left axis deviation)+우각차단(RBBB) morphology**
- **방실 해리 관찰(+융합 박동, 포획박동)**
- **모든 전흉부 유도(V_1~V_6)에서 같은(concordant) QRS 모양 및 방향**

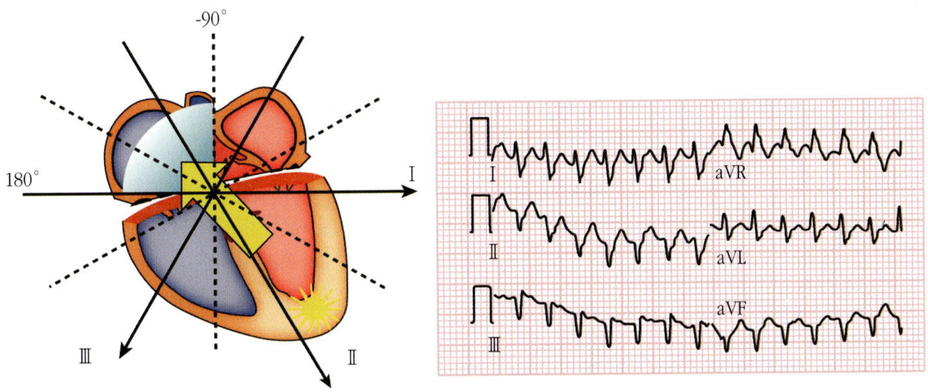

그림 5-68 심실빈맥. Extreme axis deviation(No man's land)

③ QRS 패턴

- 우각차단 패턴(RBBB pattern) : LV 기원
  - Monophasic R or biphasic qR or R/S in V_1
  - RS or dominant S in V_6
  - Onset of R wave to nadir of S>0.10s
- 좌각차단 패턴(LBBB pattern) : RV 기원
  - Q wave in V_6
  - R wave in V_1 or V_2>0.04s
  - Onset of QRS to nadir of S wave in V_1 or V_2>0.07s
  - Notched downslope of S wave in V_1 or V_2

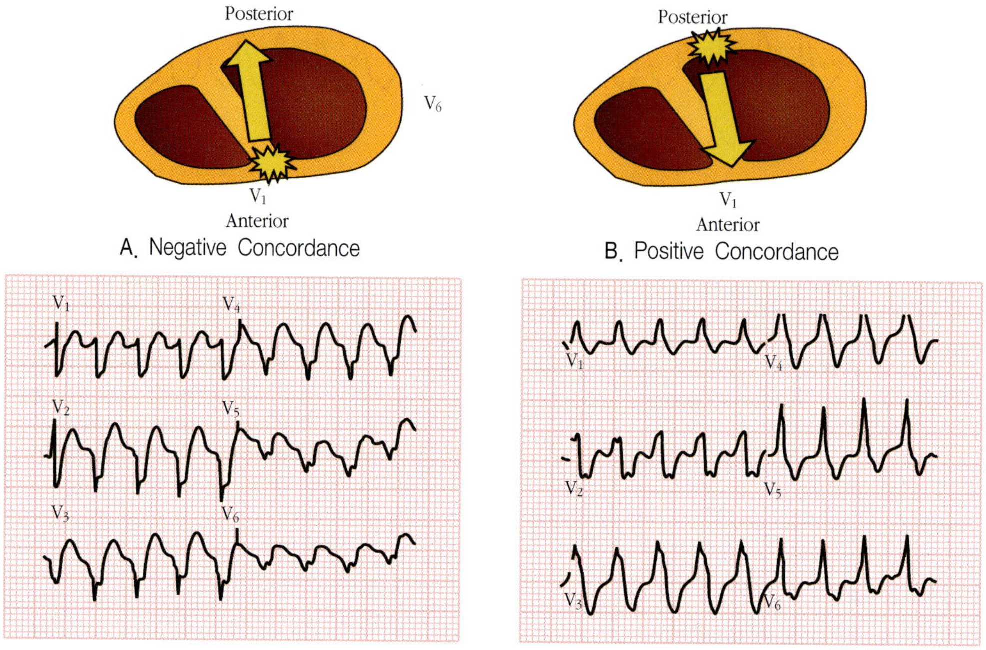

그림 5-69 QRS complex의 concordance

여기서 잠깐 !!

- Negative concordance는 VT를 시사하는 소견이나 positive concordance의 경우에는 SVT with aberrancy를 배제할 수 없습니다.
- Pattern이라는 말은 'RBBB 처럼 생겼다'라는 것을 의미합니다. RBBB처럼 생겼는데 RBBB의 특징적인 모습은 갖추고 있지 않은 bizarre한 QRS라는 것입니다.

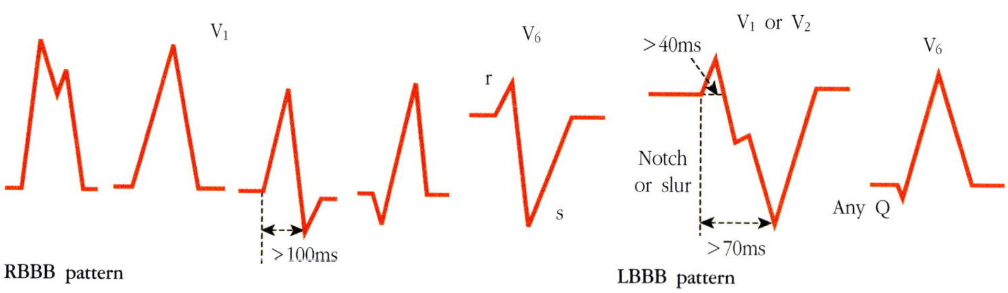

그림 5-70 RBBB pattern & LBBB pattern

여기서 잠깐 !!

- BBB의 심전도 형태를 보면서 〈그림 5-70〉과의 차이점을 익혀두기 바랍니다. 이는 SVT with aberrancy의 감별에도 도움이 되는 사항입니다.

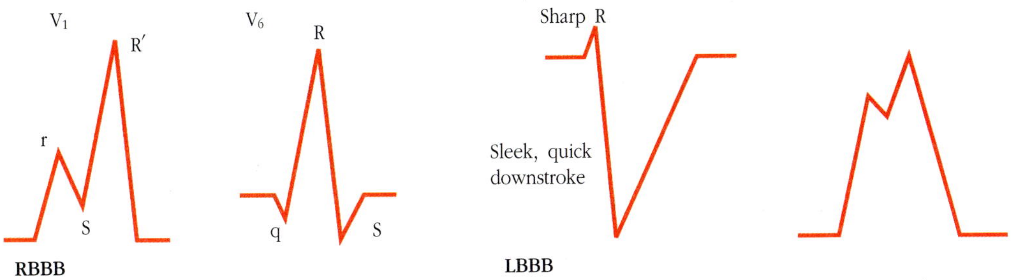

그림 5-71 RBBB & LBBB

(3) 치료

① 기저 심질환이 없는 경우

- 무증상의 non-sustained VT → 경과 관찰
  (예외 : congenital long QT syndrome)
- 증상이 있는 sustained VT → β-blocker, verapamil, Class IA, IC, Ⅲ agent, amiodarone

② 기저 심질환이 있는 경우

- **혈역학적으로 불안정하면 → 즉시 DC cardioversion**
- Well tolerated patients → Procainamide
- 약물치료가 실패한 경우 → overdriving pacing

③ 수술, RFCA : 일부 환자에서 도움됨

참고

VT와 SVT with aberrancy의 감별

wide QRS tachycardia가 있는 경우에 생각해야 할 경우가 몇 가지 있다고 서두에 기술을 했는데, 그 중 반드시 감별이 필요한 것이 VT와 SVT with aberrancy의 감별이다. 이것을 감별하기 위해서는 VT에서의 QRS morphology와 BBB에서의 QRS morphology의 차이를 명확히 알고 있어야 한다. SVT with aberrancy의 경우에는 심방에서의 전기자극이 정상 전도로를 타고 내려오다가 BBB에 의한 aberrancy가 있는 것이므로 BBB의 전형적인 모습을 그대로 갖게 된다. VT의 경우 가장 쉽게 구별할 수 있는 점은 AV dissociation이다. 다음 심전도를 보자.

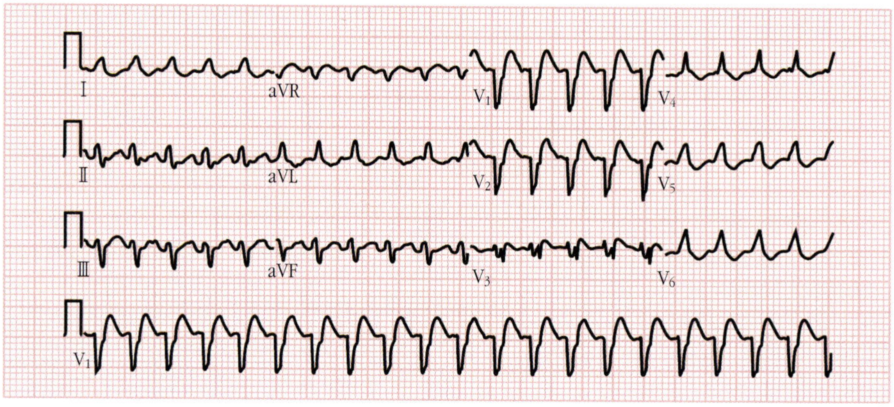

그림 5-72 PSVT with LBBB

〈그림 5-72〉의 심전도를 보면 마치 VT처럼 wide QRS tachycardia(HR, 약 135회/분)이면서 regular하다. AV dissociation을 찾아보려고 해도 쉽지가 않다. 그렇다면 QRS형태를 보아야 한다. 뭐가 보이는가? 일단 V_1을 보면 sharp r이 보이고 S wave의 downstroke가 급격하게 하강하고 있으며 V_6의 모양까지 보면 이제 알 수 있겠는가? 그렇다. 바로 LBBB의 전형적인 형태이다. 따라서 이 심전도는 PSVT with LBBB가 되는 것이다. 또 하나의 심전도를 보자.

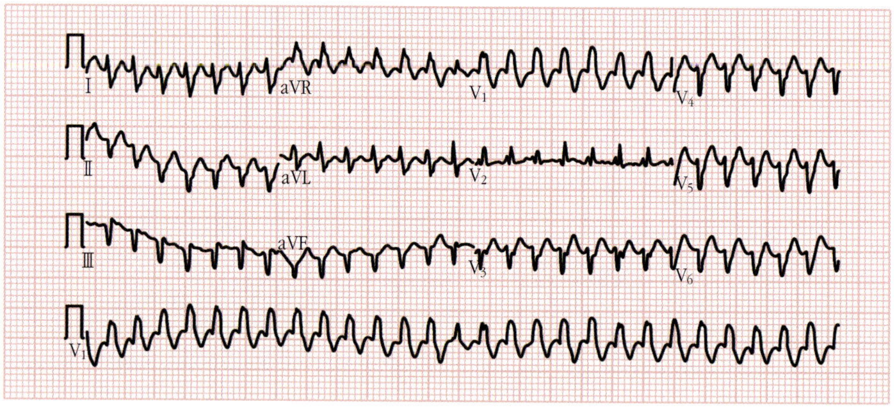

그림 5-73 Ventricular tachycardia

〈그림 5-73〉의 심전도는 어떠한가? 일단 AV dissociation을 찾아보자. 보이는가? 쉽지 않다. 그러면 electrical axis를 보면 어떤가? Ⅰ, aVF를 보면 no man's land로 향하고 있다. 그리고 QRS 형태를 살펴보자. V_1과 V_6에서 RBBB pattern을 보이고 있다. 따라서 위 심전도는 VT이다(RBBB pattern with superior axis). 그리고 제일 아래쪽에 위치한 rhythm strip에서 14번째와 15번째의 QRS는 fusion beat를 나타내고 있어 AV dissociation의 형태도 나타내고 있음을 알 수 있다. AV dissociation 하나만 봐도 위의 심전도는 VT이다.

(4) 심실빈맥의 특이한 형태

① **TdP(Torsades de Pointes)**

- Polymorphic QRS complex를 보이는 VT : baseline이 심하게 oscillation하는 양상
- 임상양상
  - Polymorphic VT에 선행하는 QT prolongation(대개 0.6초 이상)
  - 반복적인 실신의 과거력
  - Ventricular fibrillation & 돌연사
- QT 간격 증가의 유발요인
  - **전해질 불균형 : 저칼륨혈증, 저마그네슘혈증**
  - **항부정맥제 : class I A(quinidine, procainamide), class Ⅲ(sotalol, amiodarone)**
  - **삼환계 항우울제(tricyclic antidepressants)**
  - **항히스타민제 : terfenadine, astemizole**
  - 항생제(macrolide, quinolone, pentamidine 등) 및 **항진균제(ketoconazole 등)**
  - Intracranial hemorrhage(특히, SAH)
  - **Prokinetics : cisapride**
  - lipid lowering agent : probucol
  - severe bradyarrhythmia(특히, 3rd degree AV block)
  - **Congenital long QT syndrome**

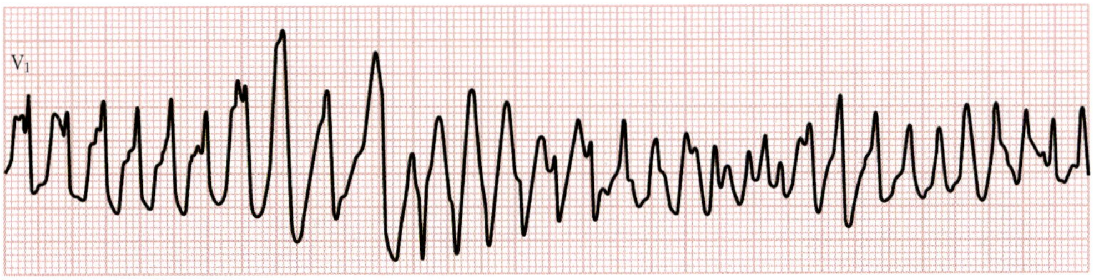

그림 5-74 Torsade de Pointes(TdP). 크기가 다른 QRS가 baseline을 중심으로 회전하면서 바뀐다.

- 치료
  - **선행 요인의 제거** : 가장 중요
  - **Magnesium sulfate IV** : 혈청 Mg^{2+}이 정상이어도 투여함
  - Pacemaker
  - isoproterenol
  - QT shortening agents : class I B(phenytoin)

② **Congenital Long QT syndrome(LQTS)**

- 관련 유전자
  - **KvLQT1(KCNQ1), HERG gene mutation** : K^+ channel inactivation → action potential duration 증가(EAD 초래)
  - **SCN5A gene mutation** : Na^+ channel inactivation 장애 → action potential duration 증가
- 임상양상 : 반복적인 실신, 돌연사 등
- 치료
  - **β-blocker** : **치료의 근간**(isoproterenol은 금기)
  - QT shortening agents : class IB(phenytoin)
  - **Implantable cardioverter/defibrillator(ICD) with dual chamber pacing +β-blocker**

③ Idiopathic VT : 구조적으로 정상인 심장에서 발생함

- RV outflow tract VT(RVOT VT)
  - 심전도 소견 : 좌각차단 패턴(LBBB morphology), inferior axis
  - 임상양상 : 운동에 의해 발생하는 빈맥, 반복적인 non-sustained VT(SVT와 비슷한 증상)
  - 치료 : 다른 VT와는 달리 adenosine, β-blocker로 조절 후 RFCA
- LV septal VT(fascicular VT, verapamil sensitive VT)
  - 심전도 소견 : 우각차단 패턴(RBBB morphology), superior axis
  - 치료 : Verapamil, diltiazem으로 조절 후 RFCA

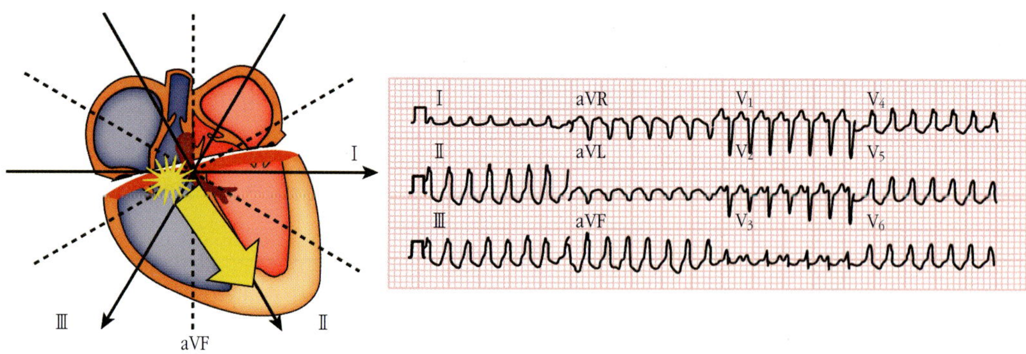

그림 5-75 RVOT VT. Ⅱ, Ⅲ : aVF에서 positive이며 LBBB pattern을 보인다.

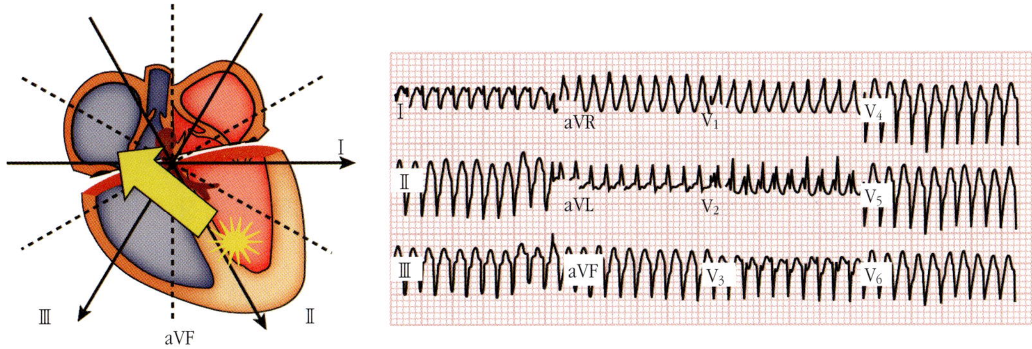

그림 5-76 LV septal VT. Ⅰ : aVF에서 superior axis이고 RBBB pattern을 보인다.

④ Arrhythmogenic RV Dysplasia(ARVD)

- RV의 심근세포가 소실되고 지방섬유세포가 채워진 질환
- 보통 sporadic, 유전인 경우 *PKP-2, RyR2* gene 이상
- 임상양상 : 심계항진, 운동 시 실신, 돌연사
- 심전도 소견
  - **Epsilon(ε) waves in V_1∼V_3**
  - Frequent VPCs with LBBB configuration
  - Sustained or non-sustained LBBB pattern VT
  - Abnormal electrical potential in signal averaged ECG

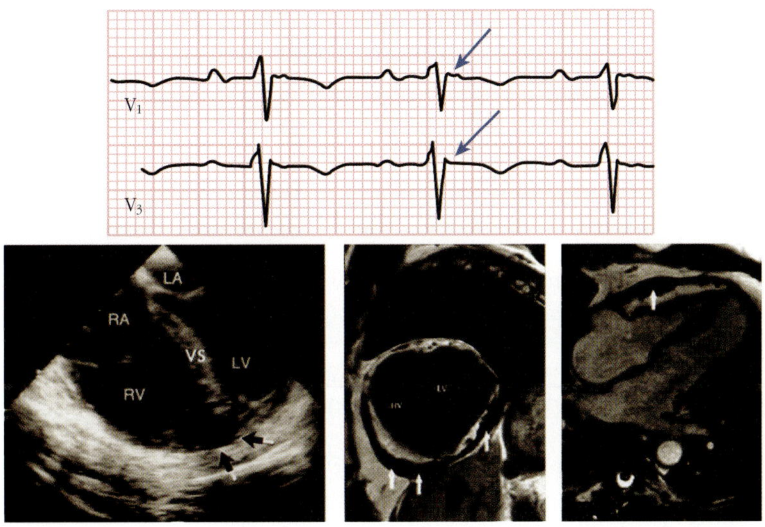

그림 5-77 ARVD. 심전도에서 ε파(화살표)가 관찰된다. 심초음파에서는 RV wall의 dilatation(검은색 화살표)이 관찰되고 MRI에서는 high signal intansity의 fibroadipose tissue가 RV wall 사이에 관찰된다(흰색 화살표).

- 심장 초음파
  - Mild to severe dilatation of RV
  - 이완기에서 국소적인 운동성 저하
- MRI : RV의 fatty change(high signal intensity)
- 치료 : **Implantable Cardioverter/Defibrillator(ICD)가 가장 효과적인 치료**

⑤ **Brugada syndrome**

- 상염색체 우성 전, M : F=8 : 1, 보통 40세 전·후로 부정맥 발생
- **SCN5A(chromosome 3)의 mutation**
- 심전도 소견
  - Elevated terminal portion of the QRS complex(prominent J wave) or a RBBB
  - A non-injury-related elevated descending ST segment elevation in lead $V_1 \sim V_3$
  - Provocation : flecainaide, ajmaline, procainamide
- 치료 : **Implantable cardioverter/defibrillator(ICD)가 가장 효과적인 치료**

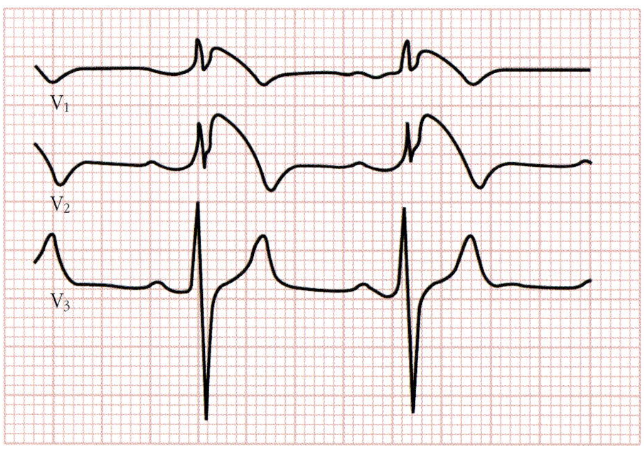

그림 5-78 Brugada syndrome. V_1, V_2에서 특징적인 형태의 ST segment elevation이 보인다.

2) Accelerated Idioventricular Rhythm(AIVR, slow VT)

(1) HR : 60~120회/분, 혈역학적으로 중대한 변화를 일으키지는 않음

(2) 원인

① **급성 심근경색 : 재관류 시 잘 나타남**

② 심장 수술 후

③ 심근병증, 류마티스 열
④ 디지털리스 중독

(3) 치료

① **대부분 경과 관찰**
② **증상이 있는 경우** : **atropine**

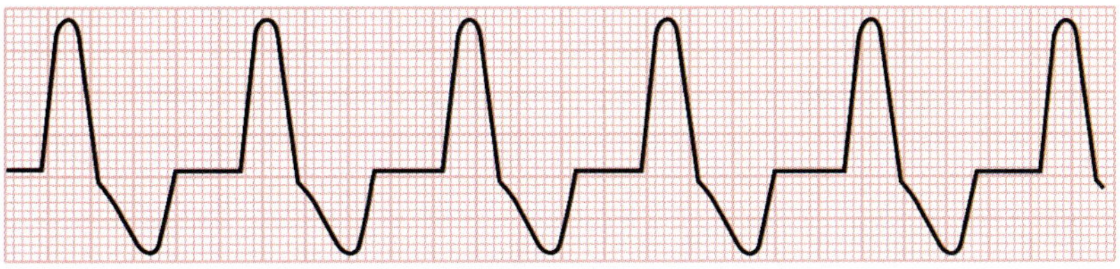

그림 5-79 AIVR. HR이 약 75회/분일 때 wide, bizzare QRS가 관찰된다. Ventricular escape rhythm의 빠른 경우라고 생각하면 된다.

3) 심실 잔떨림(심실 세동, Ventricular Fibrillation, VF)

(1) 일반적 특징

① 심실의 여러 부위가 불규칙하게 수축, 이완 → 심박출량이 감소함
② QRS complex나 T파 감별 불가
③ 3~5분 내 적극적인 치료를 하지 않으면 사망

(2) VT로부터 발생한 VF

① non-ischemic VF
여러 개의 late coupled VPC → rapid VT → VF로 전환
② ischemic VF
VPC가 하나라도 취약기(vulnerable period)에 발생시 rapid VT를 VF로 악화

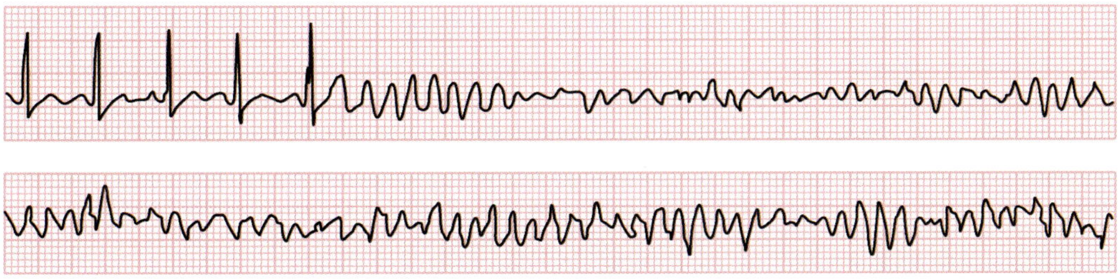

그림 5-80 **관상동맥질환 환자에서 생긴 VF.** Early VPC에 의해 rapid polymorphic VT가 생기고 금방 VF로 degeneration하는 경우의 예(기저선이 흔들리고 rate/amplitude/contour가 일정치 않고 systole/diastole의 구분이 없음에 주목)

(3) VF의 예후

① 급성 심근경색 후 **48시간 이내**에 발생한 VF

- 대부분 12시간 이내에 80% 발생
- **재발이 드물고, 장기적인 예후에 큰 영향을 미치지 않음**

② 이차성 VF

- Pump failure 때문에 발생 : 심한 좌심실부전의 terminal event
- **예후 : poor(1-year mortality : 85%)**

③ 심근경색과 관계없는 VF : 1년 이내 20~30%에서 재발

4) 심실 된떨림(Ventricular Flutter, VFL)

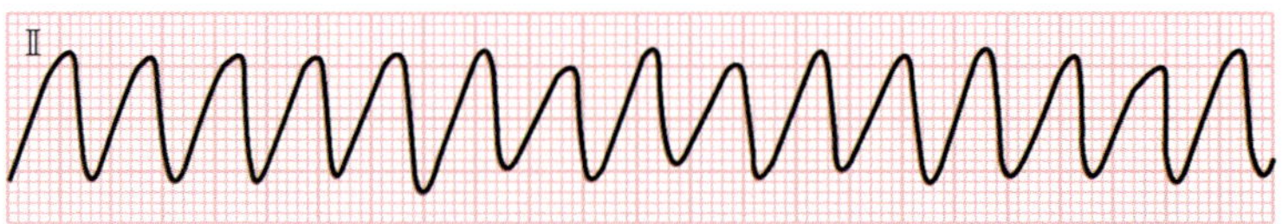

그림 5-81 Ventricular flutter

(1) HR : 150~300회/분

(2) 심박출량이 없으므로 임상적 의미나 치료도 VF와 동일함

5) 심실 잔떨림과 심실 된떨림의 치료

(1) **제세동/동율동전환(defibrillation/DC cardioversion)**

① 가장 효과적인 치료 : 가능한 빨리 시행!

② **VF, VFL은 defibrillation 시행, 나머지 부정맥은 cardioversion 시행함**

- **Cardioversion** : QRS와 **동기화**된 전기충격(QRS를 찾아 그 위에 shock!)
- **Defibrillation** : QRS와 **비동기화**된 전기충격(QRS에 관계없이 shock!)

표 5-24 제세동/동율동전환시 초기 에너지 크기

부정맥	초기 에너지 크기
AF 제외	25~50J
atrial fibrillation	≥100J
ventricular tachycardia	≥100J(pulseless VT는 VF와 동일)
ventricular fibrillation/flutter	**≥150~200J(biphasic) 또는 360J(monophasic)**

* 낮은 에너지를 사용할 수 있는 biphasic cardioversion이 더 안전함

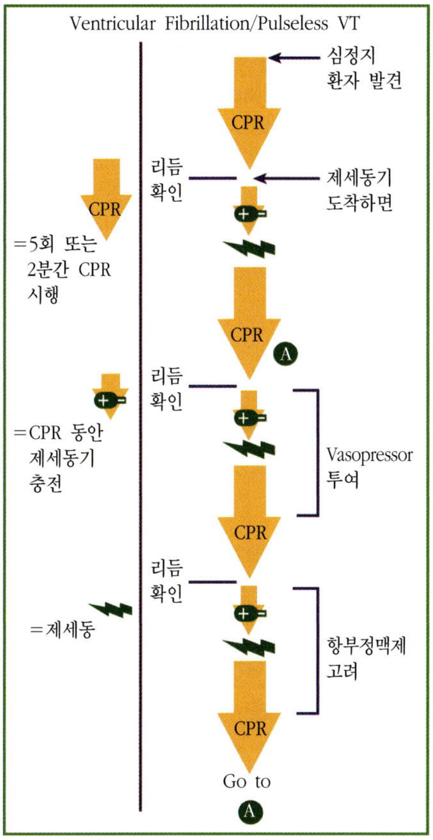

그림 5-82 ACC/AHA guideline에 따른 VF/ pulseless VT의 처치 순서

(2) 혈압상승제

① 심폐소생술(CPR) 및 1 내지 2회의 shock를 준 후에도 VT/VF이 지속될 때

② **Epinephrine 또는 vasopressin**을 3~5분 간격으로 투여

(3) 항부정맥제

① **Amiodarone** : 혈압상승제 투여에도 반응 없을 때 투여 가능

② Lidocaine : Amiodarone의 대체 약물(생존율 증가 없음)

③ Magnesium sulfate : VT/VF가 TdP와 동반되었을 때 투여 가능

(4) **삽입형 제세동기(Implantable cardioverter/defibrillator, ICD)**

① 목적 : 생명을 위협하는 부정맥을 즉시 발견하여 중지시키기 위함

② Anti-tachycardial pacing 기능을 갖추고 있다. → Overdrive pacing 시행 후 부정맥이 중단되지 않으면 DC shock!

표 5-25 삽입형 제세동기(ICD)의 class Ⅰ 적응증

1. 일시적/가역적인 원인이 아닌 **VT나 VF로 유발된 심정지(cardiac arrest)**가 있을 때
2. 구조적 심질환이 동반된 **자발성 지속성 심실빈맥(Spontaneous sustained VT)**
3. 구조적 심질환이 없지만 다른 치료에 반응하지 않는 자발성 지속성 심실빈맥
4. 원발성 실신이 있으면서 전기생리학적 검사에서 혈역학적 불안정성이 생길 정도의 VT나 VF가 생길 때
5. 또한 약물 치료가 효과 없거나 견디지 못하거나 추천되지 않는 상황인 경우
6. 비지속성 VT 환자에서 다음과 같은 조건이 동반되는 경우 : 관상동맥질환, 이전의 심근 경색 병력, 좌심실 기능 저하, 전기생리학적 검사상 VT가 유발되거나 지속되면서 class Ⅰ 항부정맥제로 억제되지 않을 때

③ 효과

- 치명적인 부정맥에 의한 사망률 개선
- 관상동맥질환 및 심한 좌심실 부전의 환자들의 생존율 증가

❋ 부정맥의 치료 한 눈에 보기

부정맥의 종류	치료
sick sinus syndrome	증상이 있으면 pacemaker
AV block	2도, 3도에서 증상이 있으면 pacemaker
AF, AFL	1) 심실박동수 조절 : BB, CCB, digoxin 2) anticoagulation : warfarin 3) termination of AF : DC cardioversion＋약물치료 4) 정상 동율동의 유지 : 항부정맥제(I C, Ⅲ)
PSVT	1) vagal maneuver, diving reflex 2) adenosine, β-blocker, CCB 3) RFCA
WPW	1) 증상이 없으면 경과 관찰 2) 빈맥성 부정맥 발생 시 치료 (1) β-blocker, CCB, IA, IC (2) PSVT 동반 → PSVT 치료와 동일 (3) AF 동반 ① 혈역학적으로 불안정 → DC cardioversion ② 혈역학적으로 안정 → procainamide, ibutilide(ABCD 금기) 3) RFCA
VT	1) sustained polymorphic VT, VF, VFL : emergency defibrillation ± amiodarone or lidocaine 2) 혈역학적 불안정한 monomorphic VT : DC cardioversion 3) 예방 : ICD, class Ⅲ 항부정맥제, catheter ablation
VF	defibrillation ± amiodarone or lidocaine
Torsades de Pointes	1) 유발인자 제거 2) magnesium sulfate Ⅳ 3) lidocaine 4) isoproterenol Ⅳ(congenital long QT syndrome : β-blocker)

✻ 해설–부정맥 한눈에 보기

sinus bradycardia

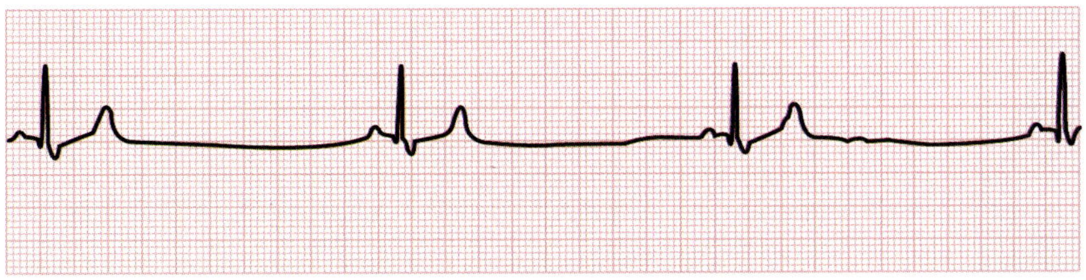

HR가 약 30회, P-QRS-T 모양은 정상

특징적 소견	치료
• 심박수 <60회/분, P-QRS-T 모양은 정상	• 증상 있으면 pacemaker

sinus tachycardia

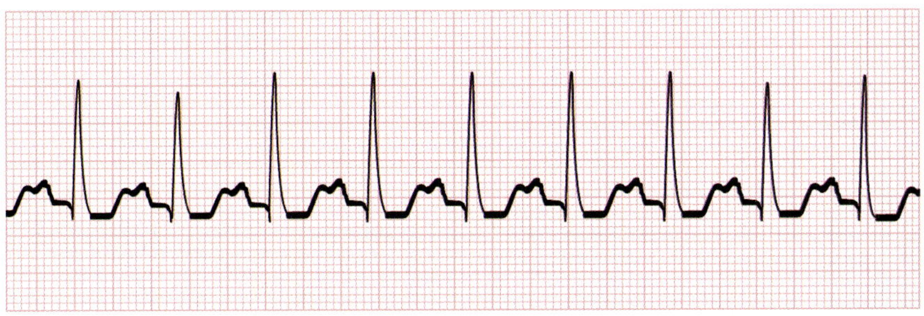

HR가 약 120회, P-QRS-T 모양은 정상

특징적 소견	치료
• 심박수 >100회/분, P-QRS-T 모양은 정상	• 대개는 치료가 필요 없으며 원인질환을 찾아서 치료

sinus arrest

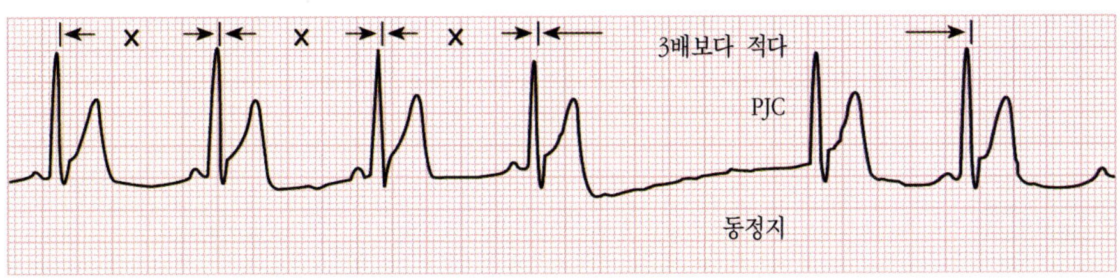

규칙적 동율동 후 동정지가 보임, 동성 신호 발생 실패로 P파 없이 접합부 조기 율동(PJC) 발생

특징적 소견	치료
• SA node에서 전기신호 형성 장애 • 규칙적 동율동 후 P-QRS-T가 다 빠짐 • 동정지 동안 PP간격이 정상 PP간격의 정수배가 아님	• 증상 있으면 pacemaker

SA block (2°)

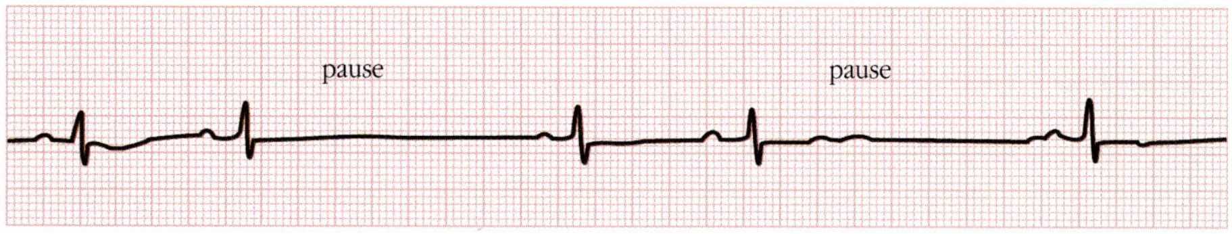

3 : 2 SA block으로, 규칙적 동율동 후 P-QRS-T가 모두 빠졌음. 동정지 동안 PP interval은 1840ms로 정상 PP interval의 약 2배임

특징적 소견	치료
• SA node에서 전기신호 발생 후 전달 장애 • 규칙적 동율동 후 P-QRS-T가 다 빠짐 • 동정지 동안 PP간격이 정상 PP간격의 정수배임	• 증상 있으면 pacemaker

APB

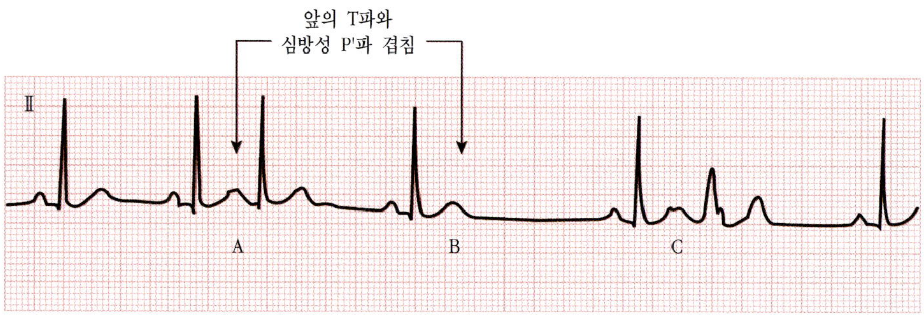

2회 동성 전도 후 선행 T파와 겹쳐진 심방성 P'파가 나타남. A는 정상 전도, B는 전도차단, C는 편위 전도가 일어난 것임

특징적 소견	치료
• early abnormal P wave → long PR interval • 조기박동은 전도차단/지연/편위전도됨 • 비대상성 휴지기(APC 전후의 PP interval이 정상 PP interval의 2배가 되지 않음)	• 무증상 시 치료 불필요 • 증상 있으면 유발인자 제거 & BB

VPB

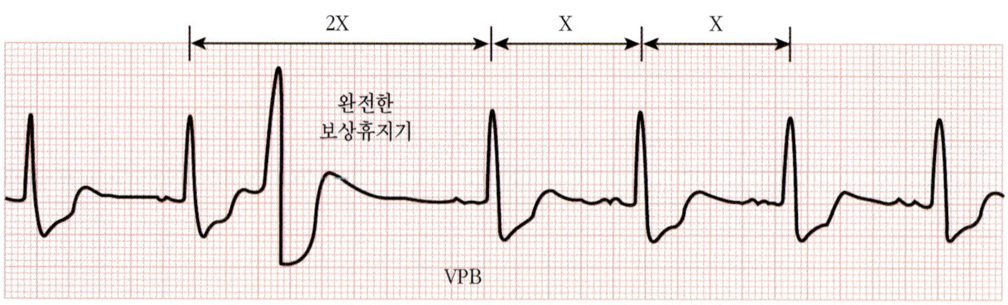

선행 P파 없이 wide QRS가 나타난 VPB. 조기심실수축 전후의 간격이 동성 간격의 두 배가 된다.

특징적 소견	치료
• 선행 P파 없이 wide QRS가 조기에 발생함 • 대상성 휴지기(VPC 전후의 PP interval이 정상 PP interval의 2배)	• 증상 없으면 치료 불필요 • 증상 있으면 BB

atrial flutter (AFL)

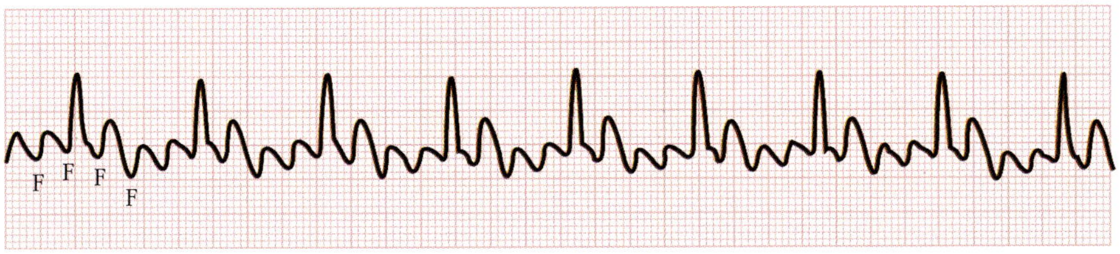

톱니 모양 F파가 보이는 심방조동. PR간격은 비교적 규칙적임

특징적 소견	치료
• p파가 톱니 모양(F파)으로 250～300 bpm • 심실은 방실전도 차단에 의해 75～150 bpm	• AF에 준해서 치료하되 DC cardioversion은 낮은 에너지에서 시행

atrial fibrillation (AF)

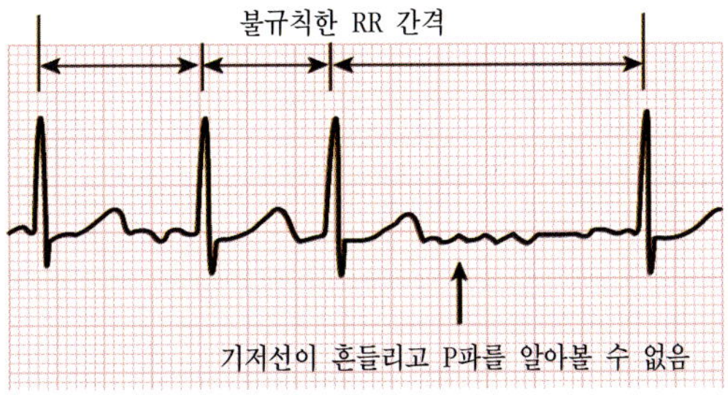

P파를 찾기 어렵고 PR 간격이 불규칙하면서 narrow QRS 군이 보임

특징적 소견	치료
• p파가 불규칙하며 350～600 bpm • QRS도 모양과 간격이 불규칙(irregularly irregular)	• 혈역학적 불안정시 DC cardioversion • 심실반응조절(BB, CCB) → 동율동 전환(DC cardioversion＋항부정맥제) • 항응고 요법(warfarin) • 정상 동율동의 유지 : 항부정맥제(IC, III)

1도 AV block

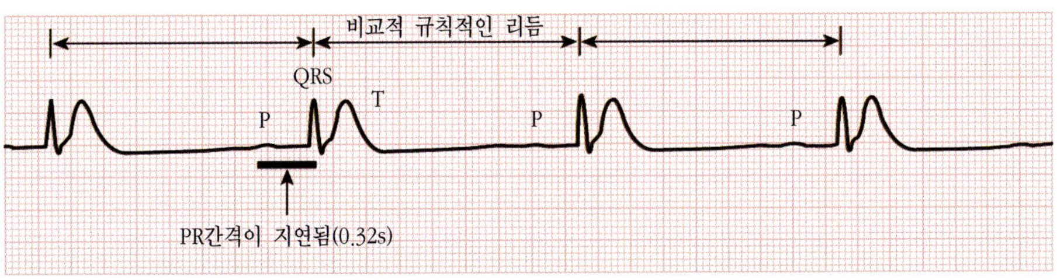

PR 간격이 정상 PR 간격(0.12～0.20s)보다 늘어났으나 1 : 1로 전달되고 QRS 모양은 비교적 정상

특징적 소견	치료
• PR간격이 길어짐(>0.20s) • normal QRS	• 치료 필요 없음

2도 type Ⅰ AV block (Wenckebach)

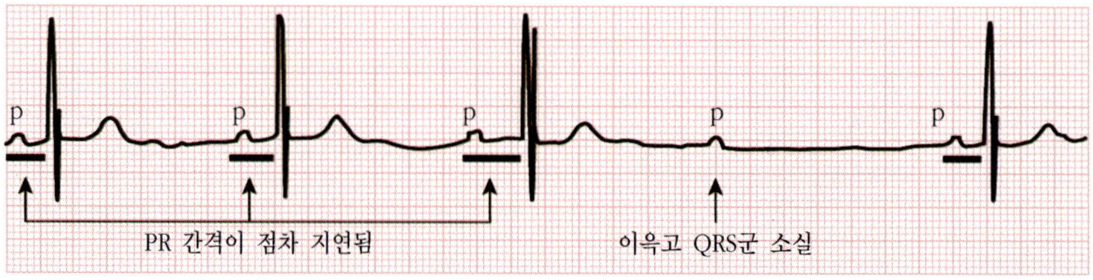

PR간격이 점차 길어지다가 심실전도가 차단됨

특징적 소견	치료
• PR간격이 점차 길어지다가 P파만 나오고 QRS complex 소실	• 증상 없으면 치료 불필요

2도 type Ⅱ AV block

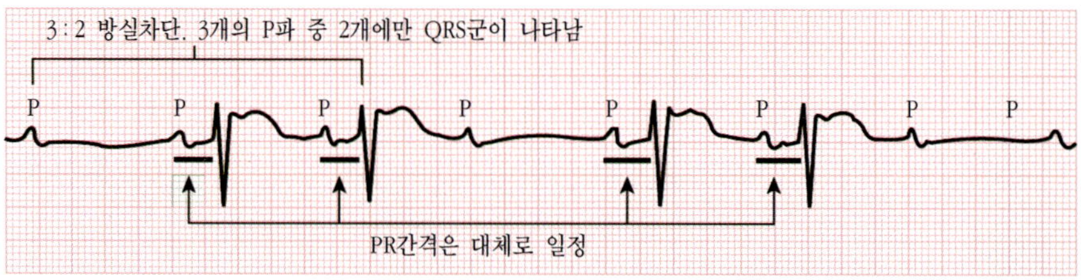

PR간격이 대체로 일정하다가 심실 전도가 차단됨

특징적 소견	치료
• PR간격이 대체로 일정하다가 P파만 나오고 QRS complex 소실 • QRS는 narrow or wide	• Pacemaker

3도 AV block (방실해리)

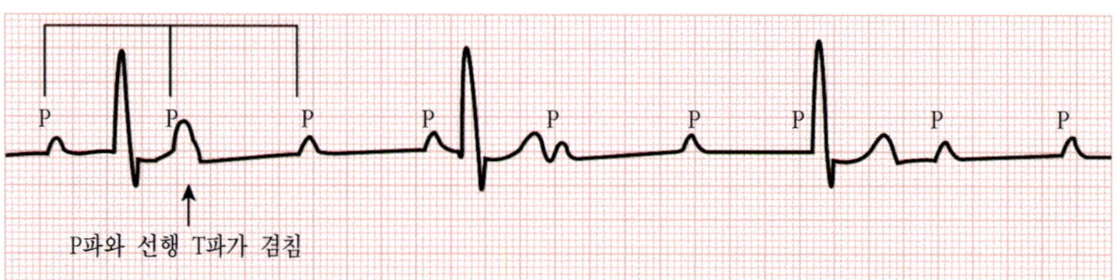

심방리듬은 약 83회/분, 심실리듬은 약 30회/분. P파와 QRS군이 서로 독립적으로 규칙적임(방실해리)

특징적 소견	치료
• 심방의 전기자극이 심실로 전혀 전달되지 않음 • P파와 QRS가 독립적으로 규칙적임 • QRS는 narrow or wide	• 증상이 없으면 치료 불필요 • 서맥 등 적응증 해당 시 Pacemaker

PSVT

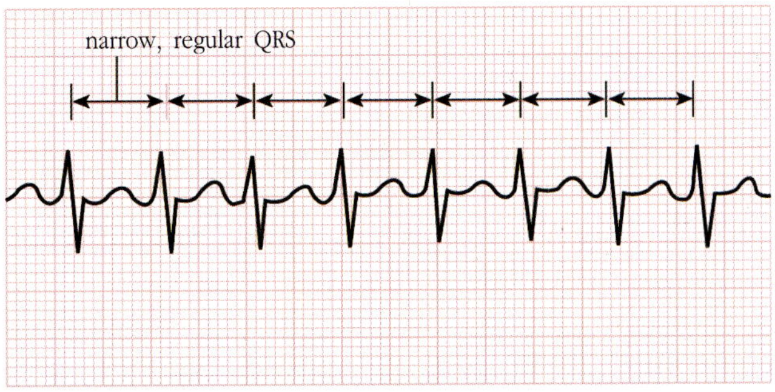

P'파는 잘 보이지 않으며 규칙적인 narrow QRS 군이 보인다.

특징적 소견	치료	
	급성기	예방
• 갑자기 HR가 빠른 현상이 나타남 • P'파는 찾기 어려우나 규칙적인 narrow QRS를 보인다.	• vagal maneuver • adenosine, CCB • DC cardioversion : 혈역학적 불안정 시	• BCD(BB, CCB, digitalis) • IA/IC drug • RFCA

WPW

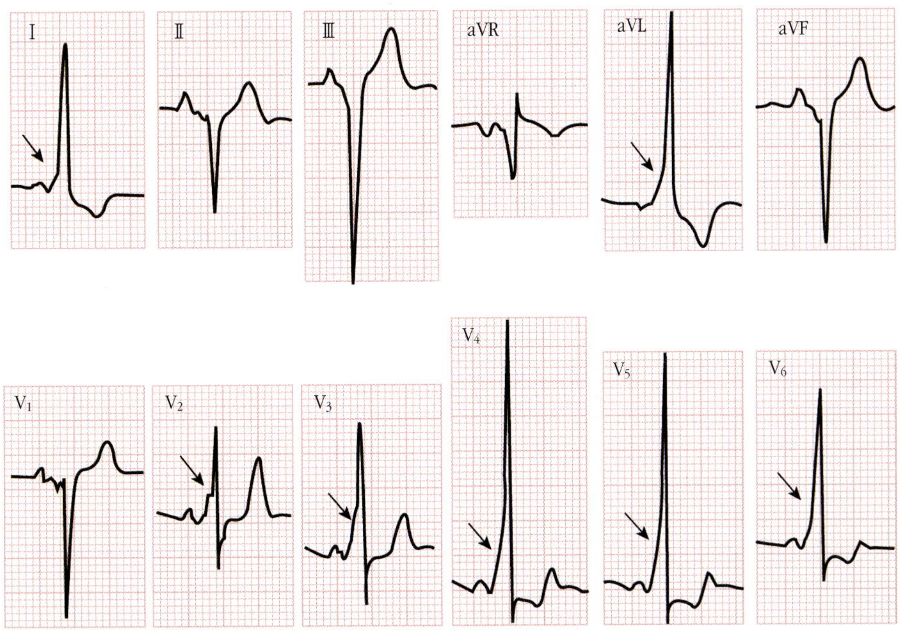

↘ : 특징적인 δ파가 보임

특징적 소견	치료
• short PR • δ wave • wide QRS	• 증상 없으면 치료 안함 • 빈맥성 부정맥 발생 시 – BB, CCB – quinidine, flecainide

WPW + PSVT (AVRT)

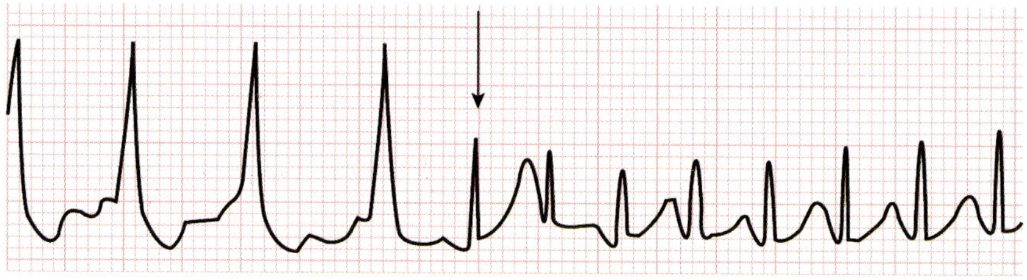

↓가 PSVT를 유발한 APC이다.

특징적 소견	치료
• PSVT와 비슷 – 정방향(orthodromic) AVRT(95%) : narrow QRS – 역방향(antidromic) AVRT(~5%) : wide QRS	• PSVT(AVRT)에 준해서 치료

WPW + AF

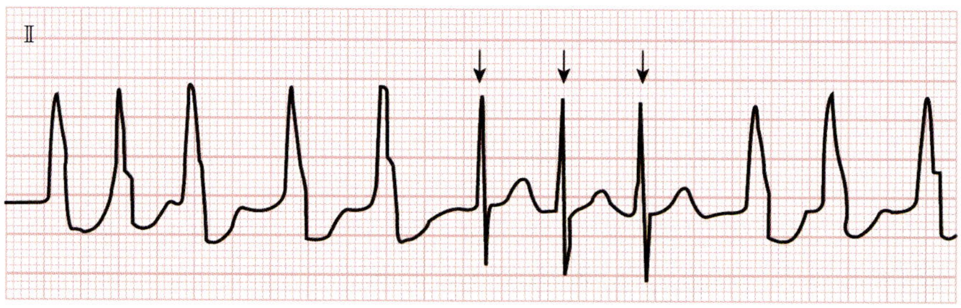

QRS군의 모양이 이상하고 PR 간격이 불규칙하다. 화살표로 표시된 부분은 정상 전도로를 통해 전달된 신호로 발생한 QRS군

특징적 소견	치료
• QRS complexes는 wide, aberrated, and bizarre하며 간격이 불규칙하다. (VT은 비슷하나 간격이 비교적 규칙적)	• 혈역학적 불안정시 : DC cardioversion • 혈역학적 안정시 : procainamide, ibutilide • 안정된 이후 재발방지 : RFCA • 금기 : ABCD(Adenosine, BB, CCB, Digitalis)

VT

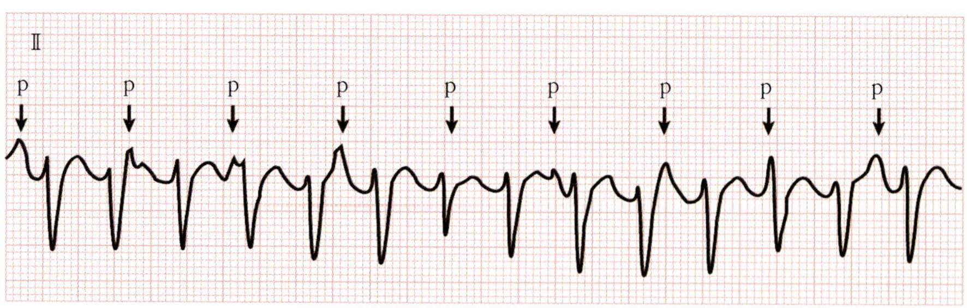

방실해리가 보이고 일정하지 않은 모양의 심실융합박동이 동반된 VT

특징적 소견	치료
• wide QRS, 비교적 규칙적 • AV dissociation : capture beat, fusion beat	• sustained polymorphic VT, VF, VFL : emergency defibrillation ± amiodarone or lidocaine • 혈역학적 불안정한 monomorphic VT : DC cardioversion • 예방 : ICD, class Ⅲ 항부정맥제, catheter ablation

Torsades de pointes (TdP)

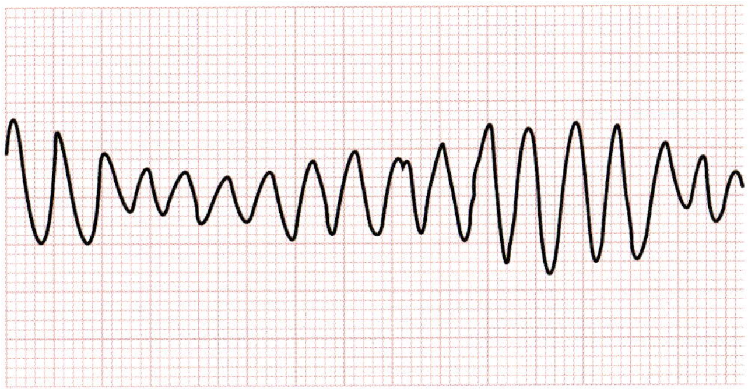

한 가지 모양, 방향에서 서서히 다른 모양으로 변화하는 양상을 보인다.

특징적 소견	치료
• "Twisting around a point" • 크기가 다른 QRS가 baseline을 중심으로 변화	• 유발인자 제거 • Mg sulfate • lidocaine • isoproterenol (단, congenital long QT syndrome은 BB써야 함)

ventricular flutter (VFL)

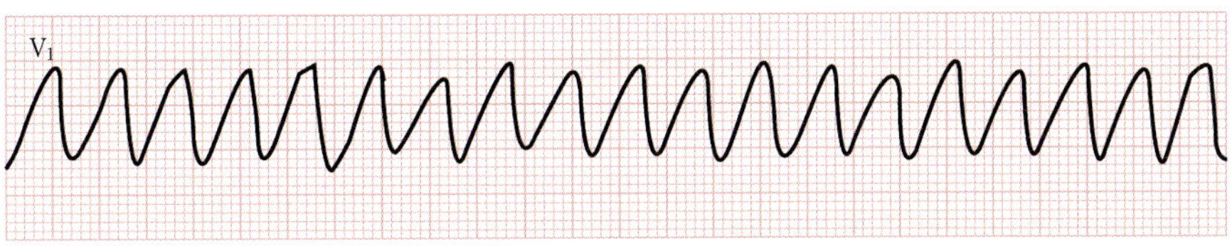

sine파의 특징적인 모양

특징적 소견	치료
• 규칙적인 wide QRS, 170~300 bpm • sine파 모양이 특징적	• VF에 준해서 치료

ventricular fibrillation

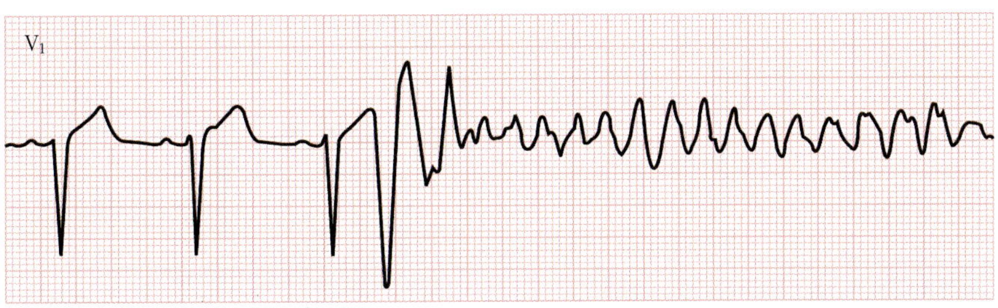

VPB가 T파의 취약기에 발생하여(R-on-T) P와 QRS군을 구분할 수 없는 불규칙한 모양의 VF파가 보인다.

특징적 소견	치료
• 불규칙한 진동파	• 즉시 defibrillation • vasopressor(epinephrine, Vasopressin) • amiodarome • ICD 등

AIVR (Accelerated idioventricular rhythm)

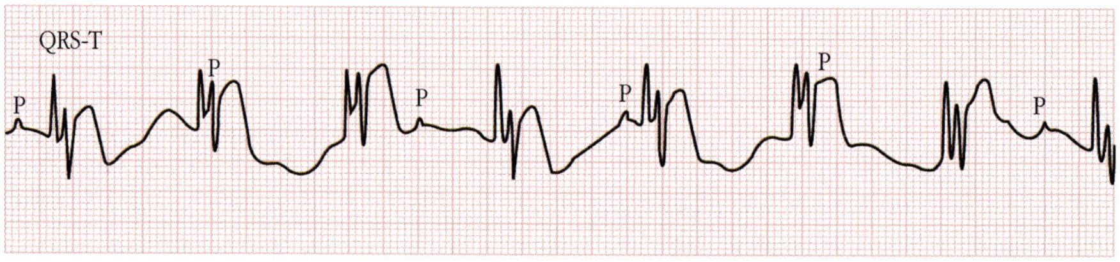

QRS군과 관계없는 P파가 나타남(방실해리)

특징적 소견	치료
• AMI 후 재관류 시 흔히 생긴다(SAN에서 만드는 신호가 심실에서 만드는 신호보다 느려서 생김). • 심실 박동이 60~100회/분으로 반복적으로 나타남 • RR간격보다 넓고 독립적인 PP간격	• Benign(reperfusion 성공을 시사) • 증상 있으면 atropine (∵sinus rate를 증가시킴)

❀ 해설-EKG 보기

험난한 부정맥을 공부하시느라 다들 고생 많으셨습니다. EKG의 개별 소견들을 위주로만 보다보면, 실제 EKG를 봤을 때 막막해지기 쉽습니다. 그러니 이제부터 실제로 EKG를 판독해보는 시간을 가져봅시다. EKG는 단순히 부정맥만을 위한 것이 아니라 순환기를 전반적으로 이해하기 위해 EKG를 해석하는 것은 매우 중요하므로 잘 알아둡시다.

일단 정상 EKG 하나 보고 시작합시다.

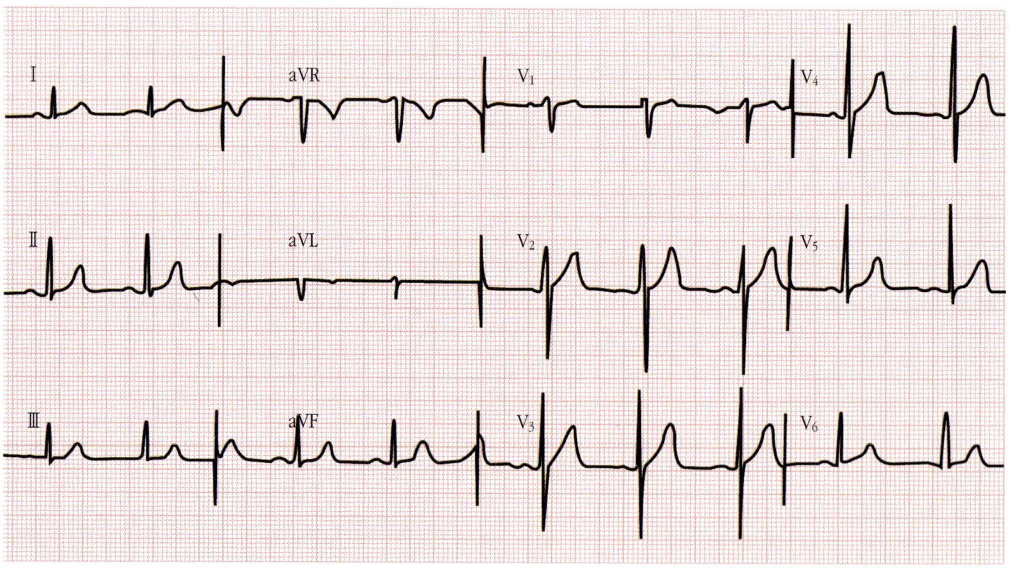

심박수 75회/분, PR interval 0.14s, QRS interval 0.10s, QRS axis는 75° 정도 되는 EKG입니다. 자세한 사항은 아래에 나오는 내용을 공부한 뒤에 이 EKG가 정말 정상인지 한번 확인해보세요. :)

1) **Heart rate**

\>100 : Tachycardia
<60 : Bradycardia

심박수를 찾아보는 것을 가장 먼저 하여야 합니다. 특히 어지러움 등을 주소로 오는 bradyarrhythmia의 경우는 심전도를 보고 심박수를 알아내는 것이 필요합니다. **모눈종이 간격이 매우 다양하므로 대충 눈짐작으로 HR를 판별하다가는 중요한 단서를 놓치기 일쑤입니다.** QRS 간격으로 HR를 추측할 수 있는데, 아래 심전도를 예로 들어 봅시다. 대략 4칸 간격으로 QRS가 나타나므로 x를 4로 하여(300/x)에 대입합니다.
즉 아래 심전도의 HR는 75회/min가 됩니다.

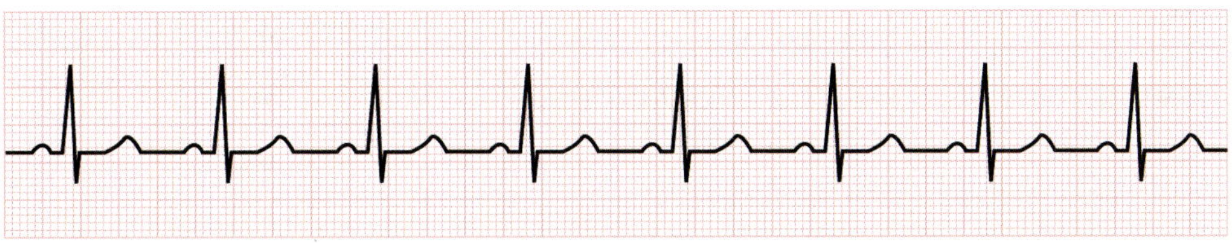

2) **Axis**

(1) LAD	– LVH?	$V_{5\sim6}$ R >30mm, LV strain
	– LABB?	Ⅰ : qR, Ⅲ : rS
(2) RAD	– RVH?	V_1 : Rs, RV strain
	– LPBB?	Ⅰ : rS, Ⅲ : qR
	– BVH?	$V_{5\sim6}$ R >30mm
	– 소아?	

두 번째로는 **Lead Ⅰ과 aVF를 이용하여 Axis를 구해봅니다**(심혈관계 검사에서 심전도 참조). LAD(Left Axis Deviation)인 경우는 좌심실 비대나 Left anterior branch block을 생각해 봅니다. RAD(Right Axis Deviation)인 경우 우심실비대, Left posterior branch block, 양심실 비대, 정상 소아의 우심실 비대 등을 고려해 봅니다.
참고로 strain이란 ST depression, T inversion 등을 보이는 심근 허혈 소견을 말합니다. 심근이 힘들어 하고 있다는 뜻이지요.

3) **P wave**

(1) Peaked P(>2.5mm) : RAE
(2) Notched P : LAE
(3) no P : sinus arrest, SA block, junctional rhythm
(4) variable P : APB, AF

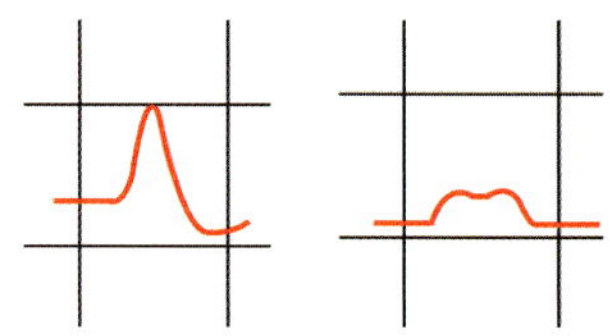

세 번째로 **p wave**를 봅시다. 우선 p wave의 대략적인 모습을 통해 **심방의 상태**를 알 수 있습니다. 뾰족하게 솟아오른 P는 우심방이 커져 있다는 것을 의미합니다. cor pulmonale의 경우 잘 나타나므로 p-pulmonale라고도 합니다. 반면 아래로 움푹 notch가 생긴 경우는 좌심방이 커져 있음을 의미합니다. MS에 잘 나타나므로 p-mitrale라고도 합니다.

p가 안 보이는 경우는 SA node 단계에서 문제가 있음을 의미합니다. 아예 멈췄든지(sinus arrest), 나오는 길이 막혔든지(SA block), 안 나오니깐 답답해서 다른 곳에서 escape beat를 만들든지(junctional rhythm) 등을 생각해 볼 수 있습니다. 마지막으로 p wave가 참 다양하게 나타나면 APB(Atrial Premature Beat), AF 등을 생각할 수 있습니다.

4) **PR interval**

(1) PR >0.2s(5칸) : 1° AV block
(2) PR 점점 길어지다 끊김 : 2° AV block Mobitz type Ⅰ
(3) PR 일정하다 끊김 : 2° AV block Mobitz type Ⅱ
(4) PR 간격 불규칙함 : complete AV block
(5) PR 간격 짧음 : WPW syndrome?

네 번째는 **PR 간격**입니다. AV block을 판별하는데 중요한데, 위의 특징들을 잘 숙지합시다. 참고로 complete AV block은 단지 PR interval 로만 판별할 수 없습니다. **꼼꼼히 p wave를 다 찍어 보고 QRS를 찍어 봐서 각자 일정한 간격을 가지며 따로 놀고 있는 것을 확인해야 합니다. 어떤 p는 T wave에 숨어 있기도 하고 QRS에 살짝 묻어가기도 하므로 예리한 눈썰미로 집어내야 합니다. :)**

5) **QRS complex**

(1) abnormal Q, localized : infarction
(2) narrow QRS – regular P : normal sinus rhythm, sinus arrhythmia
  – variable P : APB, AT, AFL, AF
  – no P or inverted P : junctional beat, PSVT
(3) wide QRS(>0.12s, 3칸 이상) : ventricular rhythm(VT, VF)
  ❋ wide QRS이면서 심실 리듬이 아닌 경우
  – WPW syndrome(delta wave, PR 감소, wide QRS)
  – aberrant conduction
  – BBB
  ① RBBB – V_1 : rsR, V_6 : slurred S
  ② LBBB – V_1 : deep S, V_6 : RsR'
(4) high voltage QRS : LVH, RVH, BVH?
(5) low voltage QRS : pericardial effusion?

다섯 번째는 **QRS complex**입니다. 가장 중요한 것은 **narrow하냐 wide하냐**입니다. 대략 구분은 3칸으로 합니다.

- **narrow한 경우는 어쨌건 심방이나 his bundle과 같은 junction에서 리듬이 만들어져서 심실로 내려옴**을 뜻합니다. 대개 정상 심전도가 narrow QRS죠. 부정맥이 의심 될 때는 P wave를 통해 감별합니다. 대표적인 예로 **irregular한 모양의 p wave와 irregular한 간격의 QRS를 보이는 AF**와 **갑작스럽게 나타나며 regular한 간격의 QRS를 보이는 PSVT가 있습니다. 참고로 PSVT**는 node와 같은 reentry tract에서 리듬이 만들어지므로 오히려 만들어진 리듬이 심방으로 올라갑니다. 그래서 심실리듬에 묻혀 p wave가 안보이거나 보여도 뒤집어져서 보이게 됩니다.
- wide QRS를 보이는 건 효율적인 전도가 되지 않음을 의미합니다. 즉 **AV node, His bundle을 통한 잘 닦인 전도로를 사용하지 못하고, 심실 어딘가에서 만들어져서 무식하게 심실 내로 전도가 된다는 거죠.** 그러니 시간도 길어지고... 나름 regular한 VT과 정신없는 Torsades de Pointes, VF이 있습니다. 하지만 wide해 보여도 꼭 심실에서 만들어진 리듬은 아닙니다. 예외가 있습니다. 먼저 **WPW**는 accessory pathway로 preexcitary conduction이 되므로 PR이 짧아지고, 그 대신 QRS가 넓어집니다. **편위 전도(aberrant conduction)나 BBB**는 심실 내 리듬이 wide QRS를 보이는 이유와 비슷하게 생각하면 됩니다. 한 번에 효율적인 전도가 되지 않고 심실 내에서 처음에 가지 못한 곳으로 전도하느라 시간을 더 끌게 되는 것이죠. 특히 BBB는 특징적 심전도 소견을 잘 숙지하세요.

QRS가 지나치게 높으면 hypertrophy, 너무 작으면 대표적인 예로 pericardial effusion은 아닐지 생각해 보세요.

6) **ST segment**

(1) Elevation(J point에서 >1~2mm) : STEMI, variant angina, Acute pericarditis
(2) Depression(J point에서 0.08s 후 >1mm) : ischemia

여섯 번째는 **ST분절**인데, 허혈성 심질환에서 굉장히 중요합니다. J point란 일종의 변곡점이라고 생각하시면 쉽습니다. 특히 단순히 ST elevation만 보고 무조건 MI구나 하지 말고, reciprocal change는 있는지, 혹시 모든 lead에 모두 elevation이 있는 pericarditis는 아닌지 반드시 확인해서 잘 감별해야 합니다.

7) **T wave**

(1) high voltage(>15mV) : Hyperkalemia, hyperacute T
(2) inversion : Strain, Coronary T

일곱 번째는 **T wave**입니다. 너무 뾰족하게 높이 솟았다 싶으면 우선 K이 높을 수 있음을 생각해야 합니다. Hyperacute T란 STEMI의 시작으로 ST elevation이 일어나기 전 보이는 심전도 소견입니다. T wave가 inversion되어 있다면, 혹시 심근이 힘들어하고 있는 strain은 아닌지 생각해 봅니다. Coronary T란 STEMI에서 Q wave가 생기고 난 후 T wave가 뒤집히는 것을 말합니다.

8) **QTc & U wave**

(1) long QTc : Hypocalcemia, Long QT syndrome

(2) short QTc : Hypercalcemia

(3) prominent U wave : Hypokalemia

수고하셨습니다. 마지막으로 **Q wave**를 봅니다. QTc란 QT time을 HR로 보정해 준 값입니다. 이 시간은 Calcium과 관련이 깊습니다. 또한 U wave가 보인다면 K 감소를 생각해 봅니다.

순서를 정리하자면, 심박수, Axis 확인 후, 제일 앞에 P wave부터 순서대로 뜯어보면서 살펴보는 것이죠. 각각의 정상과 감별 질환들을 잘 정리해두고, 하나씩 살펴보면 감별해보면 됩니다.

모든 EKG를 이런 순서로 다 보긴 어렵습니다. 우선은 앞에서 공부한 '부정맥 한눈에 보기'에서와 같이 typical한 EKG를 숙지하세요. 또 뒤에 '급성 심근경색'에서 공부할 STEMI, Right MI에 대한 EKG 소견도 숙지하시면, 웬만한 문제를 푸시는 데에는 어렵지 않으실 거예요. 하지만, 약간 비전형적인 EKG를 주면 으레 당황하기 쉽고, 문제에서 보여주는 함정에 빠지기 쉽습니다. 또한 소아 선천성 심기형에서의 EKG소견은 우리를 언제나 당황하게 하죠. 확실하다고 생각되는 EKG가 아니라면, 위의 방법대로 차근차근히 하나하나씩 따져 보길 바랍니다. 분명 어렵지 않게 문제에 접근하실 수 있을 거예요. :)

06 Chapter

심부전과 폐성심

Heart failure and cor pulmonale

심부전은 모든 심질환의 마지막 종착역입니다. 따라서, 심부전이라는 그 자체는 진단명이 아니므로 심부전을 일으킨 원인이 무엇일지 항상 고민해보는 습관을 길러둡시다. 심부전의 발생 기전(neurohormonal)과 심부전의 각 단계별 치료를 잘 알아두어야 합니다.

심장 생리(physiology)

1 심박출량의 조절

1) 심박출량(Cardiac Output, CO)과 혈압

(1) **심박출량(CO) = 1회 박출량(Stroke Volume, SV) × 심박수(Heart Rate, HR)**

(SV = 좌심실의 이완기말 용적 − 수축기말 용적)

(2) **혈압(동맥압) = CO×SVR**(Systemic Vascular Resistance; 전신혈관저항)

2) 1회 박출량(Stroke volume) 결정 인자

- **수축 시 근육의 길이 : 전부하(Preload)**
- **근육의 수축력 : Force-velocity-length relation**
- **수축 시 근육의 tension : 후부하(afterload)**

(1) **전부하(preload)**

① 전체 혈액 부피(Total blood volume)

volume depletion → 정맥환류(venous return)↓ → SV↓

② 혈액 분포(Distribution of blood volume)

- 자세(body position) : 서 있을 때가 누웠을 때보다 심실 부하↓
- 흉강내압(Intrathoracic pressure) : 흡기 → 정상 흉강 내 음압↑ → 정맥환류(venous return)↑

(Valsalva maneuver, cough, mechanical ventilation은 반대 효과)

- 심막내압(Intrapericardial pressure) : pericardial tamponade → ventricular filling ↓
- Venous tone : 운동, 심호흡, 저혈량성 쇼크 등에서 정맥 수축 → 정맥 환류(venous return) ↑
- 근육의 pumping action : 근육 운동과 정맥 안의 판막 → 혈액을 짜 올려서 흉강 내의 혈류량을 증가시킴

③ **심방수축(atrial kick)** : 이완기말에 작용하여 심실 충만의 30% 까지 담당 AF에서는 심방수축 소실 → 전부하↓ → SV↓

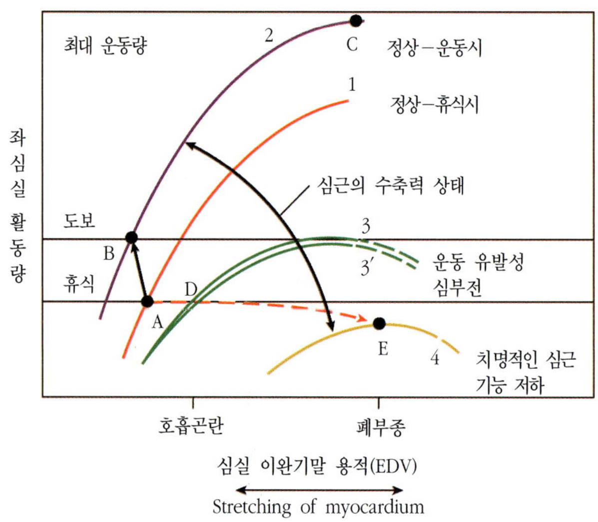

그림 6-1 EDV와 심근의 수축력상태에 따른 좌심실 활동량 증가에 의한 반응의 차이

여기서 잠깐 !!

- 정상의 경우에는 심실 이완기말 용적이 늘어날수록 좌심실의 활동량과 심근의 수축력이 증가한다(Frank-Starling law).
- 〈그림 6-1〉에서 정상적인 상태에서는(1, 2) 운동량이 증가함에 따라 적절하게 심근 수축력이 상승하고 EDV가 증가하는 것에도 심근 수축력이 상승하게 된다. 그러나 병적인 상태가 되면(3, 4) 일상적인 활동에도 적절하게 심근 수축력이 상승하지 못하고 휴식 시에도 호흡곤란 및 폐부종이 발생할 수 있다.

(2) **수축력(contractility)**

① Adrenergic nerve activity : NE → β-receptor에 작용 → 수축력↑

② Circulating catecholamine : 부신 수질로부터 분비되어 수축력 및 HR↑

③ Force-frequency relation : HR↑ → 수축력↑

④ 수축력 촉진제(inotropic agent) : isoproterenol(β-agonist), dopamine, dobutamine, digitalis, Ca^{2+}, PDE inhibitor(amrinone, milrinone)

⑤ 수축력이 저하되는 경우 : hypoxia, ischemia, acidosis, procainamide disopyramide, verapamil(calcium channel blocker), β-blocker, barbiturate, alcohol, anesthetics, cardiomyopathy

(3) **후부하(afterload)**

① 수축할 때 심실에 가해지는 tension 또는 stress를 의미

② 동맥 저항↑ → 후부하↑ → 심박출량↓

③ **Laplace's law** : wall tension = 심실 내압 × $\frac{\text{심실 지름}}{\text{심실 두께}}$

- 심실의 두께가 같다면 심실 지름이 큰, 즉 확장된 심실의 후부하가 더 큼
- 후부하가 커지면(예, 고혈압) 심실의 wall tension을 줄이기 위해 심실이 두꺼워짐(=hypertrophy가 발생함)

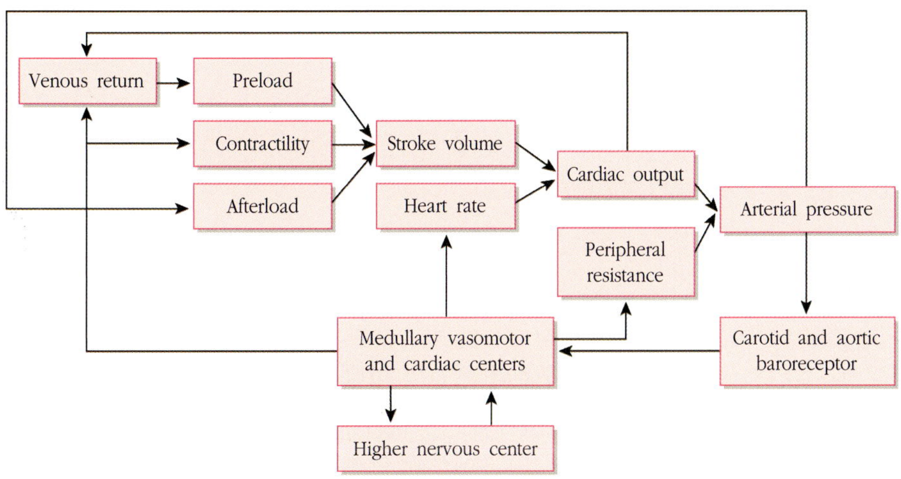

그림 6-2 심박출량에 영향을 주는 인자들

2 운동 시 심혈관계 변화

1) 말초 순환의 적응

(1) **근육과 피부로의 혈류량 증가** ← 말초혈관 확장(peripheral vasodilatation)

(2) 운동에 불필요한 기관으로의 혈류량 제한 ← 말초혈관 수축(peripheral vasoconstriction)

2) 정맥 환류량의 변화

과환기, 근육의 수축 운동, 정맥 수축 ⇒ 정맥 환류(venous return)가 증가되어 ⇒ 전부하(preload) 증가에 기여

3) 교감신경계 활성화

심장을 자극하는 교감신경 활성화, 혈중 catecholamine 농도 증가 ⇒ HR 증가, 심근 수축력 증가 ⇒ 심박출량(cardiac output) 증가

4) 혈압과 심박출량의 변화

(1) 심박출량(cardiac output) : 휴식 상태보다 최고 5배까지 증가

(2) 근육으로 공급되는 혈관의 이완 → 동맥압(afterload) 증가를 제한하는 효과

(3) **혈압이** 약간 **상승**해도 심박출량을 최대로 증가시킬 수 있는 이유

심부전(heart failure)

1 심부전의 정의

여러 가지 원인으로 초래된 **심장 구조와 기능의 이상 때문에, 각 조직에 혈류를 공급하지 못함으로써 발생하는 일련의 임상증상**

여기서 잠깐!!

• 심부전은 진단명이 아니며, 심부전을 일으킨 원인을 찾아 교정하도록 노력해야 합니다!

2 심부전의 원인

20~30%에서 원인 불명

표 6-1 심부전의 원인

감소된 Ejection fraction (<40%)	• 관상동맥질환 – 심근경색* – 심근허혈* • 만성 압력 과부하상태(pressure overload) – 고혈압* – 폐쇄성 판막질환* • 만성 용적 과부하상태(volume overload) – 역류성 판막 질환 – 심장내(좌→우) 단락(shunt) – 심장외 단락 • 만성 폐질환 – 폐성심(Cor pulmonale) – 폐혈관질환	• 비허혈성 확장성 심근병증 – 가족성/유전성 질환 – 침윤성(Infiltrative) 질환* • 비약물 또는 독소에 의한 손상 – 대사성 질환* – 바이러스성 원인 • Chagas' disease • 부정맥 – 만성 서맥성 질환 – 만성 빈맥성 질환
정상범위의 Ejection fraction (>40~50%)	• 병적인 심실 비후증 – 일차성(비후성 심근병증) – 이차성(고혈압 등) • 노화	• 제한성 심근병증 – 침윤성 장애(아밀로이드증, sarcoidosis) – Storage disease(hemochromatosis) • 섬유화증 • Endomyocardial disorders
High-output 상태	• 대사성 장애 – 갑상선 중독증 – Nutritional disorders(beriberi)	• Excessive blood-flow requirements – 전신적 동-정맥 단락(arteriovenous shunt) – 만성 빈혈

* 정상범위의 ejection fraction을 보일 수 있는 질환

3 심부전의 기전

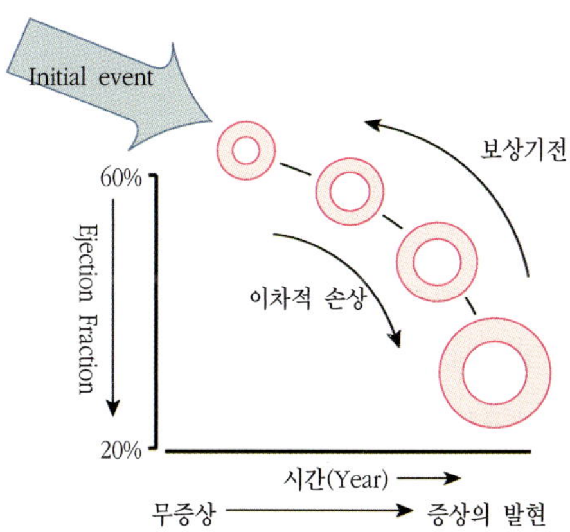

그림 6-3 심부전의 진행 과정

여기서 잠깐 !!

• 심부전은 진단명이 아니며, 심부전을 일으킨 원인을 찾아 교정하도록 노력해야 합니다! 심장에 혈역학적 부담(pressure/volume overload)이 주어질 때, 여러 가지 보상기전이 일어나면서 항상성을 유지하고자 합니다. 하지만 이러한 보상기전이 지속되면 심근의 remodelling이 일어나서 심실기능의 비가역적인 저하를 초래합니다. 항상성 유지를 위해 작동하는 neurohumoral/cytokine system의 변화가 심부전 병태 생리의 핵심이자, 심부전 환자의 생존율을 높여주는 약제들의 기반입니다.

1) 심부전의 보상기전

(1) Renin-angiotensin-aldosterone(RAA) system의 활성화

→ 염분(salt)과 수분의 저류(retention)를 통해 심박출량을 유지하려 함

(2) 교감신경계(adrenergic nervous system)의 활성화를 통한 심근 수축력의 증가

→ 혈중 catecholamine의 증가

(3) Cytokine계의 활성화

① ANP, BNP : Atrial and brain natriuretic peptide

② Prostaglandins(PGE_2, PGI_2)

③ Nitric oxide(NO)

여기서 잠깐 !!

• 이러한 보상기전에 의해 어느 정도까지는 증상이 발현되지 않으면서 항상성이 유지 되지만 이러한 보상기전이 오랫동안 작용하게 되면 심근에 maladaptive change를 유발하는데 이를 **LV remodeling(좌심실 재형성)**이라고 부릅니다.

2) 좌심실 재형성(LV Remodeling)

(1) 관련된 변화

① 심근세포의 비후(hypertrophy) : wall stress가 증가되면 Laplace's law에 따라 심실벽의 두께가 증가

② 심근세포의 수축 기능의 변화

③ 심근세포의 점진적 소실(necrosis, apoptosis, autophagic cell death 등)

④ 베타 수용체의 탈감작(β-adrenergic desensitization)

⑤ 비정상적인 심근의 대사(metabolism)

⑥ 심근세포 주변의 세포외 기질(extracellular matrix)의 재배열 : 심장 구조의 변화 ⇨ 수축 및 이완기능의 장애, LV mass의 증가, spherical shape으로 변화, 섬유화

3) 심부전에서의 신경 호르몬계의 작용

(1) 교감 신경계(adrenergic nervous system)의 활성

① 교감 신경계의 활성화 → 심박수와 심근의 수축력 상승

② 카테콜아민 농도 증가(norepinephrine의 농도가 높을수록 예후가 나쁨)

③ 지속적인 교감 신경계의 자극으로 인한 변화들

- 혈관 저항의 증가로 인한 후부하의 증가
- 부정맥 발생 가능성의 증가
- 심근세포의 Ca^{2+} overload로 인한 심근 손상
- β_1 수용체의 감소로 인한 β-adrenergic desensitization

(2) RAA(Renin-Angiotensin-Aldosterone) system의 활성화

① 심박출량의 감소로 인해 kidney의 afferent arteriole의 압력 감소함
→ Juxtaglomerular apparatus에서 레닌 분비 → RAA system 활성화

② Angiotensin Ⅱ의 작용

- 과도한 혈관 수축
- Cardiotoxic effect : 심실 비대 및 심실 재형성에 기여

표 6-2 Short-term and long-term responses to impaired cardiac performance

	단기적 효과(급성 보상)	장기적 효과(기능 부전 초래)
염분 및 수분 저류	전부하(preload) 높임 ↑ 심박출량 증가 효과	폐부종 및 전신부종(anasarca : systemic edema)
전신적 혈관 수축	Vital organ(brain, heart)으로의 관류압을 유지하고 Skin, skeletal muscle, kidney로의 혈류는 감소됨	Afterload ↑ → pump dysfunction, 심장의 에너지 소비 ↑
교감신경계 활성화[a]	심박수 및 수축력 증가	심장의 에너지 소비[b] ↑ 부정맥 유발 ↑
Cytokine activation	Vasodilation	Skeletal muscle catabolism, Endothelium function ↓, 심실 수축력 ↓, LV remodeling[c]
심근 비대 (hypertrophy)	Muscle fiber에 가해지는 압력 부하를 분산하는 효과	심근세포의 기능 저하[d], cell death cytokine/neurohumoral activation 초래
심근 섬유화 (collagen ↑)	심근이완 저하	심실이완의 장애 초래

[a] 심부전 환자에서는 혈중 순환 NE(norepinephrine) 농도 상승 ↑

[b] 교감신경계 활성시 혈관 저항 ↑, 심근세포에 손상을 주는 Ca^{2+} overload 초래 : β-blocker가 심부전에서 사용되는 이유!

[c] 심실이 더 둥근 모양이 되어 ejection에 비효율적으로 바뀌게 된다.

[d] overload cardiomyopathy: 심근의 산소 요구량은 증가하는 것에 비해 ischemia의 위험은 더 커지기 때문이다.

③ Aldosterone의 작용
- 수분 및 염분 저류
- Cardiac fibrosis 유발

(3) Endothelin and Tumor Necrosis Factor(TNF)-α의 증가

(4) Vasodilator peptides(ANP, BNP)의 증가

① 확장된 심장에서 직접 분비

② 작용 : Natriuresis(소변으로의 Na^+ 배설량의 증가), 혈관 저항의 감소

③ 혈중 농도가 높으면 예후가 불량

4 심부전의 분류

분류는 하지만, 실제로는 혼재되어 있음. 병태 생리 이해에 유용하다.

1) 수축기 심부전 vs 확장기 심부전

표 6-3 Systolic HF vs. Diastolic HF

		수축기 Systolic HF	확장기 Diastolic HF
나이		모든 연령대가 가능(특히 50~70세)	>70세
더 흔한 성별		남자	여자
LV Ejection Fraction(EF)		감소(40% 미만)	정상(40% 이상)
LV cavity size		확장	정상, concentric LVH 동반
ECG 상 LVH		sometimes present	Usually present
흉부 X-ray		폐울혈과 심비대가 동반	폐울혈 with or without 심비대
Gallop rhythm		주로 S_3	주로 S_4
동반 질환	고혈압	++	+++
	당뇨	++	+++
	Previous MI	+++	+
	비만	+	+++
	만성 폐질환	−	++
	수면 무호흡증	++	++
	심방 잔떨림(AF)	+	+

2) Low–output vs. High–output failure

cf. 정상 cardiac output : 2.2~3.5L/min/m^2

표 6-4 Low–output HF vs. High–output HF

Low–output	High–output
• Ischemic heart disease • Hypertension • Dilated cardiomyopathy • Valvular, pericardial disease • 심박출량이 운동할 때 상승하지 못함	• Systemic vascular resistance가 감소한 상태 – Hyperthyroidism – Anemia – Pregnancy – AV fistula – Beriberi – Paget's disease • 혈역학적 특징은 chronic aortic regurgitation 상태와 비슷함

※ 실제로 low/high output 구분은 별다른 의미가 없는 경우가 많다.

3) Acute vs. Chronic failure

표 6-5 Acute HF vs. Chronic HF

Acute	Chronic
• Trauma • Infective endocarditis • Massive myocardial infarction • Peripheral edema 없이 systemic hypotension	• Dilated cardiomyopathy • Multivalvular heart disease • Vascular congestion이 흔하며 혈압은 대개 말기까지 유지

4) Right–sided vs. Left–sided failure

여기서 잠깐 !!

• HF 발생 후 수개월만 지나면 거의 무의미하다. RHF의 원인이 LHF인 경우가 많기 때문이다.

표 6-6 Right–sided HF vs. Left–sided HF

Right–sided	Left–sided
• **Systemic edema** • Congestive **hepatomegaly** • **Systemic venous distention(경정맥 확장)** • Primary pulmonary hypertension • Chronic pulmonary thromboembolism 등에서 • RV failure의 가장 흔한 원인은 LV failure에 의한 backward failure	• Dyspnea/orthopnea from **pulmonary congestion** • LV volume overload(ex. AR), myocyte loss(ex. AMI) 등에서

5) Backward vs. Forward failure

표 6-7 Backward HF vs. Forward HF

Backward	Forward
• 'Upstream' : LV filling ↓ → LA pressure ↑ → Pulmonary v. pressure ↑ → RV pressure ↑ → systemic v. pressure ↑ … systemic/ pulmonary edema, salt/water retention. • 주로 acute HF에서 발생	• 심장이 제대로 혈액을 짜내주지 못해 arterial system의 혈액량이 줄게 되고 때문에 renal perfusion pressure ↓ → salt/water retention, RAA system activation • 주로 chronic HF에서 발생

5 심부전의 증상 및 징후

1) 호흡기계 증상

(1) **호흡곤란(dyspnea)**

초기에는 운동 중에만 나타나는 호흡곤란(exertional dyspnea)

→ 안정 시에도 호소하는 호흡곤란으로 점차 진행

(2) **기좌호흡(orthopnea)**

① 가로누운 자세에서 나타나는 호흡곤란

누우면 흉강 내 hydrostatic pressure가 증가하여 발생함

② exertional dyspnea보다 나중에 나타남

(3) **Paroxysmal nocturnal dyspnea**

① 밤에 갑자기 나타나는 심한 헐떡임과 기침으로 대개 잠에서 깬다.

② **심부전 진단에 매우 유용한 증상이며 진행된 심부전 시에 주로 발생한다.**

③ 기관지 천식과 그 증상이 비슷하여 오인하기도 한다.

(4) **Cheyne-Stokes respiration**

① Periodic or cyclic respiration

② $PaCO_2$에 대한 호흡중추의 sensitivity 감소가 원인

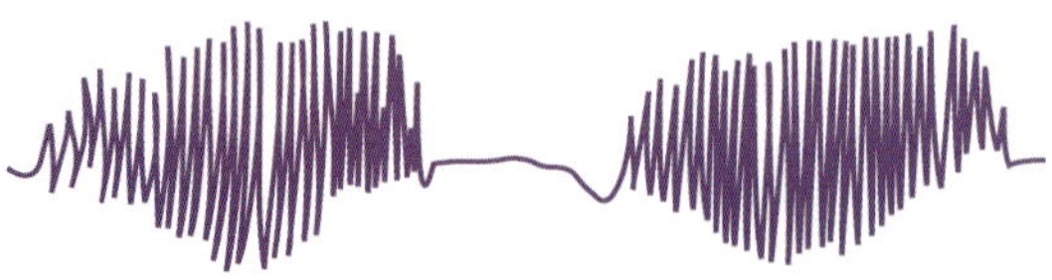

그림 6-4 Cheyne-Stokes respiration

표 6-8 NYHA functional classification

등급	NYHA 운동 기능 평가
Ⅰ	활동 제한이 없는 심장 환자, 일상 활동으로는 증상이 없음
Ⅱ	가벼운 활동 제한이 있는 환자, 일상 활동에서 증상이 있음
Ⅲ	심한 활동 제한이 있는 환자, 안정 시에만 증상이 없음
Ⅳ	안정 시에도 증상이 있으며 활동을 하면 증상이 악화됨

2) 기타 증상

(1) 피로, 위약감(Fatigue & weakness) : 비특이적이지만 흔한 증상

(2) 복부 증상(abdominal symptom) : 식욕부진, 구토, 복통, 포만감

(3) 중추신경계 증상(cerebral symptom)

① 심한 심부전 환자, 특히 cerebral arteriosclerosis가 있는 고령 환자

② 뇌혈류 감소로 인해 의식수준 변화, 집중력 감소, 기억장애, 두통, 불면증, 흥분 등의 증상

3) 이학적 검사 소견

(1) 진찰소견

① Mild to moderate HF

- 잠깐 누워 있을 때만 불편감
- abdominojugular reflux : 복부에 압력을 지속적으로 가하면 정맥압이 비정상적으로 상승함

② Severe HF

- 맥압(pulse pressure) 감소 : stroke volume 감소를 반영
- 이완기 혈압(diastolic BP) 증가 : generalized vasoconstriction

③ severe acute HF

- 전신 저혈압(hypotension)
- 차고 축축한 사지
- 청색증(입술, nail bed), sinus tachycardia
- Cheyne-Stokes 호흡
- 경정맥 확장

(2) **경정맥의 관찰**

① 환자를 눕히고 상체를 45° 세운 후 관찰

② 우심방 압력의 평가에 유용(**정상≦8cmH_2O**)

③ 확장되어 있는 경우 → 전신적 정맥압의 상승을 의미

(3) 흉부 진찰 소견

① 청진 : S_3, S_4(비특이적이나 진단에 도움됨)

- 흡기 시 양 폐야 하부에서 수포음
- 폐부종이 심해지면 호기 시 천명음 동반
- 심실의 확장으로 인해 발생한 판막 역류로 심잡음 청진될 수 있음

② 타진 : 폐 하부에서 dullness(흉수가 있을 때)

(4) 기타 진찰 소견

① Cardiac edema : 하지, 특히 발목과 pretibial 부위에 나타나는 **대칭적** 부종

② **Hepatojugular reflux : 우상복부에 압력을 가하면 경정맥 압이 상승하는 것**

③ 흉수와 복수 : 체액 저류로 인한 정수압(hydrostatic pressure) 상승 때문

④ 울혈성 간비대증(Congestive hepatomegaly) : 황달, LFT 상승 동반

⑤ 소변량의 감소 : prerenal azotemia

⑥ 교대맥(pulsus alternans) : 심근수축이 강약으로 규칙적 변화하여 말초 맥박 촉진시 박동이 규칙적으로 커졌다 작아졌다 하는 현상 → 중증 심부전 시사

6 심부전의 진단

여기서 잠깐 !!

- 전형적인 증상을 보이는 환자의 HF 진단은 쉬운 편이지만, 전반적으로 HF의 진단은 쉽지 않습니다. 중요한 것은 고위험군 환자에서 HF 발생을 의심하는 것입니다.
- 아래 진단 기준은 Framingham cohort study 결과로 얻어진 HF 진단 기준인데, Harrison에서도 빠졌습니다. 참고만 합시다.

표 6-9 Framingham criteria for diagnosis of congestive heart failure*

Major criteria	Minor criteria	Major or minor
Paroxysmal nocturnal dyspnea Neck vein distension Rales Cardiomegaly Acute pulmonary edema S_3 gallop Increased venous pressure (>16cmH_2O) positive Hepatojugular reflux	extremity edema night cough dyspnea on exertion hepatomegaly pleural effusion vital capacity reduced by one-third from normal tachycardia(≥120bpm)	weight loss ≥4.5kg over 5days treatment

* major criteria 2개 이상 또는 major criteria 1개 이상+minor criteria 2개 이상 해당되면 진단

여기서 잠깐!!

- 〈표 6-9〉을 보면 알겠지만 대부분 증상이나 간단한 이학적 검사만으로 심부전을 진단하게 되어 있는데 중요한 것은 "이 환자 심부전이네~" 그러고 끝나는 것이 아니라 **"어떤 원인 질환이 심부전을 일으켰을까?"**하고 원인 및 유발인자를 찾아내는 것입니다.

1) 진단을 위한 검사

(1) 심전도(ECG) : 심부전의 원인 감별을 위해 시행. LVH나 MI 흔적 확인

(2) Chest X-ray : 심비대(cardiomegaly), 폐울혈(pulmonary congestion) 확인

(3) 좌심실 기능의 평가 : EF 측정

① **2D 심초음파 검사+도플러 혈류 검사** : 매우 중요
→ 중등도의 평가, 원인의 감별 등에 매우 유용함

② MRI : LV 부피 평가에 있어서 gold standard, 구조와 원인 감별에도 중요

(4) **혈중 BNP(Brain Natriuretic Peptide) & N-terminal pro-BNP**

① 심실 압력이 증가할 때 심실 근육으로부터 분비되는 호르몬

② **임상적인 응용**

- **심실 기능 장애가 있는 무증상의 환자의 선별**
- **비특이적인 증상의 환자들의 감별 진단(>50~100ng/L이면 심부전을 의심 가능)**
- **심부전 치료의 효율성에 대해 평가 가능**
- **예후 판별 : 혈중 농도가 높을수록 예후 poor**

③ 심부전 이외에 상승할 수 있는 경우
고령, 여성, 관상동맥 질환, COPD, 폐색전증, 만성 신부전, 간경화증 등

2) 감별 진단

(1) 다른 원인에 의해 염분과 체액이 저류된 경우

예 Renal Failure, LC

(2) 다른 원인에 의한 폐부종

예 ARDS

심부전의 치료

꼭 알아둡시다!!

심부전 치료의 구성요소

- 비약물적인 치료
- 원인이 되는 기저 질환의 교정
- 유발인자(precipitating factor)의 제거
- 심기능의 악화 방지

심부전을 악화시킬 수 있는 유발인자

- 무분별한 식사
- 심부전을 악화시킬 수 있는 약물 복용
  - 칼슘통로 차단제(verapamil, diltiazem)
  - 베타 차단제
  - NSAIDs
  - 항부정맥제(class Ⅰ agents, sotalol)
  - Anti-TNF antibodies
- 심근 허혈/경색
- 부정맥(서맥/빈맥)
- 심부전 치료의 중단
- 감염
- 빈혈
- 음주
- 임신
- 고혈압의 악화
- 급성 판막 부전

1 Stage에 따른 심부전의 분류 및 치료

여기서 잠깐!!

- 심부전의 치료는 중증도에 따라 단계별로 이루어진다는 개념을 이해해야 합니다. 원칙을 이해하고 개별 상황에 어떻게 적용하는지 알아야 하므로 〈표 6-10〉이 매우 중요합니다!

표 6-10 심부전 평가를 위한 병기설정/병기에 따라 권장되는 치료

Stage A	Stage B	Stage C	Stage D
심부전 **고위험군**이지만 구조적인 심질환이나 심부전의 증상이 없는 경우	**구조적인 심질환**이 있지만 심부전의 증상이 없는 경우	구조적인 심질환이 있으면서 **심부전 증상**이 있거나 있었던 환자	**난치성 심부전** 환자, 최대한의 치료에도 불구하고 증상이 심하고 특별한 조치가 필요한 경우
예			
고혈압, 관상동맥질환, 당뇨 심장독성물질을 사용하거나 심근병증의 가족력이 있는 환자	이전에 심근경색의 과거력, 좌심실기능부전, 무증상성 판막질환을 가진 환자	구조적 심질환이 있음, 숨이 가빠지거나 피로, 운동능력 감소를 보이는 환자	심부전 때문에 반복적으로 입원하는 경우, 특별한 조치 없이는 안전하게 퇴원하지 못하는 경우
치료			
1) 고혈압 조절 2) 금연 권장 3) 이상지질혈증 교정 4) 규칙적 운동 권장 5) 알코올, 잘못된 약물섭취는 제한 6) **ACEi**	stage A에서 했던 모든 조치들에 더해 적절한 환자에서 1) ACEi 2) **베타차단제**	stage A에서 했던 모든 조치들에 더해 1) ACEi 2) 베타차단제 3) 디지탈리스 4) 나트륨 섭취제한 5) diuretics	stage A, B, C에서 했던 모든 조치들에 더해 1) 기계적 보조장치 2) 심장이식 3) 증상 완화를 위해 지속적(간헐적 아님!)으로 수축촉진제(inotropic) 정맥주입 4) hospice care(완화치료)

→ 모든 심부전 환자에게는 심장의 remodelling을 억제하는 치료(ACE inh., BB)가 필요하고, II~IV에는 여기에 덧붙여 증상 완화를 위한 추가 치료가 필요합니다.

2 일반 처치(general measures)

1) **식이 염분 제한**
2) 매일 체중 측정 : 이뇨제 용량 조절에 필요
3) **백신 투여** : 인플루엔자, 폐구균백신
4) 환자, 보호자 교육
5) 과도한 음주, 고열, 무리한 여행은 삼갈 것
6) **활동량** : acute severe HF를 제외하면, 자주 운동을 하는 것을 권장

→ ABR(Absolute Bed Rest)은 거의 권장되지 않음

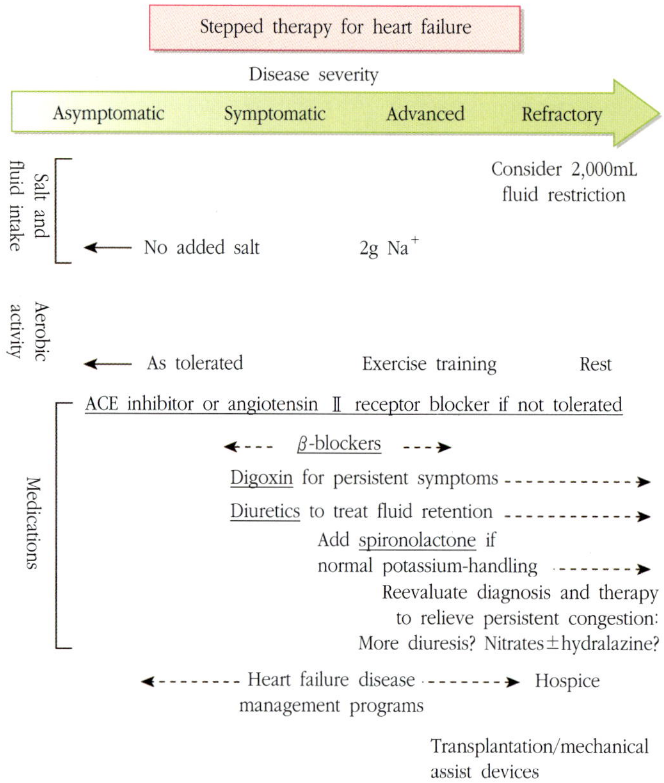

그림 6-5 심부전의 치료

3 체액량의 조절(control of excessive fluid)

심부전의 증상은 대개 세포외 용적(ECF volume)의 증가에서 비롯됨

1) 식이

염분(Na^+) 섭취 감소

2) 이뇨제(diuretics)

(1) 일반적인 특징

① **증상, 징후 개선**

② 이뇨제 단독투여로는 장기간 동안 환자의 안정성 확보가 어려움

③ **ACE inhibitor와 병용 투여** : decompensation의 위험 감소시킬 수 있음

④ 심부전의 치료에 필수적이지만 단독으로 충분하지는 않음

(2) **Thiazide**

① Mild HF : 단독 투여로 효과

Severe HF : 다른 이뇨제와 병용 투여

② Distal tubule과 loop of Henle 작용 : Na^+, Cl^- 재흡수 억제

③ 부작용

- Dilutional hyponatremia : Na^+ 배설 증가 → Na^+-K^+ exchange 활성화 → kaliuresis(K^+배설) 증가
- 저칼륨성 대사성 알칼리증

여기서 잠깐 !!

- K-sparing diuretics를 제외한 모든 이뇨제의 부작용입니다. 저칼륨혈증은 심부전 치료제인 digitalis의 toxicity를 악화시키기 때문에 처방 시 주의를 요합니다.

- 기타 : Hyperuricemia(∵uric acid 배설↓), impaired glucose tolerance, skin rash, thrombocytopenia, granulocytopenia

④ GFR : 정상의 50% 이상일 때만 효과적

(3) Metolazone

① Thiazide와 유사한 작용과 효력

② Moderate renal failure에서도 효과적

(4) **Loop diuretics : furosemide, bumetanide, torsemide**

① TAL에 작용 : Na^+, K^+, Cl^- 재흡수 억제

② **모든 HF 환자에 효과적**(특히, refractory HF, 폐부종)

③ 부작용 : 저칼륨성 대사성 알칼리증, 고요산혈증, hyperglycemia, 위약감, 구역, 어지러움

(5) **K^+ sparing diuretics** : spironolactone, triamterene, amiloride

① loop diuretics나 thiazide와 병용하면 효과적임(**hypokalemia 예방** 가능)

② 금기 : serum $K^+ > 5$mEq/L, 신부전, 저나트륨혈증

(6) **이뇨제의 선택**

① **hyperglycemia, hyperuricemia, hypokalemia 없는 mild to moderate HF : loop diuretics, thiazide 또는 metolazone 경구 투여**

② **Severe HF : loop diuretics + thiazide + K^+ sparing diuretics 병용 투여**

③ **Acute HF(특히 pulmonary edema 있을 때) : IV loop diuretics 투여**

4 심부전 악화 예방(prevention of deterioration of HF)

여기서 잠깐 !!

심부전의 병태생리

- RAAS(Renin-Angiotensin-Aldosterone System)와 교감신경계의 만성적인 활성화 → ventricular remodeling → 심기능 저하의 악화, 치명적인 부정맥 따라서, RAAS와 교감신경계를 억제하는 약물이 심부전 치료의 핵심!

1) 안지오텐신 전환효소 억제제(Angiotensin Converting Enzyme inhibitor, ACEi)

(1) RAAS 활성화를 억제하는 약물 : angiotensin의 합성을 억제

(2) 기전 : wall stress의 감소, intracelluar pathway의 직접적 억제(myocardial hypertrophy와 interstitial fibrosis에 관련된 pathway)

(3) **거의 모든 stage의 심부전의 치료 및 예방에 효과적(최대한 빨리 투여 시작)**

① **증상 완화, 운동 능력 향상, 급성 악화 감소**

② **이뇨제와 함께 염분 배설의 촉진**

③ **심부전 환자에서 사망률을 감소시키고 병의 진행 지연**

④ **심실 재형성의 억제**

⑤ **심실 기능장애 환자에서 심부전으로의 진행 예방(stage A에서도 효과적)**

(4) MI, hypertension, valvular regurgitation에 의한 수축기 HF 환자에 효과적

(5) **금기**

① **조절이 되지 않는 hyperkalemia(K^+ >5.5mEq/L)**

② **Angioedema의 과거력**

③ **콩팥기능 장애(Cr > 3mg/dL)**

④ **양쪽 신동맥 협착**

⑤ **증상이 있는 저혈압(SBP < 90mmHg)**

⑥ **임신**

(6) 부작용 : **마른기침, 고칼륨혈증, 저혈압,** 콩팥기능장애, 백혈구 감소증, 단백뇨

(7) 실제 약물 : captopril, enalapril, ramipril, lisinopril, fosinopril

2) 안지오텐신 수용체 차단제(Angiotensin Receptor Blockers, ARB)

(1) Angiotensin Ⅱ가 작용하는 수용체(AT1)를 차단 ⇒ ACE inhibitor의 대체 약제

(2) **ACE inhibitor의 부작용이 심한 경우 고려** : cough, angioneurotic edema, leukopenia

(3) 적응증

① NYHA class Ⅱ~Ⅳ 환자 중 ACE inhibitor 사용할 수 없는 경우
→ 1차 약제

② NYHA class Ⅱ~Ⅳ 환자에서 ACE inhibitor나 β-blocker으로 최적화된 후 2차 약제로 사용 가능

(4) ACE inhibitor가 우선 투여 약제이나 그와 비슷한 정도의 효과 보임

(5) 금기 사항과 부작용 : ACE inhibitor와 유사

(6) 실제 약물 : losartan, valsartan, irbesartan, telmisartan, candelsartan

3) 알도스테론 길항제(aldosterone antagonist)

(1) 알도스테론 : RAAS 활성화의 산물
→ 작용 : Na^+ retention, 교감신경계 활성화, myocardial, vascular, perivascular fibrosis, arterial compliance 감소

(2) ACE inhibitor를 지속적으로 투여할 경우, 초기에는 알도스테론이 감소하지만, 시간이 지나면 다시 상승

(3) **진행된 심부전(NYHA class Ⅲ, Ⅳ), EF<35% 환자에서 기존의 약물 치료에 추가해서 투여할 경우 사망률 감소함**

(4) 금기 : Serum creatinine>2.5mg/dL, serum K^+>5mEq/L

(5) 부작용

① 고칼륨혈증 : 콩팥기능 저하 시에 더 잘 발생

② gynecomastia : 10~15%에서 발생

4) 베타 차단제(β-blocker)

(1) Additive effect : ACE inhibitor를 투여 받고 있는 chronic HF 환자에서 점진적으로 용량을 증가시키면 HF의 증상 개선+사망률 감소

여기서 잠깐 !!

• 단, 과량을 급속하게 투여하면 (특히, acute HF) 악화시킴

(2) 적응증 : Moderately severe HF(class Ⅱ, Ⅲ)

(3) **금기 사항**

① **Hypotension : SBP<90mmHg(Unstable HF)**

② **Severe fluid overload 상태**

③ **최근에 IV inotropic agent 치료를 받은 경우**

④ **Sinus bradycardia, AV block**

⑤ **Bronchospastic disorder**

(4) 실제 약물 : **Metoprolol, Bisoprolol, Carvedilol**

① Metoprolol, Bisoprolol : β_1 receptor에 선택적으로 작용

② Carvedilol : α & β receptor까지 차단 → 혈관 확장 효과

❋ 주의 : 모든 β-blocker를 사용 할 수 있는 것이 아니며, propanolol은 쓰이지 않는다.

(5) 베타 차단제를 복용하고 있는 환자에서 inotropic agent 치료가 필요한 경우 : phosphodiesterase Ⅲ inhibitor를 투여해야 함

5 심근 수축력 강화(enhancement of myocardial contractility)

1) 디지털리스(Digitalis) : cardiac glycoside

(1) 작용

① $Na^+ - K^+$ ATPase 억제 → 세포내 Ca^{2+} ↑ → positive inotropic response

② 자동능(Automaticity) & 이탈 박동(ectopic impulse activity) ↑

③ AV node의 유효 불응기 ↑ : AF, AFL에서 ventricular rate ↓ 효과

(2) HF에서의 효과

① Atrial flutter, fibrillation, rapid ventricular rate에 의해 발생한 심부전에서 효과적

② Mild~moderate HF 환자에서 증상 완화+운동 능력 향상

③ 다음의 경우 효과가 없음 : HCMP(Hypertrophic Cardiomyopathy), myocarditis, mitral stenosis, chronic constrictive pericarditis, diastolic HF

(3) **디지털리스 중독(Digitalis intoxication)**

① **위험인자**

- **고령**
- **저칼륨혈증**
- **저마그네슘혈증**
- **저산소증**
- **신부전**
- **고칼슘혈증**
- **심근경색**

② 증상 : anorexia, nausea, vomiting, yellow vision, delirium, 체중 감소, 손발 저림 복통, gynecomastia, 혈소판 감소증 등

③ Cardiac disturbance

- Enhanced automaticity에 의한 부정맥 발생의 증가 : VPC, VT, VF 등
- 전도 속도의 저하로 인한 서맥성 부정맥의 증가 : AV block, asystole 등

④ 저칼륨혈증, 저마그네슘혈증의 전해질 교정을 우선 시도

→ 중증의 중독증일 경우에는 fab fragments of purified, intact digitalis antibody 투여

⑤ 약물 상호작용 : quinidine, verapamil, amiodarone, propafenone을 투여하면 혈중 디지탈리스 농도↑

⑥ 디곡신(digoxin)은 혈액 투석으로 제거되지 않음

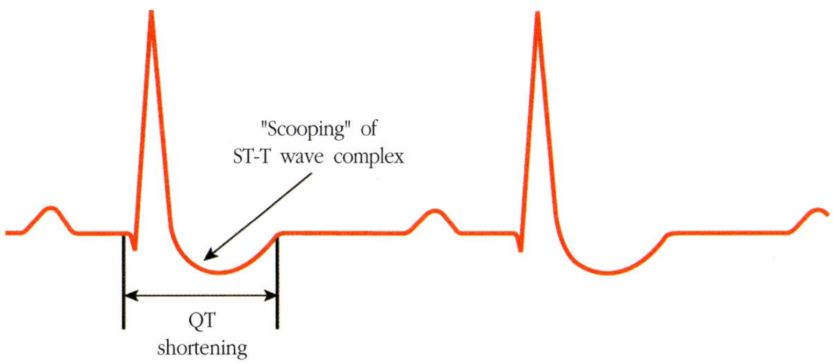

그림 6-6 Drug effect of digitalis on ECG

2) Sympathomimetic amines

(1) 주로 β-adrenergic receptor에 작용하여 심근 수축력을 향상

(2) 중증의 급성 심부전에 효과적이다.

(3) Dopamine : norepinephrine의 precursor, hypotensive state나 HF의 치료에 유용

표 6-11 도파민의 투여 용량에 따른 효과

Dopamine level	Effect
1~2㎍/kg	DA receptor → renal/mesenteric blood flow↑, Na^+ excretion↑
2~10㎍/kg	β_1 receptor → contractility↑, mild tachycardia
>10㎍/kg	α receptor → arterial pressure↑

(4) Dobutamine : 저혈압이 동반되지 않은 acute HF의 치료에 유용
① Synthetic sympathomimetic agent(β_1, β_2, α_1)
② Potent inotropic agent(dopamine에 비해 tachycardia effect는 덜함)
③ Peripheral vascular resistance↓(CO 증가 효과 때문에 심부전 환자에서 혈압이 떨어지지는 않음)
④ Acute HF without hypotension에 효과적(2.5∼10μg/kg, continuous infusion)

3) Phosphodiesterase inhibitors

Bipyridine 계열(amrinone, milrinone)
(1) Noncatecholamine, nonglycoside agent
(2) Positive inotropic & vasodilator 작용(phosphodiesterase Ⅲ가 adrenergic stimulation 차단하는 것을 억제)
(3) IV로 투여, sympathomimetic amine과 비슷한 상황에서 사용(additive effect)

6 혈관 이완제(vasodilator)

1) Acute HF

(1) IV sodium nitroprusside : 빠른 작용. arterial vasodilation
Hypotension/shock을 유발 가능 → BP/PCWP monitoring
(2) Nitroglycerin : venodilator, coronary artery 확장
(3) Nesiritide(recombinant BNP) : vasodilator, diuretic effect

2) Chronic HF

(1) 장기 투여 시는 대부분 증상 개선 효과가 없을 뿐 아니라, 사망률이 오히려 증가
(2) **Oral hydralazine + isosorbide dinitrate**
→ 유일하게 사망률 감소 효과 입증

여기서 잠깐 !!

• 혈관 이완제는 ACE inhibitor에 비해 사망률 감소 효과가 떨어지고, 환자들이 장기간 투여 중 포기하는 경우가 많으므로 ACE inh를 투여할 수 없는 환자에서 고려합니다.

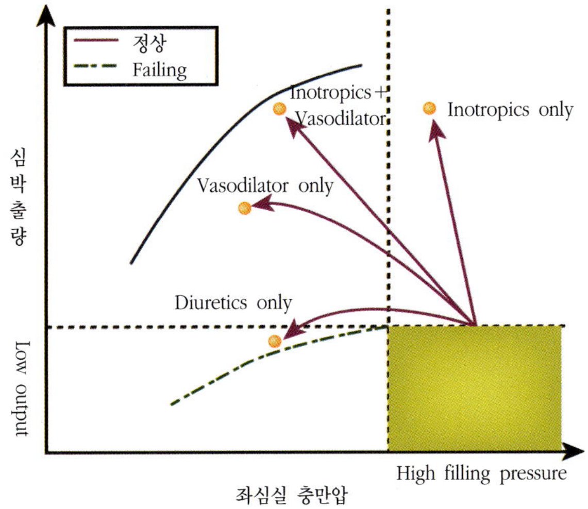

그림 6-7 투여 약제에 따는 심박출량과 좌심실 충만압의 변화 관계

7 부정맥 치료(management of cardiac arrhythmia)

1) 산-염기 및 전해질 불균형 교정 : 특히 이뇨제에 의한 저칼륨혈증 주의
2) **Amiodarone(class Ⅲ) : atrial fibrillation 동반된 심부전의 DOC**
   Amiodarone투여 시 INR이 증가할 수 있으므로 항응고제 투여 시 항응고제 필요

여기서 잠깐 !!

- Class Ⅰ (quinidine, procainamide, flecainide)는 금기!(**오히려 부정맥을 유발한다.**)

3) ICD(Implantable Cardioverter/Defibrillator) : 돌연사 위험이 있을 때 권장
   (1) Sudden death 상황에서 소생된 환자
   (2) 심실 부정맥으로 의한 실신 경험한 환자
   (3) 무증상의 심실 부정맥이라도 전기생리학적 검사에서 VT를 유발 가능한 경우
   (4) EF≦30%인 환자에서 사망률~30% 감소

8 항응고제와 항혈소판제(anticoagulation and antiplatelet therapy)

1) HF 환자는 혈전 발생 위험 높음
   좌심실 기능저하 → 혈류의 정체 → 쉽게 혈전이 생성됨

2) 와파린(warfarin)
   (1) HF with AF, venous thrombosis 과거력, stroke, TIA
   (2) 허혈성 심근병증이 있으면서 LV thrombus가 있는 경우(목표 INR 2.0~3.0)를 심근경색 이후부터 3개월간 투여
3) 저용량 아스피린 : 허혈성 심질환이 있는 경우에 심근경색 또는 급사를 예방하기 위해 투여

9 Device therapy

1) 심장 재조율화(cardiac resynchronization)

(1) 만성 심부전 환자의 ~1/4에서 심실내 전도 지연이 나타난다(QRS widening).
(2) QRS duration≧120ms → 심실 수축의 dyssynchrony → suboptimal ventricular filling, 좌심실 수축력의 저하, paradoxical septal wall motion, 승모판 폐쇄부전증의 악화 → 심부전의 악화
(3) CRT(Cardiac Resynchronization Therapy)
   ① 대부분 biventricular pacing
   - 우심방, 우심실, 좌심실에 전극을 위치시킴
   - 양심실을 거의 동시에 자극하여 심실 수축의 coordination을 향상
   - 심장 기능, 증상, 운동 능력, 삶의 질 개선 효과

   ② **적응증**
   - **DCMP**
   - **LVEF≦35%**
   - **QRS duration≧120ms**
   - 불응성 **HF(NYHA class Ⅲ, Ⅳ)**
   - **sinus rhythm일 때**

2) 삽입형 제세동기(Implantable Cardioverter/Defibrillator, ICD)

(1) Mild to moderate HF(NYHA class Ⅱ, Ⅲ) 환자에서 돌연사의 발생 감소
(2) NYHA class Ⅱ, Ⅲ, 약물 치료에도 EF<30~35%인 환자들에게 고려함
(3) ICD와 biventricular pacing을 동시에 사용할 수도 있다.

10 Ejection Fraction이 보존된 심부전의 치료

1) 목표

(1) congestive state를 줄이고 혈압 및 맥박 안정화

(2) Atrial contraction 유지, myocardial ischemia 치료 및 예방

2) 치료

(1) Na^+ 식이 제한, 이뇨제

(2) **β-blocker, CCB(verapamil, diltiazem) : HR↓→ ventricular filling time↑**

여기서 **잠깐 !!**

- **ACEi, ARB, Aldosterone antagonist, phosphodiesterase-5 inhibitor 등에 대해** 여러 study를 시행하였으나 생존율 증가에 영향을 미치는 약은 없었다.

11 불응성 심부전의 치료(treatment of refractory heart failure)

표 6-12 불응성 심부전 치료를 위한 방법

Combination diuretics	Left ventricular/biventricular pacing
Additional vasodilator	Novel cardiac surgery
Positive inotropic agents	Ventricular remodeling surgery
Mechanical circulatory support	Dynamic cardiomyoplasty
Cardiac transplantation	Mitral valve repair

12 심부전의 예후

1) 심부전의 예후의 결정 요소

(1) 기저 심질환의 상태

(2) 교정 가능한 심부전의 악화 인자의 유무

2) Poor Px. factors

(1) EF < 15%

(2) 최대 산소 섭취량의 감소(< 10mL/kg/min)

(3) 보통 속도로 도보를 3분 이상 하지 못할 때

(4) 저나트륨혈증(Na^+ < 133mEq/L)

(5) 저칼륨혈증(K^+ < 3mEq/L)

(6) BNP level > 500ng/L(혈중 ANP, NE 농도가 높을 때)

(7) Frequent ventricular extrasystoles

예 VPCs

(8) 치료에 대한 반응이 미비할 때

(9) 특별한 원인 또는 유발인자가 없을 때

꼭 알아둡시다!!

▌심부전 치료 시 장기 생존율을 증가시키는 약제(5가지!)

- ACE inhibitor
- ARB(Angiotensin receptor blocker)
- β-blocker
- Low dose spironolactone(aldosterone antagonist)
- Hydralazine+isosorbide dinitrate

*** 위 5가지 약제는 심부전에서 가장 중요한 내용입니다!!**

급성 심부전과 폐부종

1 치료의 목표

1) 혈역학적 상태의 안정화 : 〈그림 6-8〉에서 '정상'부분으로 맞춤
2) 가역적 원인 교정
3) 질병의 진행 및 재발 방지를 위한 약물 요법

2 분류 및 원인

1) 심인성(cardiogenic) 급성 폐부종

(1) PCWP의 상승 → 혈관 외부의 간질로의 액체 증가(부종 발생)

(2) 원인 : 심부전, 승모판 협착증 등

2) 비심인성(non-cardiogenic) 급성 폐부종

(1) PCWP의 상승 없이 발생한 폐부종

(2) 원인

① 혈장 삼투압의 감소 : 저알부민혈증(d/t CRF, LC 등)

② 폐포 – 모세혈관 간의 투과성(permeability)의 변화 : ARDS

③ 간질의 음압의 증가 : 기흉의 급격한 교정, 기도의 폐쇄

④ Lymphatic obstruction

⑤ 원인 미상 : 고지대로 인한 폐부종, 마약 중독, 마취, 자간증 등

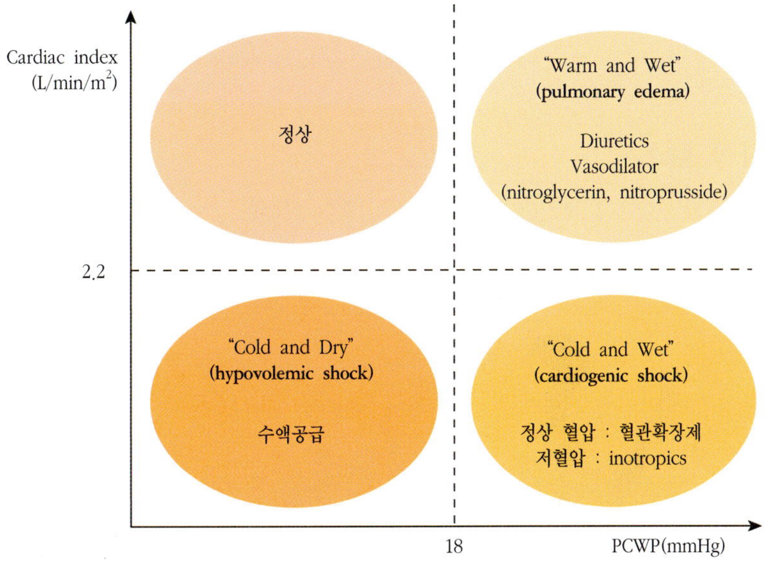

그림 6-8 Forrester classification of acute heart failure

3 진단

1) 임상양상

(1) 휴식 시에도 지속되는 호흡곤란의 급성 악화, 빈호흡, 빈맥, 심한 저산소증

(2) 청진 : 전폐야의 천명음, 수포음

2) 심인성와 비심인성의 감별

(1) 도플러 심초음파

(2) Swan-Ganz catheter : PCWP 측정(18mmHg 이상 → 심인성 시사)

(3) BNP level > 50~100ng/L : 심인성 의심 가능

4 심인성 폐부종(Cardiogenic pulmonary edema)의 치료

1) 산소 공급과 환기(ventilation)

(1) **산소 공급** : $PaO_2 > 60mmHg$ 유지

(2) **양압 환기(positive pressure ventilation)**

① Continous or bilevel positive airway pressure : 호흡근의 휴식, 심기능의 호전, oxygenation에 유리, 기관 삽관의 필요성 감소

② **기계 호흡 + 호기말 양압(PEEP)**

- 전부하와 후부하의 감소
- 폐내 수분을 폐포 안에서 밖으로 이동하게 하여 가스 교환을 도움
- 폐 용적을 증가시켜 무기폐(atelectasis) 예방

2) 전부하의 감소

(1) **Semi-Fowler's position**(상체를 45° 정도 세움) → 정맥 환류↓
(단, 저혈압이 없는 상태일 때 시행함)

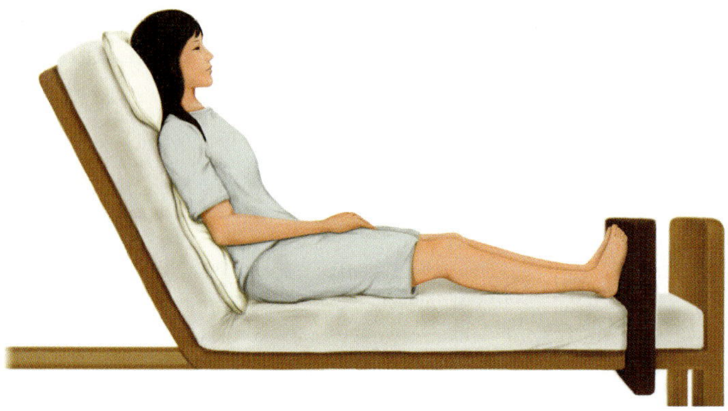

그림 6-9 semi-Fowler's position

(2) **이뇨제**

① 정맥 환류 감소

② **Furosemide** : **DOC(drug of choice)**

(3) **Nitrates** : sublingual nitroglycerin, isosorbide dinitrate

① 혈압과 좌심실 충만압을 모두 감소

② 고혈압 동반시 투여하면 호흡곤란이 호전됨

③ 주의 : 서맥과 저혈압이 발생 가능

(4) **Morphine** IV

① 일시적으로 정맥 확장 유도, 호흡곤란과 불안감을 경감시킴

② 고혈압 동반시 투여하면 catecholamine level, 빈맥, 후부하 감소 효과

③ 호흡 저하(morphine의 부작용) 발생시 길항제인 naloxone 투여

(5) Nesiritide IV(recombinant BNP) : 폐부종 치료에 효과적

3) 후부하의 감소

(1) **ACE inhibitor**

① 고혈압 환자에서 전부하와 후부하의 감소(저혈압 환자는 투여 금지)

② **급성 심근경색과 동반된 심부전시 투여하면 장/단기 생존율 증가**

(2) Sodium nitroprusside

① 급성 승모판 폐쇄부전이나 매우 심한 고혈압 때

② 강력한 동맥 이완제 : 수축기 혈압 > 100mmHg 이상일 때 고려함

③ 장기간 사용시 효과 감소함

4) 심근 수축력의 강화(inotropic action)

(1) 약물 : **Dopamine**, dobutamine, digitalis, amrirone, milrirone

(2) **IABP**(Intra-Aortic Balloon Pump)

5) Aminophylline의 투여

(1) 기관지 확장, renal blood flow의 증가, Na^+ 배설의 촉진, 심근 수축력의 증가

(2) 급성기에는 효과가 제한적(∵부정맥 유발 가능성)

6) 부정맥의 관리

(1) 좌심방의 압력 상승 → AF, Sinus tachycardia가 잘 발생함 → LV filling time 감소시켜 좌심방의 압력이 더 상승함 → 악화

(2) 필요하다면 cardioversion, pacing을 통해 심박수 조절하여야 함

7) Intraaortic Counterpulsation(Intraaortic Ballon Pump, IABP)

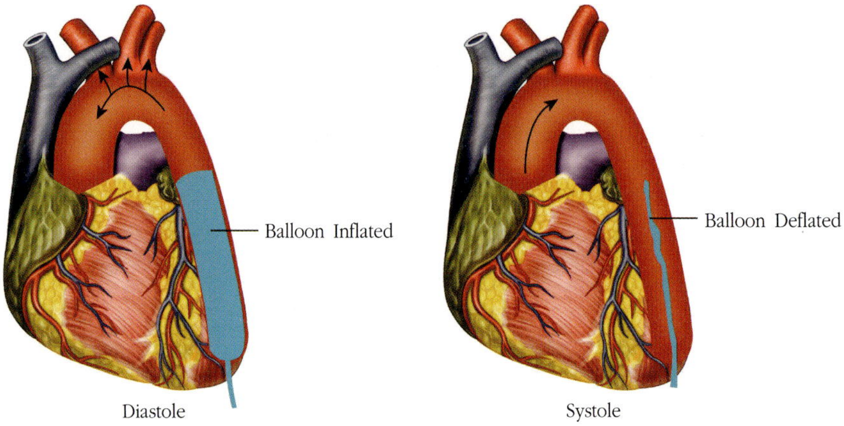

그림 6-10 IABP의 모식도

(1) 개요

Descending thoracic aorta에 위치시킨 balloon 기구로 이완기 동맥압(arterial diastolic pressure)과 심박출량 증가시킴

(2) 기전

① 심실 이완기

- Balloon 팽창하여 대동맥을 막음 → peak diastolic pressure의 증가 → 평균 동맥압의 상승
- Coronary blood flow의 증가 : 관상동맥 혈류는 diastolic pressure에 의해 형성되므로

② 심실 수축기

Balloon 수축시켜 혈관 저항의 감소 → 심박출량의 증가

(3) 적응증

① **Cardiogenic shock**

② **MI 합병증 : acute MR, VSD**

③ CABG와 관련

- 수술 전 삽입 : 심한 좌심실 기능 부전, repeated CABG
- 수술 후 삽입 : 수술 후 cardiogenic shock 발생한 경우

④ 비수술적 관혈요법(PCI)을 시행할 때 : 혈역학적으로 불안정할 때

(4) **금기증**

① **Moderate to severe AR**

② **Aortic dissection**

③ **Aortic aneurysm**

④ 기타 : PDA(Patent Ductus Arteriosus), 중증 말초혈관질환, 출혈경향 있는 환자, 패혈증

(5) 합병증

① Limb ischemia

② Aortic dissection, perforation

③ Balloon rupture, balloon entrapment

④ Hematomas, sepsis

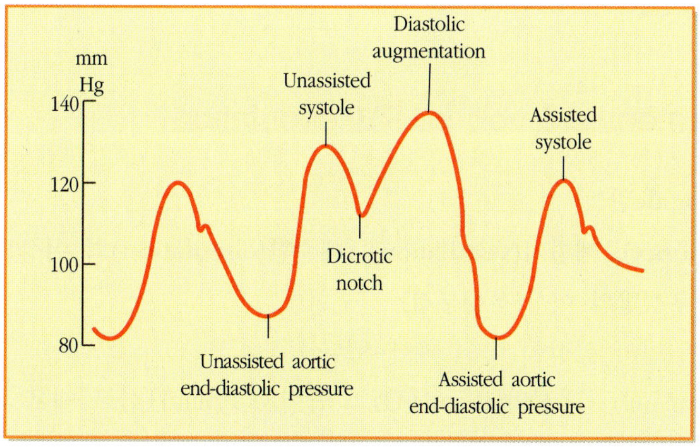

그림 6-11 IABP 삽입 시 혈압의 변화

〈그림 6-11〉을 보며 IABP의 원리만 간단하게 살펴보자. 가장 중요한 점은 심실 이완기 때 풍선을 부풀려서 강화(diastolic augmentation)시켜주는 것이며, 이를 통해 관상동맥 혈류가 증가한다. 그리고 IABP는 수축기 압력을 낮춰주게 되는데(〈그림 6-11〉에서 assisted systole에서의 압력이 unassisted systole보다 낮음을 알 수 있음), 이를 통해 후부하를 감소시켜 심실의 부담이 줄어든다. 그러면 자연적으로 심실 이완기 압력도 감소되는 효과가 있다.

꼭 알아둡시다!!

Acute decompensated heart failure & pulmonary edema

- Oxygenation(산소 공급, 양압 환기)
- Morphine
- ACE inhibitor
- Loop diuretics : furosemide
- Dopamine/Dobutamine
- IABP : acute MR/VSD 시
- Nitrate : nitroglycerin, isosorbide dinitrate

오! 말디니! (O! MALDINi!)로 외우면 편합니다. :)

폐성심(Cor pulmonale)

1 Cor pulmonale & normal RV circulation

1) **Cor pulmonale란?**

   폐, 흉곽(thorax), 폐환기(ventilation), 폐순환(circulation)의 이상으로 인해 발생한 우심실 및 우심방의 이상(우심부전)

   (일차적인 원인이 심장이 아닌 폐에 있다!)

2) 폐동맥(15cmH_2O) – 좌심방(10cmH_2O)의 압력차 : 5cmH_2O로 매우 작음. 따라서 RV → pulmonary artery → lung → pulmonary vein → LA의 순환은 매우 낮은 상태의 압력에서도 LV stroke volume과 동일한 양의 혈액을 감당할 수 있음

3) 운동이나 심호흡과 같은 우심실로의 혈액 유입이 늘어나는 상황에서도 아주 적은 압력 상승만으로도 폐순환의 유지가 가능함

4) 그러나 폐순환의 후부하(pulmonary vascular resistance)가 상승하는 경우 우심실 비대가 일어나게 됨 : COPD, lung resection, restrictive lung disease, hypoxia, acidosis의 경우

표 6-13 만성 폐성심의 원인

폐 실질의 질환	만성(기포성)	폐혈관의 질환
만성 폐쇄성 폐질환(COPD) 　폐기종 　만성 기관지염 낭포성 섬유화증(Cystic fibrosis) 특발성 폐 섬유화증 유육종증 기관지 확장증 Primary Langerhans cell histiocytosis Lymphangioleiomyomatosis	Alveolar hypoventilation syndromes Obesity hypoventilation syndromes Central hypoventilation syndromes Neuromuscular respiratory failure 흉곽 질환 　Kyphoscoliosis 고지에서의 생활	폐동맥 고혈압(PAH) 특발성 PAH 　유전성 PAH 　Associated PAH 　Venoocclusive disease Chronic thromboembolic pulmonary hypertension Pulmonary tumor thrombotic microangiopathy

2 Cor pulmonale의 원인과 특징

1) 폐혈관 질환(pulmonary vascular disease)

- 폐혈류의 감소(pulmonary blood flow ↓) 초래

(1) 일반적 특징

① 폐고혈압(pulmonary hypertension)이 실질의 질환(parenchymal disease)보다 심함

② 폐색전증, 폐혈관염, 고지대에 사는 사람에서 생기는 pulmonary vasoconstriction, L-to-R shunt(ASD, VSD, PDA)

③ primary pulmonary hypertension : 원인을 규명하기 어려운 폐혈관압 상승을 보이는 경우를 지칭

(2) **Acute cor pulmonale : 폐색전증(pulmonary embolism)이 m/c 원인**

① 높아진 폐혈관 저항(pulmonary vascular resistance) → 우심실이 폐로 혈액을 제대로 보내주지 못함 → 결국 cardiac output 감소

② 임상양상

- Sudden onset of severe dyspnea, cardiovascular collapse, venous thrombosis history
- Pallor, sweating, BP ↓, 빠르고 낮은 pulse
- Neck vein distention with prominent v wave
- Liver : pulsatile, distended, tender
- Systolic murmur of tricuspid regurgitation, S_4 gallop
- PaO_2 ↓ (ventilation/perfusion mismatch), $PaCO_2$ ↓ (hyperventilation)

③ 치료
- Acute RV infarction에 의한 RV failure와 비슷
- Blood volume expansion(**IV saline infusion**) : RV preload↑, CO 유지
- **100% O_2 공급** : vasoconstriction↓ → afterload↓

(3) Chronic cor pulmonale

① 원인 : 반복되는 폐색전증, primary pulmonary hypertension

② 증상 : Dyspnea, 빈호흡, 흉통, 기침, hepatomegaly, ankle edema

③ P/E : Cyanosis, RV heave(left sternal border/epigastrium), S_2 sound↑

④ 경정맥파 : prominent a/v wave, hepatojugular reflux

⑤ Chest PA : 폐혈관/폐문(hilum)의 확장 소견

⑥ ECG : P pulmonale, Right axis deviation, RVH(right ventricular hypertrophy)

⑦ Echocardiography : tricuspid valve flow velocity 등을 평가한다.

⑧ Cardiac catheterization : pulmonary vascular pressure, congenital disease 등 평가

⑨ 폐 생검 : 혈관염(collagen vascular disease, RA, Wegener's granulomatosus)의 유무 확인을 위함

2) 폐실질 질환(parenchymal pulmonary disease)

(1) COPD : 과팽창된 폐가 폐혈관을 압박

(2) Restrictive lung disease, lung resection, 결핵 후유증

(3) 우심실 부전보다 폐질환 자체에 의해 예후가 나쁨

(4) 치료

① 급성 감염, hypoxia/acidosis 등의 치료

② **Long-term O_2 therapy** : severe COPD 환자에서 도움

③ Bronchodilator, antibiotics, diuretics

표 6-14 심부전 한 눈에 보기

<table>
<tr><th></th><th>RV failure</th><th>LV failure</th></tr>
<tr><td>증상</td><td>• abdominal
– anorexia, nausea
– abdominal pain, fullness
– jaundice
⇒ hepatic congestion</td><td>• respiratory
– exertional dyspnea → progression
– orthopnea
– paroxysmal nocturnal dyspnea
⇒ pulmonary venous congestion
• fatigue, weakness, ↓exercise capacity
⇒ decreased C.O</td></tr>
<tr><td rowspan="2">징후</td><td>• jugular venous distension
• congestive hepatomegaly
• pitting edema of leg
• hydrothorax, ascites</td><td>• 흉부 진찰소견
– 청진 : moist, inspiratory, crepitant rale
– 타진 : dullness
⇒ pulmonary edema
• prerenal azotemia : ↓urine output</td></tr>
<tr><td colspan="2">• tachycardia, S_3 gallop</td></tr>
<tr><td>검사</td><td colspan="2">• 2D echocardiography(+doppler) : m/i
• chest X-ray : cardiomegaly, pulmonary congestion
• BNP(brain natriuretic peptide)</td></tr>
<tr><td rowspan="2">치료</td><td colspan="2">Chronic HF
• general measure : Na 제한 등
• ACE inhibitor or ARB(필수)
• β-blocker(필수)
• triple therapy(셋 중 하나 추가)
– (low dose) spironolactone
– hydralazine + Isosorbide dinitrate
– digitalis
• diuretics : thiazide, metolazone, loop diuretics(fluid retention시)</td></tr>
<tr><td colspan="2">Acute HF & pulmonary edema
• oxygenation(산소공급, 양압 환기)
• morphine
• ACE inhibitor
• loop diuretics : furosemide
• dopamine/dobutamine, digoxin
• IABP : acute MR/VSD 시
• nitrate : nitroglycerin, isosorbide dinitrate
→2002 월드컵 16강 vs. 이탈리아 전. 안정환이 헤딩 결승골을 넣을 때 그를 막지 못한 수비수 말디니를 보고 이탈리아 사람들이 이렇게 통곡했다고 한다. 오~말디니!</td></tr>
<tr><td>Poor prognosis</td><td colspan="2">• 환자의 functional status(m/i)
• 고령, 남성, 낮은 LVEF, 기저 관상동맥질환</td></tr>
</table>

PACIFIC
INTERNAL MEDICINE

07 Chapter

선천성 심질환

Congenital heart disease

심초음파를 중심으로 ASD, VSD, PDA는 중요하므로 꼭 공부합시다. 심초음파도와 심도자술을 이용하여 어떤 심기형인지 분별하는 능력을 키웁시다. 심초음파 해부학을 복습하는 센스~ ^^ 또한, 각 선천성 심질환에서 수술해야하는 적응증을 잘 기억하기 바라며 감염성 심내막염의 예방요법은 바뀐 것이 많으므로 반드시 check해서 확인해야 합니다. 하나만 더 덧붙이자면 Eisenmenger syndrome에 대해 잘 알아두세요.

개 요

- Embryonic 또는 fetal development 초기 단계에서 진행의 실패
- 전체 심장기형 중 염색체 이상이 알려진 경우는 10% 미만
- 대표적인 원인(염색체 이상, 약물, 감염)
  - Down syndrome(Trisomy 21) : endocardial cushion defect, ASD, VSD, TOF
  - Turner syndrome(45, XO) : CoA, Bicuspid aortic valve, Aortic dilatation
  - Rubella : PDA, PS, AS, ASD
  - Alcohol : VSD
  - Lithium : Ebstein's anomaly, Tricuspid atresia

1 L-to-R shunt를 동반한 비청색증형 선천성 심질환

1) 심방중격 결손(Atrial Septal Defect, ASD)

(1) 개요

① **여자**에서 더 많음(M : F = 1 : 2)

② Types

- Sinus venous : SVC 근처의 high atrial septum에서 발생

- Ostium primum type
  - 방실 판막 근처의 lower part of septum에 발생, Down syndrome과 관련
  - RBBB, Bifascicular block이 흔히 동반된다.
- Ostium secundum type : 가장 흔한 형태의 ASD, midseptal region에 발생한다.

여기서 잠깐 !!

Ostium secundum ASD vs. PFO(Patent Foramen Ovale)

- 심방 격벽의 중앙에 위치한 fossa ovalis는 출생 후 기능적으로 막힌 후 해부학적으로도 완전히 닫히게 됩니다. 그러나 이 해부학적인 closure가 완전치 못하면서 R to L shunt의 가능성이 남아있는 것이 PFO이고 아예 격벽의 형성이 되지 않아 항상 구멍이 나 있는 것이 ASD라고 생각하면 됩니다.

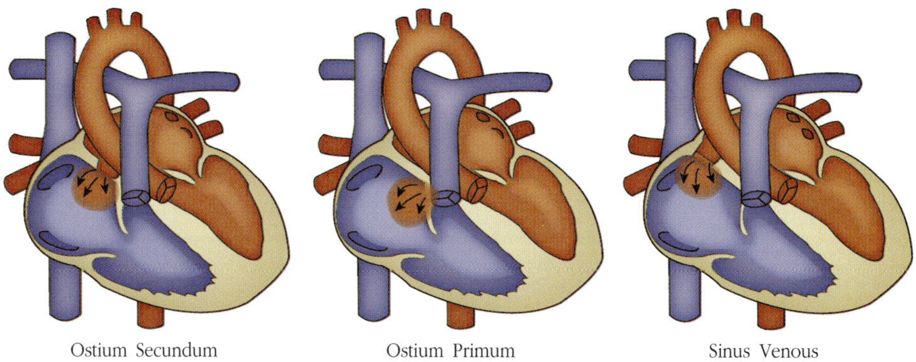

그림 7-1 ASD의 여러 형태

③ **ASD로 인한 혈역학적 변화**
- **우심으로의 volume overload → 우심방과 우심실의 확장**
- **폐혈류의 증가 → 폐혈관의 확장**
- **좌심실과 대동맥의 크기 감소**

④ Shunt의 양 결정 인자
- 결손의 크기
- 좌, 우심실의 이완 정도
- 폐순환과 체순환의 저항 정도

(2) 진찰 및 검사 소견

① 청진 소견
- Normal or split S_1
- **Widely & fixed splitting of S_2** 〈표 1-4〉

- Mid-systolic pulmonary outflow murmur
- **Mid-diastolic rumbling murmur**(4번째 늑간과 왼쪽 흉골연에서 청진) : **tricuspid valve를 통한 혈류가 많아지므로 발생**

여기서 잠깐 !!

- 폐혈관 저항이 증가되어 좌우 단락량이 감소하게 되면
  → P_2의 항진, A_2-P_2의 fusion(splitting 감소), 심잡음의 감소

② 심전도

- RAD, incomplete RBBB(심실격벽의 posterolateral aspect의 탈분극이 늦어지므로)
- RAE & RVH
- Ostium primum type : RV conduction defect with LAD
- Sinous venous type : ectopic atrial pacemaker, 1st degree AV block

③ 흉부 방사선

- RA와 RV의 확장
- PA의 dilatation, pulmonary vascular marking의 증가

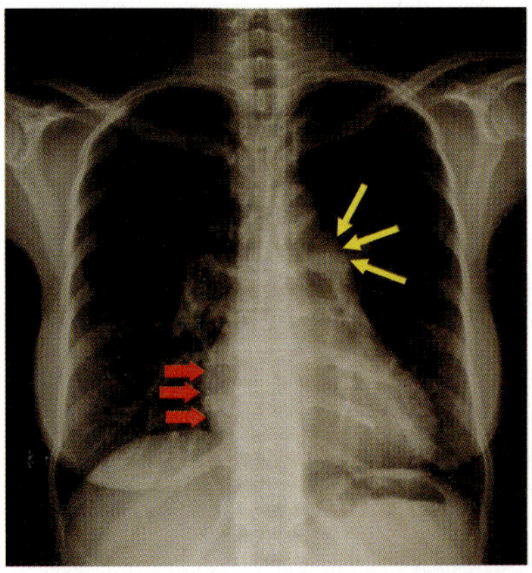

그림 7-2 ASD의 chest X-ray. RV의 확장(붉은색 화살표), pulmonary conus의 확장(노란색 화살표) 및 폐혈관 음영 증가가 관찰된다.

④ 심초음파

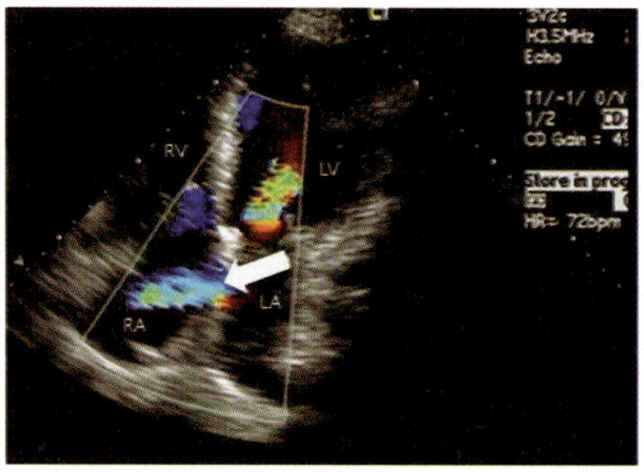

그림 7-3 ASD의 **경흉부 심초음파도**(apical 4 chamber view). 좌심방에서 우심방으로의 flow가 관찰되며 화살표 부위에 interatrial septal defect가 관찰된다.

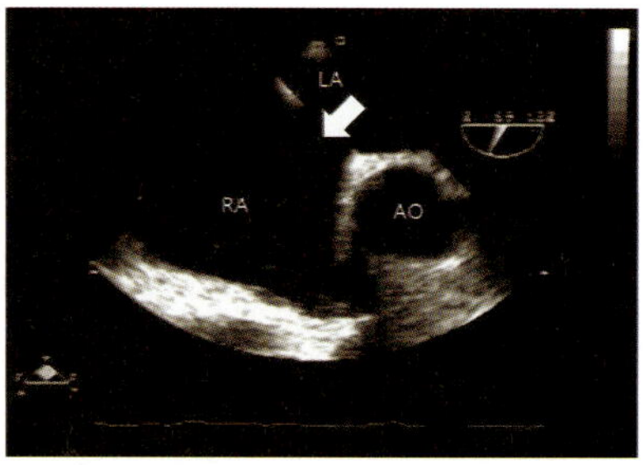

그림 7-4 ASD의 **경식도 심초음파도**(basal short axis view). 화살표 부위에 interatrial septal defect가 관찰된다.

⑤ 심도자술 : RA에서 갑작스러운 산소포화도의 상승 → ASD

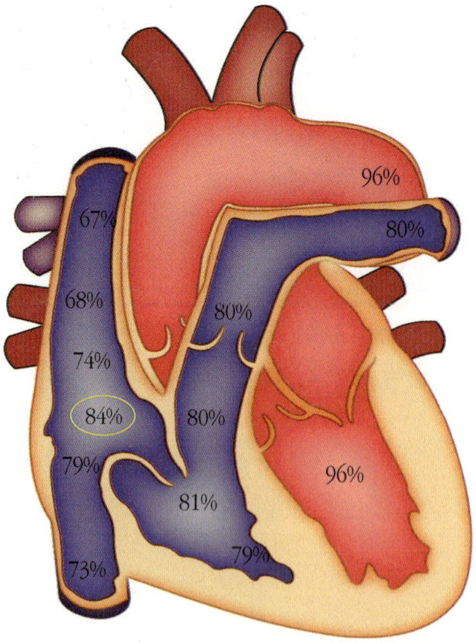

그림 7-5 ASD 환자의 산소포화도 모식도

(3) 치료

① 수술적 치료 : Patch or transcatheter closure

- **Uncomplicated ASD with significant L to R shunt(Qp/Qs > 1.5)**
- **Associated with RV volume overload**
- 금기
  - Small defect & 경미한 L to R shunt(Qp/Qs < 1.5)
  - Severe pulmonary hypertension without L to R shunt(Eisenmenger syndrome)

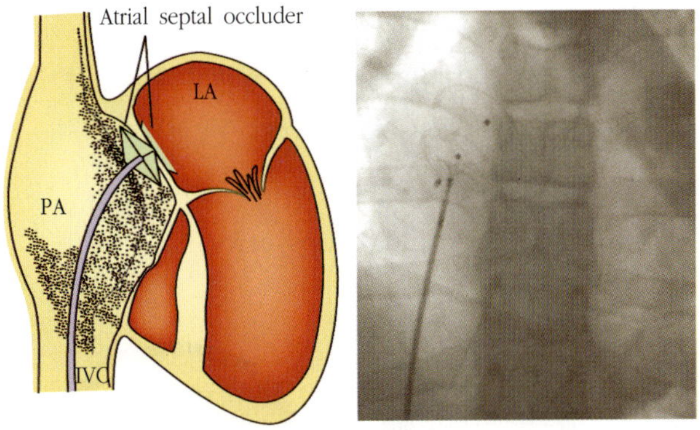

그림 7-6 Transcatheter closure

(4) 예후

① 40대 이전에 사망하는 경우는 드물다.

② 40~50대 이후에 합병증의 발생 증가한다(부정맥, 폐고혈압, 심부전 등).

③ 상기도 감염이 있으면 바로 치료해야 한다.

④ **감염성 심내막염의 위험성은 낮다(압력차가 적기 때문). 예방적 항생제의 투여는 필요 없다.**

2) 심실중격 결손(Ventricular Septal Defect, VSD)

(1) 개요

① Type

- **Membranous VSD**
  - 가장 흔한 형태(80%)로, 자발적 폐쇄가 흔하다.
  - Ventricular aneurysm, RVOT obstruction, aortic insufficiency와 관련

- **Muscular VSD**
  - 2번째로 흔한 형태
  - Large, multiple defect(s) with Eisenmenger syndrome in adult
  - 심첨부에 aneurysmal change를 동반하기도
- Supracristal(infundibular) VSD
  - 아시아인에게 흔함(30%)
  - High incidence of aortic insufficiency
  - Fistula from the aorta to RVOT
- Inlet VSD
  - 방실 판막 이상, primium ostium septal defect와 관련
  - Cleft in mitral or tricuspid valves
  - Large & rarely close spontaneously
  - Eisenmenger syndrome develops early

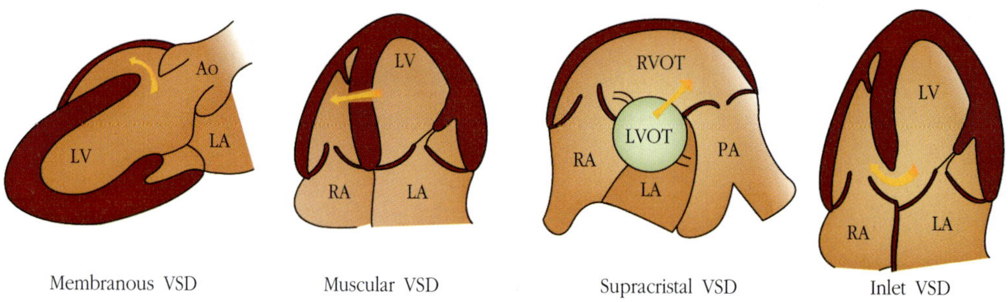

그림 7-7 VSD의 여러 types

② 기능장애의 정도 : 결손의 크기와 폐순환의 상태가 결정(defect의 위치와는 무관함)

(2) 진찰 및 검사 소견

① 청진 소견

- Harsh, pansystolic murmur : **흉골 좌연 하부에서**
- Apical mid-diastolic rumbling murmur : Qp/Qs > 2임을 의미

② 심전도 : 좌심실 비대

③ 흉부 방사선 사진 : PA와 양심실의 비대 → inverted comma sign

④ 심초음파

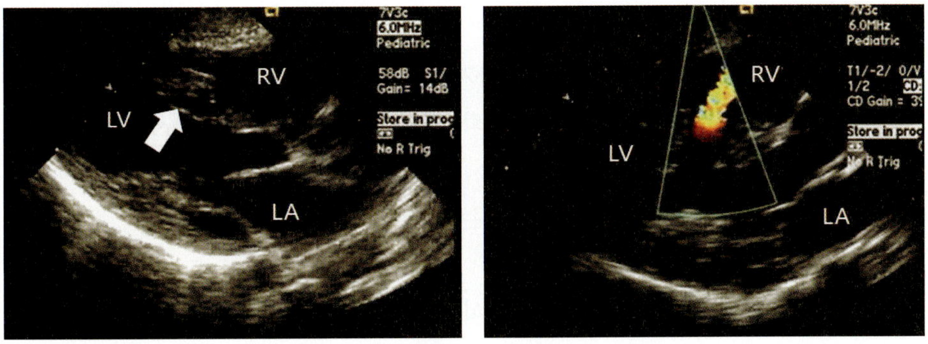

그림 7-8 Muscular VSD, **경흉부 심초음파도**(Parasternal long axis view). 화살표 부위에 interventricular septal defect가 관찰되며 좌심실에서 우심실로의 flow가 관찰된다.

⑤ 심도자술 : RV에서 갑작스러운 산소포화도의 상승 → VSD

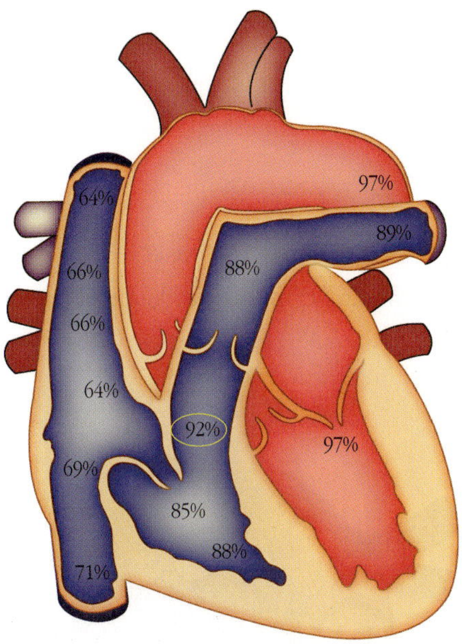

그림 7-9 VSD 환자의 산소포화도 모식도

(3) 치료 및 경과, 예후

① 수술의 적응증

- **Qp/Qs > 1.5**
- **폐고혈압의 동반(폐동맥 수축기 압력 > 50mmHg)**
- **좌심방과 좌심실의 확장 및 좌심실의 기능이 저하되었을 때**
- **Infundibular VSD**

② 수술적인 치료가 권장되지 않는 경우

- Eisenmenger syndrome
- Qp/Qs < 1.5이면서 폐동맥압이 정상일 때

③ **10살이 되기 전에 약 90%에서 자연폐쇄**

3) 동맥관 열림증(Patent Ductus Arteriosus, PDA)

(1) 개요

① 태어난 후 정상적으로 폐쇄되어야 할 동맥관이 막히지 않아서 대동맥에서 폐동맥으로 단락 발생

② 고산지대, 미숙아, 산모의 풍진 감염이 있을 경우 잘 발생

(2) 진찰 및 검사 소견

① 청진 소견

continuous machinery murmur(흉골 좌연 상부에서 잘 들린다.)

② Bounding(=waterhammer) pulse, wide pulse pressure

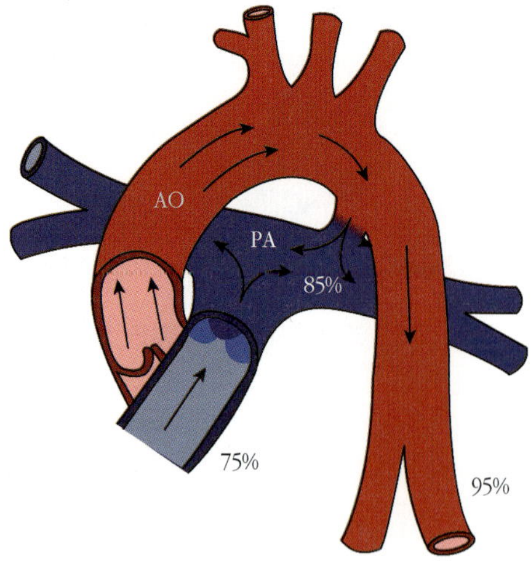

그림 7-10 동맥관 개존증의 모식도

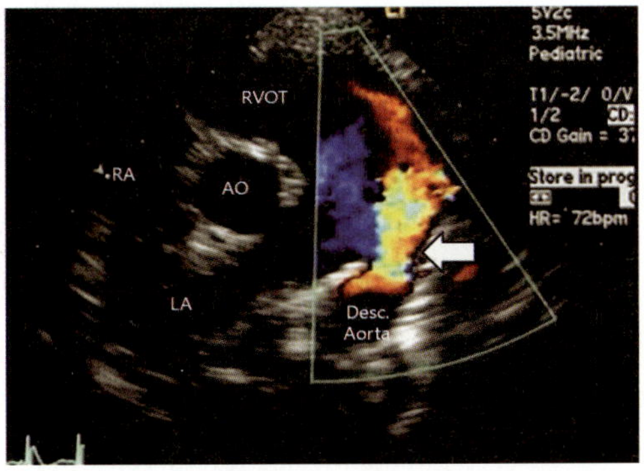

그림 7-11 동맥관 개존증의 경흉부 심초음파도(Parasternal short axis view, aortic valve level). Descending aorta에서 pulmonary artery로의 shunt flow가 관찰되고 있다(화살표).

③ **Differential cyanosis** : 심한 폐동맥 고혈압이 발생했을 경우 좌우단락이 우좌단락으로 바뀌면서 unoxygenated blood가 하행 대동맥으로 흐르게 되어 손가락은 정상이나 발가락은 cyanosis 및 clubbing이 발생하는 것
→ Eisenmenger syndrome이 발생했다는 증거

(3) 치료 및 경과, 예후

① **Eisenmenger syndrome이 없으면 가능한 빨리 primary closure**

② 사망원인 : Eisenmenger syndrome, 감염성 심내막염

4) Aortic root to right heart shunts

(1) Aneurysm of an aortic sinus of Valsalva

① Aorta의 media와 대동맥판의 annulus 사이의 분리 또는 융합 장애

② 동정맥류 파열 : 20~30대에 주로 발생
Rt. coronary cusp~Rt. ventricle 사이에 잘 발생

③ 증상 : 흉통, continuous murmur accentuated in diastole, bounding pulse

④ 진단 : 도플러 심초음파, 심도자술

⑤ 치료 : 응급수술

(2) Coronary arteriovenous fistula

① 관상동맥과 다른 cardiac chamber 사이에 단락이 생기는 것

② 호발 부위 : RV > RA > PA

③ 증상 : 흉통, continuous murmur(lower, midsternal border)

④ 진단 : 도플러 심초음파, 관상동맥조영술

(3) Anomalous origin of Lt. coronary artery from pulmonary artery : MI 또는 Fibrosis로 1년 이내에 사망 가능성이 높다.

2 Shunt를 동반하지 않은 비청색증형 선천성 심질환

1) 대동맥 축삭증(Coarctation of Aorta, CoA)

(1) 개요

① 협착부위 : **주로 ligamentum arteriosum이 있는 Lt. subclavian artery 기시부의 직하방**

② M>F, **Turner syndrome과 잘 동반됨**(gonadal dysgenesis)

③ 흔히 동반되는 기형 : bicuspid aortic valve, circle of Willis의 aneurysmal change

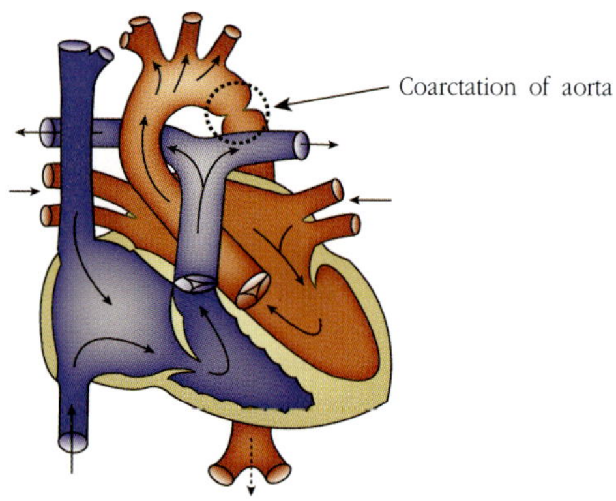

그림 7-12 Coarctation of aorta

(2) 임상양상 및 진찰, 검사 소견

① 무증상(가장 흔함), 두통, 코피, cold extremities, 운동 시 파행증(claudication)

② 상체의 발육이 하체의 발육에 비해 더 발달

③ **상지 혈압>하지 혈압**

④ Midsystolic murmur : 흉골 좌연 또는 등쪽에서 잘 들림(내강이 더 좁으면 continuous murmur가 들리기도 함)

⑤ 흉부 방사선 소견

- Rib notching : 확장된 collateral vessels에 의해 발생
- 3 sign : 축삭이 있는 부위의 indentation과 그 전후의 dilatation으로 인해 발생

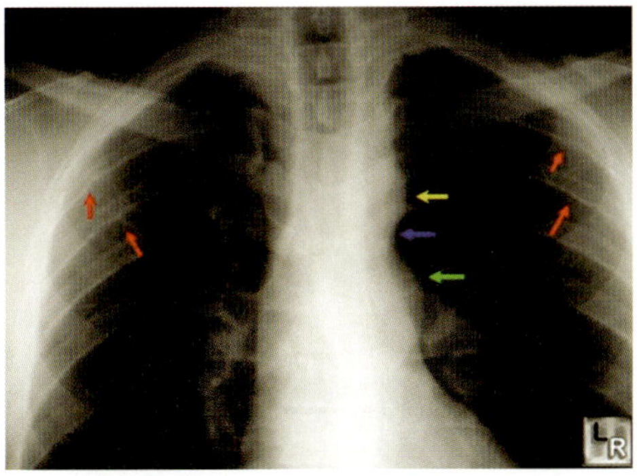

그림 7-13 **대동맥 축삭증 흉부 방사선 소견**. Rib notching(빨간색 화살표), 3 sign(파란색 화살표의 indentation)이 관찰된다.

⑥ 심초음파, CT or MRI

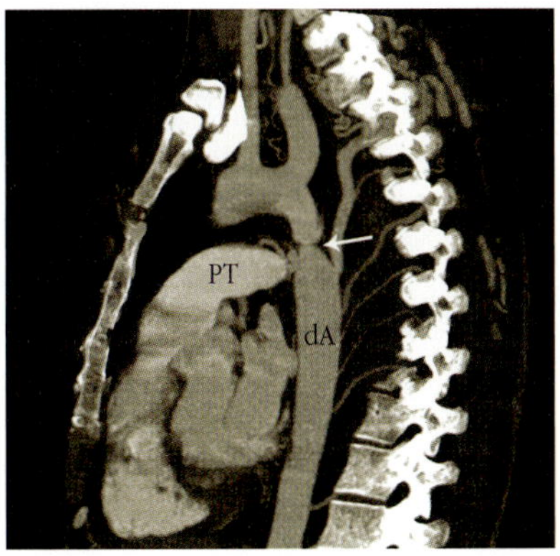

그림 7-14 **대동맥 축삭증 전산화 단층 촬영 소견**. Coarctation 부위(화살표)가 현저하게 관찰된다. PT : pulmonary trunk; dA : descending aorta

(3) 치료 : 축삭부위 전후의 압력차가 30mmHg 이상이면 고려

① **수술적 절제 & end to end anastomosis**

② 수술 후 재협착 시 : percutaneous ballon dilatation

(4) 주요 합병증

① Cerebral aneurysm and hemorrhage

② Dissection, rupture of aorta

③ Premature arteriosclerosis

④ LV dysfunction

⑤ Infective endocarditis

2) Pulmonary stenosis with intact ventricular septum

(1) 개요 : 드물다.

① 분류

- Supravalvular
- Valvular(가장 흔함)
- Subvalvular

② 중등도 : 위치보다는 협착 정도가 예후를 결정

- Peak systolic transvalvular pressure gradient에 따라
  - $<$50mmHg : mild
  - 50~80mmHg : moderate
  - $>$80mmHg : severe

(2) 임상양상 및 진찰, 검사 소견

① Systolic crescendo-decrescendo ejection murmur : 흉골좌연 상부에서

② 흉골좌연에서 RV impulse, 흉골좌연 상부에서 systolic thrill도 촉지

(3) 치료 : Ballon valvuloplasty

3) 선천성 대동맥판 협착증(congenital aortic stenosis)

(1) 분류

① Valvular aortic stenosis

② Subaortic stenosis

③ Supravalvular aortic stenosis

(2) Valvular aortic stenosis

① 원인 : congenital bicuspid aortic valve(가장 흔함)

→ 점차 valve thickening, calcification이 발생하여 aortic stenosis로 진행

② 치료

- 수술 적응증
  - Valve area $<0.45cm^2/m^2$
  - LV dysfunction
- 나이가 젊고 valve calcification이 심하지 않은 경우 → Ballon valvuloplasty

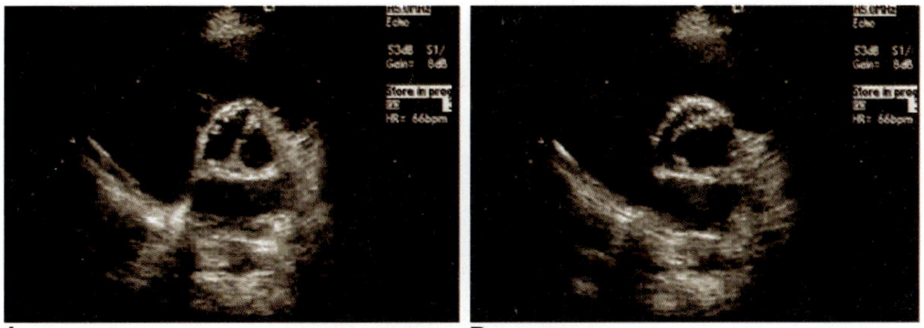

A B

그림 7-15 Bicuspid aortic valve의 심초음파 소견(Parasternal short axis view, aortic valve level). A, 이완기. B, 수축기

(3) Subaortic stenosis

① 원인 : hypertrophic cardiomyopathy(가장 흔함), LVOT 주위의 membranous diaphragm or fibromuscular ring → Aortic valve fibrosis, AR이 잘 동반

② 치료 : 협착 부위의 수술적 제거

(4) Supravalvular aortic stenosis

Coronary artery의 기시부 위쪽, sinus of Valsalva의 위쪽 경계로부터 ascending aorta가 좁아져 있는 것 → Coronary artery의 압력이 높아져 premature atherosclerosis가 잘 발생

3 Complex(=Cyanotic) congenital heart lesions

1) Tetralogy of Fallot(TOF)

(1) 개요

① **성인에서 발견되는 청색형 선천성 심질환의 가장 흔한 원인**

② **Tetralogy**

- **Malaligned VSD**
- **Obstruction of RVOT**
- **Overriding aorta(ventricular septum 위에 걸쳐 있음)**
- **RVH**

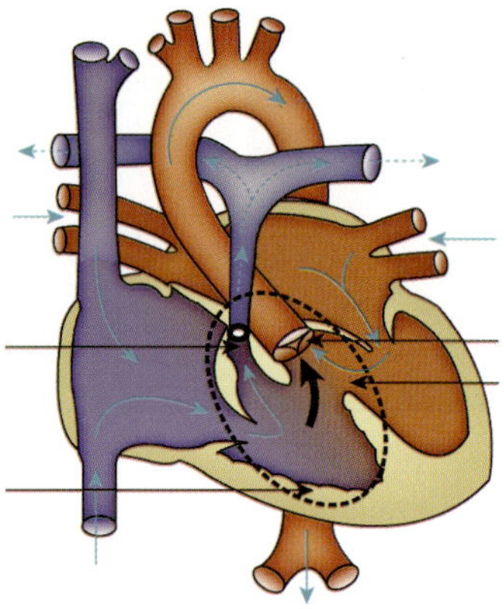

그림 7-16 Tetralogy of Fallot

(2) 임상양상 및 진찰, 검사 소견

① RVOT 폐쇄의 심한 정도나 aorta와 pulmonary vessel 저항의 비에 따라 severity 결정

② RVOT 폐쇄가 심하면 PA flow⇓ → VSD를 통해 다량의 unoxygenated blood가 systemic circulation으로 유입됨 → 청색증, 저산소증, 적혈구 증다증(erythrocytosis)의 발생

③ 검사소견

- ECG : RVH
- Chest PA : **Boot shaped heart**(*Coeur en sabot*, 장화 모양), pulmonary conus의 확장 pulmonary vascular marking의 감소

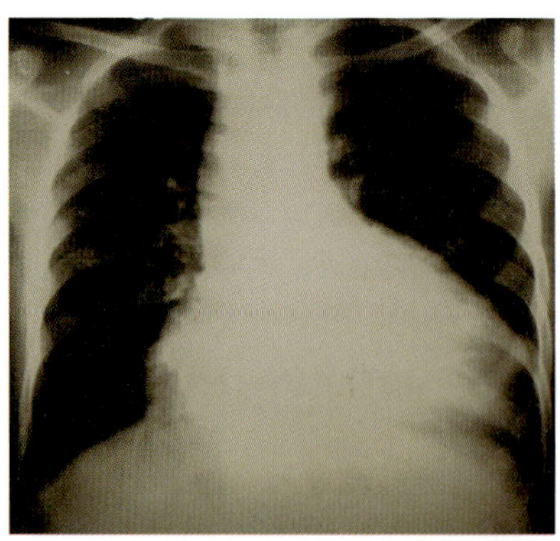

그림 7-17 Tetralogy of Fallot의 Chest PA소견. Boot shape of heart

(3) 치료

① 합병증의 치료 : infective endocarditis, 심한 erythrocytosis, paradoxic embolism, coagulation defect, cerebral infarction or abscess 등

② 수술적 치료 : 폐동맥의 크기가 primary repair를 결정하는 가장 중요한 인자

2) Ebstein's anomaly

(1) 개요

① **Downward displacement of tricupid valve(septal tricuspid leaflet) into RV**

② **Hypoplastic RV**

③ **Atrialization of RV inflow tract**

여기서 잠깐 !!

• 정상적으로, 좌심실쪽 방실구는 우심실쪽 방실보다 심첨부에서 더 멀리 떨어져 있다. 삼첨판의 중격엽은 승모판의 전엽에 비해 5~10mm 더 심첨부에 가깝게 심실중격에 붙어 있다.

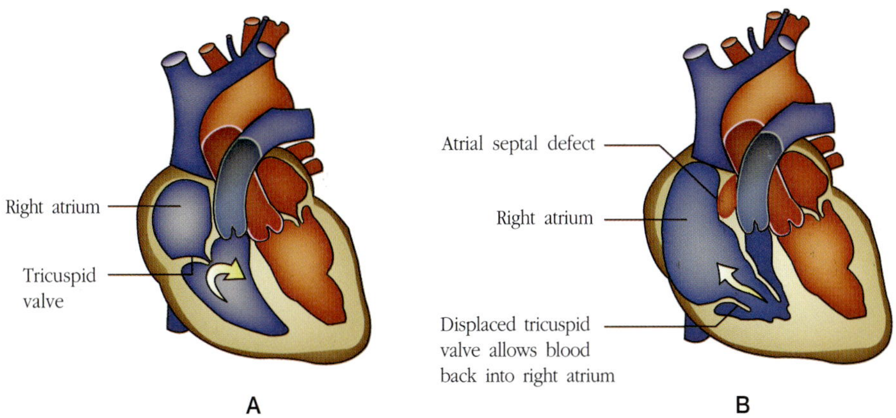

그림 7-18 **정상 심장과 Ebstein's anomaly 환자의 심장.** **A,** Normal heart. **B,** Ebstein's anomaly

(2) 임상양상 및 진찰, 검사 소견

① 진행되는 청색증(R to L atrial shunt)

② TR, RV dysfunction → exercise intolerance, enlarged liver

③ WPW syndrome이 잘 동반된다.

(3) 치료 : prosthetic replacement of TV

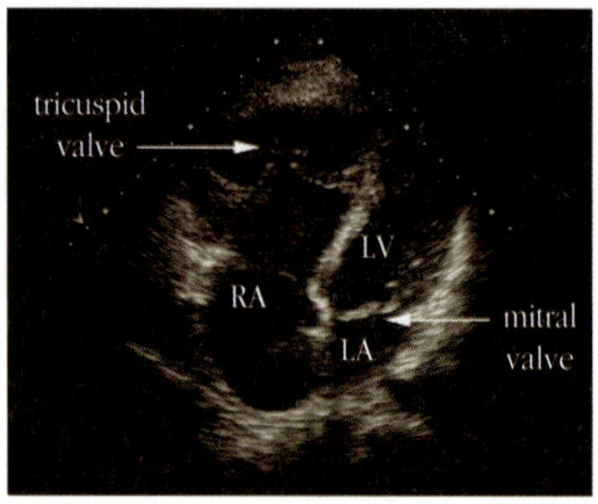

그림 7-19 Ebstein's anomaly(apical 4 chamber view).
Downward displacement of tricupid valve into RV

꼭 알아둡시다!!

임신이 산모에게 영향을 줄 수 있는 심질환

- Cardiovascular lesion with pulmonary vascular disease & pulmonary hypertension(Eisenmenger syndrome)
- LV outflow tract obstruction
- Any malformation that may cause heart failure or significant arrhythmia
- CoA, Marfan's syndrome : 대동맥 박리의 위험성이 증가한다.

08 Chapter

류마티스 열

Rheumatic fever

근래 들어 incidence가 많이 감소한 질환이어서 그 중요성은 많이 감소되었으나 판막 질환의 이해에 있어 기초가 되는 질환이므로 한 번쯤은 공부해야 합니다. 진단 criteria를 잘 알아둘 필요가 있습니다.

1 개요

1) 정의 : **group A streptococci의 상기도 감염 후 발생하는 비화농성 염증성 질환**
2) Group A β-hemolytic streptococci(*S. pyogenes*)에 의한 **pharyngitis 후에만 발생** (skin이나 soft tissue의 감염 후에는 발생하지 않음)
3) 역학
   (1) 호발연령 : 5~14세
   (2) 위험인자 : 저소득층, 높은 인구밀도(학교, 군부대 등), 숙주의 면역상태 등
   (3) 발생률 : group A β-hemolytic streptococci(*S. pyogenes*)에 의한 pharyngitis 환자 중 3% 정도에서 발병
4) 발병기전(가설)
   (1) Streptococcal product의 독성(streptolysin S & O)
   (2) Antigen-antibody complex에 의한 염증 반응
   (3) 자가면역성 현상

2 임상양상

Streptococci 감염 후 증상이 나타나기까지의 잠복기 : **~3주(1~5주)**

1) 심장 침범

(1) 역학 : 급성 류마티스 열 환자의 50~60%에서 진행

(2) Pancarditis : Endocardium, myocardium, pericardium을 모두 침범함

(3) **판막 침범** : 류마티스 심장병증의 특징!

① 반복적인 염증 → valvular thickening, scarring, calcification, stenosis

② **승모판(Mitral valve)** m/c 침범(대동맥판막과 동반)

단, 대동맥판막(Aortic valve) 단독 침범은 거의 없음

(4) 심근 염증(Myocardial inflammation)

① PR prolongation, 전도 장애 유발

② 그 자체로 심부전을 일으키는 경우는 거의 없음

2) 관절 침범

(1) Migratory polyarthritis : 주로 큰 관절을 침범(무릎, 발목, 고관절, 팔꿈치 등), 비대칭적

(2) 증상 : 매우 심한 통증. 단, 영구적인 관절 손상을 일으키지는 않음

3) Sydenham's chorea(무도증)

(1) 보통 단독으로 나타나거나 타 증상이 사라진 뒤에 발생

(2) 역학 : 주로 여자

(3) 증상 : Sudden, rapid, aimless, 불규칙적 불수의적 움직임(involuntary movement), 수면 시에는 증상 소실

(4) 예후 : 대부분 6주 내에 소실되면 신경학적 후유증은 없음

4) 피부 증상

(1) 경계 홍반(erythema marginatum)

① 순간적으로 나타났다 사라지며 반지모양으로 생긴 홍반

② 체간과 사지의 근위부에 주로 발생. 얼굴 침범 X

③ 가렵지 않고 induration 없음

(2) 피하 결절(subcutaneous nodule)

① 통증 없는 움직여지는 피부 멍울(lump)

② 주로 손, 발, 팔꿈치, 뒷통수에 발생

③ 발병 2~3주 후 발생. 3주 정도 유지. 심장 침범과 관련성 있음

5) 기타 소견

발열, ESR, CRP의 상승, leukocytosis

3 A군 연쇄구균의 감염 확인

1) Streptococcal antibody test

(1) Antistreptolysin O(ASO)

(2) Anti-DNase B(ADB)

2) Rapid antigen test

3) Throat swab culture

4 진단

표 8-1 2002~2003 WHO criteria for the diagnosis of rheumatic fever and rheumatic heart disease(based on the 1992 revised Jones criteria)

Diagnostic categories	Criteria
• 류마티스 열의 1차 발현 • 류마티스성 심질환이 없는 재발성 류마티스 열 • 류마티스성 심질환이 있는 재발성 류마티스 열 • 류마티스성 무도증 • 서서히 나타나는 류마티스성 심염 • 류마티스성 심질환의 만성 판막 질환	• 2 major or 1 major+2 minor+A군 연쇄구균 감염의 증거 확인 • 2 minor+A군 연쇄구균 감염의 증거 확인 • 다른 major manifestation 또는 A군 연쇄구균 감염의 증거 확인 • 진단을 위한 다른 검사나 증상은 필요없다.
• Major manifestation	• Carditis • Polyarthritis • Chorea • Erythema marginatum • Subcutaneous nodules
• Minor manifestation	• 임상증상 : 발열, 다발성 관절통 • 검사실 소견 : Leukocytosis, ESR↑ • ECG : PR interval의 증가
• 45일 내에 A군 연쇄구균 감염의 증거	• ASO titer 또는 다른 연쇄구균 항체 역가의 상승, 또는 Throat swab culture 양성, 또는 Rapid antigen test, 또는 최근의 scarlet fever

5 치료

1) 항생제

Precipitating group A streptococcal infection에 대한 치료

(1) **Penicillin** : 1차 치료 약물

(2) Erythromycin : penicillin allergy가 있는 환자에게 투여

2) 각 증상에 대한 치료

(1) 관절 침범 : 아스피린+NSAIDs

(2) 심장 침범 : steroid(첫 수일~3주간에 효과가 있을 수 있음)

(3) 무도병 증상 : 조용한 환경 조성, 심한 경우에는 진정제, 안정제

(4) IVIG(IV Immunoglobulin) : 심한 무도병을 제외하고는 추천되지 않음

6 예방

1) 이차 예방

(1) **재발을 방지하기 위해 초치료 후 반드시 시행**(상기도에 colonization 방지)

(2) Benzathine penicillin G IM : 120만 단위(4주마다, 더 자주 시행해도 됨)

(3) Oral penicillin IV : 하루 2번, Benzathine penicillin G보다 덜 효과적

(4) Penicillin allergy 있을 경우 : Erythromycin로 대체

(5) 최소 5년 동안 투여(발병 후 5년 이내가 재발 위험이 가장 높음)

(6) 투여기간

① **Rheumatic fever without carditis**
마지막 attack 후 5년 또는 21세까지

② **Rheumatic fever with carditis, valvular disease는 없는 경우**
마지막 attack 후 10년 또는 21세까지

③ **Rheumatic fever with persistent valvular disease**
마지막 attack 후 10년 또는 40세까지, 필요시 평생 예방투여

09 Chapter

심장판막 질환

Valvular heart disease

판막질환은 심장의 혈역학의 꽃이라 할 수 있는 분야입니다. 특징적인 청진소견과 심초음파 소견을 잘 알아두어야 하며 치료 또한 중요합니다. 내용이 방대하고 어려워도 심장학에서는 매우 중요한 부분이므로 차근차근 공부합시다.

승모판 협착(Mitral Stenosis, MS)

1 개요

1) 역학

(1) **여성**에서 많음(2/3 이상)

(2) 원인 : **대부분 rheumatic fever**, 드물게 congenital

류마티스성 심염을 앓고 약 20년 뒤에 MS 발생

(3) 40% : MS 단독으로 존재

60% : MR(Mitral Regurgitation)이나 대동맥 판막의 이상 동반

(4) 류마티스 열의 유병률이 감소함에 따라 MS도 감소 추세

2) 병리소견

(1) Valve leaflet : 판막의 석회화+두꺼운 섬유 조직으로 대체

(2) **'Fish mouth' valve** : commissure, chordae tendineae의 fusion, valve cusp의 변화로 valve orifice가 좁아져 깔때기 모양처럼 된 것

(3) 혈류의 정체로 인한 **심방 혈전** 형성 → AF 동반 시 호발

2 병태생리

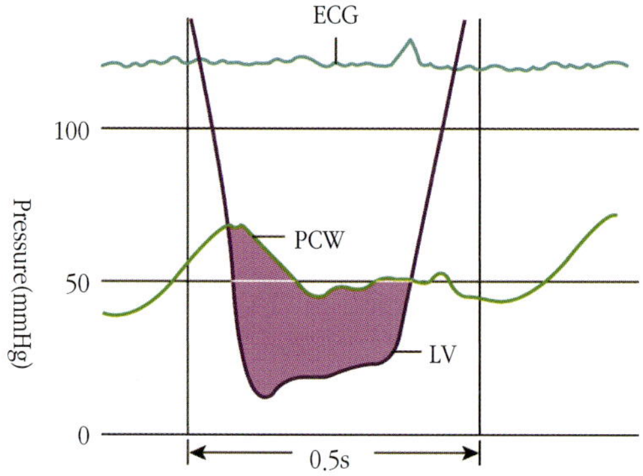

그림 9-1 Mitral stenosis. ① PCW↑ : LV로 혈액을 보내기 위해 LA pressure가 높아져 있음을 반영 → diastolic LA to LV pressure gradient↑, ② LV diastolic pressure의 상승 ⇨ Hemodynamic hallmark of MS

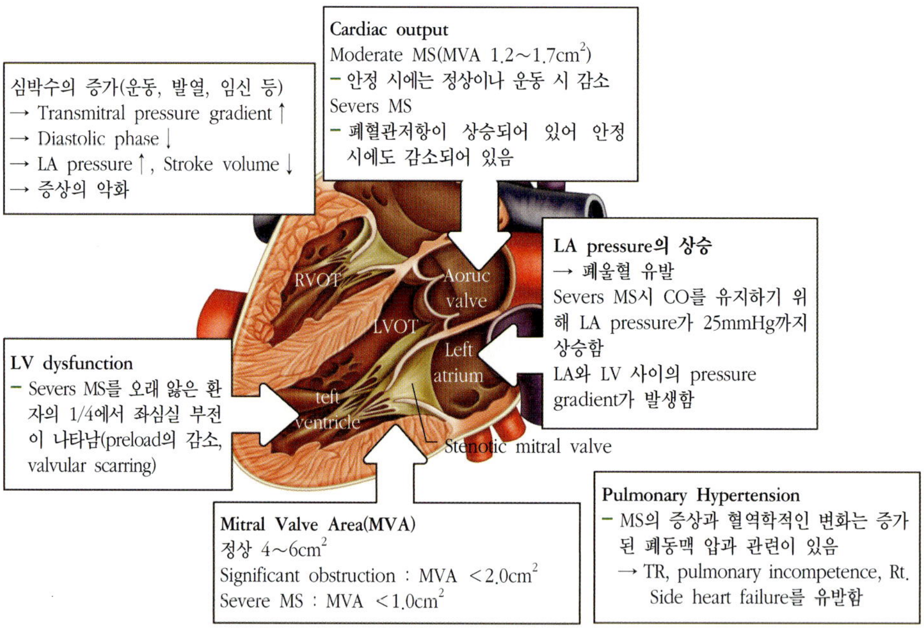

그림 9-2 MS 시 발생하는 변화들

1) 압력차(Pressure gradient)

(1) 혈류 속도를 통한 압력차 계산

① Modified bernoulli equation : **pressure gradient(Δ PmmHg) = $4 \times V^2$(m/s)**

② Doppler 심초음파 : **Transmitral flow velocity**를 측정하여 LA와 LV의 압력차 계산

예 승모판을 통한 혈류 속도가 2m/s라면 좌심방과 좌심실의 압력차는 $4 \times 2^2 = 16$mmHg이다. 만일, 좌심실의 이완기 압력이 4mmHg라면 좌심방 수축기 압력은 16+4=20mmHg가 된다.

2) 승모판 면적(MVA; Mitral Valve Area)

(1) **정상 : 4~6cm²**

(2) MVA를 구하는 방법

① **PHT(Pressure Half Time)**

- Peak pressure gradient가 반으로 감소하는데 걸리는 시간(msec)
- PHT=0.29×DT(Deceleration Time)

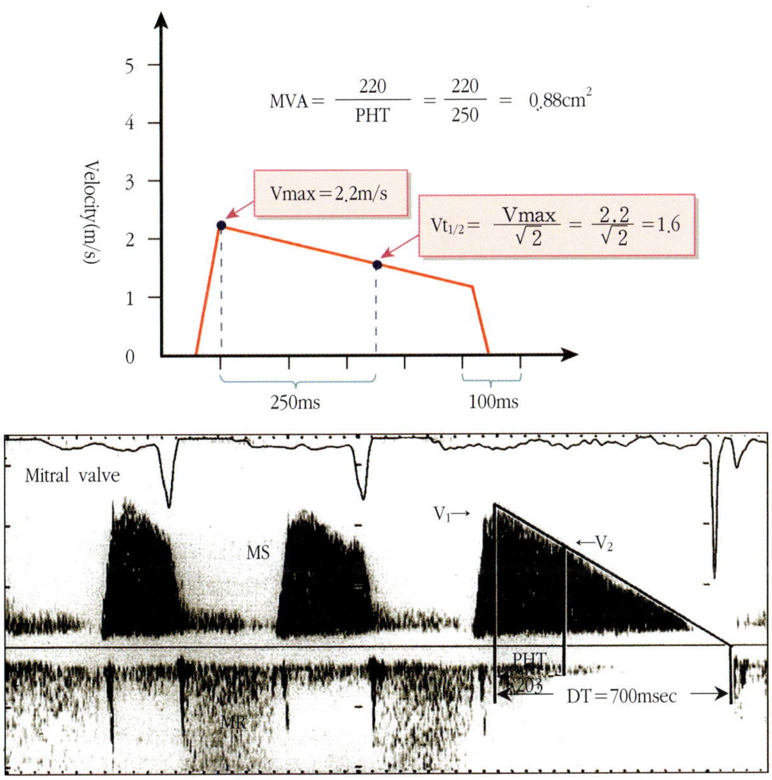

그림 9-3 PHT로 MVA를 구하는 원리와 방법

〈그림 9-3〉의 **결론!! MS가 심할수록 PHT은 길어진다.** blood가 빠져나가야 할 orifice가 좁을수록 나가는데 시간이 오래 걸린다(즉, LA의 pressure가 천천히 줄어든다는 의미이다).

② Planimeter

2D 심초음파로 parasternal short axis view에서 MVA를 직접 측정하는 방법. 매우 정확함

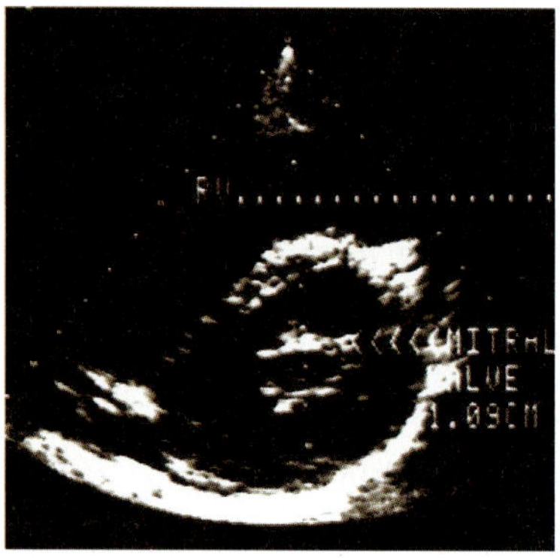

그림 9-4 **Planimeter.** Parasternal short axis view의 MV level에서 커서를 tracing하여 MVA를 직접 측정하고 있다.

③ Gorlin Formula : 심도자술(Cardiac catheterization)을 이용한 침습적 방법

$$\text{Valve area}(cm^2) = \frac{\text{Flow across the valve(mL/s)}}{K \times \sqrt{\text{Transvalvular mean pressure gradient(mmHg)}}}$$

(K : 44.3 for aortic valve, 37.7 for mitral valve)

3) 협착의 중증도

여기서 **잠깐 !!**

- 앞서 구한 압력차와 승모판 면적(MVA)은 모두 중증도의 척도입니다.

표 9-1 MS의 중증도

MV orifice area	Description
4~6cm²	normal
<2cm²	left atrioventricular pressure gradient↑ : LA → LV로의 blood flow 유지 위해 LA pressure↑
<1.5cm²	severe MS, pLA~25mmHg, resting state의 cardiac output은 유지되나 운동 시 subnormal elevation
~1cm²	'very severe' MS, pulmonary vascular resistance가 올라간 상태에서 resting state에서도 CO↓, 운동 시 CO 증가가 보이지 않거나 오히려 감소

3 증상

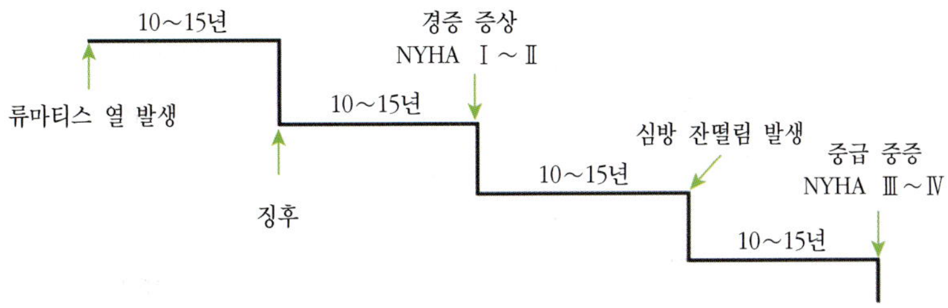

그림 9-5 승모판 협착의 자연 경과

1) 호흡곤란

Exertional dyspnea, cough, orthopnea, paroxysmal nocturnal dyspnea

(1) 초기 : 유발인자가 있는 경우에만 발생

유발인자 : 과도한 운동, 발열, 심각한 빈혈, A.fib. 성행위, 임신

(2) 진행 : 쉬는 상태에서도 나타나기 시작 → 일상 활동 제약

2) 흉통

(1) Severe MS의 10%에서 발생

(2) 원인 : MS에 의해 발생한 폐고혈압, 관상동맥 색전증

3) 부정맥

오래 지속되면 좌심방의 확장으로 인해 **AF 발생**

4) 객혈

폐정맥압 상승에 의해 폐혈관과 기관지 혈관 간의 연결 파손 → 객혈

5) 전신 색전증(systemic embolism)

(1) 원인 : 대부분 좌심방의 혈전 때문

(2) 위험인자 : A.fib, 고령, 좌심방의 확장, LA appendage 혈류 속도 감소

6) 반복적인 호흡기계 감염

7) 오른쪽 심부전(Rt. heart failure)

부종, 간비대, 복수, pleural effusion(주로 오른쪽 먼저 발생) 등

4 이학적 소견

1) Malar flush : 심한 MS에서 정맥의 확장으로 인해 발생
2) Jugular venous pulse : 뚜렷한 a파(LA, pulmonary vein 압력↑ → RA 수축력↑) (AF 발생 시 소실)
3) 맥압(pulse pressure) : CO 감소로 인해 감소
4) 심첨부 이완기 thrill : left lateral recumbent position

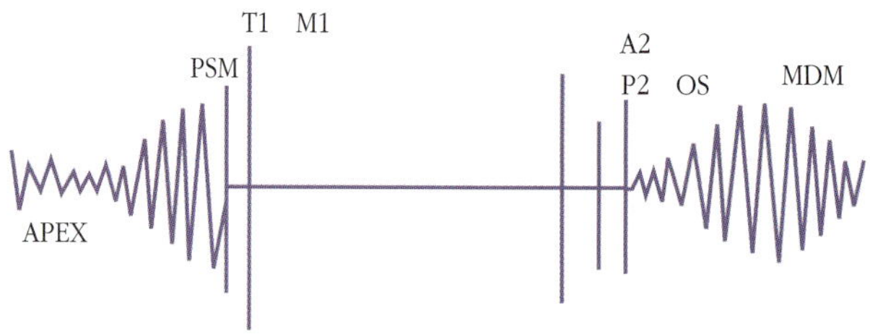

그림 9-6 승모판 협착증의 청진 소견

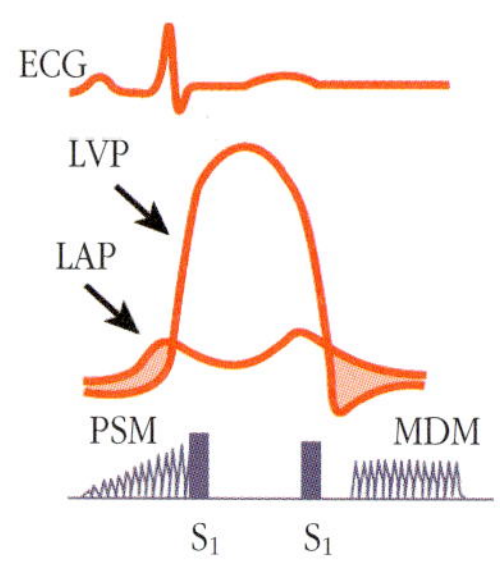

그림 9-7 MS의 청진 소견
LVP : left ventricular pressure; LAP : left atrial pressure;
PSM : presystolic murmur; MDM : middiastolic murmur

5) **청진소견(auscultation)**
   (1) **S_1, P_2 accentuation** : 크기 증가, Valve의 석회화가 심해지면 오히려 감소
   (2) **OS(Opening Snap)**
      ① MV가 열릴 때 나는 소리
      ② Expiration시에 심첨부에서 잘 들림
      ③ A_2 이후 들림 : **A_2－OS 간격은 MS가 심해질수록 단축**(＜0.07s severe MS)
      ④ 강도는 협착의 정도와 관계없음

(3) **Low-pitched, diastolic rumbling murmur**

① Left recumbent position, 심첨부에서, 가벼운 운동 후에 더 잘 들림

② MS가 심할수록 이완기 심잡음은 더 길어짐

(4) **Presystolic accentuation** : LA 수축에 기인, AF이 동반된 경우 소실

꼭 알아둡시다!!

MS의 severity의 증가와 관련이 있는 청진 소견

- A_2 – OS interval의 감소
- Q – S_1 interval의 증가
- Diastolic rumbling murmur의 duration 증가

폐동맥 고혈압이 있을 때의 청진 소견

- $S_2(P_2)$의 증가, S_2 splitting의 감소(single S_2)
- Pulmonary ejection murmur, TR murmur
- Graham Steel murmur of PR
  - 흉골 좌연에서 청진된다.
  - High-pitched, diastolic, decrescendo, blowing murmur
- Right ventricular S_4(RVH), S_3(RHF)

MR이 동반되었음을 나타내는 signs

- S_1 및 OS의 저하(valve calcification이 심해도 저하됨)
- S_3 at apex(단, pure MS에서도 폐동맥 고혈압 또는 우심실 부전이 있으면 RV에서 S_3가 들릴 수 있으므로 이 경우를 심한 MR로 오인하면 안 됨)
- Presystolic murmur, accentuated S_1 : 심한 MR은 없음을 의미한다.

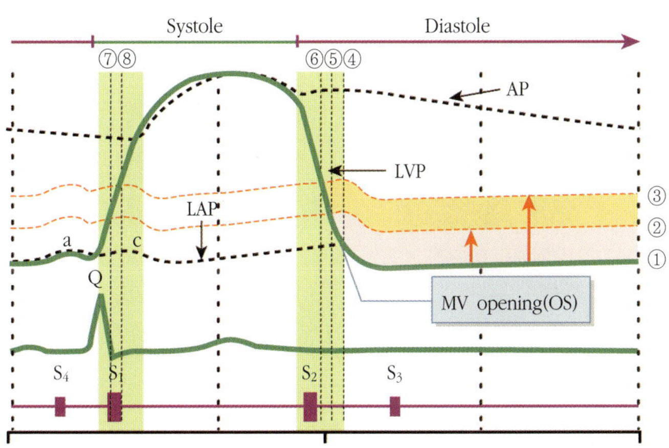

그림 9-8 MS 시 발생하는 청진 소견

여기서 잠깐 !!

- 〈그림 9-8〉을 이용하여 MS의 severity의 증가와 관련이 있는 청진 소견을 이해해보자. 먼저 ①의 경우는 정상일 때의 LAP(LA Pressure) 곡선이다. MS가 발생하면 ②, ③으로 LAP가 상승하게 되는데 MS의 중등도가 심할수록 LAP의 상승폭이 더 크므로 ②보다는 ③이 더 심한 MS이다. 정상적인 경우라면 정상 LVP(LV pressure) 곡선과 정상 LAP 곡선이 만나는 ④지점에서 MV가 열린다. MS가 있으면 ②, ③의 곡선이 LVP 곡선과 만나게 되는 지점인 ⑤와 ⑥이 바로 MV가 열리는, 즉, OS이 들리는 시점이다. 〈그림 9-8〉에서도 알 수 있듯이 S_2와 OS과의 거리는 ③과 만나는 ⑥이 더 짧다. Q－S_1 간격은 당연히 ③과 만나는 ⑧이 더 길다. 이 그림을 생각하면서 "MS가 심할수록 S_2－OS 간격이 짧아지고, Q－S_1 간격이 늘어난다"는 것을 기억하자.
- Diastolic rumbling murmur가 들리는 부분은 색칠된 부분인데 ③인 경우(분홍색＋노란색)가 ②인 경우(분홍색만)보다 더 길게 들리는 것을 알 수 있다. 따라서 MS가 severe 할수록 diastolic rumbling murmur의 duration이 길어진다.

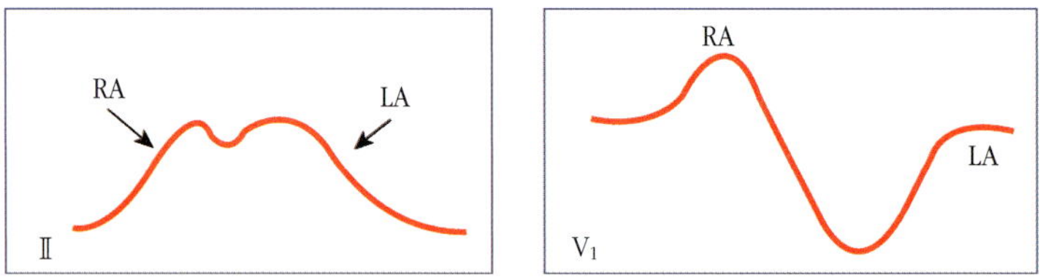

그림 9-9 LA enlargement의 P파 소견(P-mitrale)

5 검사소견

1) 심전도

(1) 좌심방 비대(LA enlargement) 소견 : P-mitrale 관찰(lead Ⅱ)

(2) 폐고혈압이 심한 경우 : 우축편위(right axis deviation), 우심실 비대(RVH)

(3) 심방 잔떨림(Atrial Fibrillation, AF) : 잘 동반

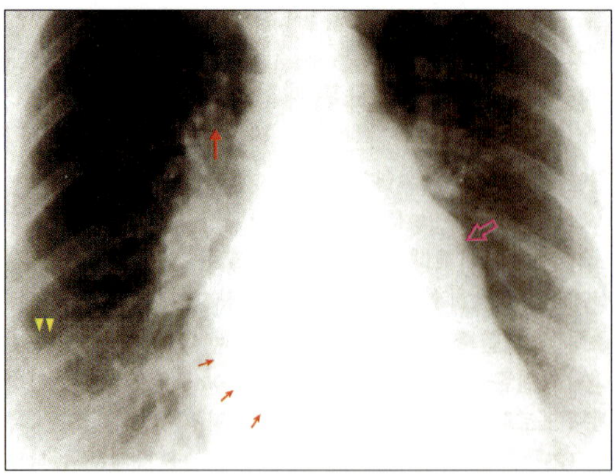

그림 9-10 MS의 chest PA

2) Chest PA

〈그림 9-10〉과 함께 설명한다.

(1) **Straightening of the left cardiac border**(⇦) : LA appendage가 돌출되어 보이기 때문

(2) Prominence of the main pulmonary arteries

(3) Dilatation of the upper lobe pulmonary veins(↑)

(4) **Double contour by LA enlargement**(↗)

(5) Kerley's B lines in lower lobe(▼) : interlobar septal distention with lymphatic edema → LA pressure > 20mmHg를 의미

3) 심초음파

(1) M mode 심초음파 소견

① **EF slope 감소** : valve가 닫히는데 시간이 오래 걸린다는 의미

② Valve thickening & calcification : 두껍고 지저분해 보이는 slope

③ Diastolic anterior motion of posterior valve leaflet : 아래쪽 echo 음영이 post. leaflet

④ **MVA**$(cm^2) = \frac{220msec}{PHT(Pressure\ Half\ Time)}$

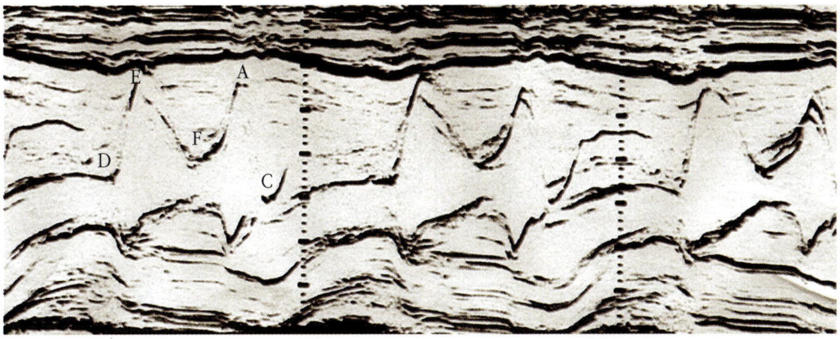

그림 9-11 정상 시 승모판 M형 심초음파도

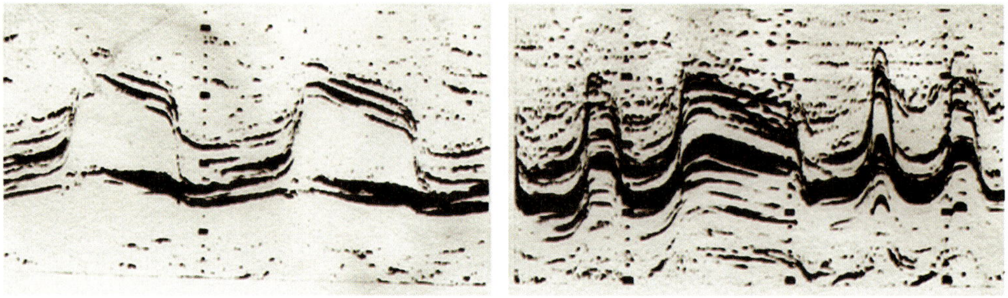

그림 9-12 MS에서의 M형 심초음파도(왼쪽 : 정상 동율동; 오른쪽 : AF 동반 시). 승모판 전엽(Ant. Mitral Leaflet, AML)과 후엽(Post. Mitral Leaflet, PML)의 EF slope의 감소, 승모판 후엽의(전방운동) 등이 관찰된다. AF 동반 시에는 a파가 사라진다.

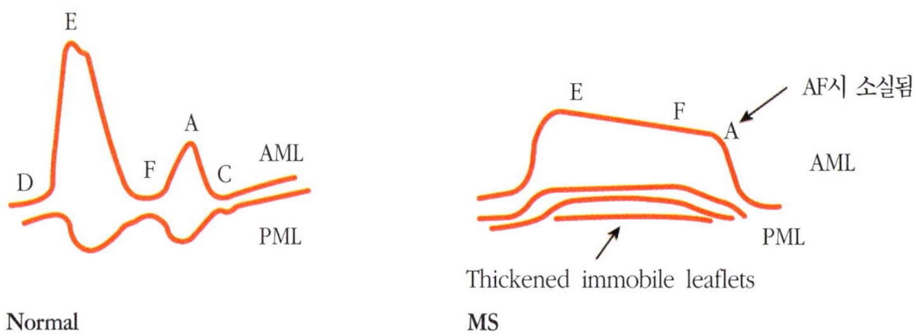

그림 9-13 MS 환자의 M mode 초음파 모식도

(2) 2D 심초음파 소견

① 두꺼워진 MV leaflets

② **"Hockey-stick" appearance of the AML**

③ **"Fish-mouth" orifice : short axis view에서 관찰**

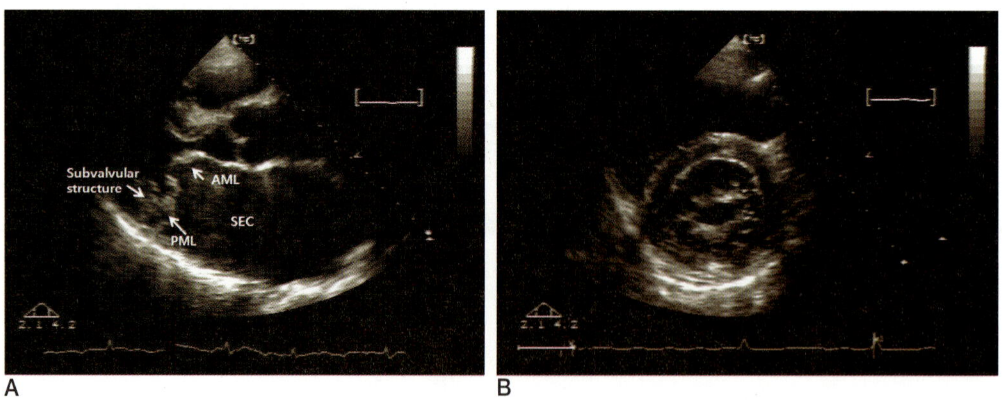

그림 9-14 MS에서의 경흉부 심초음파도. **A,** Parasternal long axis view, LA enlargement가 있고 rhythm은 AF을 보이고 있다. AML의 thickening이 보이고 심실 수축기 때 "Hockey-stick" appearance가 관찰되고 있다. PML의 thickening 및 subvalvular structure의 thickening & fusion이 관찰되며, LA에 SEC(spontaneous echo contrast)이 관찰되어 좌심방 혈전이 생길 수 있는 상태라는 것을 알 수 있다. **B,** Parasternal short axis view, mitral valve level, "Fish-mouth" orifice로 인한 mitral valve area의 면적 감소와 mitral leaflets의 thickening이 관찰된다.

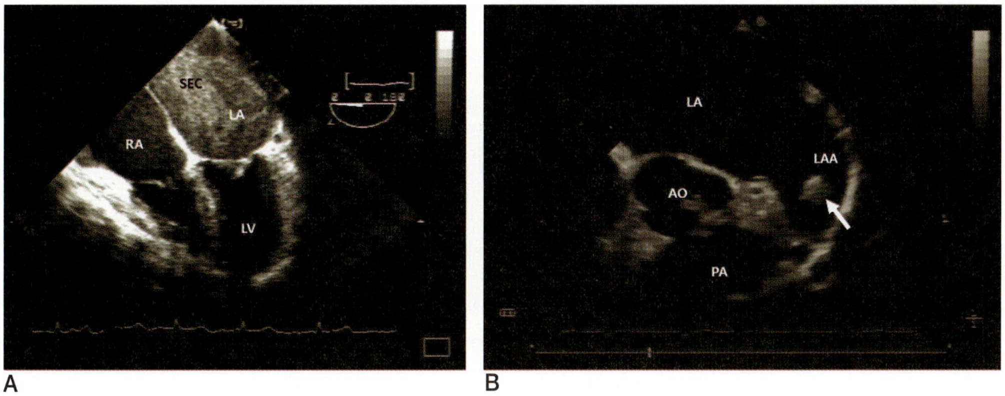

그림 9-15 MS에서의 경식도 심초음파도. **A,** 4 chamber view(incisor로부터 30～35cm에서 horizontal image), SEC(spontaneous echo contrast)이 잘 관찰되고 있으며 LA enlargement가 보인다. **B,** Basal short axis view(incisor로부터 25～30cm에 probe를 위치), LAA에 thrombus(화살표)가 관찰되고 있다.

4) 심도자술

반드시 해야 하는 것은 아니나 다음의 경우에 시행

(1) 증상과 심초음파 소견이 큰 차이를 보이는 경우

(2) 관상동맥 질환의 위험성이 높은 경우 : 40세 이상의 남자, 45세 이상의 여자, stress test에서 양성을 보였을 경우

(3) ballon mitral valvotomy 시행 예정일 경우

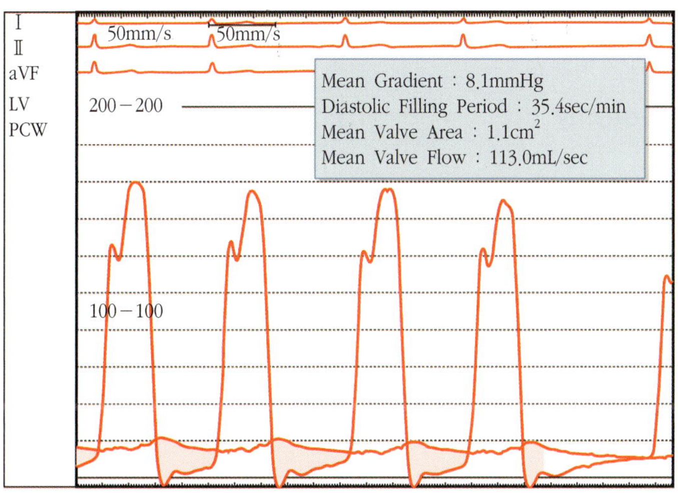

그림 9-16 MS에서의 심도자술 소견

6 치료

1) 약물 치료

(1) 류마티스 열(Rheumatic fever)의 예방 : penicillin 예방적 투여

(2) 증상 있을 경우 : 염분제한 및 이뇨제

후부하가 줄어들면 좌심실에서 내보내는 혈액 증가

→ 좌심실의 수축기말 용적(end-systolic volume)의 감소

→ 동일한 심박출량을 유지하기 위해서 LA pressure의 상승

∴ 후부하를 줄이는 ACE inhibitor나 vasodilator는 금기!

(3) 심방 잔떨림(atrial fibrillation)의 치료

① β-blocker, verapamil, diltiazem : 심실의 반응을 줄이기 위해 투여

② Digoxin

AV conduction ↓ → HR의 감소 및 이완기의 확보

(심근수축력 상승 목적이 아님)

③ 비교적 최근에 발생했고 증상이 심하지 않으면 cardioversion

- Cardioversion을 즉각 시행해야 하는 경우

→ IV heparin & TEE 시행(LA thrombus의 유무 확인) 먼저 할 것!

(4) 항응고요법 : warfarin(목표 : INR 2~3)

① **AF이 있거나 전신적 색전증의 과거력이 있는 환자 : 반드시 시행**

③ LA만 커져있고 정상 동율동 : controversial

2) Mitral valvotomy

(1) **적응증**

증상이 있는 단독으로 생긴 MS에서 MVA < 1.5cm² or < 1.0cm²/m² BSA(Body Surface Area)

(2) Percutaneous Mitral Balloon Valvotomy(PMBV)

① 수술과 동일한 효과이면서 morbidity/mortality rate ↓

② 증상이 없거나 MVA > **1.5cm²**의 경도의 MS 환자 : 시행하지 않음

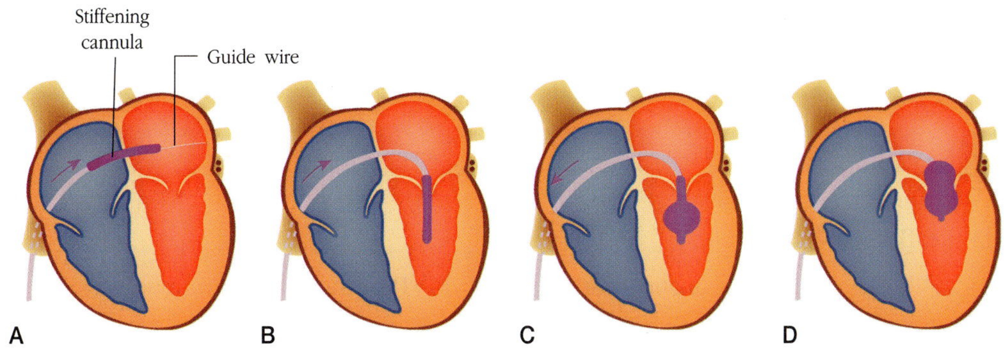

그림 9-17 Inoue balloon technique for PMBV. **A,** 심방격벽을 puncture하여 catheter를 LA로 진행시킨다. **B,** Balloon catheter를 MV를 지나 좌심실에 위치시킨다. **C,** 좌심실 쪽 풍선을 먼저 부풀려 catheter를 고정시킨다. **D,** Mitral orifice에 위치시킨 풍선을 부풀리면서 valvotomy를 시행한다.

3) 판막 교체술(Mitral Valve Replacement, MVR)

(1) 적응증

① Mitral valvotomy의 적응이 되지만 시행할 수 없는 경우(MR이 동반된 경우)

② Mitral valvotomy가 실패한 경우

③ 적절한 내과적 치료에도 불구하고 지속되는 NYHA class Ⅲ 이상의 증상+ MVA $\leq 1.5cm^2$

(2) 예후가 나쁜 경우 : 고령, 폐동맥 고혈압, 우심실 부전, cardiac index ↓

여기서 잠깐 !!

정리하자면, MS의 interventional approach 적응증

- moderate~severe MS면서
  - 증상 동반 or
  - 무증상+폐고혈압 동반(pulm. a. pressure>50mmHg)
  - 새롭게 발생한 AF

→ 이 중에서 MR이 없거나 mild MR이 동반, LA 혈전(−)인 경우 PMBV를 시행하고 그 외에는 판막교체술을 시행

승모판 역류(Mitral Regurgitation, MR)

1 원인 및 발생기전

1) Leaflets의 이상
   류마티스 심장병(Rheumatic heart disease), MVP(Mitral Valve Prolapse), 감염성 심내막염(Infective endocarditis), LA myxoma, Trauma, SLE 등
2) Annulus의 이상
   Annulus의 dilatation(예, by LV dilatation, 선천성 심질환), Annulus calcification
3) Chordae tendinae의 이상
   Chordae tendinae의 파열 : trauma, 급성심근경색, 감염성 심내막염 등
   Chordae tendinae의 변형, 섬유화 : 류마티스 심장병
4) Papillary muscle의 이상
   Papillary muscle의 파열 : trauma, 급성심근경색
   LV remodeling에 의한 papillary muscle의 변형, 섬유화
5) 인접 심근 이상
   Hypertrophic obstructive cardiomyopathy(HOCM)에서 좌심실 수축 시에 anterior mithral leaflet(AML)이 끌어당겨지면서 발생
   → 류마티스 심장 질환에 의한 MR은 남자에서 호발

2 병태생리

1) 역류(regurgitation)의 혈역학적 영향

(1) LV stroke volume＝forward flow＋regurgitant flow
   ∴ 심박출량을 유지하기 위해서는 stroke volume이 증가하여야 함
   → LV volume overload → LV failure → **효과적인 심박출량의 감소**

(2) 좌심실 수축기 시
   → LV가 LA로 혈류가 역류
   ① 심박출량 유지가 안 됨
   ② LA의 volume & pressure ↑
   (심도자 소견에서 prominent v wave로 나타남)

(3) 좌심실 이완기 시

→ LA로 역류되었던 혈액이 다시 LV로 유입

① rapid y descent

② **LVEDP(LV end Diastolic Pressure)의 증가**

(4) 역류의 정도는 결정하는 요인들

① 역류되는 승모판 구멍(mitral orifice)의 크기

② 수축기 좌심실과 좌심방 압력차

③ 체순환계의 저항

④ 좌심방의 순응도(compliance)

⑤ 수축기 중 역류의 지속 시간

2) 급성과 만성의 차이

LA의 compliance가 임상적, 혈역학적 소견 결정에 매우 중요!

(1) **LA compliance 정상 혹은 감소(⇒ acute MR)**

① LA 압력⇈(large v wave), LA 크기는 정상 혹은 약간 증가

② 주증상 : 폐부종, 우심실부전

(2) **LA compliance의 증가(⇒ chronic MR)**

① LA 크기⇈, LA 압력은 정상 혹은 약간 증가

② 주증상 : 심박출량의 감소에 따른 피로감

표 9-2 급성과 만성 MR의 차이점★★

	Acute MR	Chronic compensated MR	Chronic decompensated MR
주 기전	Acute volume overload	Eccentric hypertrophy	Contractile dysfunction
LA compliance	N	↑	↑↑
LA 크기	N	↑	↑↑
LA 압력	↑↑	↑	↑↑
LVEDV	↑	↑↑	↑↑↑
LVESV	↓	N	↑↑
LV 수축력	N	N	↓
LVEF	↑	↑	↓
폐부종	Common	Less prominent	Usually
Stroke volume	↓	N or ↓	↓

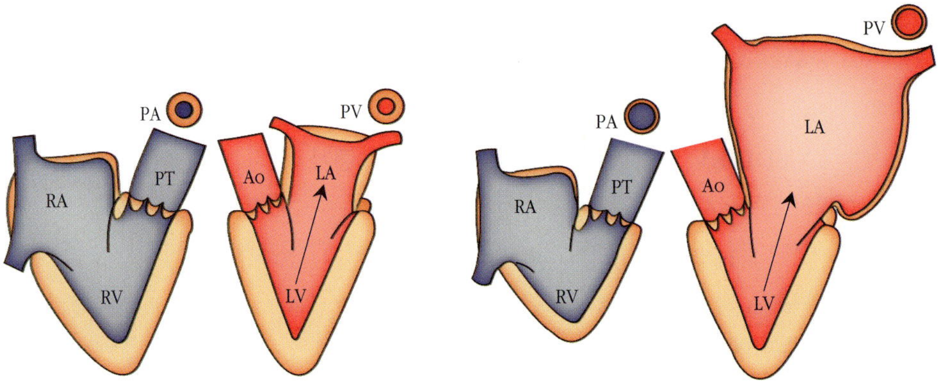

A. Small left atrium : high pressure　　B. Large left atrium : normal pressure

그림 9-18 **급성과 만성** MR. **A,** acute MR. **B,** chronic MR

3 증상

1) 만성, severe MR의 경우
   (1) 피로감, exertional dyspnea, orthopnea
   (2) 대부분 심박출량의 저하에 의해 유발. 특히 운동 중에 더 악화
2) 폐고혈압(pulmonary hypertension)의 증상 : 우심실 부전 양상
   → painful hepatic congestion, ankle edema, neck vein distention, ascites, TR 등
3) 급성, severe MR : 폐부종을 동반한 좌심실부전의 양상
4) 전신 색전(systemic embolization) : MS에 비해 적게 발생

4 청진소견

1) S_1 : generally absent, soft, or buried in the systolic murmur
2) **S_2 : wide splitting**
   (∵ 대동맥판막이 폐동맥판막에 비해 상대적으로 일찍 닫힘)
3) Severe MR
   (1) Low-pitched S_3(after A_2)
      ① Rapid LV filling phase가 끝날 때, severe MR에서 특징적인 소견
      ② Papillary muscle or chordae, valve leaflet에 갑작스런 tension이 가해져서 발생
   (2) **Holosystolic murmur**(grade ≥ Ⅲ/Ⅳ)
      ① 심첨부(apex)에서 가장 잘 들리고 겨드랑이(axilla)로 방사되는 심잡음
      ② Isometric strain 시 심잡음 크기↑, Valsalva maneuver 시 심잡음 크기↓

③ Chronic MR : holosystolic murmur

Acute MR : decrescendo murmur, late systole에 종료

④ Murmur의 크기와 MR severity와는 무관

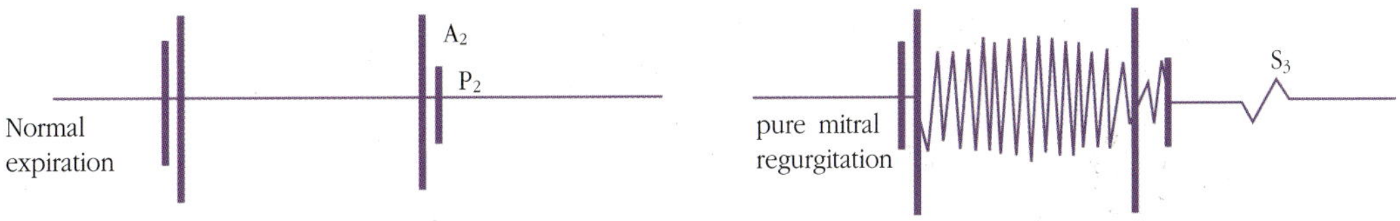

그림 9-19 MR의 청진 소견

5 검사소견

1) 심전도

(1) 좌심방 확장, 심한 폐고혈압 시 우심방의 확장이 보일 수 있다.

(2) 만성 MR의 경우 AF 동반 가능하다.

2) Chest PA

(1) 중등도의 심장 비대

(2) **Double contour** : 좌심방 비대(LA enlargement)로 인함

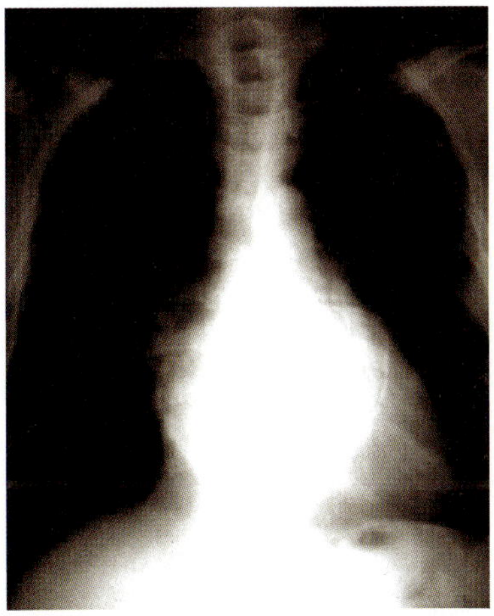

그림 9-20 Chronic MR 환자의 chest PA.
좌심방과 좌심실의 크기가 증가된다.

3) 심초음파

(1) 도플러 심초음파 : MR의 진단과 중증도 평가

(2) 2D 심초음파 : MR의 원인, 좌심실 기능의 평가 시 유용

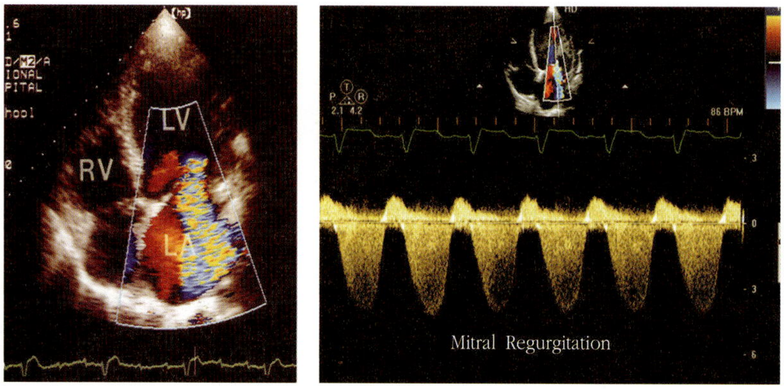

그림 9-21 MR의 심초음파 소견. 왼쪽 영상에서 수축기에 LV에서 LA로 흐르는 모자이크 양상의 MR jet가 관찰된다. 역류증이 심해지면 모자이크 양상 역류 면적이 넓어진다(오른쪽은 MR의 연속파형 도플러 소견이다).

4) 심도자술

수축기 후기(late systole) 때 좌심방압(≒ PCWP) ↑

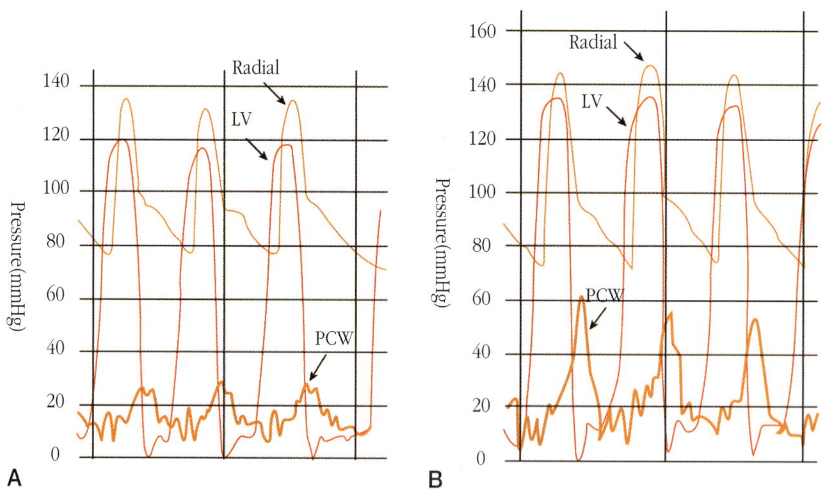

그림 9-22 MR 환자의 심도자술 소견. A, Resting state. B, After exercise, prominent v wave가 관찰된다.

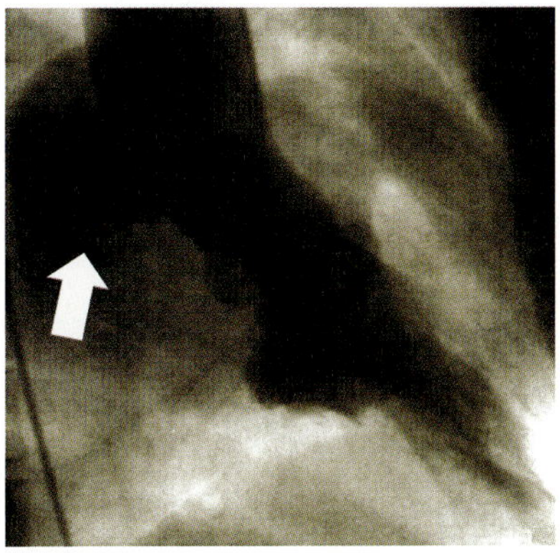

그림 9-23 MR의 LV ventriculography. LV에서 조영제를 주입할 때 수축기에 LA로 조영제가 역류한다(화살표).

6 치료

1) 약물 치료

→ 치료 목표 : 심박출량의 증가, 폐부종과 폐고혈압의 경감

(1) Severe MR의 경우 : 신체 활동(특히, isometric exercise) 제한

(2) 전부하 줄이기 : 염분제한 및 이뇨제

(3) 후부하 줄이기 : vasodilators

(4) 심근 수축력 증가시키기 : 디지탈리스

(5) Acute, severe MR의 약물 치료

① IV 이뇨제 → 전부하↓

② IV nitroprusside or nitroglycerin → 후부하↓ → 역류 혈류량↓
(혈압이 낮아 이뇨제나 혈관 확장제를 투여할 수 없는 경우 IABP 고려)

(6) 심부전의 말기 : 항응고치료 시행(전신 색전증 예방)

(7) AF의 치료 : MS의 경우와 동일

2) 수술적 치료

(1) 적응증 : Severe MR에서

① 증상(stage D) 있으면서 LVEF > 30%

② 무증상이라도 LVEF 30~59%, LVESD > 40mm

③ 무증상, LVEF ≥ 60%, LVESD < 40mm

④ 무증상, LV 기능 정상이라도 새롭게 AF이 발생하였거나 폐동맥고혈압 동반될 경우

(2) LVEF<30%일 경우 : 수술의 위험도 및 사망률이 상승

(3) 수술 방법

① 판막 교체술(mitral valve replacement with prosthesis)

- 판막의 변형이 심할 때 고려
- 수술 사망률이 높고 합병증이 흔함

② 판막 재건/성형술(mitral valve repair)

- Valve reconstruction+annuloplasty ring insertion
- 적응증 : Annular dilatation, flail leaflet, MVP, chordae rupture, infective endocarditis로 인한 MR
- **합병증이 보다 적어** MV repair가 가능하면 이 방법을 선호함

승모판 탈출증(Mitral Valve Prolapse, MVP)

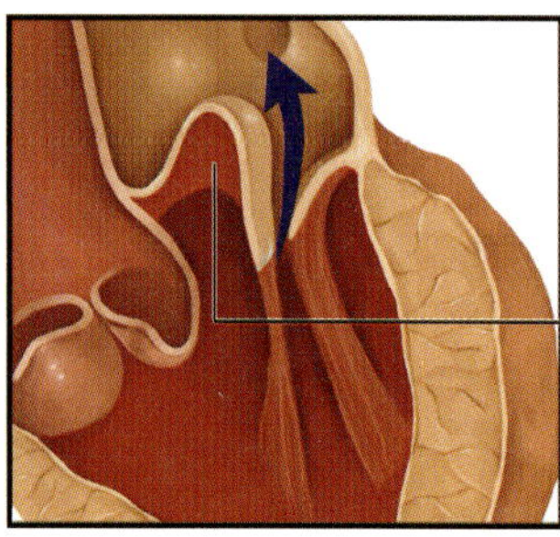

그림 9-24 MVP 모식도

1 원인 및 특징

1) MVP(Mitral Valve Prolapse) 정의

(1) 수축기 때 mitral leaflet이 좌심방으로 끌려들어가면서 발생

(2) 동의어 : systolic click-murmur syndrome, floppy-valve syndrome

2) 역학

(1) 가장 흔한 판막 질환(인구의 5~10%), isolated MR의 가장 흔한 원인

(2) **젊은 여성**에 호발(15~30세)

(3) anterior mitral leaflet(AML)<**posterior mitral leaflet**(PML)에 더 잘 침범

3) 원인

(1) 대부분 **원인불명**

Myxomatous degeneration과 acid mucopolysaccharides의 과다 침착이 관찰됨

(2) 관련 유전 질환

Marfan syndrome, osteogenesis imperfecta, Ehler-Danlos syndrome

(3) 기타 원인 : 류마티스 심장 질환, 허혈성 심질환, 심근병증

2 임상양상

1) 대부분 **무증상**
2) 부정맥 : 주로 VPCs, PSVT, VT → 심계항진, 실신 등을 유발
3) 급사 : 매우 드묾(심한 MR이나 LV dysfunction, flail leaflet의 경우)
4) 흉통 : substernal, prolonged, 운동과 상관없이 발생하여 감별 가능
5) TIA(Transient ischemic attack), 감염성 심막염

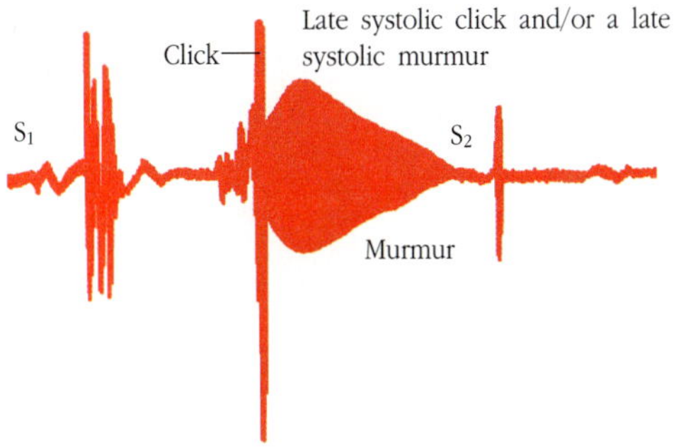

그림 9-25 MVP 환자의 청진 소견

3 진단

1) 청진

(1) **Mid-or late systolic click after S_1** : 0.14초 정도 후

(2) **High-pitched, late systolic crescendo-decrescendo murmur**

① "Whooping" or "Honking" sound가 심첨부에서 들림

② Valsalva maneuver, standing 시 그 크기가 증가(전부하의 감소 → LV volume의 감소 → prolapse의 정도 증가)

③ Squatting, isometric exercise 시 그 크기가 감소

여기서 **잠깐!!**

• HCMP와 MVP에서 들리는 murmur는 다른 질환과 반대 양상입니다!

2) 심초음파

수축기 승모판막이 LA로 움직이는 것이 관찰됨(Hammock sign)

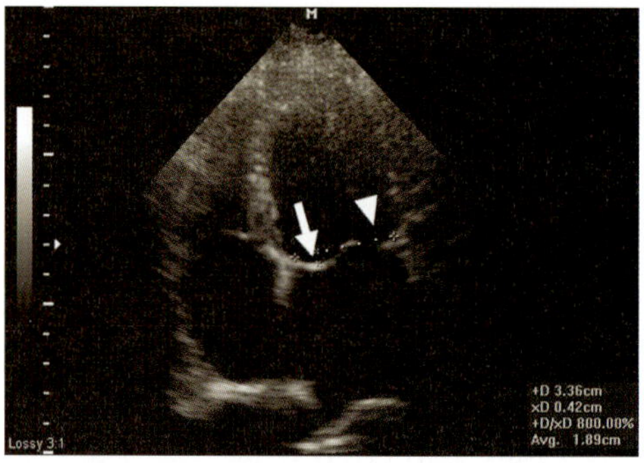

그림 9-26 **MVP의 경흉부 심초음파 소견**(apical 4 chamber view). AML(화살표)이 PML(화살표 머리 부분)에 비해 LA 안으로 displacement된 것을 보여주고 있다.

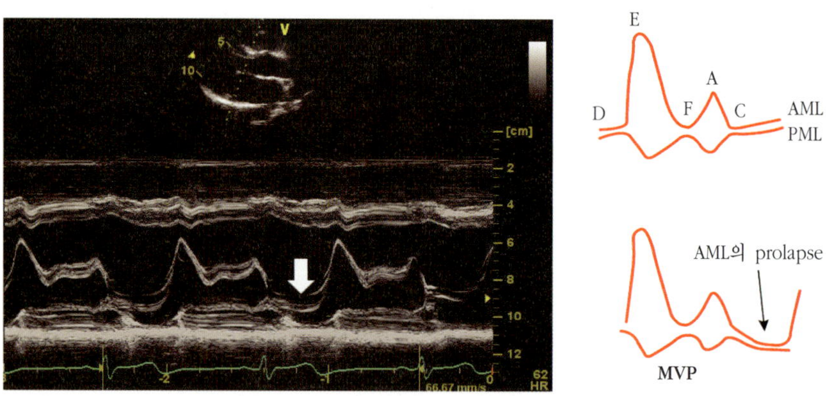

그림 9-27 M mode echocardiography in mitral valve prolapse of AML(parasternal long axis view). 심실 수축기 후반에 AML의 prolapse로 인한 그물침대 모양의 변형이 관찰된다(화살표).

4 치료

1) 무증상 : 치료하지 않음
2) 심내막염 예방 : 심내막염의 과거력이 있는 환자에게만
3) β-blocker : 흉통과 심계항진 있을 때 고려
4) MV repair : Severe symptomatic MR
5) 아스피린 : Transient ischemic attack시 고려

대동맥판 협착(Aortic Stenosis, AS)

1 역학 및 원인

1) 역학

만성 심장판막 질환의 1/4을 차지, **80%가 남자**

2) 원인

(1) **Age-related degenerative calcification : m/c**

① 혈관의 죽상경화증과 같은 위험인자를 공유

고령, 남성, 흡연, 고혈압, 당뇨, LDL↑, HDL↓, CRP↑

② 염증, 석회화 등 조직학적 소견도 죽상경화증과 유사

(2) Congenital cause : biscupid valve

유년기에는 이상이 없으나 혈역학적 스트레스에 취약

→ 자라면서 valve deformity를 보임

(3) 류마티스 심내막염

① commissure fusion → vulnerable for hemodynamic stress↑

② 거의 항상 mitral valve disease나 AR과 동반

(4) LV 유출로 폐쇄를 유발하는 다른 질환(감별 질환)

① Hypertrophic cardiomyopathy

② Discrete congenital subvalvular AS

③ Supravalvular AS : ascending aorta의 좁아짐

2 병태생리

1) 좌심실 유출로 폐쇄(LV outflow obstruction)

(1) 심박출량을 유지하기 위해서 좌심실의 압력 증가

(2) **LV와 aorta 사이에 systolic pressure gradient 형성**

2) 좌심실의 비대(concentric LV hypertrophy)

(1) 좌심실 압력 증가에 따른 보상기전(Laplace's law)

(2) 산소 요구량을 증가시키고, 관상동맥의 혈류를 방해 → 이로 인해 빈맥 등의 상황에서 허혈에 취약해짐 → 지속 시, LV dilatation, 심박출량의 감소

3) 심한 좌심실 유출로 폐쇄

(1) **Mean systolic pressure gradient > 40mmHg**

(2) **Effective aortic orifice < $1.0cm^2$(or $0.6cm^2/m^2$ BSA, 정상의 약 $\frac{1}{3}$정도 크기)**

3 임상양상

1) 대개 valve area ≦ $0.5cm^2/m^2$가 되기 전까지 무증상

(1) 50~70세부터 증상 ↑ : 증상 발생 이후 사망까지 보통 4년 미만

(2) Calcific AV area : $0.1mm^2$/year ↓

2) 3대 대표 증상(cardinal symptom) : **exertional dyspnea, angina pectoris, syncope**

(1) 호흡곤란(dyspnea)

LV compliance ↓ → LV diastolic pressure ↑ → pulmonary capillary pressure ↑

(2) 협심증(angina pectoris)

좌심실 비대가 원인. 비교적 dyspnea보다 늦게 나타남

(3) 실신

심박출량이 늘지 않은 상황에서 운동 시 근육으로 가는 혈류 증가(vasodilation)와 다른 부위의 vasoconstriction이 함께 일어나기 때문에 발생

3) Advanced stage에 이르면 좌심실 부전 증상 발생

orthopnea, paroxysmal nocturnal dyspnea, pulmonary edema, pulmonary hypertension

4) 심박출량의 저하로 인한 증상(피로함, 무기력함, 말단 청색증) : 드묾

5) MS와 AS가 동반시

MS로 인한 심박출량의 감소가 대동맥 판막을 통한 pressure gradient를 감소시켜 AS로 인한 증상들을 masking 가능

4 이학적 소견

1) 혈압(systemic arterial pressure)

(1) 대개 정상으로 유지

(2) 말기 : stroke volume 감소로 인해 혈압과 맥압(pulse pressure)이 감소 (severe AS에서 고혈압은 드묾)

2) 동맥파

Pulsus parvus et tardus

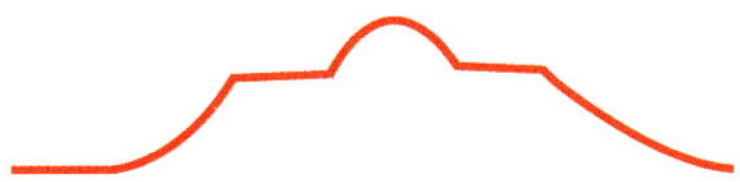

그림 9-28 Pulsus parvus et tardus

3) 경정맥파

a wave ↑ (∵interventricular septal hypertrophy → RV를 압박하여 RV compliance ↓)

4) 수축기 진전(Systolic thrill)

Heart base(오른쪽 2번째 늑간), jugular notch, carotid artery를 따라 들림

5) 청진소견

(1) **Midsystolic ejection murmur : 가장 특징적인 소견**

① **Crescendo-decrescendo(diamond shape)**, low-pitched, rough sound

② heart base(오른쪽 2번째 늑간)와 흉골좌연

③ 목 부위(common carotid a.)로 방사됨

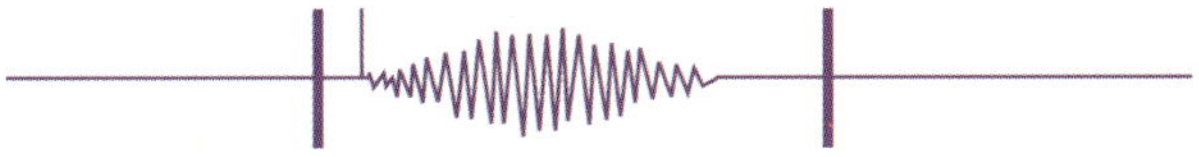

그림 9-29 Aortic ejection murmur beginning with an ejection click and fading before the second heart sound

(2) Early systolic ejection sound : 대동맥 판막(AV)의 opening snap

(3) **S_2 paradoxical splitting** : AS가 심해질수록 AV의 closure time 지연

(4) S_3 : LV dilatation 시 발생

(5) S_4 : Severe AS에서 LVEDP ↑, LVH를 시사

5 검사소견

1) 심전도

(1) 좌심실 비대 소견(LVH)

(2) 판막 폐쇄의 혈역학적인 severity와는 상관관계가 없음

→ **LVH가 없다고 해서 severe AS 배제할 수 없음**

2) 흉부 방사선 소견

Chest PA : cardiac apex가 둥글게 보임. 좌심실의 concentric hypertrophy가 일차적인 변화이기 때문에 관찰이 쉽지 않음

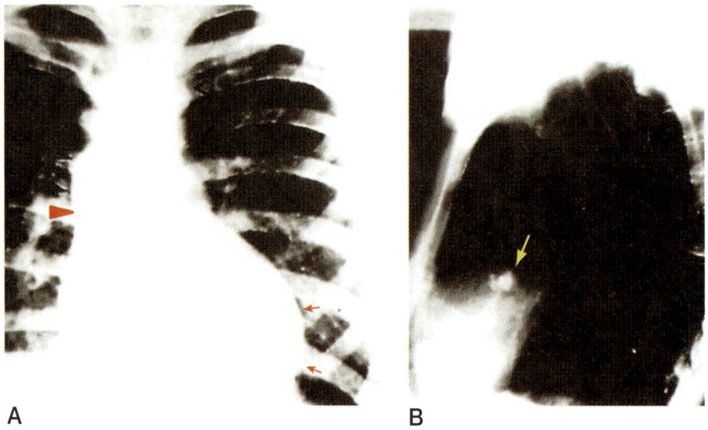

그림 9-30 AS 환자의 X-ray 소견. A, 초기에 AS의 보상기전으로 일어나는 LV hypertrophy는 LV dilatation과 함께 일어나지 않기 때문에 심장 음영이 커지기보다 chest PA에서 apex가 둥글어지고(←) ascending aorta의 poststenotic dilatation 소견(<)이 관찰된다. AS가 진행하면 LV 확장과 폐울혈, LA, right side of heart(▶) 등의 확장 소견이 보인다(Boot-shape heart). B, Chest X-ray lat. view에서 aortic valve area에 calcification이 관찰된다(화살표).

3) 심초음파

(1) 좌심실 비대와 판막의 석회화

(2) 도플러 초음파 : transvalvular pressure gradient와 aortic valve area를 측정

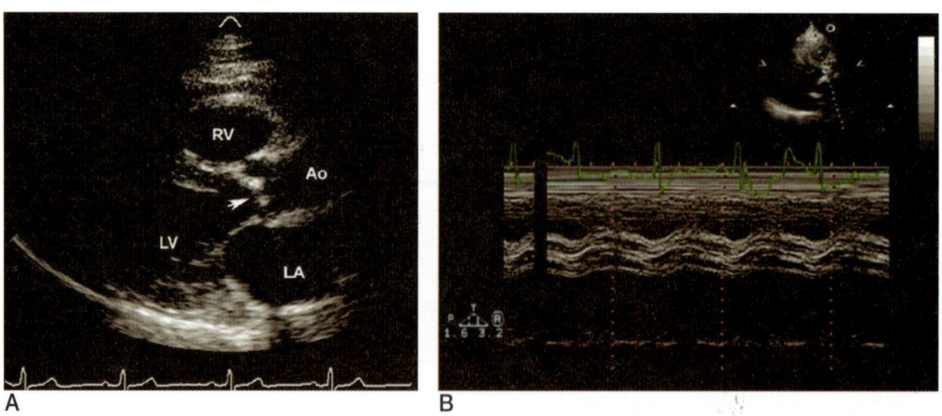

그림 9-31 AS의 심초음파도. A, Parasternal long axis view, AV의 비후 및 석회침착이 관찰된다(화살표). B, M mode 심초음파도, 수축기에 대동맥판막이 작게 열리는 소견이 관찰된다.

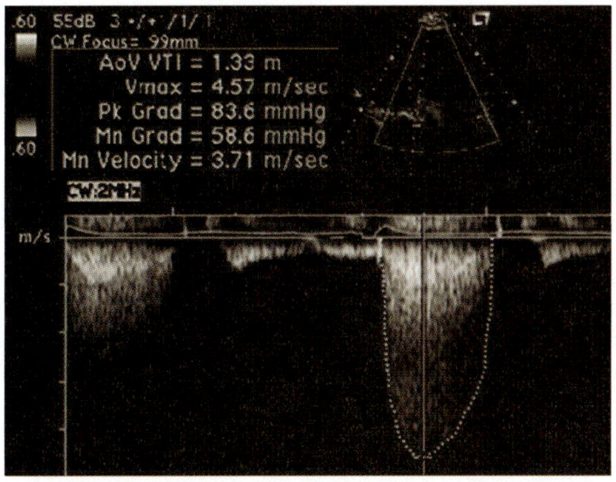

그림 9-32 **AS의 연속형 도플러 심초음파도.** peak velocity가 4.57m/sec이며 pressure gradient는 $4 \times (4.57)^2 = 83.6$mmHg가 된다. 그리고 flow를 커서로 trace하여 그 면적을 계산한 것이 AV에서의 TVI(Time-velocity Integral, or VTI)가 된다.

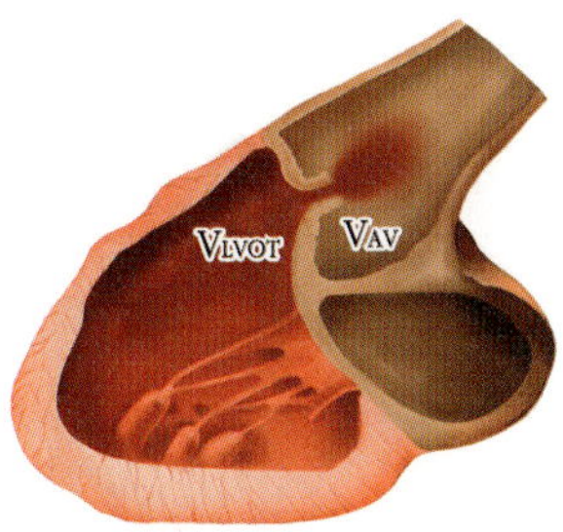

$$A_{LVOT} \times TVI_{LVOT} = AVA \times TVI_{AV}$$

$$AVA = A_{LVOT} \times \frac{TVI_{LVOT}}{TVI_{AV}}$$

$$AVA = A_{LVOT} \times \frac{V_{LVOT}}{V_{AV}}$$

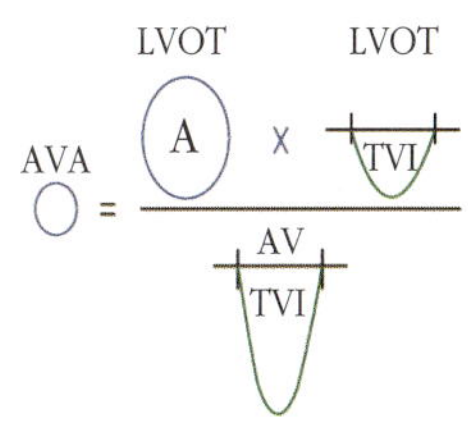

그림 9-33 **Aortic valve area를 구하는 공식.** 대동맥 판막의 valve area를 알고 싶다면 LVOT의 area와 LVOT의 TVI를 구하고, aortic valve에서 혈류속도를 측정한다면 위 연속성의 공식에 의해 aortic valve area를 구할 수가 있다.

4) 심도자술

(1) 특별히 심도자술을 해야 하는 경우

① AS와 심근 허혈의 증상을 보이고 관상동맥 질환이 의심되는 환자

② Multivalvular disease : 수술 계획 수립에 도움을 주기 위해 시행

③ 젊고 증상이 없는 noncalcific congenital AS 환자에서는 LVOT(Left ventricular outflow tract) obstruction의 정도를 파악하기 위해 시행

④ LV outflow tract obstruction이 AS에 기인한 것으로 보이지 않는 경우

(2) **심도자 소견**

LV의 수축기 압력↑, 수축기에 LV와 aorta 사이의 압력차↑

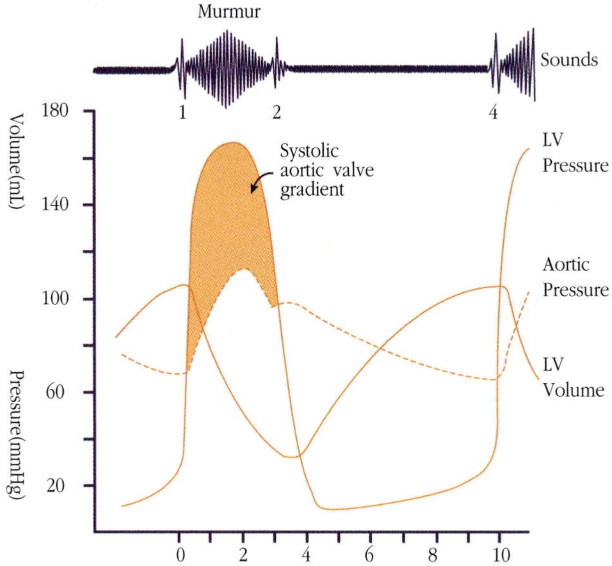

그림 9-34 Aortic stenosis의 심도자술 소견

6 임상 경과 및 예후

1) 증상 발현 후 사망까지의 평균 시간

(1) **Angina pectoris : 3년**

(2) **Syncope : 3년**

(3) **Dyspnea : 2년**

(4) **Congestive heart failure : 1.5～2년 → m/c cause of death**

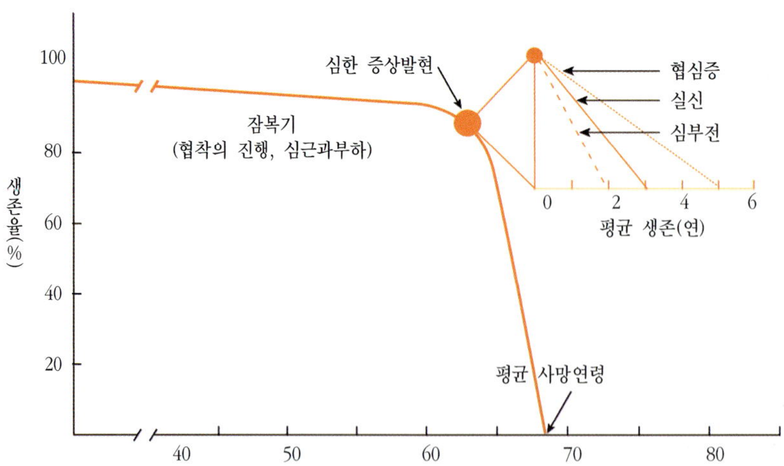

그림 9-35 AS의 자연 경과. 증상이 발현되면 병의 진행 속도가 매우 빨라진다.

2) AS로 인해 사망한 환자의 80% 이상은 증상 발현 기간이 4년 미만
   =증상이 발생하면 경과가 급격히 나빠짐

3) Sudden death : 대부분 증상이 있는 환자에서 발생

7 Severity of aortic stenosis

여기서 잠깐 !!

- AS에서 수술적 치료를 시행할지 여부는 severity와 증상여부가 결정합니다. 아래 표를 전부 외우진 않더라도 severe AS의 기준정도는 알아두셔야 합니다. 참고로 valve area에 따른 severity의 기준 수치는 MS랑 AS가 같아요~ 겸사겸사 함께 외워두시면 좋답니다.

표 9-3 Aortic stenosis의 중증도 구분

	Mean gradient, mmHg	Valve area, cm^2	peak velocity, m/sec
Normal	0	3.0~4.0	
Mild	<25	1.5~2.0	<3.0
Moderate	25~40	1.0~1.5	3.0~4.0
Severe	40<	<1.0	4.0<

8 치료

1) 약물치료

(1) 심한 AS($<1.0cm^2$) : 무증상이라도 활동 제한

(2) 탈수, 저혈량(hypovolemia) : 주의!

(3) 울혈성 심부전 : 염분제한, 이뇨제, 디지털리스(단, 이뇨제 사용 주의)

(4) Nitroglycerin : 흉통 완화

(5) HMG-CoA reductase inhibitors(statin계열) : controversial

2) 수술적치료

(1) AVR(Aortic Valve Replacement)

① 적응증

- 증상이 있는 severe AS(valve area $<1.0cm^2$)
- 무증상이지만 LV dysfunction(LVEF <50%)

- 무증상이지만 poststenotic aortic dilatation이 진행하는 경우 (maximal dimension >4.5cm or annual increase in size >0.5cm/year)

② 무증상이면서 LV function이 정상(EF >50%)인 severe calcific AS 수년 동안은 잘 유지되므로 수술 연기

여기서 **잠깐!!**

- 좌심실 부전에 이르게 되면 수술 위험도가 높아지고(~15~20%), 수술 효과가 감소하므로 되도록 좌심실부전에 빠지기 전에 수술합니다.

(2) Percutaneous balloon aortic valvuloplasty

① Congenital, non-calcific AS를 가진 소아나 young-adult에서 더 적합

② Severe calcific AS는 재협착 가능성이 높아 시행하지 않음

대동맥판 역류(Aortic Regurgitation, AR)

1 역학 및 원인

1) 역학

(1) AR만 단독, 대부분 남자

(2) 승모판 이상이 동반된 경우, 대부분 여자

2) 원인

(1) 판막의 일차적 이상

① **류마티스 질환**(2/3; m/c) : thickening, deformity, shortening of valve cusp

② Congenital membranous subaortic stenosis

③ **Ankylosing spondylitis**

④ Congenital bicuspid valve

⑤ 감염성 심내막염

(2) 대동맥근(aortic root)의 일차적 이상

① Cystic medial necrosis of ascending aorta(± Marfan syndrome)

② Osteogenesis imperfecta, severe hypertension

③ Aortic dissection이 AV annulus 침범하는 경우

④ Syphilis, ankylosing spondylitis

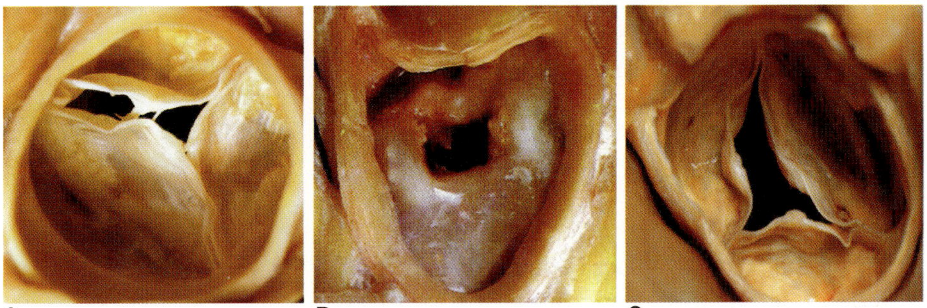

그림 9-36 Aortic valve. **A,** Normal AV. **B,** Rhematic AV. **C,** Degenerative AV

2 병태생리

1) LVEDV(LV End Diastolic Volume)의 증가 : 중요한 혈역학적 보상

(1) **LV dilatation, eccentric hypertrophy** 유발 : 초기에는 심박출량 유지

(2) 좌심실 확장

① myocardial wall tension도 증가

② LVEDV의 상승, forward stroke volume과 EF는 감소(운동 시 두드러짐)

③ LV dilatation, LV function 저하(resting state에서도 EF, CO↓)

2) Myocardial ischemia

(1) 산소 요구량↑: LV dilatation, LV systolic wall tension↑

(2) 혈액 공급량↓: coronary perfusion pressure↓

∵ aortic pressure↓ in diastole

3) 역류(regurgitation)의 정도에 관여하는 요인

(1) Aortic orifice의 크기

(2) 이완기 동안 aortic valve를 통한 pressure gradient

(3) 이완기의 지속 시간

3 임상양상

1) 무증상 기간

long latent period : 10～15년

2) 맥압(pulse pressure)의 증가로 인한 증상

(1) 누울 때 이상한 심박동에 따른 불편감

(2) De Musset's sign : 수축기 때마다 몸이 흔들거리거나 고개가 끄덕끄덕 하는 증상

3) 운동성 호흡곤란(exertional dyspnea)

(1) 가장 중요한 증상, 1st symptom of reduced cardiac reserve

(2) Orthopnea, paroxysmal nocturnal dyspnea, excessive diaphoresis로 발전

4) 야간에 발생하는 협심증과 발한

오랫동안 지속되며 nitroglycerin에 반응하지 않을 수 있음

5) 전신 체액 축적

말기에 발생. Congestive hepatomegaly, ankle edema

6) Acute, severe AR

LV dilatation이 되지 않아 좌심실 확장기말 압력(LVEDP)의 갑작스러운 상승
→ 폐부종, 심인성 쇼크의 발생

4 이학적 소견

1) 동맥압 : wide pulse pressure

(1) **Corrigan's pulse(water-hammer pulse)**
수축기 후기~이완기 때 갑작스런 동맥압의 감소를 반영

(2) Quincke's pulse : 심한 AR에서 손톱 끝을 누르고 있으면 AR에 따라 손톱에 혈액이 찼다가 빠지는 현상

(3) Traube's sign : 'pistol-shot' sound over femoral artery

(4) Duroziez' sign : 대퇴동맥을 청진기로 가볍게 누르면 들리는 잡음

(5) Hill's sign : 대퇴동맥의 수축기압이 상완동맥(brachial artery)보다 40mmHg 이상 높음 → Arterial pulse pressure 증가가 AR의 severity를 반영하지 못함

2) 청진

(1) A_2(AV closure) 소실

(2) 제3심음(S_3) : 좌심실 기능이 저하되면 가능

(3) mid-systolic ejection murmur : heart base에서 잘 들리며, 경동맥을 따라 전파

(4) **High-pitched, blowing, decrescendo diastolic murmur**

① **Left sternal border, 3rd intercostal space(Erb's area)**

② AR이 심할수록 더 커지고 오래 들림

③ **앉은 자세에서 앞으로 기대고 숨을 다 내쉰 다음 청진**

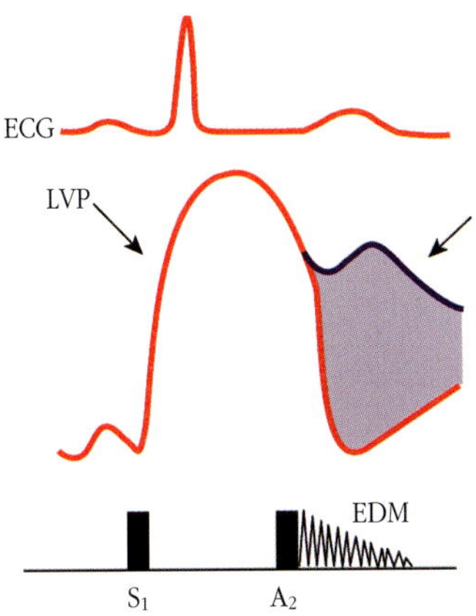

그림 9-37 AR 환자의 청진 소견

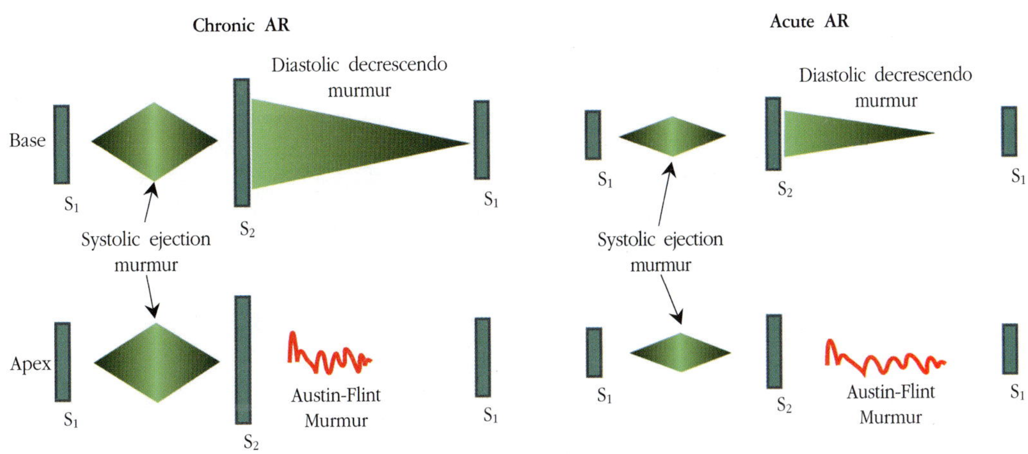

그림 9-38 **Chronic AR과 acute AR의 청진소견 비교.** Chronic AR에서는 systolic ejection murmur가 잘 들리는데 이는 심박출량의 증가와 관련이 있다. Acute AR에서는 보상적인 심박출량의 증가가 없어 systolic ejection murmur의 강도가 감소하고 mitral valve의 premature closure로 인해 S_1의 강도 또한 감소한다. Diastolic regurgitant murmur의 경우에도 chronic AR은 다음 S_1이 들릴 때까지 들리는 반면에 acute AR의 경우에는 LVEDP의 상승이 많이 되어 있으므로 LVEDP와 동맥압과 같아지는 시점이 빨리 생기므로 diastolic murmur의 duration과 intensity 모두 감소한다.

(5) Austin-Flint murmur

① soft, low-pitched, rumbling middiastolic murmur

② AR stream에 의해 mitral anterior leaflet이 끌려들어가 발생(fluttering)

③ MS murmur와 달리 opening snap/loud S_1이 없음

5 검사소견

1) 심전도

(1) 좌심실비대(LV hypertrophy)

(2) ST segment depression, T wave inversion(LV strain) in Ⅰ, aVL, V_5～V_6

(3) Left axis deviation, QRS interval↑ : 나쁜 예후를 시사한다.

2) Chest X-ray

심한 경우 좌심실 비대로 심첨부가 좌하방으로 편위

3) 심초음파

(1) **특징적 소견 : rapid, high frequency fluttering of AML(ant. mitral leaflet)**

(2) Aortic annulus의 확장 확인 가능 : AR 원인 감별에 도움

(3) Thickening and failure of coaptation of leaflets

(4) Color Doppler : AR의 severity 평가에 중요

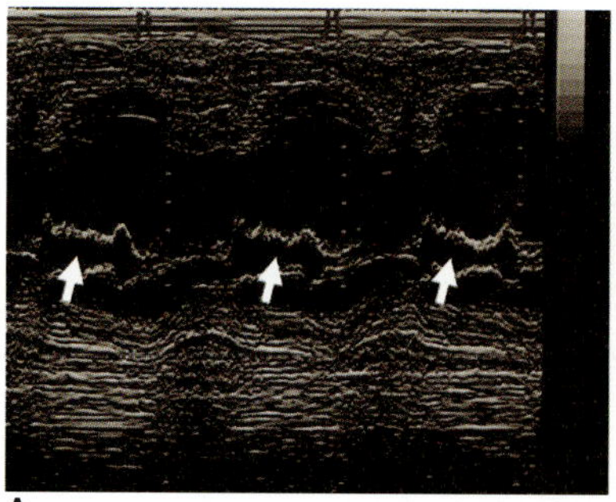
A

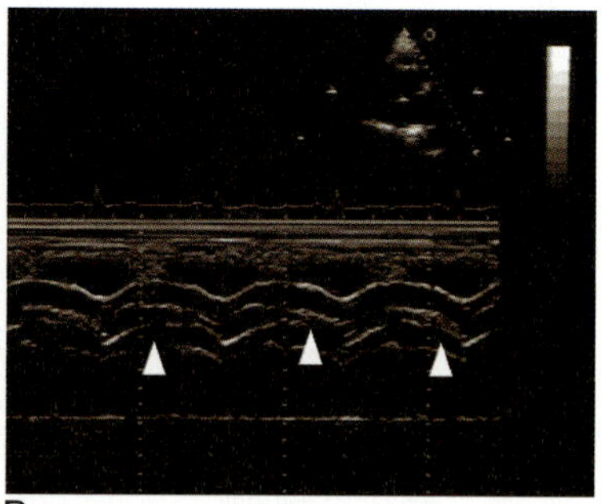
B

그림 9-39 AR의 M mode 심초음파. A, 이완기 시 AML의 fluttering(화살표). B, 이완기 시 aortic valve coaptation이 되지 않는 모습을 보인다(화살표 머리 부분).

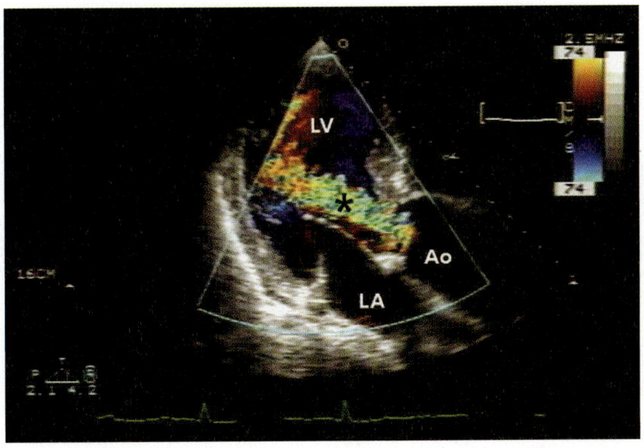

그림 9-40 AR의 color Doppler 소견(Apical 3 chamber view). Aorta(Ao)에서 좌심실(LV)로 이완기 시 흘러나가는 역류(*)를 관찰할 수 있다.

① AR의 severity 측정

- Doppler를 이용한 PHT(Pressure Half time) 측정법
- Color Doppler를 이용한 height ratio & area ratio의 측정
- Regurgitant volume & fraction을 이용한 방법
- VCW(Vena Contracta Width)

여기서 잠깐 !!

- 여기서는 Doppler를 이용한 PHT(Pressure Half time) 측정법만 간단히 설명한다.

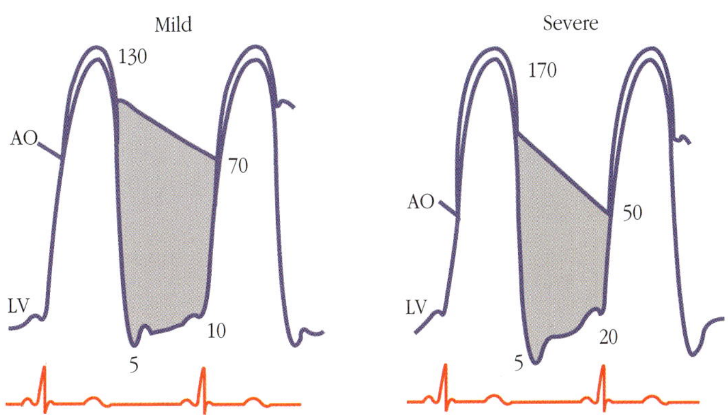

그림 9-41 AR 환자의 심도자술 소견

여기서 잠깐 !!

- 〈그림 9-41〉에서 severe AR의 경우가 대동맥의 이완기 압력이 더 많이, 빨리 떨어지는 것을 알 수가 있다. 즉, 압력의 감소 속도가 더 빠를수록 AR의 severity가 심하다는 것을 의미한다. AR의 regurgitant flow를 연속파형 도플러로 측정한 후 PHT를 측정하면 AR의 severity를 비교할 수 있다.

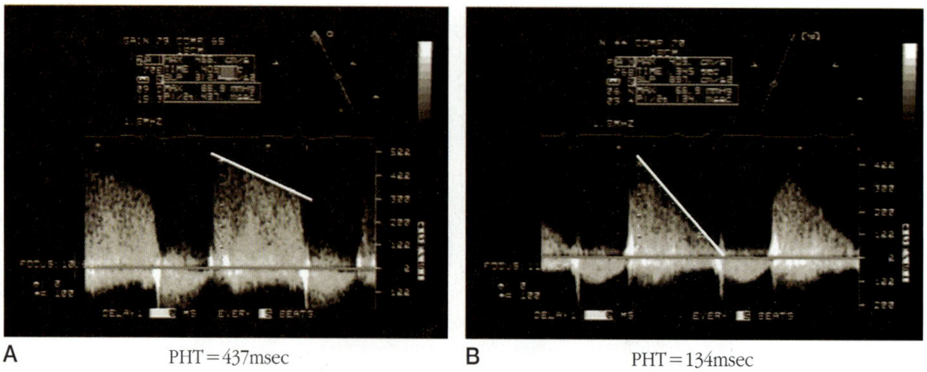

그림 9-42 AR 환자의 도플러 심초음파 소견

여기서 잠깐 !!

- 〈그림 9-42〉의 도플러 심초음파도에서, A의 경우와 B의 경우에서 어느 쪽이 더 severe AR일까? PHT가 짧은 B가 더 심한 AR이다.

표 9-4 AR 환자의 중등도

Severity	PHT
Mild	≧500msec
Moderate	350∼500msec
Moderate to severe	250∼350msec
Severe	≦250msec

4) 심도자술

(1) Diastolic aortic pressure의 감소

(2) LV end diastolic pressure의 증가

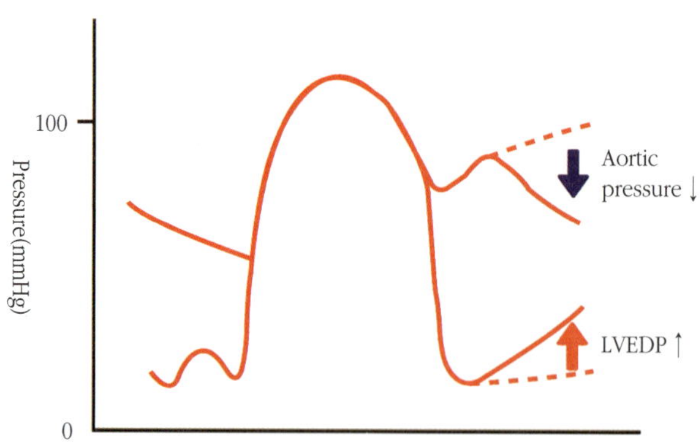

그림 9-43 AR의 심도자술 소견

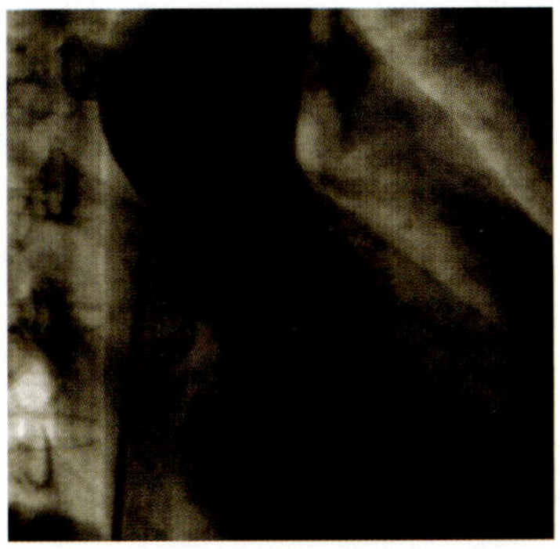

그림 9-44 **AR의 대동맥 조영술**. Aorta에서 catheter를 통해 나온 조영제가 좌심실로 역류되어 좌심실 조영이 이루어진 상태를 보여주고 있다.

6 치료

1) Acute AR

(1) 약물 치료 : 혈역학적인 안정 목적

① IV diuretics : 전부하 감소

② IV vasodilator(sodium nitroprusside) : 후부하 감소

(2) 대부분 수술적인 치료 필요

(3) IABP, β-blocker : 금기!!

심박출량의 감소 유발하며, 심박수의 감소가 이완기를 길게 만들어 역류량을 늘릴 수 있음

2) Chronic AR

(1) 증상 조절

① 염분 섭취의 제한 및 이뇨제

② Vasodilators : ACE inhibitor, DHP-CCB, hydralazine

혈압의 조절(수축기 혈압 <140mmHg)을 위해 투여 가능

(2) 부정맥과 감염에 대한 조절과 치료

Chronic severe AR의 악화 인자로 작용할 수 있으므로 적극적으로 치료

(3) nitroglycerin, long-acting nitrate : 흉통 감소에는 도움되지 않으나 시도 가능

(4) Penicillin therapy : syphilitic aortitis로 인한 AR일 경우에는 반드시 시행

3) 수술적 치료

(1) Severe AR인 경우, 좌심실 기능 부전이 생기기 전에는 보통 증상이 없으며, 수술이 늦어지면, 좌심실 기능의 회복이 안 됨
→ 6개월 간격으로 면밀히 증상을 살피고 심초음파를 시행해서 수술 시기를 결정

(2) 수술의 적응증
① **증상이 있는 경우** : LV function과 무관하게 시행
② 무증상이라도
- Progressive LV dysfunction and LV EF < 50%
- LV end-systolic dimension > 50mm
- LV end-diastolic dimension > 65mm

(3) Aortic valve replacement with prosthesis : 특히 류마티스 질환이 원인일 경우

(4) Valve sparing aortic root reconstruction : root에 aneurysmal dilation이 있을 때

삼첨판 역류(Tricuspid Regurgitation, TR)

1 원인

1) functional TR : m/c 원인
tricuspid valve에는 문제가 없이 발생
예 MS가 심해서 LA pressure가 상승하면 pulmonary hypertension → TR 발생

2) 기타 원인 : Rheumatic fever, Infective endocarditis, Tricuspid valve prolapse 등

2 임상양상 및 검사소견

1) 우심부전의 증상
2) Systemic venous congestion → 경정맥의 확장, 간비대, 복수, 하지부종 등
3) 청진소견 → Blowing pansystolic murmur : 좌흉골 하연부(4번째 늑간 부위)
4) ECG : RVH
5) 2D 심초음파 : RV dilatation, paradoxical septal motion, tricuspid leaflet prolapse
도플러 심초음파 : TR의 진단 및 severity 평가

표 9-5 주요 판막 질환 정리

	MS	MR	AS	AR
원인	RF annular calcification	mitral valve prolapse ruptured chordae endocarditis ischemic papillary muscle injury secondary to LV myocardial disease	degenerative calcific AS bicuspid AV RF	annuloaortic ectasia hypertension endocarditis Marfan syndrome ankylosing spondylitis aortic dissection syphilis collagen vascular ds.
증상	dyspnea/orthopnea/PND pulmonary edema, AF hemoptysis thrombi, emboli systemic edema/ascites	dyspnea/orthopnea/PND Rt-heart failure	**dyspnea** **angina** **syncope** heart failure	dyspnea/orthopnea/PND angina syncope
청진	S_1, P_2↑ opening snap **diastolicⓜ**(low-pitched, rumbling, middiastolic, presystolic)	S_1↓ S_2 : wide splitting S_3, S_4 **holosystolicⓜ**	systolic ejectionⓜ : 제2늑간 흉골우연에서 잘 들림, carotid artery로 radiation	**diastolic**ⓜ (high-pitched, blowing, **decrescendo, early diastolic**)
심도자	PCWP↑ **PCWP>diastolic LV pr.** 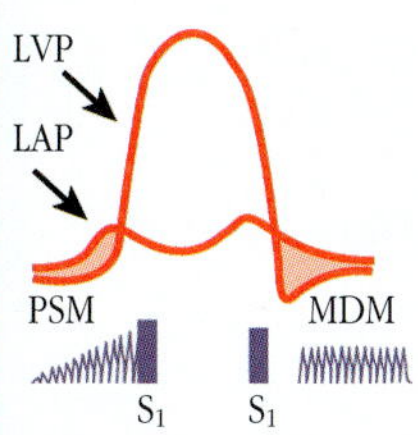	PCWP↑ ventriculography에서 regurgitant flow 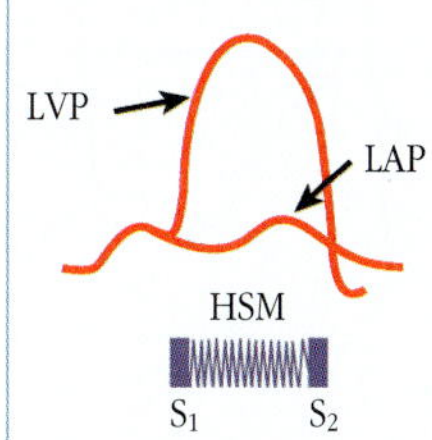	LV의 수축기 압력↑, **수축기에 LV와 aorta 사이의 압력 차이↑** 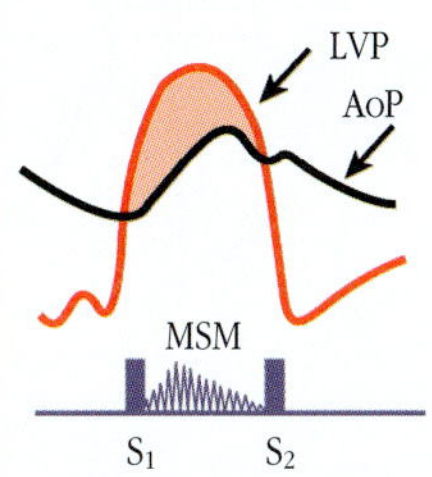	wide pulse pressure aortography에서 regurgitant flow 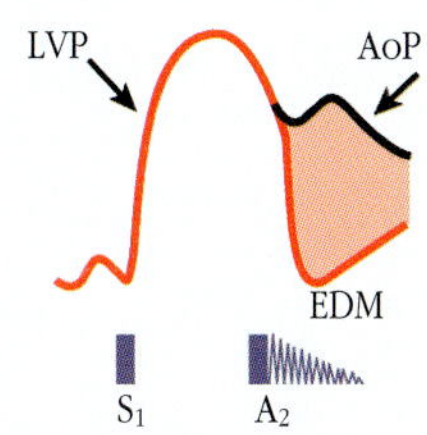
Echo	restricted mitral leaflet motion valve area ≤1.0cm^2 in most severe case EF slope 감소	LV/LA enlargement in chronic severe disease large regurgitant jet to LA	concentric LVH doppler : mean gradient ≥ 50mmHg in most severe case	LV enlargement large regurgitant jet to LV MV ant. leaflet의 fluttering
symptom control	BB, CCB(nonDHP), DGX for rate control of AF; cardioversion for newonset AF and HF; diuretics for HF	diuretics for HF; vasodilators for acute MR	diuretics for HF	diuretics and vasodilators for HF
natural history	warfarin for AF or thromboembolism; PCN for RF prophylaxis	warfarin for AF or thromboembolism; vasodilators for HTN	no proven treatment	vasodilators for HTN
수술 적응증	moderate or severe MS (MVA <1.5cm^2)이면서 1) 증상이 동반된 경우 or 2) 무증상이어도 pulmonary hypertension이 동반된 경우 or 3) new onset AF 인 경우 우선 percutaneous mitral balloon valvotomy가 가능하면 이를 시행하고 안되면 수술	1) 증상이 있으면서 LVEF >30%, LVESD ≥55mm 2) 무증상이라도 심초음파에서 LVEF 30~59% or LVESD ≥40mm, LVEF≥60% and LVESD<40mm 3) 무증상이고 LV function도 정상인데 new onset AF or pulmonary hypertension이 있을 때	1) 증상이 있는 severe AS(AVA<1.0cm^2 or 0.6cm^2/ m^2 BSA) 2) LV dysfunction(EF <50%) 3) 증상 없더라도 expanding aortic root 시(maximal dimension >4.5cm or annual increase in size >0.5cm/ year)	1) 증상이 있는 경우 (LV function과 무관) 2) 무증상이라도 severe MR이면서 • progressive LV dysfunction(LVEF <50%) • LV ESD >50mm • LV EDD >65mm

3 치료

1) 단독으로 발생한 TR : pulmonary hypertension이 없다면 수술 불필요
2) Functional TR : 기저질환 교정
3) 수술하는 경우
   (1) Severe organic tricuspid valve disease
   (2) Rheumatic fever 등에 의한 severe regurgitation(pulmonary hypertension이 없어도 수술)

여기서 잠깐 !!

• 판막 질환의 내과적 치료를 요약해 보면, Diuretics를 기본으로 사용하고, regurgitation이 있을 경우 vasodilator를 추가하며, MS의 경우에는 AF에 대한 치료를 추가하는 것입니다.

❋ 판막 질환에서 심도자 소견의 정리

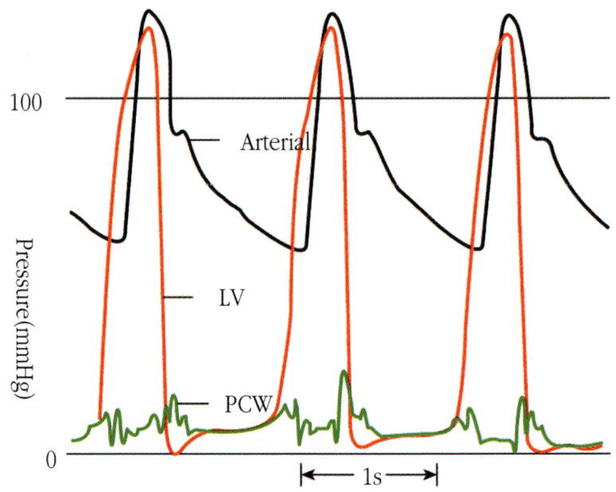

심도자술 시행 시 압력의 변화(정상)

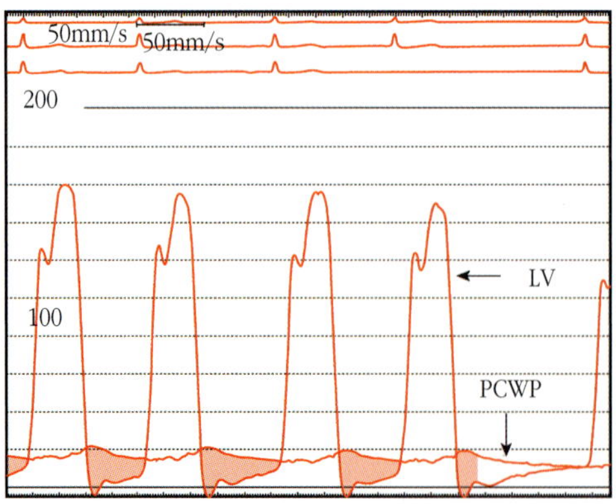

MS에서의 심도자술 소견

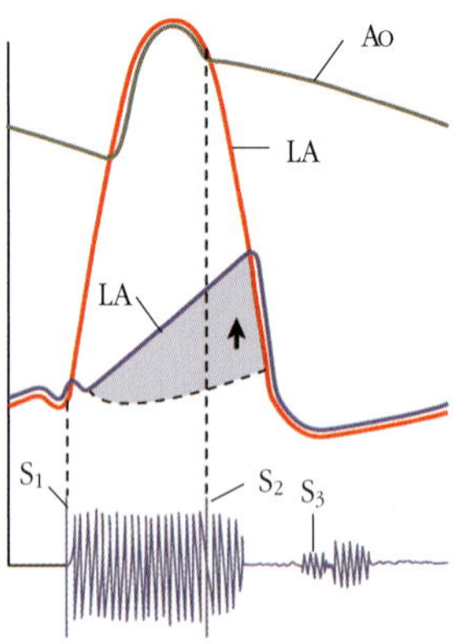

MR 환자의 심도자술 소견

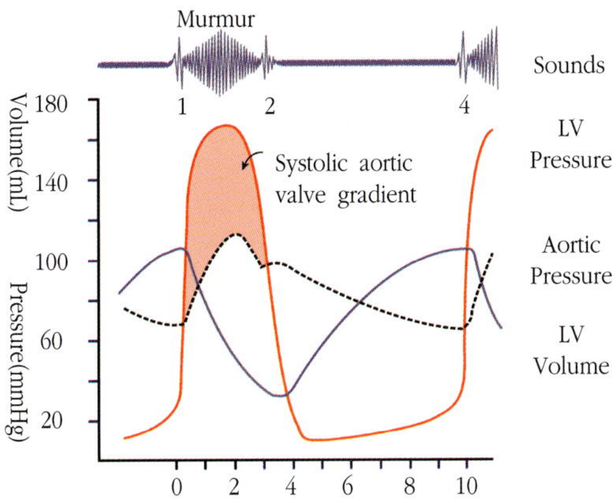

AS 환자의 심도자술 소견

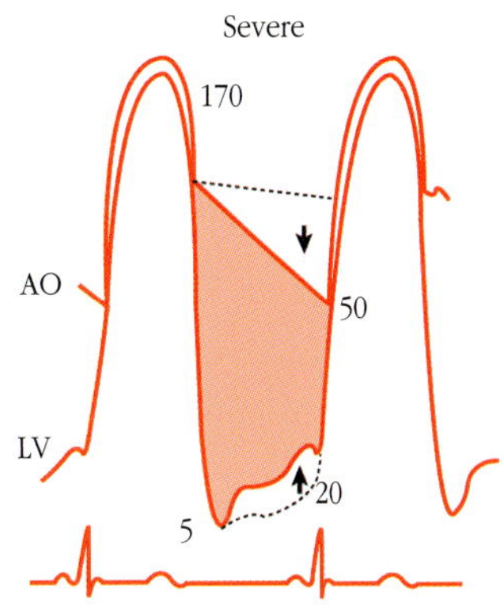

AR 환자의 심도자술 소견

표 9-6 심장판막 질환의 내과적 치료

Lesions	증상 조절	2차 예방 및 natural history
MS	AF의 rate control : 베타 차단제, nondihydropyridine CCB, or digoxin AF의 동율동 전환 : Cardioversion 심부전 증상 : 이뇨제	전신 색전증 예방 : 항응고제 류마티스성 열 예방을 위한 항생제의 투여
MR	심부전 증상 : 이뇨제 Acute MR : 혈관확장제	전신 색전증 예방 : 항응고제 고혈압 : 혈관확장제
AS	심부전 증상 : 이뇨제(주의!)	증명된 치료법은 없음
AR	심부전 증상 : 이뇨제, 혈관확장제	고혈압 : 혈관확장제

P A C I F I C
INTERNAL MEDICINE

Chapter 10

감염성 심내막염

Infective endocarditis

감염성 심내막염은 인구가 고령화가 됨에 따라 발생률이 꾸준하게 유지되는 중요한 질환입니다. 이 단원에서는 심초음파도를 잘 봐두기 바라며 원인균에 따른 치료방법을 잘 알아두어야 합니다. 그리고 심내막염을 예방하기 위한 질환들이나 시술들이 간략화되어 많이 바뀌었는데 기존의 방법과 차이가 많습니다.

1 개요

1) 정의
  (1) 미생물에 의한 심내막(endothelium)의 염증(판막에 호발)
  (2) Vegetation : 혈소판, fibrin, 미생물, 염증세포로 이루어진 덩어리

2) 역학
  (1) 남 > 여, 대부분 50세 이상에서 호발
  (2) Rheumatic disease에 의한 감염성 심내막염 : 점점 감소 추세
  (3) IV drug use, degenerative valvular disease, intracardiac device에 의한 감염성 심내막염 : 증가 추세
  (4) ***S. aureus*에 의한 급성 심내막염 : 점점 증가**

2 병태생리

1) 발병기전

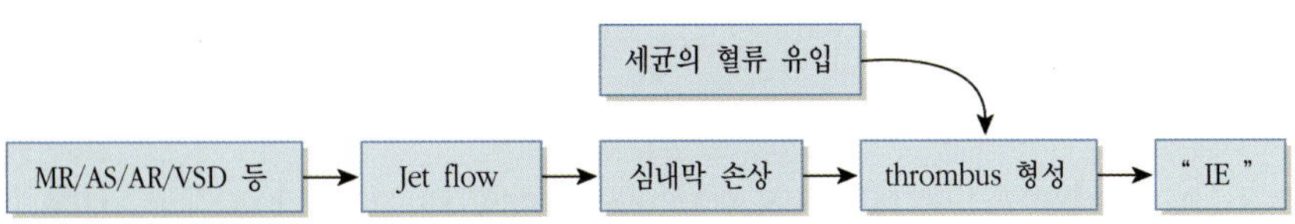

그림 10-1 심내막염의 병태생리

MR, AS, AR, VSD 등 심장의 구조적 이상
→ 비정상적인 jet flow나 와류 발생
→ low pressure side에 있는 심내막의 손상
→ (1) 손상 부위로 미생물의 직접 침투
(단, *S. aureus*의 경우 심내막 손상이 없어도 감염을 일으킴)
(2) 혈소판, fibrin으로 이루어진 혈전(thrombus)의 형성
=NBTE(Non-Bacterial Thrombotic Endocarditis)라고 부르며, 세균이 부착해서 자라는 장소를 제공함. 단, SLE 환자나 암 환자에서는 심내막 손상 없이 vegetation이 생기기도 함
→ NBTE에 세균이 증식 → vegetation으로 발전
→ 지속적인 cytokine 방출로 인한 전신 증상, 심장 내 구조물 손상, vegetation의 embolization에 의한 다른 장기 손상 혹은 허혈 발생

2) 선행 인자(Predisposing factors)

(1) 심장판막 질환, 선천성 심질환
(2) 인공판막
(3) IV drug user, 불량한 구강 위생, 장기적인 혈액 투석과 당뇨 등

3 분류 및 원인균

1) 감염 진행 양상에 따른 분류

(1) **급성 심내막염(acute endocarditis)**
① **수일~수주** 만에 진행하는 심내막염
② 혈행성으로 심장 이외 부위로 퍼지며, 소모열 발생 → 치료하지 않으면 수주 내로 사망
③ 원인균 : **S. aureus**, β-hemolytic streptococcus, S. pneumoniae

(2) **아급성 심내막염(subacute endocarditis)**
① **수주~수개월** 동안 진행하는 심내막염
② 다른 부위로 잘 퍼지지 않으며, 심각한 부작용 없음
③ 원인균
S. viridans, enterococcus, coagulase-negative staphylococcus, HACEK group

2) 판막 종류에 따른 분류

(1) Native valve endocarditis(NVE)

① **지역획득 심내막염(community-acquired NVE)**

- S. viridans(m/c), S. aureus, enterococcis, HACEK group

② **병원감염 심내막염(healthcare-associated NVE)**

- **S. aureus**(m/c) : 주로 IV catheter를 통한 bacteremia가 주원인
- Catheter-associated *S. aureus* bacteremia의 6~25%에서 발생
  → 확인되면 즉시 catheter 제거

(2) Prosthetic valve endocarditis(PVE)

① 수술 12개월 이내 : coagulase-negative staphylococci(**S. epidermidis**)
수술 중 prosthesis의 오염이나 수술 후 bacteremia의 합병증

② 수술 12개월 이후 : 지역획득 심내막염과 동일. 판막의 endothelium이 native와 동일한 상태로 회복되기 때문

3) 기타 심내막염 원인균

(1) Enterococci

① 비뇨기계 또는 소화기계 시술에 의한 심내막염에서 흔함

② 급성 또는 아급성 모두 유발 가능

(2) Group A β-hemolytic streptococci(*S. pyogenes*)
*S. aureus*와 마찬가지로 판막의 급격한 손상을 초래하는 균

(3) 배양 음성 심내막염(culture-negative endocarditis) : 약 5~15%

① 약 1/3~1/2은 이전의 항생제 사용으로 인한 배양 음성. 그 외에는 배양이 잘 되지 않는 원인균

② HACEK group

- *Hemophillus, Actinobacillus, Cardiobacterium, Eikenella, Kingella*를 지칭
- 매우 큰 vegetation 형성하는 특징

③ 기타 : *Abiotrophia* spp., *Bartonella henselae*, *Bartonella quintana*, *Coxiella burnetii*, *Brucella* spp., *Tropheryma whipplei* 등

(4) IV drug abuser에서 심내막염

① 원인균 : *S. aureus*(m/c) 대부분 MRSA
그 외 *P. aeruginosa*, *Candida* spp., *Bacillus* spp., *Corynebacterium* spp.

② 주로 삼첨판(tricuspid valve)에 호발(50%)

③ 여러 균이 동시에 유발하는 경우가 흔함

④ Septic pneumonia, pulmonary embolism 흔함

4 임상양상 : 비특이적

판막이상이 있거나 IV drug user에서 열이 날 때 의심!

1) **Fever**(80~90%) : 대부분 미열(<39.4℃), 급성에서는 더 상승
2) Chill, sweat, anorexia, weight loss, malaise, myalgia, arthralgia, back pain
3) **Cardiac murmur**(80~85%)
4) Arterial septic embolism : 사지, 비장, 신장, 장, 뇌
5) Splenomegaly
6) Peripheral signs
   (1) **Petechiae**
   (2) **Splinter hemorrhage(subungual hemorrhage)** : 손톱 밑에 빨간 점처럼 출혈
   (3) **Osler's node** : 손가락이나 발가락에 빨간빛, 보랏빛의 결절
   (4) **Janeway lesion** : 손바닥, 발바닥의 무통성의 빨간 점
   (5) **Clubbing(곤봉지)**
   (6) **Roth's spot** : 망막에 작고 밝은 붉은색 점

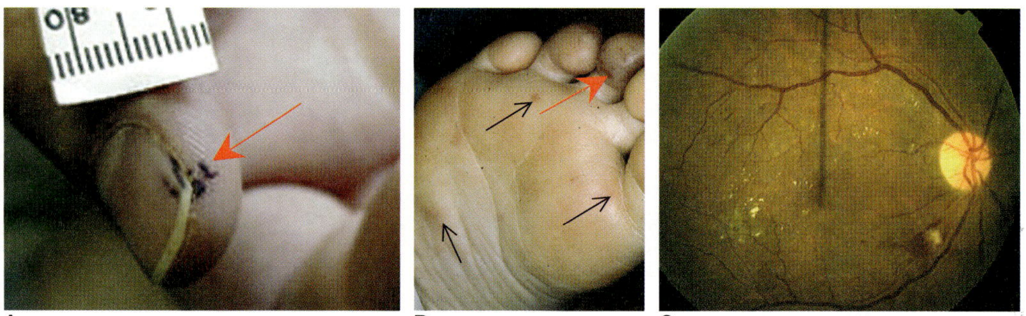

A B C

그림 10-2 A, Splinter hemorrhage. B, Osler's node(black arrow) & Janeway lesion(Red arrow). C, Roth's spot.

5 검사소견

1) 빈혈, leukocytosis
2) Microscopic hematuria
3) ESR↑, RF(+), circulating immune complex, complement↓

6 진단〈표 10-1〉

1) 필수적인 검사 : **혈액배양(blood culture), 심초음파(echocardiography)**
2) definite IE : 2 major 또는 1 major+3 minor 또는 5 minor
3) possible IE : 소견은 보이지만 1)에는 미치지 못하는 경우

표 10-1 The Duke criteria for the clinical diagnosis of infective endocarditis

Major Criteria	• **혈액배양 양성** – 2회 이상의 독립된 혈액배양에서 감염성 심내막염(IE)의 전형적인 원인균 검출 *Viridans streptococci, Streptococcus gallolyticus,* HACEK group, *S. aureus, enterococci* – 다음에서 지속적으로 IE의 전형적인 원인균 검출 12시간 이상의 간격으로 채취한 혈액배양에서 양성 또는 3개의 검체 모두 또는 4개 이상 채취한 검체들 중 대부분에서 양성(단, 첫 검체와 마지막 검체 사이 1시간 이상 시간 간격이 있어야 함) – 한 번이라도 *Coxiella burnetii*가 검출되거나 phase Ⅰ IgG antibody titer of >1:800 • 심내막 침범의 소견이 있을 때 **– 심초음파상 양성 소견*** ◦ **진동성 종괴(oscillating intracardiac mass)**가 판막, 지지 구조, 역류 경로 주위, 삽입 물질(인공판막 등)에 존재할 때, 혹은 ◦ 농양이 있거나 새로이 생긴 인공 판막의 부분적 결손이 있을 때 ◦ 새로이 생긴 판막 역류(기저 심잡음의 변화나 크기 증가로는 충분하지 않음)
Minor Criteria	• 소인(predisposition) : 기저 심질환 또는 정맥 주입 약물 사용(injection drug use) • 38.0℃ 이상의 발열 • 혈관계 증상 : 대혈관 색전, 패혈성 폐경색, 진균성 동맥류, 두개내 출혈, 각막 출혈, Janeway lesion • 면역학적 증상 : 사구체신염, Osler's nodes, Roth's spots, rheumatoid factor • 미생물학적 증거 : 혈액배양 양성이지만 major criteria에 맞지 않을 때 또는 IE 원인균에 의한 현성 감염(active infection)의 혈청학적 증거가 있을 때

* 인공판막을 지닌 환자나 임상적 진단 기준으로 IE가 이미 의심될 때, 합병증이 동반된 IE일 때는 경식도 심초음파가 추천됨

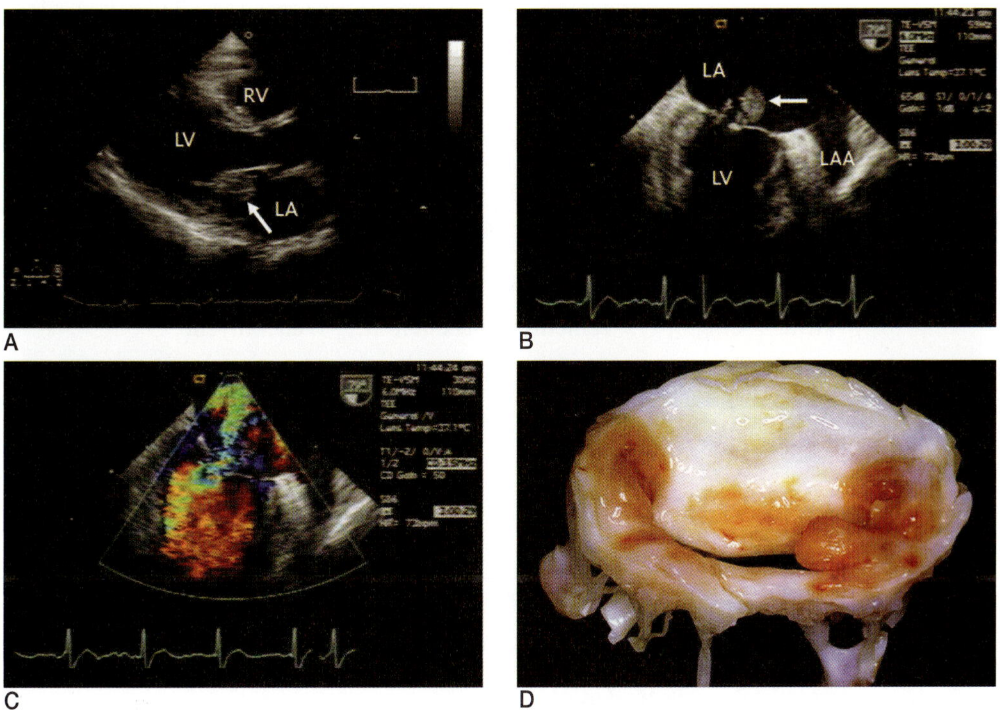

그림 10-3 **감염성 심내막염의 심초음파 및 병리소견.** **A,** 경흉부 심초음파(parasternal long axis view). **B,** 경식도 심초음파 식도 중간 부위[long axis view(79°)], 승모판 전엽에 vegetation이 관찰된다(화살표). **C,** Color Doppler에서 중등도 이상의 승모판 역류가 관찰된다. **D,** 수술 후 병리소견

7 치료

1) 치료의 원칙 및 목표

(1) 원인균에 맞는 살균성(bactericidal) 항생제를 IV로 투여함(기본 4주)

(2) 원인균의 제거+합병증 교정

2) 경험적 치료

(1) 급성 심내막염이나 혈역학적으로 불안정한 환자

→ 처음 3회의 blood culture 시행 후 **vancomycin + gentamicin**으로 경험적 치료(MRSA와 Gram-negative bacilli를 cover를 위함)

여기서 잠깐!!

• 심내막염의 특징이 VeGEtation인 것을 떠올리면서 두 약물을 외우세요!

(2) Culture-negative subacute NVE : ceftriaxone + gentamicin

Culture-negative subacute PVE : ceftriaxone + gentamicin + vancomycin

3) 원인균에 따른 항생제 요법

(1) Enterococci의 경우

① 반드시 gentamicin/streptomycin에 대한 고도 내성 검사, β-lactamase검사, penicillin, ampicillin, vancomycin에 대한 감수성 검사를 시행

② Gentamicin/Streptomycin 고도 내성 → aminoglycoside 투여 금지, 단일 약제로 8~12주 치료 후 반응이 없거나 모든 항생제에 내성이면 수술 고려

③ β-lactamase 양성 → penicillin/sulbactam 또는 vancomycin

④ Penicillin/Ampicillin 내성시 → vancomycin

⑤ Vancomycin 내성시 → penicillin/Ampicillin 투여 고려

4) 치료에 대한 반응

(1) 증상이 호전된 후에도 4주 이상 항생제 투여함(단, PVE의 최소 치료 기간은 6주)

(2) 적절한 항생제를 투여하면 투여 후 1주 내 대부분 열이 떨어짐

(3) **적절한 치료 후에도 7일 이상 열이 떨어지지 않거나 재발했을 때 고려사항**

① **Paravalvular abscess(m/c)**

② **Extracardiac abscess**

③ **Nosocomial infection의 공존**

④ **Drug fever**

표 10-2 Antibiotic treatment for IE caused by common organism

Penicillin susceptible streptococci	• Penicillin G or ceftriaxone or vancomycin 4주 • Penicillin G or ceftriaxone+gentamicin 2주
Relatively penicillin-resistant streptococci(MIC 0.1~0.5μg/mL)	• Penicillin G 4~6주+gentamicin 2주 • Vancomycin 4주
Penicillin-resistant streptococci (MIC ≧0.1μg/mL)	• Penicillin G or ceftriaxone 6주+gentamicin 6주 • Vancomycin 4주
Entrerococci	• Penicillin G+gentamicin 4~6주 • Ampicillin+gentamicin 4~6주 • Vancomycin+gentamicin 4~6주
Staphylococci, methicillin-susceptible, native valve	• Nafcillin or oxacillin 4~6주(+gentamicin 3~5일) • Cefazolin 4~6주(+gentamicin 3~5일) • Vancomycin 4~6주
Staphylococci, methicillin-resistant, native valve	• Vancomycin 4~6주
Staphylococci, methicillin-susceptible, prosthetic valve	• Nafcillin or oxacillin 6~8주+gentamicin 2주+rifampin 6~8주
Staphylococci, methicillin-resistant, prosthetic valve	• Vancomycin 6~8주+gentamicin 2주+rifampin 6~8주
HACEK group	• Ceftriaxone 4주 • Ampicillin/Sulbactam(Unasyn®) 4주

- Ceftriaxone : non-immediate penicillin allergy 시
- Vancomycin : severe or immediate penicillin allergy 시

5) 수술 적응증

(1) 응급수술 적응증

① 급성 AR이 있으면서 preclosure of MV가 동반되었을 때

② Sinus of Valsalva abscess가 오른쪽 심장 쪽으로 파열 시

③ Pericardial sac으로 파열 시

(2) 1~2일 내에 수술 필요한 적응증

① 판막 기능 부전에 의한 심부전 증상(NYHA Ⅲ, Ⅳ)이 발생했을 때

② Vegetation에 의한 판막의 폐쇄

③ 불안정한 인공판막

④ 중격 천공

⑤ 판막 주위 조직으로의 감염 전파(with/without 전도장애)

⑥ **효과적인 항생제가 없을 때**

❋지름 10mm 이상이면서 hypermobile하여 색전증의 위험이 높은 vegetation

→ **이견이 있으나 되도록 수술을 추천(절대 적응증은 아님)**

6) 예후

(1) 나쁜 예후 인자

① 고령

② 동반 질환이 있을 경우(DM 등), 진단이 늦은 경우

③ 인공판막 또는 대동맥 판막 침범

④ invasive(*S. aureus*), *antibiotic-resistant*(*P. aeruginosa*, yeast) pathogen

⑤ 심장내, 신경계 합병증 동반, health-care associated

(2) NVE 생존율 : 85~90%

(3) *S. aureus* +*NVE* 생존율 : 55~70%

(4) 판막 치환술 후 2개월 이내에 발생 : 사망률 40~50%

(5) 사망원인 : **심부전**(m/c), embolism, mycotic aneurysm의 파열, 신부전

7) 예방

여기서 잠깐 !!

• 감염성 심내막염의 예방에 관해 2007년 AHA에서 개정되면서 많이 간소화되었습니다. 감염 심내막염의 예방이 필요하다고 생각되었던 많은 경우에서 비용대비 효과가 그다지 크지 않다는 것이 밝혀졌기 때문이죠.

(1) 감염 심내막염의 예방

① **예방이 권유되는 사람** : **high risk cardiac lesion을 가진 환자**

- 인공판막
- 이전에 감염성 심내막염 병력
- 교정되지 않은 청색증 심질환(고식적 shunt 수술 또는 conduit 포함)
- 수술로 완전히 교정된 선천성 심질환의 수술 후 6개월 이내
- 불완전하게 교정된 선천성 심질환에서 인공삽입물질 주위에 결손이 남아 있는 경우
- 심장 이식 후 판막병증

❋ 과거에는 예방이 필요했으나 더 이상 필요하지 않은 경우(AHA)
mitral valve prolapse, rheumatic heart disease, bicuspid valve disease (MV, TV의 질환), calcified aortic stenosis, 선천성 심질환(VSD, ASD, H-CMP 등)

② **예방이 권유되는 시술**

- 잇몸이나 치아 주변 부분의 치과 시술
- oral mucosa의 천공(호흡기 수술 포함)
- '감염된' 비뇨생식계나 피부, 연조직에 대한 시술
  : 일반적인 GI, GU procedure시에는 추천하지 않음

③ 예방적 항생제 치료

표 10-3 예방적 항생제 치료

Standard oral regimens	시술 1시간 전에 **Amoxicillin** 2g 경구 투여
경구약을 복용할 수 없는 경우	시술 전 1시간 내에 **Ampicillin** 2g IV or IM injection
페니실린에 allergy가 있는 경우	시술 1시간 전에 Clarithromycin 또는 Azithromycin 500mg 경구 투여 시술 1시간 전에 Cephalexin 2g 경구 투여 시술 1시간 전에 Clidamycin 600mg 경구 투여
페니실린에 allergy가 있으면서 경구약을 복용할 수 없는 경우	시술 30분 전에 Cefazolin or Ceftriaxone 1g IV or IM infection 시술 1시간 전에 Clidamycin 600mg IV or IM infection

PACIFIC
INTERNAL MEDICINE

11 Chapter 심근병증 및 심근염

Cardiomyopathies & myocarditis

확장성 심근병증 중 가역적인 원인은 치료할 때 잘 파악해서 교정해주면 큰 이득이 있는 상황이기 때문에 꼭 알아두기 바랍니다. 비후성 심근병증의 SAM에 대해 이해를 하는 것이 중요합니다.

심근병증(cardiomyopathies)

1 정의 및 분류

1) 정의

고혈압, 선천성 심질환, 판막 질환, 관상동맥질환, 혹은 심막질환에 의한 것이 **아니라 심장 근육 자체가 일차적 이상으로 문제가 생기는 것**

2) 임상 양상에 따른 분류

(1) **확장 심근병증(Dilated cardiomyopathy)** : **수축 장애**

LV 혹은 RV가 늘어나는 양상을 가진 심근병증

(2) **비대 심근병증(Hypertrophic cardiomyopathy)** : **이완 장애**

비대칭적인 좌심실비대(주로 septum쪽 비대)가 특징인 심근병증

(3) **제한 심근병증(Restrictive cardiomyopathy)** : **이완 장애**

심근의 운동성 제한이 특징적인 심근병증

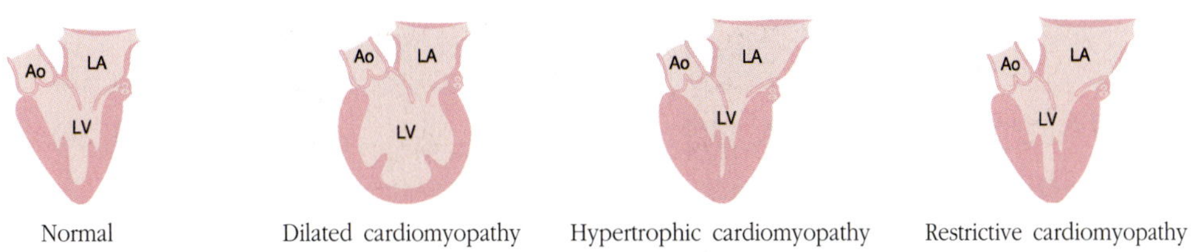

그림 11-1 심근병증 종류에 따른 심장의 모양

2 확장 심근병증(dilated cardiomyopathy)

1) 정의

다음의 증상을 나타내는 증후군

(1) **좌심실(LV)의 확장(dilatation)**

(2) **심실 수축 기능의 저하(impaired systolic function)**

(3) **울혈성 심부전(congestive heart failure)**

2) 일반적 특징

(1) 울혈성 심부전 원인의 1/3

(2) 중년 남성에 호발

(3) 심실의 수축 장애(systolic dysfunction) : 수축기능 장애의 정도와 증상의 severity는 큰 상관관계가 없음

(4) 병리소견(pathology)

① 육안소견(gross findings)

- 모든 방실이 확장됨(특히, 심실의 확장이 심함)
- 일차적인 판막 침범 없음
- 좌심실 첨부(LV apex)의 혈전(thrombus)이 흔함

② 현미경 소견(microscopic findings)

- Diffuse interstitial and perivascular fibrosis
- Micro-necrosis, leukocyte infiltration

(5) 병태생리(pathophysiology)

좌우 심실 수축 장애 → 혈액 정체 → **LV remodeling**이 일어나 심장이 점차 비대해짐

3) 원인

(1) 대부분 idiopathic

(2) Acute viral myocarditis : 면역학적 기전

(3) **가역적 원인** : **알코올 중독, 임신, 약물, 갑상선 질환, 저칼슘혈증 등**

여기서 잠깐!!

- 확장 심근병증으로 진단되면, 먼저 가역적 원인을 감별하여 제거해야 한다. 원인별 특징은 뒤에서 자세히 다루자.

(4) 유전적 배경 : 20～40% 환자가 유전적 배경을 가지고 있음

① Duchenne muscular dystrophy(Xp21.2 이상)

② Myotonic dystrophy

③ Friedreich's ataxia

4) 임상양상

(1) 심부전 : exertional dyspnea, fatigue, orthopnea, paroxysmal nocturnal dyspnea, peripheral edema

(2) Vague chest discomfort : 단, 전형적인 협심증 증상은 흔하지 않음

(3) Syncope : 부정맥, 전신적 색전증에 의해 발생 가능

(4) 이학적 소견 : 심부전과 유사

① Narrow pulse pressure, pulsus alternans

② 경정맥의 확장, 경정맥압의 상승

③ Prominent a, v wave

④ S_3, S_4 sound, MR/TR murmur

5) 검사소견

(1) Chest X-ray

① 좌심실 확장(LV dilatation) 또는 심비대(cardiomegaly) 소견

② Pulmonary venous hypertension, interstitial/alveolar edema

(2) 심전도

① Sinus tachycardia, A.fib., 심실성 부정맥, 비특이적 ST-T 파 이상

② 심실내 전도 장애

③ Low voltage QRS

(3) 심초음파

① **심실 및 심방의 확장**

② Myocardial wall thickness : 정상 또는 얇음

③ **수축 장애** : ejection fraction↓(usually < 30%)

④ MR or TR

⑤ 혈전 : LV apex에서 종종 발견됨

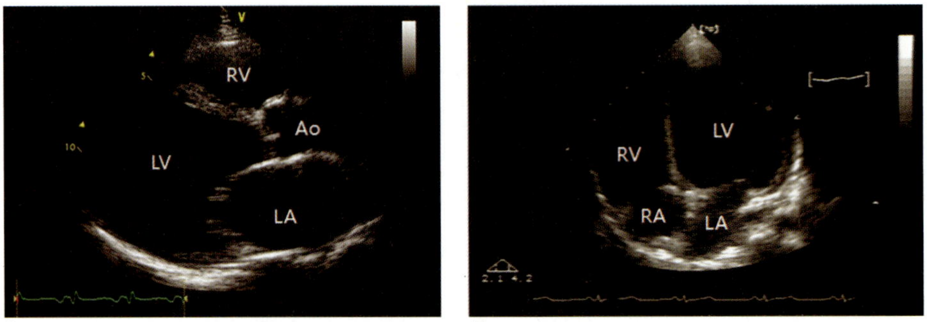

A B

그림 11-2 DCMP의 이면성 심초음파 소견. **A,** Parasternal long axis view. **B,** Apical 4 chamber view. 각 chamber의 dilatation과 LV wall thinning이 관찰된다.

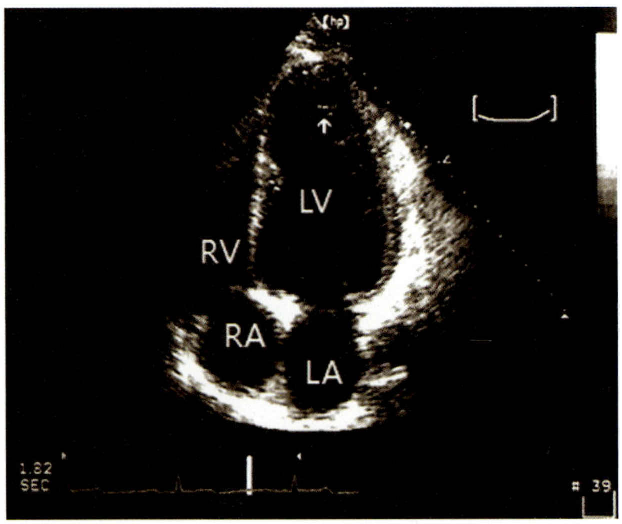

그림 11-3 Dilated left ventricle with thrombus(흰색 화살표). Apical 4 chamber view in dilated cardiomyopathy

(4) Brain natriuretic peptide(BNP) 상승

① 호흡곤란의 원인이 심장에 있음을 뒷받침

cf. 호흡곤란 환자에서는 폐 원인인지 심장 원인인지 감별하기 위해 BNP를 측정함

② 급사 위험 높음을 시사

(5) 심도자 소견

① Dilated, diffusely hypokinetic LV ± MR

② Elevated LVEDP, LAP, PCWP, RVEDP, RAP, CVP

(6) 생검 : amyloidosis, acute myocarditis에서만 시행함

6) 치료

(1) 항응고요법 : systemic embolization risk가 높으므로

(2) 일반적인 심부전의 치료 : 염분제한, ACE inh./ARB, 이뇨제, digitalis, BB 등

(3) 알코올, CCB, NSAIDs, 항부정맥제는 피함

(4) 조직 생검상 심근염 소견이 있을 때 : 면역억제 치료 시도

(5) 부정맥의 치료

① 항부정맥 약제 : 증상이 있는 경우에만 한정적으로 사용

② RBBB/LBBB 등의 경우 : resynchronization therapy(biventricular pacing)

③ Implantable cardioverter/defibrillator : 심실성 부정맥이 있는 경우

(6) 심장 이식 : 내과적 치료에 반응하지 않을 때

7) 예후

(1) 대체적으로 poor

(2) 1/4 정도는 호전 가능하지만, 진행성 양상 때문에 대부분 증상 발현 후 4년 안에 사망. 급사 위험도 항상 존재함

8) 특별한 형태의 확장성 심근병증

(1) **알코올성 심근병증(alcoholic cardiomyopathy)**

① 역학

- 2차성 심근병증 중 가장 흔한 원인
- 30~55세 남성, 10년 이상의 음주력

② **예후**

- 심부전이 생기기 전에 금주하면 일부 회복됨
  → 음주를 계속하면 3년 이내 3/4 이상이 사망

③ 치료

- **금주!!**
- 항응고요법 시행하지 않음 : Hepatic dysfunction이 동반되었을 가능성이 높아 출혈 위험성이 크기 때문

(2) **분만전후 심근병증(peripartum cardiomyopathy)**

① last trimester 또는 분만 후 6개월 내에 주로 발생

② 위험 인자

고령, 다산부, 쌍둥이 임신, malnutrition, tocolytics, preeclampsia

③ 치료

- 산소, digitalis, hydralazine, 항응고요법, immunoglobulin
- ACE inhibitor : 임신 중에는 금기(Teratogenic effect!)

④ 예후

- 사망률 10~20%
- **예후 인자 : 6개월 이내에 좌심실 수축력 회복 여부**
- 심장이 정상 크기로 돌아올 경우 : 다음 임신 허용
- 계속 커져 있을 경우 : 재발률, 사망률 높음 → 임신 피할 것을 권장함

(3) 약제 유발성 심근병증

① 약물 : **doxorubicin(adriamycin), Herceptin, cyclophosphamide**, cocaine

② Anthracycline 계열의 항암제(doxorubicin, idarubicin)

- 누적 용량>550mg/m^2에서 10배 이상 높아짐
- **위험인자(심부전 발생확률이 8~10배 증가)**
  - **심장 방사선 조사 병력(cardiac irradiation)**
  - **70세 이상, 기저 심질환이 있을 때, 고혈압 환자**
  - **Cyclophosphamide와 병용할 경우** : 심초음파/radionuclide ventriculography로 좌심실의 기능을 monitoring 필요

③ Trastuzumab(Herceptin)

④ 고용량 cyclophosphamide : endothelial capillary damage → myocardial edema, hemorrhagic necrosis

(4) Takotsubo(stress-induced) cardiomyopathy(=Apical ballooning syndrome)

① 다음 증상/징후를 나타내는 증후군

- 일시적인 좌심실 기능 장애와 그에 선행하는 스트레스 상황(emotional, physical)
- 급성 심근경색과 유사한 흉통과 심전도 소견(ST분절 상승+T파 역위)
- 심근 효소의 증가
- 관상동맥 조영술 : 정상 소견

② 50세 이상의 여성에서 흔함

③ 심초음파 및 좌심실 조영술 소견〈그림 11-4〉

④ 기전 : **스트레스로 인한 circulating catecholamine이 원인으로 추정**

⑤ 예후 : **대체적으로 양호(3~7일 내 좌심실 기능 정상화)**

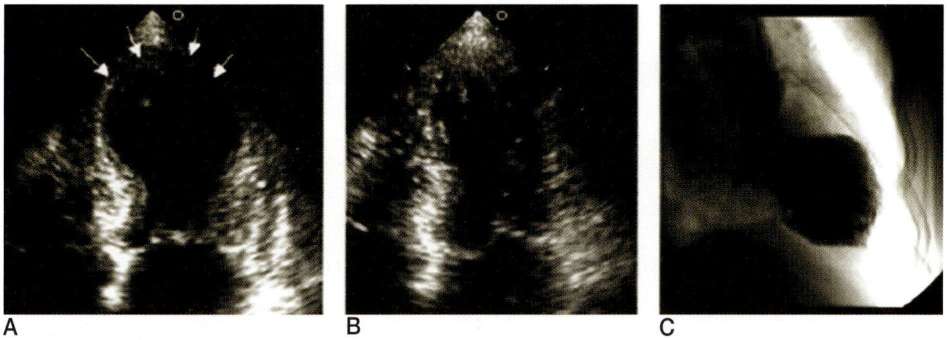

그림 11-4 Stress-induced cardiomyopathy. **A,** Apical 4 chamber view, 심첨부 확장 소견(ballooning)이 관찰된다(화살표). **B,** 1개월 후 F/U에서 정상으로 회복된 모습. **C,** 좌심실 조영술, 중등도의 수축기 장애 및 심첨부의 확장이 잘 보이고 있다. 좌심실 조영술의 모양이 마치 문어단지 모양과 같다고 해서 Takotsubo cardiomyopathy라는 이름이 붙여졌다.

3 비후성 심근병증(Hypertrophic Cardiomyopathy, H-CMP)

1) 정의

고혈압(Hypertension)이나 대동맥판막 협착(aortic stenosis) 등 **뚜렷한 원인을 발견할 수 없는 비대칭적 좌심실 비대**(asymmetrical LV hypertrophy)

2) 특징적 소견

(1) **비대칭적 좌심실 비대(asymmetric LV hypertrophy)**

심실중격(interventricular septum)이 두꺼워지는 것이 특징적

(2) **SAM(Systolic Anterior Motion) of mitral valve(anterior leaflet)**

수축중기에서 대동맥 판막으로의 혈류에 승모판막의 전엽이 끌려들어가 일시적인 subaortic stenosis를 초래함

→ Dynamic LV outflow tract pressure gradient가 형성(환자의 1/4 정도에서)

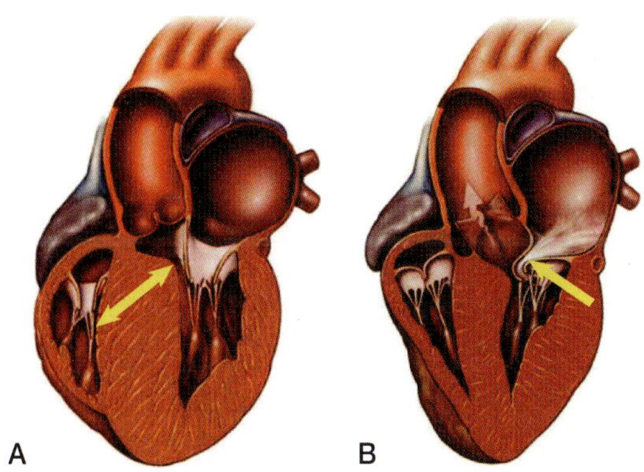

그림 11-5 Hypertrophic cardiomyopathy의 **특징적인 소견. A,** 비대칭적인 심실 격벽의 비대. **B,** 수축기에서 SAM of MV ant. leaflet. LVOT의 dynamic obstruction을 발생하게 한다.

3) 원인

(1) 가족력 : 50%의 환자

① 상염색체 우성(Autosomal Dominant, AD)

② 환자가 한 명 발견 될 경우 → 반드시 직계가족들에 대한 심초음파 검사

(2) **관련된 유전자**

① *Cardiac β-myosin heavy chain 유전자(MYH7) 변이(40%)*

② Cardiac troponin T 유전자(TNNT2) 변이(15%)

③ Myosin-binding protein C(MYBPC3) 변이(20%)

④ α-tropomyosin 유전자(TPM1) 변이(5%)

4) 병태생리

(1) **이완기능의 장애(diastolic dysfunction)** : LV hypertrophy → stiffness ↑ → abnormal relaxation, diastolic filling pressure ↑

(2) 수축기 시에 발생하는 LVOT의 dynamic obstruction

→ 원인 : SAM(Systolic Anterior Motion of MV ant. leaflet) → dynamic LV outflow tract pressure gradient가 형성

여기서 **잠깐 !!**

- SAM을 한 번 이해하면 무슨 심잡음이 어떻고 무슨 약은 써야 하고 말아야 하고 등을 외울 필요가 전혀 없어진다. 이를 이해하기 위해서는 간단한 유체역학 개념이 필요하다.
- 얇은 종이 두 장을 각각 한 손에 한 장씩 잡고 그 간격을 약 10cm 정도로 하여 떨어뜨리고 나란히 세운 후 그 사이에 힘껏 바람을 불어보라. 무슨 일이 발생하는가? 두 종이가 서로 붙어버리는 현상을 보게 될 것이다. 이것이 그 유명한 베르누이의 정리로 "흐름이 빠른 곳일수록 압력이 낮다."라는 것이다. 좌심실 유출로가 좁아져 혈류 속도가 빠른 상태로 대동맥 판막을 통과하여 나가면 좌심실 유출로의 압력이 떨어지게 되며 이에 승모판 전엽은 좌심실 유출로 쪽으로 빨려 들어가듯이(?) 당겨질 것이다. 심하면 좌심실 유출로 벽에 승모판 전엽이 붙어버릴 수도 있을 것이다.
- 그렇다면 이런 obstruction이 심해지는 경우가 무엇일까? 바로 혈류 속도가 빨라지면 압력차가 커져서 obstruction이 심해질 것이다. 어떻게 하면 혈류속도가 빨라질까?
- 심실 수축력이 강해지면 당연히 혈류 속도가 빨라질 것이다. 또 후부하가 감소되면 마찬가지로 혈류속도가 빨라질 것이다. 전부하의 경우는 어떤가? 얼핏 생각하면 전부하가 증가하면 혈류속도가 더 빨라질 것 같지만 같은 수축력이라면 적은 양의 피를 내보낼 때 그 혈류 속도가 빠를 것이라는 것을 예상할 수가 있다. 따라서 심근 수축력의 증가, 전부하의 감소, 후부하의 감소를 일으키는 상황이나 약제는 좌심실 유출로의 차단을 더 심화시켜 증상을 악화시킬 수가 있다. 혈류 속도가 빠르면 압력차가 심해지고 LVOT의 obstruction은 더 심해지면서 심잡음의 크기는 증가할 것이다. 이제 〈표 11-1〉를 보라. 이해가 쏙쏙되지 않는가? 여기서 dynamic auscultation을 복습해 주는 당신은 욕심쟁이! 우훗훗!!! :)

표 11-1 HCM의 dynamic auscultation소견

Dynamic pressure gradient ↑ : 심잡음 크기 증가	LV contractility ↑	exercise, sympathomimetic amine, digitalis, isoproterenol
	Preload ↓	Valsalva maneuver, sudden standing, nitroglycerin, amyl nitrite inhalation, tachycardia
	Afterload ↓	alcohol(vasodilation을 일으켜 LV outflow tract pressure gradient ↓)
Dynamic pressure gradient ↓ : 심잡음 크기 감소	Preload ↑	leg raising, blood volume expansion
	Afterload ↑	phenylephrine, squatting, sustained handgrip

5) 임상양상

(1) 다양함 : 무증상~운동 후 급사

(2) **호흡곤란** : m/c 증상

심실 이완기 장애 → 심실 이완기말 압력의 증가 → 좌심방압력의 증가

(3) **Anginal pain, fatigue, syncope**

(4) 이학적 소견

① 수축기 심잡음 : 흉골좌하연

② 제 4심음

③ Pulsus bisferiens(이봉맥)〈표 1-1〉 : 심한 LVOT obstruction을 의미

→ 심할수록 급사 위험이 증가

6) 검사소견

(1) 심전도〈그림 11-6〉

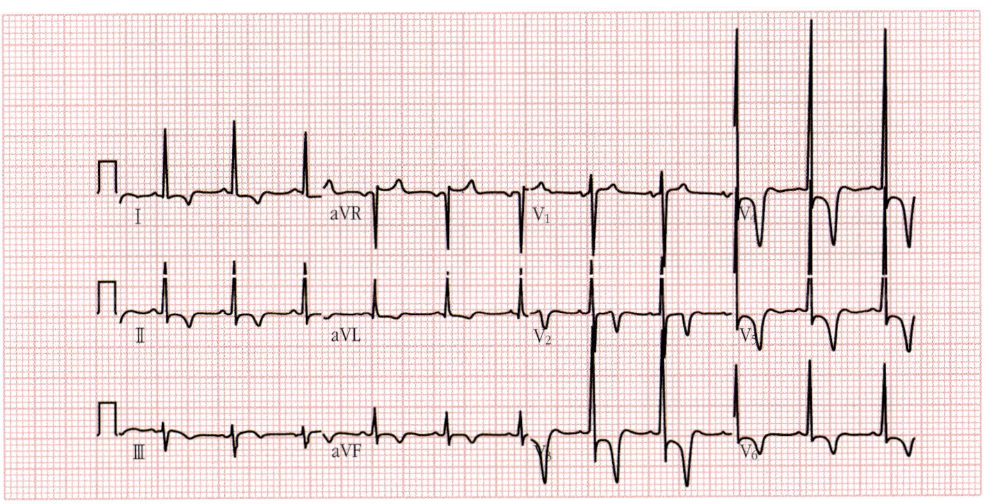

그림 11-6 Hypertrophic cardiomyopathy의 심전도 소견

① LVH with strain

② $V_2 \sim _6$에서 deep symmetrical T inversion

③ Prominent q wave : pseudoinfarction(septal hypertrophy로 인해 발생)

④ 부정맥 : Holter monitoring에서 AF, VT

(2) Chest PA : **거의 정상**

(3) **심초음파** : 가장 좋은 진단 방법

① **ASH(Asymmetrical septal hypertrophy) : 심실중격이 posterior LV free wall에 비해 1.3배 이상**

② **심실중격의 음영 : ground-glass appearance(abnormal architecture 반영)**

③ **SAM of MV(mitral valve)**

④ small LV cavity, vigorous posterior wall motion

(4) Radionuclide scintigraphy : 무증상에서도 심근 관류 결손 확인 가능

(5) 심도자 소견 : LV diastolic pressure 상승, LV cavity와 LVOT간의 pressure gradient의 형성

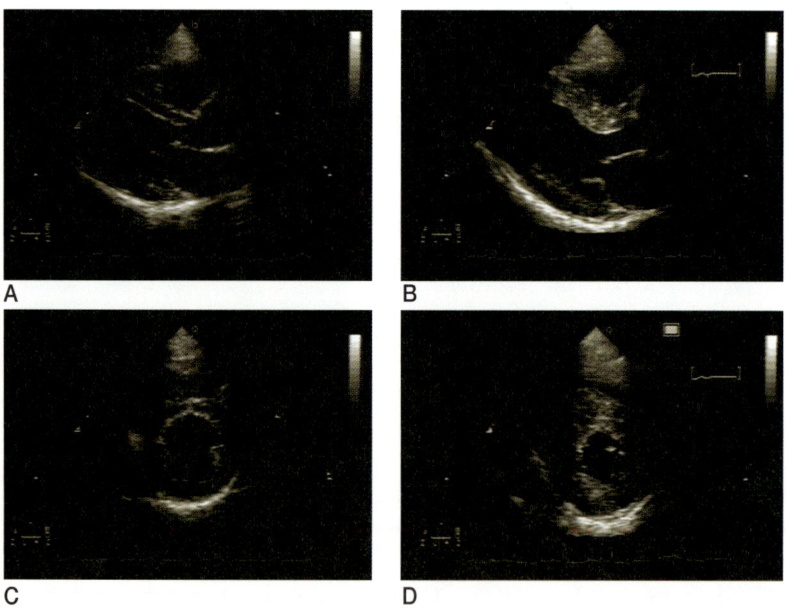

그림 11-7 **HCM 환자의 초음파 소견. A, C,** 정상. **B, D,** HCM의 경흉부 심초음파. HCM에서 심실벽, 특히 심실 격벽의 비대를 잘 관찰할 수 있다. 또한 HCM에서 심실중격에 speckling echo 소견이 관찰된다.

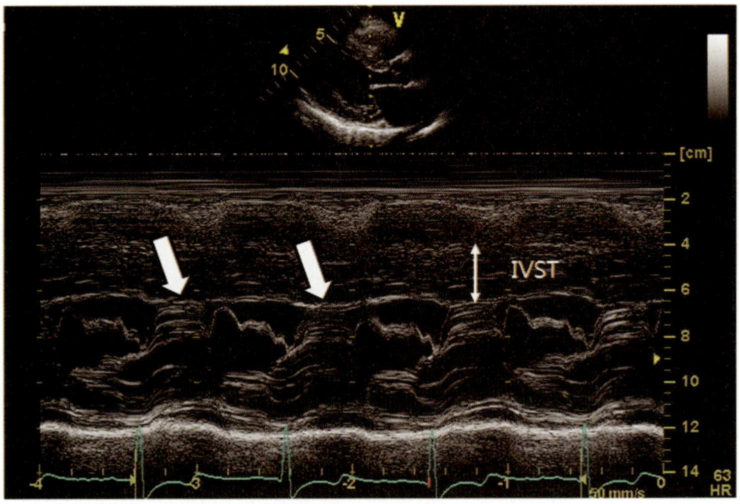

그림 11-8 HCM의 M형 심초음파도. 심실중격(IVST)의 비대와 승모판의 수축기 전방운동(SAM, 화살표)이 관찰된다.

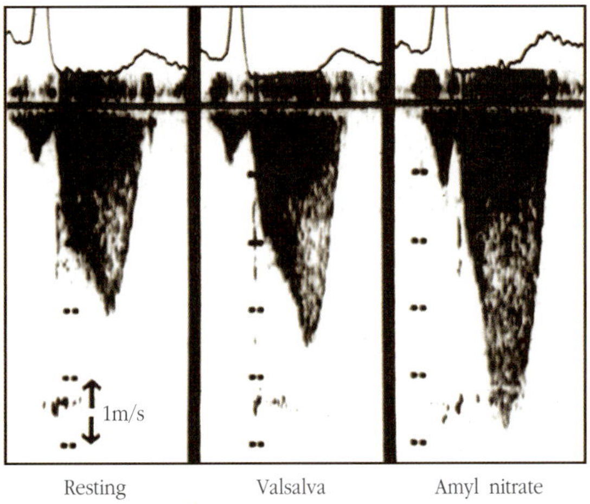

그림 11-9 HCM의 좌심실 유출로의 연속파 도플러 심초음파 소견. 도플러 파형은 수축기 후기에 정점을 이루는 독특한 단검(dagger) 형태를 보인다. Valsalva maneuver, amyl nitrate 투여 시에는 dynamic obstruction으로 인해 혈류 속도가 증가함을 볼 수 있다.

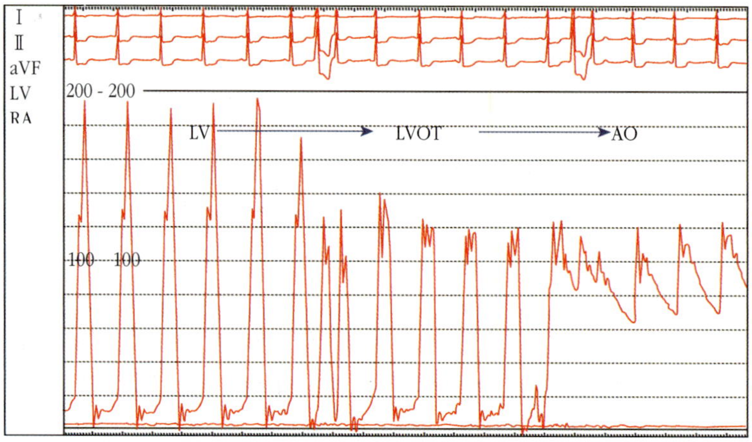

그림 11-10 HCMP의 심도자 소견. Pressure recording을 하면서 LV로부터 aorta까지 full back하는 것으로 LV cavity와 LVOT간의 pressure gradient의 형성이 되어 있는 것을 나타내주고 있다.

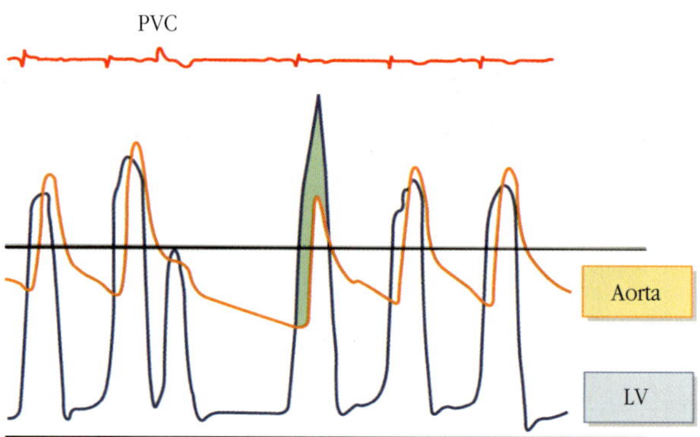

그림 11-11 HCMP의 심도자 소견. PVC후의 심실수축은 그 수축력이 더 강해진다. 따라서 dynamic LVOT obstruction이 있는 경우라면 LV와 LVOT 사이의 압력차가 더 심해지게 되는데 이 때 대동맥 압력도 같이 떨어지게 된다. 이를 Brockenbrough-Braunwald-Morrow sign이라 한다.

7) 치료

(1) **격렬한 활동이나 탈수 피할 것!** : 급사 위험 때문

(2) **β-blocker, verapamil/diltiazem** : **초기 치료 약물**

① 1/2~1/3에서 angina, syncope 증상 호전

② 심박수 감소 → 이완기 시간 길게 만듦

③ 심근수축력을 감소 → pressure gradient가 커지는 것을 방지

④ 급사 예방 효과는 아직 모름

cf. Nifedipine : 금기(vasodilator의 작용이 강하여 preload를 감소시키므로)

(3) 이뇨제 : fluid retention 있을 경우 사용. 단, hypovolemia 주의

(4) Disopyramide : LV contractility와 outflow pressure gradient 감소

(5) 부정맥의 치료

① **Atrial fibrillation : 가능한 빨리 정상 동율동으로 회복시켜야 함**

② Implantable cardioverter/defibrillator(ICD) : 급사 위험이 큰 경우

(6) Hypertrophied interventricular septum에 대한 치료

① Ethanol injection

② Surgical myotomy/myectomy : 내과적 치료에 반응하지 않는 환자

(7) Dual chamber permanent pacing : 증상 호전, outflow gradient의 저하

(8) **LV outflow tract pressure gradient가 있는 환자에서 피해야 할 약제**

digitalis, diuretics, nitrate, β-agonist, alcohol

8) 예후

(1) 환자의 임상 경과(clinical course)를 바꾸는 합병증

① Atrial fibrillation : 비교적 말기에 발생, 심방수축에 의한 ventricular filling ↓

② Infective endocarditis : <10%에서 발생. 심내막염의 과거력이 있는 경우에만 예방적 항생제를 투여함

(2) Sudden cardiac death(SCD)

① 주요 사망 원인 : 사망률 약 0.5%/year씩 증가

② 증상의 severity와 관련이 없음

③ LV outflow tract pressure gradient 정도와 상관관계 있음

④ SCD의 고위험군 → ICD의 삽입 고려

표 11-2 HCM에서 sudden cardiac death의 위험인자

1) 심장 급사에서 회복된 과거력
2) Ventricular tachycardia(Holter monitoring 등에서)
3) Ventricular septal thickness >30mm
4) 실신(특히, 어린이)
5) 일부 유전 변이
6) 운동에 대해 나타나는 BP response가 이상한 양상을 보이는 경우
7) 급사 가족력
8) Early onset of disease
9) 심근 허혈 증거(+)

꼭 알아둡시다!!

Apical hypertrophic cardiomyopathy

- Apex만 주로 침범하는 비대 심근병증
- 특징
  - 동양인, 특히 일본인에 많음
  - 좌심실 조영술에서 스페이드 모양(♤)의 좌심실 모양
  - Giant T inversion in precordial ECG
  - Pressure gradient가 없음
  - 증상은 경미함
  - Benign course, low mortality
  - 심방 잔떨림이 흔히 동반됨

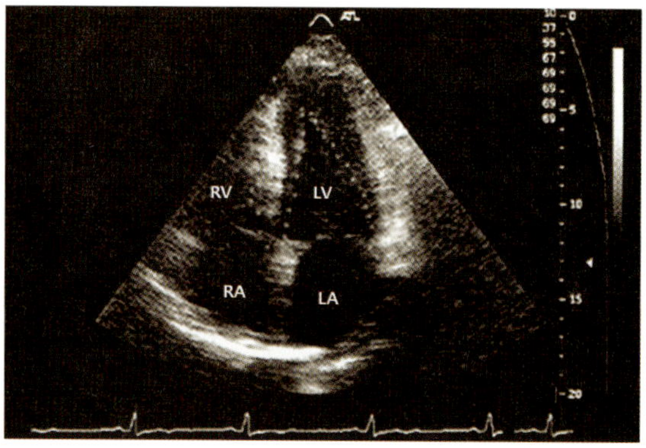

그림 11-12 Apical hypertrophic cardiomyopathy

4 제한 심근병증(restrictive cardiomyopathy)

1) 일반적 특징

(1) **주로 이완 기능의 장애**

Rigid ventricular wall → ventricular filling↓ → 심박출량(CO)↓

(2) **Myocardial fibrosis,** hypertrophy, infiltrative disease, heart transplantation, mediastinal irradiation, carcinoid syndrome 관련

(3) Thromboembolic complication : ~1/3에서 발생

표 11-3 제한성 심근병증을 일으키는 원인 질환

Amyloidosis Hemochromatosis Glycogen storage disease Fabry's disease Scleroderma	Hypereosinophilic syndrome(Loeffler's endocarditis) Radiation Carcinoid syndrome Sarcoidosis

2) 임상양상

(1) 운동 능력 감소(exercise intolerance), 호흡곤란 : 심박출량의 감소가 원인

(2) 부종, 복수, 간비대(tender, pulsatile liver) : 정맥압↑

(3) **Kussmaul's sign** : 흡기 시 경정맥압이 오히려 상승하는 현상

(4) 청진 소견 : S_3 and S_4, 심음이 멀게 들림

3) 진단

(1) ECG : low voltage, nonspecific ST-T change, various arrhythmia

(2) 심초음파

① **symmetric LV wall thickness↑(EDD<6cm)**, ventricle cavity size↓

② 심실 크기 및 수축 기능 : 정상이거나 약간 감소

(3) 심도자 소견

① 심박출량↓, LV/RV end-diastolic pressure↑

② 심실 압력 곡선 : **square root sign**

표 11-4 Restrictive cardiomyopathy vs. Constrictive pericarditis

Restrictive cardiomyopathy	Constrictive pericarditis
Transvenous RV endomyocardial biopsy : infiltration 이나 fibrosis 관찰	Chest PA에서 pericardial calcification CT/MRI에서 비후된 pericardium 관찰
apex impulse가 잘 느껴지고, MR이 흔함	Pericardiectomy로 치료 가능
모두 diastolic dysfunction이 주된 병태생리 심도자 검사에서 dip-and-plateau pattern of ventricular diastolic phase	

4) 치료

(1) 심부전에 대한 대증적 치료

(2) 원인 질환 교정

(3) digitalis 혹은 혈관 이완제 : 도움 되지 않음. 확장성 심근증과는 달리 심실 수축 기능은 정상에 가깝기 때문

(4) 항응고치료 : 심실 내에 혈전이 생기기 쉬우므로 권장됨

5) 특수한 제한성 심근병증

(1) Eosinophilic endomyocardial disease

① Loeffler's endocarditis, fibroplastic endocarditis와 동의어

② 병태 생리 : Hypereosinophilic syndrome의 일종으로 호산구에 의한 심근의 손상에 의함

③ 임상 양상 : Ventricular thickening(특히, posterobasal LV wall), MR, 심실에 혈전 발생

④ 치료 : steroid+hydroxyurea

→ 그 외에 diuretics, afterload reducing agents, anticoagulation 가능

(2) Cardiac amyloidosis

① 전신적인 아밀로이드증에서 심장을 침범했을 경우 발생

② 4가지 특징

diastolic dysfuction(restrictive pattern), systolic dysfunction, 부정맥 및 전도 장애, 기립성 저혈압

③ **심초음파 소견 : 심실벽에서 미만성의 고반사 음영을 갖는 "speckled" appearance**

④ MRI : subendocardium의 gadolinium enhancement

⑤ 진단 : 복부지방 흡입 또는 심근 또는 다른 장기의 생검을 통해 진단

⑥ 치료 : chemotherapy(melphalan+steroid), 심장이식(타장기 이식과 더불어)

⑦ 예후 : poor. 사망률이 가장 높음

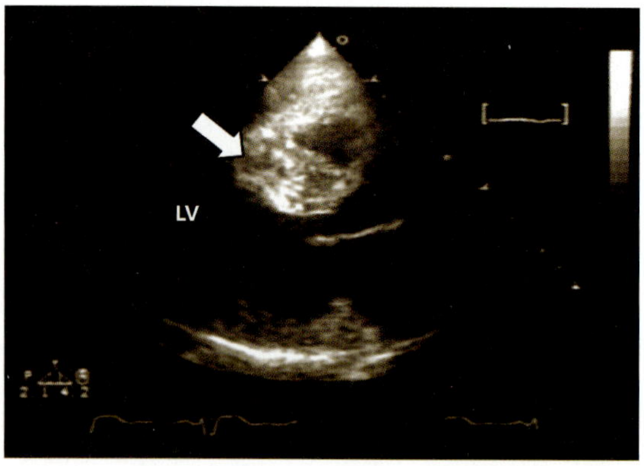

그림 11-13 Amyloidosis의 심초음파 소견(parasternal long axis view). 두꺼워진 심실격벽에 고반사 음영을 갖는 granular speckled pattern을 보이고 있다(화살표).

(3) Hemochromatosis(=iron overload cardiomyopathy)

① 다량의 수혈 후 또는 hemoglobinopathy에 의해 발생

② 심근병증이 당뇨, 간경화, 피부색소침착과 동반될 때 의심

③ 진단 : endomyocardial biopsy

④ 치료 : phlebotomy, deferoxamine(iron chelating agent)

(4) Myocardial sarcoidosis

① Sarcoid granuloma의 심근 침범으로 인한 심근병증

② 치료 : steroid

표 11-5 심근병증 한 눈에 보기

	Dilated	Hypertrophic	Restricted
흔한 초기 증상	운동 제한	운동 제한, 흉통 동반	운동 제한
울혈 증상	• 좌심부전 후에 우심부전, 단 청소년에서는 우심부전이 우세	• 운동 시 호흡곤란	• 우심부전 증상이 좌심부전 증상보다 심함
진찰 소견	• 중등도 내지 중도의 심비대 • 제3, 4심음 • 방실판막폐쇄부전 특히 승모판	• 중등도의 심비대 • 심첨부 수축기 진전 • 제4심음 • Valsalva maneuver로 증가되는 수축기 잡음	• 경도의 심비대 • 제3, 4심음 • 방실판막폐쇄부전 • Kussmaul's sign
흉부 방사선 소견	• 중등도 내지 심한 심비대(LV) • 폐정맥 고혈압	• 중등도의 심비대 • 좌심방 확대	• 경도의 심비대 • 폐정맥 고혈압
심전도	• 동성 빈맥 • 심실 및 상심실성 부정맥 • 심실내 전도 장애 • ST–T change	• 좌심실 비대 • 비정상적인 q파 • ST–T change	• 저전압 • 심실내 전도 장애 • 방실전도 장애
부정맥 위험	• 심실성 tachycardia • Chagas' disease는 전도 장애 • 심방세동	• 심실성 tachycardia • 심방세동	• sarcoidosis 외에는 심실 부정맥은 드묾 • sarcoidosis/amyloidosis에서는 전도 장애 • 심방세동
심초음파	• 좌심실벽 두께 감소 • 좌심실 확장과 기능 이상 • 탄성과 충만압 이상으로 인한 비정상적 승모판 이완기 운동	• 비대칭성 중격비후 • 좌심실 유출로 협착 • 좌심실강이 작거나 정상 • 승모판 수축기 전방 운동	• 좌심실벽 두께와 심근량 증가 • 좌심실강 정상이거나 작아짐 • 정상 수축기능 • 심낭 삼출
ejection fraction (정상>55%)	<30%	>60%	25~50%
심도자	• 좌심실 확장과 기능 이상 • 승모판, 삼첨판 폐쇄부전 • 좌·우측 충만압 상승 • 심박출량 감소	• 좌심실 탄성 감소 • 승모판 폐쇄부전 • 수축 기능 항진 • 좌심실 유출로 동적 압력차	• 좌심실 탄성 감소 • 심실 압력 곡선 square root sign • 수축기능 유지 • 좌·우 충만압 상승

심근염(myocarditis)

1 정의 및 원인

1) 정의 : **심장의 myocyte, interstitium, vessel 등의 염증**

2) 원인

(1) 감염성 질환(infection)

① **바이러스**(m/c)

coxsackie virus B, echovirus

adenovirus, influenza virus : 최근 증가

② 기타 : HIV, HCV, bacteria(diphtheria), trypanosoma(Chagas' disease), Lyme disease(tick-bite)

(2) 약물 과민성(drug hypersensitivity)

(3) 방사선 치료(radiation therapy), 화학물질

2 임상양상

1) 다양 : 무증상~전격성 양상(부정맥, 심부전, 사망)

2) 무증상인 경우 심전도에서 transient ST-T wave change로 나타난다.

3) 일부에서 흉통, 특징적인 ECG change, myocardial enzyme↑ 등 acute myocardial infarction과 유사한 모습을 보일 수 있으므로 감별에 유의

4) 심근염＋폐고혈압 : 고위험군임을 시사(사망 위험)

5) 진찰 소견

(1) 대부분 정상

(2) 일부에서 S_1 sound↓, S_3 and MR murmur, pericardial friction rub

6) **바이러스성 심근염증(Viral myocarditis)**

(1) **대부분 self-limiting,** 일부 만성 확장성 심근병증(chronic DCMP)로 이행

(2) **상기도감염 병력(1~2주 전)**

(3) Stool, pharyngeal washing 등에서 virus 검출 or specific antibody titer 측정

(4) 생검(Endomyocardial biopsy) : lymphocyte infiltration, necrosis of myocytes

cf. 세균 감염이 원인일 경우 PMN이 다수 관찰됨

3 치료

1) 활동 제한 : ECG와 좌심실 기능이 정상화될 때까지
2) 심부전이 발생한 경우 : ACE inhibitor, diuretics, 염분 제한
   cf. digitalis : 반응↓
3) ECG monitoring : 부정맥 등에 의해 환자의 상태가 나빠지거나 사망(예, complete heart block)할 수 있으므로
4) 전격성 심근염(Fulminant myocarditis) : mechanical cardiopulmonary support or cardiac transplantation

4 예후

1) 1/4 : urgent cardiac transplantation이 필요할 정도로 악화
2) 1/4 : stabilized with low cardiac function
3) 1/2 : 완전히 회복

PACIFIC
INTERNAL MEDICINE

12 Chapter 심막 질환

Pericardial disease

심막질환에서는 급성 심막염의 심전도 소견이 중요합니다. 심근경색 때와는 어떻게 다른지 그 차이점을 꼭 알아두세요. 그리고 만성 교착성 심낭염과 심장 눌림증의 차이점은 시험에 자주 출제가 됩니다. 심장 눌림증과 만성 교착성 심낭염에서의 흡기와 호기에 따른 도플러 심초음파의 소견의 차이점을 비교해가면서 공부하고, 특히, 만성 교착성 심낭염의 심도자술 소견은 꼭 알아두기 바랍니다.

심막염(pericarditis)

1 심막의 해부학

1) 구조물

(1) Visceral pericardium : serous membrane

(2) Parietal pericardium : fibrous sac

(3) Pericardial fluid : 15～50mL

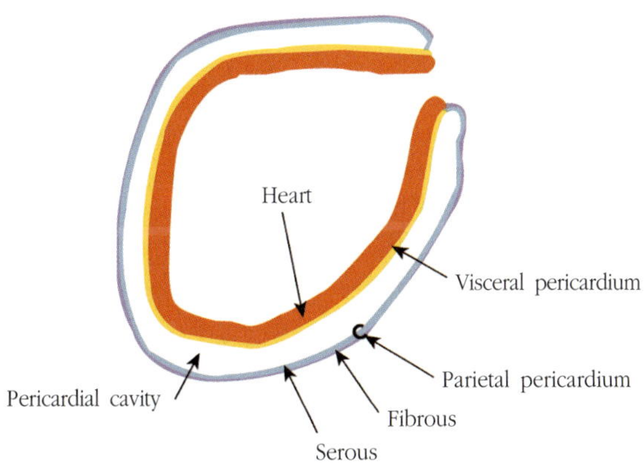

그림 12-1 심막의 해부학(모식도)

2) 기능

(1) Cardiac chamber의 갑작스러운 확장 방지
(2) 심장의 해부학적 위치를 유지
(3) 심장과 주변 구조물과의 마찰력 감소
(4) 폐, 흉강으로부터 심장으로의 감염확산 방지

2 심막염의 분류

1) 임상 경과에 따른 분류

(1) 급성 심막염(**<6weeks**) : fibrous, effusive(serous or sanguineous)
(2) 아급성 심막염
(3) 만성 심막염(>6months) : constrictive, effusive, adhesive(nonconstrictive)

2) 원인에 따른 분류

(1) 감염성 심막염
① **Viral : coxsackievirus A/B**, echovirus, mumps, adenovirus, hepatitis, HIV
② 세균성 : pneumococcus, streptococcus, staphylococcus, Neisseria, Legionella
③ **Tuberculous**
④ 진균 : Candida, histoplasmosis, coccidioidomycosis
⑤ 기타 : Syphilis, Protozoa, Parasite

(2) 비감염성 심막염
① **심근경색**
② **요독증**
③ 종양
④ 방사선 노출
⑤ 외상
⑥ **원인불명**

(3) 과민성 또는 자가면역
① **류마티스 열**
② **Collagen vascular disease** : SLE, rheumatoid arthritis, ankylosing spondylitis, scleroderma, Granulomatosis with polyangiitis
③ **약물 유발** : procainamide, hydralazine, phenytoin, isoniazide, anticoagulants
④ Postcardiac injury : postmyocardial infarction(Dressler's syndrome) 등

급성 심막염(acute pericarditis)

12

1 임상양상 및 검사소견

1) 흉통

(1) Retrosternal & left precordial severe pain, **등이나 왼쪽 어깨에 연관통**

(2) **앉거나 앞으로 숙이는 경우 감소, 누우면 심해짐**

(3) 흉막(pleura)이 침범시 : pleuritic pain의 양상(호흡이나 기침 시 또는 자세를 바꿀 때 심해짐)

(4) Epicardium이 침범시 : 급성 심근경색과 비슷한 양상

(5) 무통성 심막염 : 결핵 심막염, 종양, 요독성 심막염의 경우 흉통이 없을 수 있음

2) Pericardial friction rub

(1) 급성 심막염(acute pericarditis)에서 가장 중요한 소견

(2) High-pitched, scratching, grating sound

(3) 앉은 자세에서 호기 시 좌흉골 하부에 청진기의 diaphragm을 대고 누르면서 청진

3) 심전도

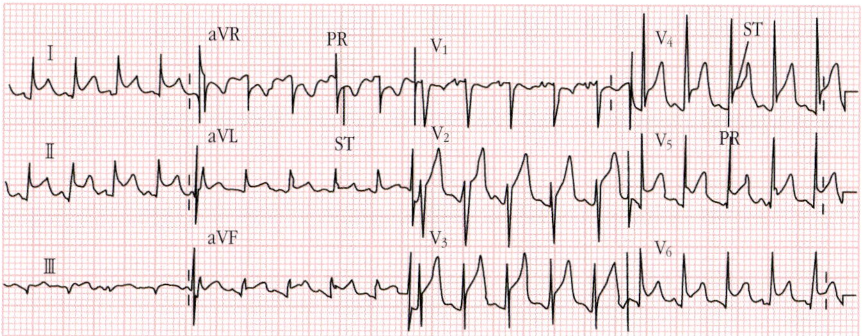

그림 12-2 **급성 심막염의 심전도 소견**. PR segment depression, 전반적인(즉, localization되지 않는) ST segment elevation(upward, concave), no reciprocal change, no Q waves

표 12-1 급성 심막염과 급성 심근경색의 심전도 차이

	Acute pericarditis(A)	Acute myocardial infarction(B)
ST segment	Upward concavity(∪) 2~3개의 표준유도, V_2~V_6	Upward convexity(∩) ischemia/infarct site 반영
Reciprocal change	두드러지지 않음(aVR, V_1 등에서는 가능)	특징적임 ischemia/infarct site 반영
QRS complex	별 변화 없음. pericardial effusion이 많을 경우 amplitude↓	Q wave, R wave의 변화
T wave	수일 후 ST segment가 정상화되고 나면 T wave inversion	ST segment가 isoelectric하게 정상화되기 수시간 전에 inversion

cf. Normal variant 중 early repolarization이 일어나는 경우 widespread ST segment elevation이 있을 수 있으나 이 경우 tall T wave, ST/T ratio<0.25. Pericarditis에서 atrium이 침범되는 경우 PR segment depression.

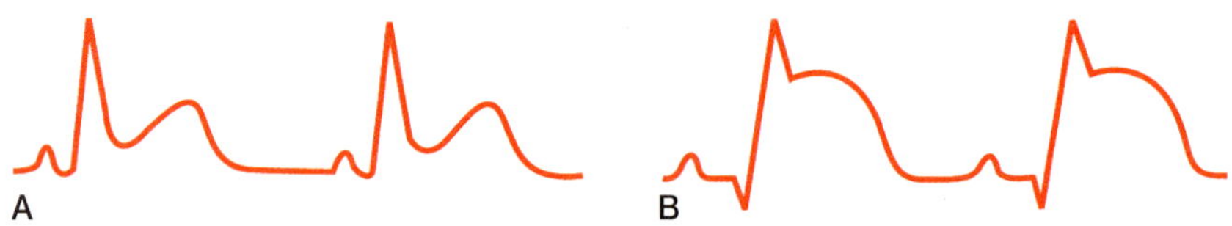

그림 12-3 ECG 변화. A, 급성 심막염. B, 급성 심근경색

2 심낭삼출(pericardial effusion)

1) 임상양상

(1) 흉통, 호흡곤란, 기침, 연하곤란

(2) 심음의 감소 및 friction rub의 감소

(3) Ewart's sign : pericardial effusion으로 인해 left lower lung이 눌려서 타진 시 left scapula angle 아래에서 dullness가 나타나는 징후

2) 진단

(1) Chest X-ray : "Water bottle" 모양, lucent pericardial fat line

(2) 심전도 : low-voltage, electrical alternans

(3) **심초음파** : 가장 효과적으로 진단할 수 있는 방법

① 심낭삼출의 양과 위치를 파악에 용이함

② Echo free space가 나타남

(4) CT/MRI : loculated effusion, pericardial thickening

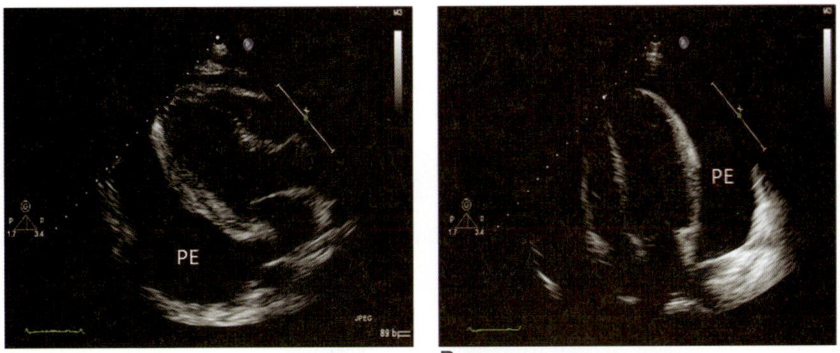

A B

그림 12-4 Pericardial effusion. **A,** Parasternal long axis view. **B,** Apical 4 chamber view, Echo free space(PE)가 관찰되고 있다.

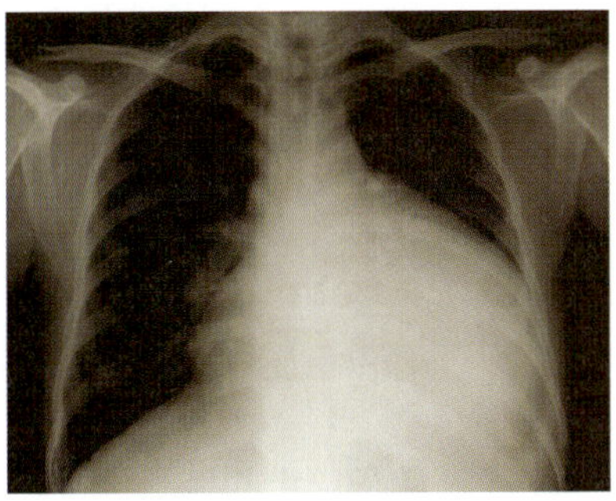

그림 12-5 Pericardial effusion. Chest PA water bottle appearance가 관찰된다.

3) 심낭 천자(pericardiocentesis)

(1) 진단과 치료가 동시에 가능한 방법!

(2) 천자부위 : 검상돌기하 접근법(subxiphoid approach)

(3) 합병증 : accidental cardiac puncture, arrhythmia, vasovagal attack, pneumothorax

(4) 대부분 삼출액(exudate) 소견을 보임, 심부전 시에는 여출액(transudate)

(5) 혈성 삼출액이 있을 경우

① 결핵, 종양 : 가장 먼저 확인할 2가지 질환

② Rheumatic fever

③ Post cardiac surgery, Post-MI followed by anticoagulation

④ Uremic pericarditis

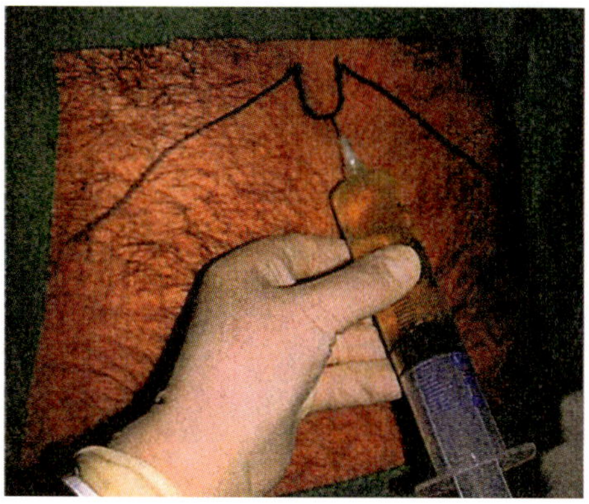

그림 12-6 Pericardiocentesis

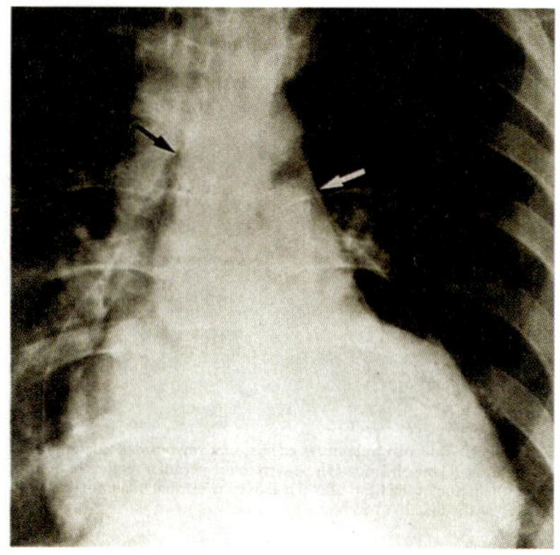

그림 12-7 Pericardiocentesis 후. Pericardial space에 공기가 차서 aortic arch 부근까지의 pericardium이 thin linear shadow로 보인다.

3 심낭눌림증(cardiac tamponade) → 뒤에 따로 기술하였습니다.

4 특별한 형태의 급성 심막염

1) Viral or Idiopathic acute pericarditis

(1) **상기도 감염(10~12일 후)로 인한 바이러스가 원인인 경우가 많음**
하지만, 대부분 바이러스 검출이 어려움 → acute idiopathic pericarditis

(2) 원인 : coxsackievirus A or B, echovirus, influenza, adenovirus 등

(3) 임상 양상 : 대부분 젊은 성인에서 흉막삼출, 폐장염, 전흉부 흉통, 발열, 림프구 증가증이 있는 경우 의심 가능

(4) 예후
① 4주 이내 정상화되지만, 1/4에서는 재발
② 심장눌림증(cardiac tamponade)보다는 교착성 심막염(constrictive pericarditis)으로 진행하는 경우가 많음

(5) HIV의 심장 침범 소견 중 가장 흔한 질환

(6) 치료
① Bed rest, 아스피린, NSAIDs
② Colchicine, Glucocorticoid : 치료에 잘 반응하지 않는 경우
③ 항응고제(Anticoagulant) : 금기
④ Pericardiectomy : 빈번히 재발하면서 2년 이상 지속 시 고려

2) Post-cardiac injury syndrome

(1) 심근 손상 후 발생(postpericardiotomy syndrome)

(2) 병태생리 : 손상된 심근에서 나오는 항원에 대한 자가면역 반응

(3) 임상 양상 : 대개 심장 손상 1~4주 후. acute viral or idiopathic pericarditis와 비슷한 임상상

① 40℃ 이상의 고열, pericarditis, pleuritis, pneumonitis, leukocytosis, ESR ↑

② 1~2주 후 호전

(4) 치료 : aspirin, 진통제

(5) 예후 : 재발 흔함(예방적으로 NSAIDs, glucocorticoid 사용)

3) 요독성 심막염(Uremic pericarditis)

(1) 역학 : 만성 요독증 **환자의 1/3에서 발생, 특히 장기 혈액 투석을 받는 환자**

(2) 증상 : Friction rub, 흉통은 없는 경우가 흔함

(3) 치료

① **Intensive hemodialysis : 가장 중요함**

② NSAIDs

③ pericardiocentesis : 심장눌림증 동반시

④ Pericardiectomy(재발하거나 치료에 반응이 없으면 고려)

4) Chronic tuberculous pericardial effusion

(1) 역학 : 중년에서 노년층

(2) 증상 : 잘 모르는 발열, 체중 감소, 피로감, 심낭 확대 소견

(3) 진단 : 심막 생검(pericardial biopsy)으로 caseating necrosis 확인

(4) 치료

① 항결핵제

② pericardiectomy : constriction을 막기 위해 시행

심장눌림증(cardiac tamponade)

1 일반적 특징

1) Pericardial effusion의 증가하면서 pericardial space의 압력 증가
   → 심실내 혈류 유입의 감소로 인한 심박출량의 감소, 혈역학적 불균형
   → **응급 상황**!
2) 급성으로 발생하면 200mL만으로도 발생 가능
   만성으로 발생할 때는 2,000mL 이상이어도 증상이 경미함
3) **3가지 주요 소견**
   (1) **Intracardiac pressure의 증가**
   (2) **이완기 동안 ventricular filling의 장애(y descent가 사라진다.)**
   (3) **심박출량의 감소**

2 원인

1) 주요 원인
   (1) **신생물(neoplasm)**
   (2) **특발성(idiopathic pericarditis)**
   (3) **요독증(uremia)**
   (4) **결핵** : 국내에서는 중요한 원인
2) 기타 원인 : 심장수술(cardiac operation), 외상, 급성 심막염 등에서 항응고제 때문에 혈심낭(hemopericadium)이 생긴 경우 가능

3 임상양상

1) **Beck's triad** : **hypotension, JVP의 상승, faint heart sound**
2) 이학적 검사
   (1) JVP↑ : prominent x descent & loss of y descent
   (2) Paradoxical pulse : 흡기 시에 systolic arterial pressure가 10mmHg 이상 감소하는 현상

→ 흡기 시에 venous return이 증가하면서 Rt. side filling이 되는데 tamponade로 인한 4 chamber pressure equalization 때문에 RV filling으로 인한 Lt. side septal bulging이 발생되고 이로 인해 좌심실 압의 하강 및 systemic circulation의 저하가 발생

(3) y descent의 소실 : 4 chamber pressure equalization 때문에 early diastolic ventricular filling이 소실되기 때문에 발생

(4) Kussmaul's sign : 관찰되지 않음

여기서 **잠깐 !!**

- Paradoxical pulse는 constrictive pericarditis 환자의 1/3에서도 나타나며, hypovolemic shock, acute and chronic obstructive airway disease, pulmonary embolism에서도 발생할 수 있어서 cardiac tamponade의 pathognomic sign은 아니다.

4 진단

1) 심전도

(1) **저전압(low voltage)**

(2) **ST segment elevation**

(3) **교대맥(Electrical alternans)**

① Massive pericardial effusion → heart swing motion on ECG

② QRS 군의 크기(또는 방향)가 교대로 바뀌는 것으로 P, T, U wave에서도 관찰

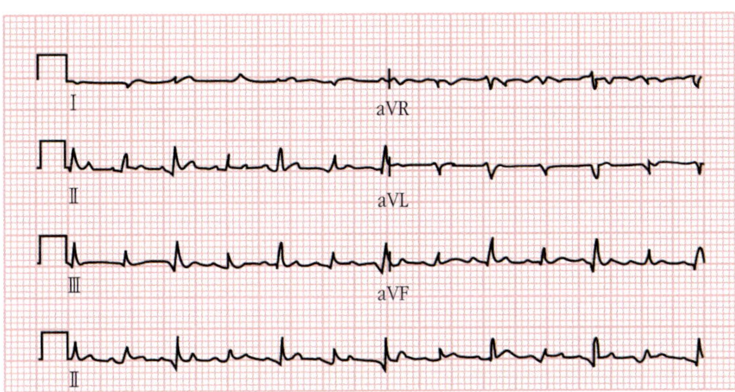

그림 12-8 Electrical alternans in cardiac tamponade

2) 심초음파

(1) 흡기 시 tricuspid, pulmonic valve flow 속도↑(Rt. side circulation 증가)

(2) 흡기 시 mitral/aortic/pulmonary vein flow 속도↓(Lt. side circulation 감소)

(3) Late diastolic phase 때 RV collapse

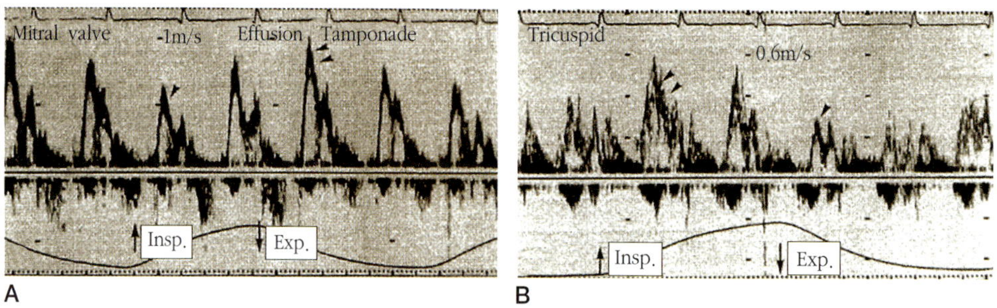

그림 12-9 Cardiac tamponade에서 도플러 심초음파 소견. A, Mitral inflow velocity. B, Tricupid inflow velocity. 각각 흡기와 호기 시에 inflow pattern 변화를 주목할 것

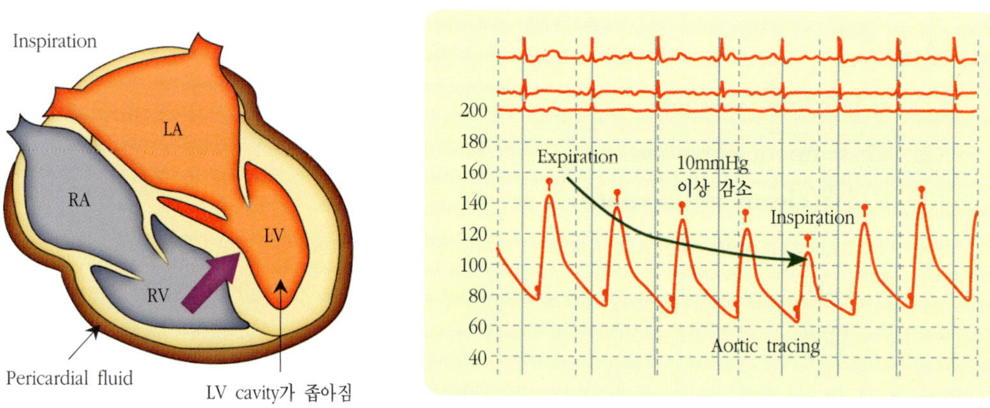

그림 12-10 Pulsus paradoxus. 흡기 시에 venous return이 증가하면서 Rt. side filling이 되는데 tamponade로 인한 4 chamber pressure equalization 때문에 RV filling으로 인한 Lt. side septal bulging이 발생되고 이로 인해 좌심실 압의 하강 및 systemic circulation의 저하가 발생 → 심박출량의 감소(흡기 시 대동맥압의 감소로 나타남)

5 치료

1) Close observation : Pericardial effusion이 발생한 환자는 항상 cardiac tamponade의 위험이 있음

2) **응급 심낭천자술(emergent pericardiocentesis)**

(1) life-saving procedure

(2) 준비가 되기 전까지 IV saline infusion : 순환 혈액량을 늘려 intrapericardial pressure 상승에 대비

만성 교착성 심막염(chronic constrictive pericarditis)

1 원인

1) 감염 : **결핵**(m/c), viral or idiopathic pericarditis
2) 외상 : 흉부 외상, 개흉 수술
3) 기타 : 흉부 방사선치료, RA, SLE, 요독성 심막염, 종양

2 병태생리

1) 급성 심낭염이나 심낭삼출이 회복되는 과정에서 심막에 육아조직을 형성
   (1) 섬유화 및 석회화가 발생해 쪼그라듦
   (2) 심막이 딱딱하고 두꺼워짐
   (3) 심막 이완기에 심실 충만을 저하(ventricular filling↓)
2) 혈역학적 형태 : bimodal ventricular filling disorder
   (1) 초기 이완기 : 저항없이 심실 충만(prominent y descent in JVP)
   (2) 이완 중기 1/3지점 : 두꺼워진 심막의 elastic limit가 다하여 심실 충만의 갑작스런 감소 → 'Plateau' in ventricular pressure(**square root sign**, √ ← 압력곡선이 근호 모양)
   (3) Dissociation between intrathoracic and intracardiac pressures
      → 흡기 시에는 흉강 내 압력이 저하되지만 그 변화가 intracardiac space로 전달되지 않으므로 pulmonic inflow & mitral inflow↓

3 임상양상

1) 증상

(1) 전신위약, 피로, 체중 증가, 복부둘레 증가, 복부 불편감, 부종
(2) 호흡곤란 : Exertional dyspnea, orthopnea
(3) 급성 좌심실 부전 증상(폐부종)은 드물다.
(4) Congestive hepatomegaly(간기능 저하), 복수, 부종

2) 징후

(1) 경정맥 확장

(2) **Kussmaul's sign : 흡기 시에 jugular venous pressure가 감소하지 않음 (tricuspid stenosis, right ventricular infarction, restrictive cardiomyopathy에서도 나타남)**

(3) **Paradoxical pulse** : 흡기시 SBP가 10mmHg 이상 감소. ~1/3에서 나타남

(4) Apical pulse↓, distant heart sound, pericardial knock(≒S_3 sound)

3) 심전도(ECG)

(1) Low voltage of QRS complex

(2) Diffuse flattening or inversion of T wave : acute pericarditis에서 ST segment가 정상화된 다음에 일어나는 변화

(3) Atrial fibrillation : 약 1/3 환자에서 동반

4) Chest X-ray(PA)

(1) **Pericardial calcification**

(2) Normal or slightly enlarged heart

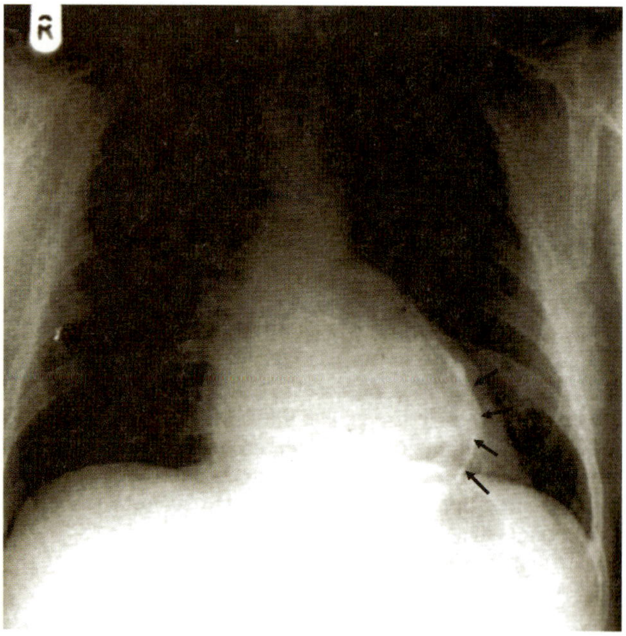

그림 12-11 Pericardial calcification in constrictive pericarditis(화살표)

5) 심초음파

(1) **두꺼워진 pericardium**

(2) 심방 크기의 증가, 하대정맥(IVC), 간정맥(hepatic vein)의 확장

(3) 심실 충만(ventricular filling)이 이완기 초기(early diastole)에 갑작스럽게 끝남

(4) 수축 기능은 정상 또는 약간 감소

(5) Doppler echo : 호흡에 따른 AV flow rate의 변화

표 12-2 만성 교착성 심낭염에서의 호흡에 따른 AV flow의 변화

Flow velocity	Inspiration	Expiration
Pulmonary vein → LA LA → LV(transmitral flow)	⇩⇩	⇧⇧
Vena cava → RA RA → RV(across TV)	⇧⇧	⇩⇩

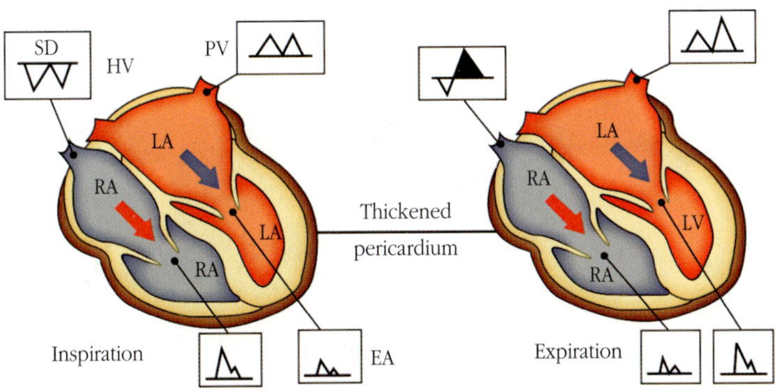

그림 12-12 Constrictive pericarditis에서 AV flow rate의 변화양상. During inspiration the decreased in left ventricular filling results in a leftward septal shift allowing augmented flow into the right ventricle. The opposite occurs during expiration.

6) 심도자술(cardiac catheterization)

(1) 심방(RA, LA) : **"M" shaped or "W" shaped(prominent x & y descent)**

Diastole이 되면서 심실이 충만되기 시작 → 심막으로 인해 공간이 제한적이므로 심실의 충만은 심방을 압박 → early diastole 동안 압력이 급격히 상승

y descent는 cardiac tamponade에는 없는 소견

(2) 심실(RV, LV) : **'square root' sign during diastole**

(3) End-diastolic pressure equalization(RV, LV, RA, LA, PV, systemic veins)

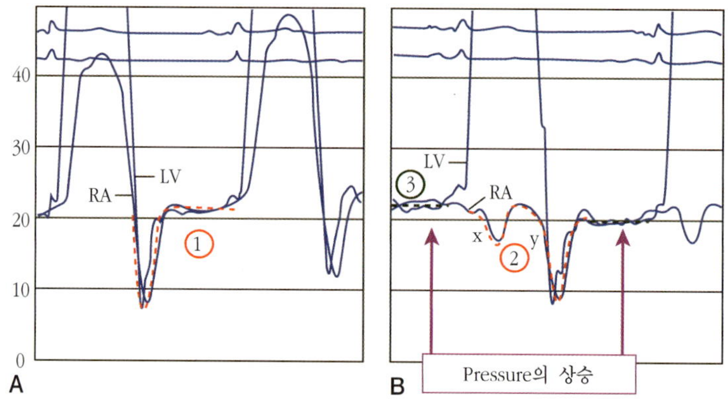

그림 12-13 Constrictive pericarditis의 pressure recording. **A,** RV & LV의 simultaneous pressure tracing. **B,** LV & RA의 simultaneous pressure tracing, ① "dip & plateau" morphology(Square root sign), ② Prominent x & y descent, ③ Equalization of RA & LV diastolic pressure

7) MRI, CT

두꺼워진 pericardium의 확인을 위해 시행(CT가 가장 좋은 검사방법)

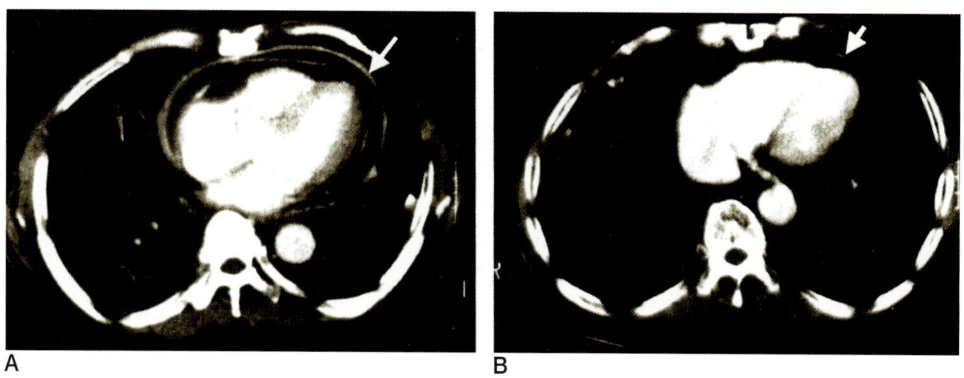

그림 12-14 Chronic constrictive pericarditis **환자의 CT 소견. A,** 치료 전에는 소량의 심낭삼출과 함께 심낭막의 두께가 약 1cm로 비후되어 있었다(화살표). **B,** 약 7개월간 결핵 치료와 스테로이드 투여를 한 후에는 소량의 심낭삼출은 남아 있지만 심낭막의 두께가 2~3mm로 현저히 감소하였고 복수, pleural effusion(A의 right lung 주위에도 pericardial space 안과 같은 signal intensity를 보이는 fluid가 있음) 하지부종 및 경정맥 팽창 등의 임상소견이 소실되었다. 승모판 혈류속도의 호흡주기에 따른 변화도 감소하였다.

4 치료

1) **심낭절제술**(pericardiectomy, pericardial resection, cardiac decortication) : 가장 확실한 치료방법
2) 염분제한 및 이뇨제 : 수술 전 처치로 시행

3) 조기에 수술을 시행해야 함 : 진행된 질환 자체가 사망률을 높임
4) 항결핵요법 : 결핵으로 인한 교착성 심막염인 경우. 최소 24개월간 시행

표 12-3 JVP가 상승하는 세 질환의 감별

	R–CMP	constrictive pericarditis	cardiac tamponade
공통점	JVP 상승, pulsus paradoxus, diastolic dysfunction		
증상	RHF Sx	LVF+RVF	acute HF, BP 감소
심음	특징 없음	심음 감소, diastolic pericardial knock	심음 감소
EKG	low voltage	low voltage	low voltage, electrical alternans
X–ray	정상	pericardial calcification	물주머니 모양
경정맥박동	prominent x & y	prominent x & y	prominent x & absent y
Kussmaul's sign	+	+	–
square root sign	+	+	–
paradoxical pulse	+	+(1/3)	+
치료	없음. CHF에 대한 대증치료	pericardiectomy	응급 pericardiocentesis & fluid

여기서 잠깐 !!

- JVP가 상승하는 질환에는 여러 가지가 있지만, 크게 cardiomyopathy 3가지, constrictive pericarditis, cardiac tamponade, tension pneumothorax 등이 있어요. 그 중에서 비슷하면서도 다른 세 질환을 감별해봅시다. R-CMP와 constrictive pericarditis는 초기 이완기에는 ventricular filling에 장애가 없다가 어느 순간 더 이상 진행하지 못하게 됩니다. 반면 cardiac tamponade는 전 이완기에 걸쳐서 장애가 있긴 하지만 어느 정도 유도리가 있다고 생각하면 맞습니다. 일단 용어부터 알아봅시다.
  - 경정맥박동 : x decent : 대정맥 → RA로 혈액 유입 / y descent : RA → RV로 혈액 유출
  - Kussmaul's sign : 흡기에 JVP가 감소하지 않고 오히려 증가
  - square root sign : 이완기에 dip 후 바로 plateau가 나타나는 현상
  - paradoxical pulse : 흡기에 수축기 혈압이 10mmHg 이상 감소하는 경우
- 경정맥 박동과 Kussmaul sign은 JVP를 보는 거니까 우심방의 상태를 예측할 수 있는 것이구요, square root sign은 catheterization을 통해 좌, 우 심실을, paradoxical pulse는 peripheral pulse로 관찰하는 것이므로 좌심실을 나타냅니다. 이번엔 pathologic한 현상들이 왜 생기는지 알아봅시다.
  - prominent x(y) : 심방(y는 심실)이 확장기에 잘 채워지다가 걸려서 압력 급상승한 것이 JVP에 반영
  - Kussmaul's sign : 흡기에 정맥환류는 증가하는데 RA, RV가 끝까지 확장이 안되므로 JVP 상승
  - square root sign : 심실이 확장하다가 걸려서 그래프 상에 '압력 급상승'이 관찰됨
  - paradoxical pulse : 흡기에 RV가 확장이 되니까 한정된 공간에서 LV가 확장되지 못해 CO 감소

P A C I F I C
INTERNAL MEDICINE

13 Chapter

심장 종양

Cardiac tumors

심장은 종양이 잘 생기지 않는 장기입니다. 가장 흔한 점액종에 대해서만 간단히 알아둡시다.

1 심장 종양의 역학

1) 대부분 전이성 종양 : 원발성 종양은 드물다.
2) 원발성 종양의 3/4는 양성 종양
3) **가장 흔한 원발성 종양 = 점액종(myxoma)**
4) **가장 흔한 원발성 악성 종양 = 육종(sarcoma)**

표 13-1 Relative incidenc of primary tumor of the heart

	Type	Percent
Benign	Myxoma	30.5
	Lipoma	10.5
	Papillary fibroelastoma	9.9
	Rhabodomyoma	8.5
	Fibroma	4.0
	Hemangioma	3.5
	Teratoma	3.3
	Mesothelioma of the AV node	2.8
	Other benign tumors	2.1
	Total	75.1
Malignant	Sarcomas	18.6
	Lymphoma	1.6
	Other malignant tumors	4.7
	Total	24.9

2 점액종(myxoma)

1) 심장의 원발성 종양 중 가장 흔함
2) 대부분이 단독으로 생기며, 유전되지 않음(sporadic)
   cf. 일부에서 상염색체 우성(AD)로 유전되거나 증후군의 일부로서 발생, 이 경우 젊은 나이에 다발성(multiple)으로 발생
3) 호발 부위 : **좌심방**(75%), 우심방(20%)
4) **20~50대 여성에서 호발**
5) 임상양상
   (1) **폐쇄(obstructive)의 양상**
      ① 심방에 위치하는 경우 **승모판협착(MS) 또는 승모판역류(MR)와 유사**
      ② 심실에 위치하는 경우 대동맥판협착(AS) 또는 폐동맥판협착(PS)과 유사 (myxoma가 mitral orifice를 막으면 stenosis, myxoma에 의해 valve가 손상되면 regurgitation pattern을 보이게 됨)
      ③ 증상 : 체위에 따라 변화(∵중력에 따라 종양의 위치가 변화하기 때문)
      ④ 청진 : "tumor plop"이라고 부르는 이완기 심잡음
   (2) **색전증** : peripheral or pulmonary emboli
   (3) 전신 증상 : **발열, 체중감소, 전신쇠약, 발진, 관절통, 곤봉지,** hypergammaglobulinemia, anemia, polycythemia, ESR↑, CRP↑, leukocytosis
6) 진단
   (1) **심초음파**(DOC)
      MV의 anterior mitral leaflet 뒤에 multiple echo dense, EF slope↓
   (2) CT, MRI

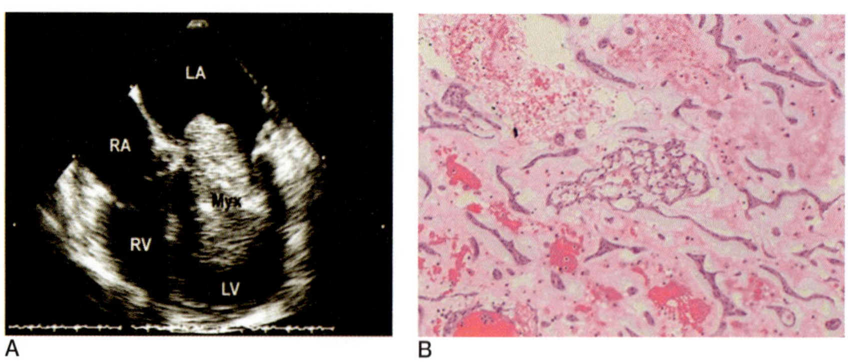

그림 13-1 Cardiac myxoma. **A,** 이면성 심초음파(apical 4 chamber view). **B,** 병리소견, gelatinous structure를 보인다. myxoma cell과 풍부한 glycosaminoglycans stroma로 구성된다.

7) **치료 : 외과적 절제**

8) 예후 : 전체적으로는 5% 정도에서 재발

3 Sarcoma

Primary cardiac malignancy의 대부분

1) 임상양상

(1) 주로 우측에 호발

(2) 진행이 빠르고, 침범 잘함

(3) 증상 발현 시에는 이미 많이 진행되어 있는 경우가 많음

2) 예후

(1) 전반적으로 불량 : 진단 후 수주~수개월 내에 사망

(2) 항암화학 및 방사선 병합요법 : cardiac lymphosarcoma는 잘 반응함

4 전이성 종양

1) 임상양상

(1) 원발성 종양보다 빈도가 훨씬 높음

(2) 흔한 원발암 : 유방암과 폐암(가장 빈도 높으므로)

(3) 심장으로 전이를 잘하는 종양 : 악성 흑색종 >leukemia >lymphoma

(4) 증상

① 10% 정도만 증상 생김

② 종양의 종류와 관계없이 크기와 위치에 따라 증상이 발현된다.

2) 치료

(1) 원발성 종양에 대한 치료

(2) Palliative therapy(pericardial window, pericardiodesis)

PACIFIC
INTERNAL MEDICINE

14 Chapter

죽상경화증

Atherosclerosis

죽상경화증은 많은 혈관질환의 주요 원인이 되며 생활 패턴이 서구화 되면서 큰 문제가 되고 있는 질환입니다. 죽상경화증의 발생기전과 위험인자는 꼭 알아야 하며, 특히 고지혈증에 대한 내용이 중요합니다. 아울러 대사성 증후군은 일차예방차원에서 매우 중요하게 이슈화되고 있는 질환인 만큼 관심을 갖고 공부하고 특히, 진단 기준을 잘 알아둡시다.

죽상경화증(atherosclerosis)

1 개요

1) 역학

(1) 선진국에서 사망과 장애의 주된 원인

(2) 우리나라에서도 급격히 증가 추세

→ 뇌혈관 질환, 심혈관 질환을 합치면 사망률 1위

(3) 이환된 혈관에 따라 임상증상도 다양함

① 관상동맥 : 허혈성 심질환, 급성 심근경색

② 뇌혈관 : 일과성 대뇌 허혈, 뇌졸중

③ 말초혈관 : 간헐적인 파행 및 괴사

④ 콩팥동맥 : 콩팥동맥 협착 등

2) 호발 부위 : 죽상경화증은 '국소적'으로 나타나는 경향

(1) 관상동맥 : 좌전행지(LAD)의 근위부

(2) 신동맥의 근위부

(3) 경동맥의 bifurcation 부분

→ 즉, 동맥의 branching point＝혈액 흐름에 와류가 생기는 부분

(4) 하지 > 상지

3) 증상 : 긴 잠복기 후 증상이 나타나기 시작함

꼭 알아둡시다!!

죽상경화증 vs. 동맥경화증

- 두 가지를 혼돈하여 사용하는 경우가 종종 있는데 엄밀히 말하자면 서로 다르다.
  - 죽상경화증(atherosclerosis) : 혈관벽에 atheroma가 생겨 혈관이 좁아지는 것
  - 동맥경화증(arteriosclerosis) : 주로 혈관의 중막이 두꺼워지고 혈관의 탄성을 잃는 것

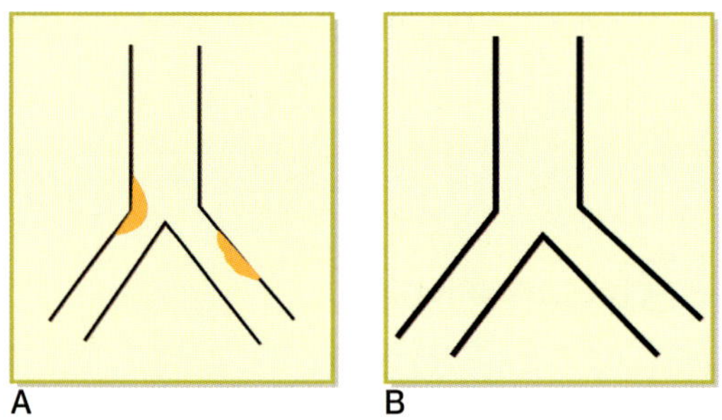

그림 14-1 모식도. A, 죽상경화증. B, 동맥경화증

표 14-1 죽상경화증과 동맥경화증의 비교

	죽상경화증	동맥경화증
가장 중요한 위험인자	고콜레스테롤혈증	고혈압과 가령
병변 부위	내막(intima)	중막(media)
병리학적 소견	죽상종(atheroma)	탄성섬유의 퇴화
병변 분포	국소성	미만성
장애의 특성	내강협착에 의한 혈류감소 (dysfunction of conduit)	탄성감소에 의한 혈압상승 (dysfunction of cushion)
장애 부위	병변의 원위부 장기	병변의 근위부인 심장
임상양상	허혈성 혈관질환	심근비대

2 혈관의 구성 및 생리학

1) 혈관 내막(tunica intima)

(1) 1층의 내피세포(endothelial cell) 및 내피밑층

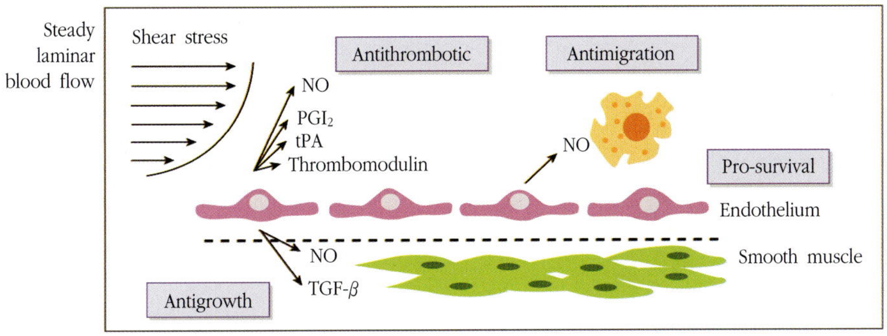

그림 14-2 **지속적인 층류(laminar flow, 흩어짐이 없는 흐름)가 있을 때의 내피세포의 기능**

(2) 내피세포의 기능

① 면역학적 기전 : vWF, CD31 관련

② 대사 기능 : 혈전 형성/분해 조절, 호르몬의 대사, 염증 조절 물질 분비, LDL의 산화, 평활근 세포 증식 유도

여기서 잠깐 !!

• 내피세포 기능 장애(endothelial dysfunction)와 죽상경화증의 병인과 밀접한 관련이 있다.

2) 중간막(tunica media)

(1) 평활근세포층(smooth muscle layer)과 내탄성판(internal elastic laminae), 외탄성판(external elastic laminae)으로 구성

평활근세포층 : 세포외기질(extracellular matrix)과 평활근 세포(smooth m. cell)로 구성

(2) 평활근 세포의 기능

① 혈관 수축과 확장

② 세포외 기질의 합성

③ 성장인자와 사이토카인의 분비

④ 내막 증식의 촉진 등

→ 죽상경화증의 병변이 발전되면서 평활근이 본래의 수축하는 기능보다 세포외 기질 등을 합성하는 능력이 주가 되면서 죽상경화증 발생을 촉진함

3) 외막(tunica adventitia)

가장 바깥에 있으며 신경, 혈관맥관(vasa vasorum), 림프 및 결합 조직으로 구성

3 죽상경화증의 생성기전

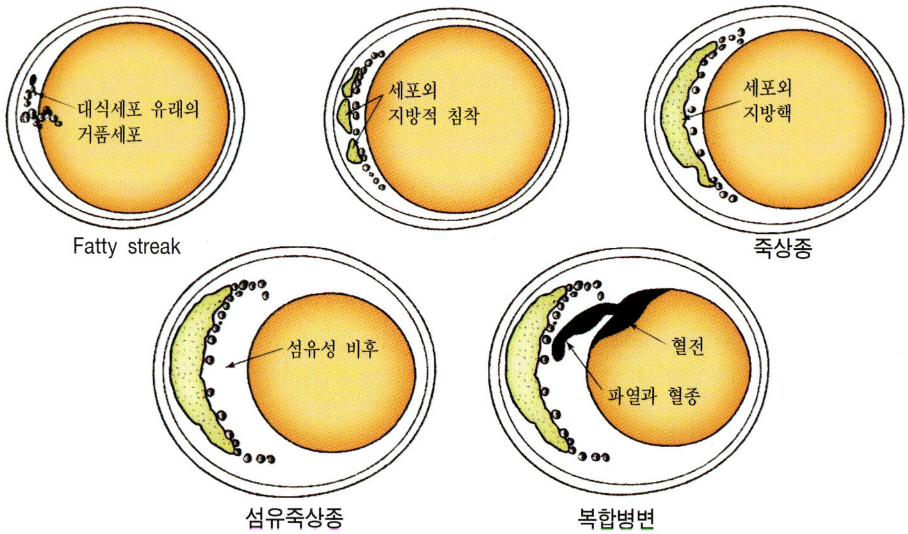

1) 죽상경화증의 시작 : 지방 줄무늬(fatty streak)의 형성

(1) 지방 줄무늬(fatty streak) 형성

① 지방 줄무늬 : 죽상경화증의 최초 병변, intima에 lipid와 백혈구가 축적된 것

② 동맥벽 내로 유입된 lipoprotein의 산화, 변형

→ monocyte, lymphocyte 동원

→ 내피세포 표면에 부착물질의 발현(VCAM-1, ICAM-1, p-selection)

→ 부착물질에 의해 백혈구가 혈관 내피세포 층을 뚫고 동맥벽 안(intima)으로 들어감

(2) 거품세포(foam cell)의 형성

① Intima에 위치한 monocyte가 machrophage로 분화

② **Macrophage가 lipoprotein을 endocytosis → foam cell의 형성 (혈관벽에 지질이 축적되는 것을 촉진)**

③ 거품세포(Foam cell)

- 다양한 cytokines, chemokines을 분비 → 평활근 세포의 증식, 세포외 기질의 생성 및 축적, 주위 조직의 염증을 초래
- foam cell의 apoptosis → necrotic core의 형성

표 14-2 죽상경화증의 억제인자와 촉진인자

억제	촉진
• HDL에 의한 reverse cholesterol transport • Estrogen • Nitric oxide(저용량) • Phagocyte에 의한 lipid의 청소	• 흡연, 당뇨, 고혈압, 남성, 폐경 후 여성 • Reactive oxygen radicals • 과량의 NO radicals • Lp(a) • Homocysteine • Inflammation

2) 죽상종(atheroma)의 진행과 합병증

(1) 동맥 평활근 세포에서 대량의 ECF 생산(fibrous tissue 증가)

① 거품세포 및 백혈구 등에서 나온 PDGF, TGF-β가 평활근 자극

② 지방 줄무늬(Fatty streak)가 진행된 plaque 형성(fibrofatty lesion)

③ Blood coagulation & thrombosis → atheroma 형성에 기여

④ Activated platelets → fibrotic response를 촉진

⑤ Vasa vasorum과 이어지는 microvessel의 발달 → intraplaque hemorrhage, 파열, 국소적인 출혈이 유발됨 → 혈전 형성

⑥ Atherosclerotic plaque 내에는 칼슘도 침착 가능

표 14-3 죽상경화증의 유형별 특징과 진행

Nomenclature and main histology	Sequences in progression	Main growth mechanism	Earliest onset	Clinical correlation
Type I (initial) lesion Isolated macrophage foam cells	I	Growth mainly by lipid accumulation	From first decade	Clinically silent
Type II (fatty streak) lesion mainly intracellular lipid accumulation	II			
Type III (intermediate) lesion Type II changes & small extracellular lipid pools	III			
Type IV (atheroma) lesion Type II changes & core of extracellular lipid	IV	Accelerated smooth muscle and collagen increase	From fourth decade	Clinically silent or overt
Type V (fibroatheroma) lesion lipid core & fibrotic layers, or mainly calcific, or mainly fibrotic	V			
Type VI (complicated) lesion surface defeat, hematoma-hemorrhage, thrombus	VI	Thrombosis, hematoma		

여기서 잠깐!!

죽상경화증의 Key point!!

• 지단백(lipoprotein, 특히, LDL) + 염증반응 + 섬유화 ⇨ 죽상경화증(atherosclerosis)

3) 죽상경화증의 임상경과

(1) 대부분 무증상

(2) 초기 : Plaque는 주로 혈관의 바깥쪽으로 성장하여 혈관의 지름이 커짐(혈관 안 지름은 정상 크기로 유지함)

(3) 후기 : Flow-limiting stenosis → stable angina

(4) Plaque instability와 rupture

① 내피세포의 superficial erosion, plaque rupture, fissure, ulceration이 혈전을 만들어 unstable angina, AMI를 초래함

② Rupture of the plaque's fibrous cap : 3가지 pattern을 보인다.

- Non-occlusive or transient thrombus → resting angina
- Occlusive thrombus → acute infarct
- Plaque disruption과 healing의 반복 → more complex fibrous lesion으로 변형

③ **Rupture가 일어나기 쉬운 조건**

- **Thin fibrous cap**
- **Large lipid core**
- **High content of macrophage(many inflammatory cells)**
- **Relatively few smooth muscles**

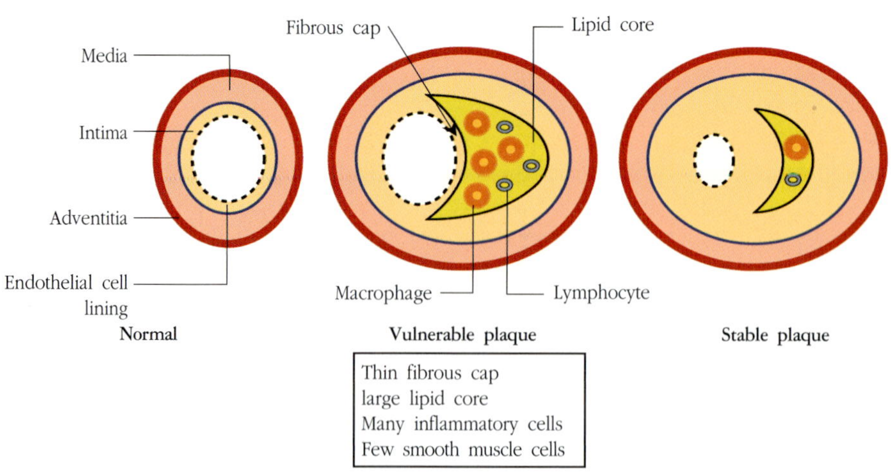

그림 14-3 Vulnerable plaque의 특징

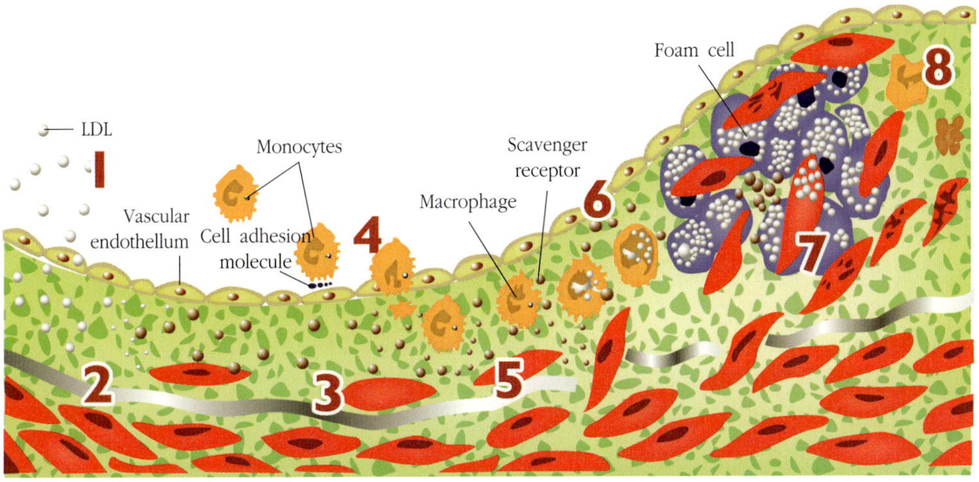

그림 14-4 Atherogenesis의 모식도. **1,** 혈중내 LDL의 동맥벽 내로 유입. **2,** 유입된 LDL이 oxidized LDL로 변형. **3,** monocyte recruitment & 부착물질(adhesion molecule)의 발현. **4,** Monocyte가 동맥벽 내로 유입되어 macrophage로 변환. **5,** Macrophage가 scavenger receptor를 통해 LDL을 endocytosis한다. **6,** Foam cell 형성 및 cytokine 분비하여 평활근세포를 자극. **7,** Foam cell의 apoptosis로 necrotic core형성, 평활근세포의 증식 및 이동 촉진. **8,** Atheroma의 형성

4 죽상경화증의 치료와 예방

1) 죽상경화증의 위험인자

(1) **흡연**

(2) **고혈압** : 140/90mmHg 이상 또는 혈압약 복용 중

(3) **고지질혈증**

① 높은 저밀도 콜레스테롤(LDL)

② 낮은 고밀도 콜레스테롤(HDL)(<40mg/dL)

단, HDL≥60mg/dL이면 위험인자 하나가 없는 것과 동일함

(4) **당뇨**

(5) **심혈관 질환의 가족력**

① 직계 가족 중 55세 미만의 남자에서 심혈관 질환이 발생

② 직계 가족 중 65세 미만의 여자에서 심혈관 질환이 발생

(6) **나이** : 남자 45세 이상, 여자 55세 이상

(7) 생활 위험인자

① **비만** : BMI 30kg/m^2 이상

② 적은 활동량

③ Atherogenic diet

(8) 기타 최근 주목 받는 위험 인자

Lipoprotein(a), Homocysteine, Prothrombotic factors. Proinflammatory factors, 내당능장애, Subclinical atherogenesis

2) 지질 이상

(1) 혈장 지질 단백의 이상과 지질 대사의 이상 : 죽상판 형성의 가장 확실한 위험인자

표 14-4 위험 정도에 따른 저밀도 콜레스테롤 목표 수치와 생활습관 변화와 약물치료

분류	목표 LDL (mg/dL)	목표 non-HDL cholesterol[a]	생활습관 변화를 시작해야 하는 LDL 수치	약물치료를 고려해야 하는 LDL 수치
Very high 급성 관상동맥 증후군 또는 당뇨와 동반된 관상동맥 질환이 있을 때 또는 다수의 위험인자가 있을 때	<70	<100	≧70	≧70
High 관상동맥질환 또는 관상동맥 질환에 해당하는 위험인자[b]가 있을 때 (10year risk[c] >20%) 만일, 위 환자에서 LDL<100일 때	<100 (또는 <70) <70	<130	≧100	≧100 (<100 : 약물투여 고려)
Moderately high 2가지 이상의 위험인자 (10year risk, 10~20%)	<100	<130	≧130	≧130 (100~129 : 약물투여 고려)
Moderate 2가지 이상의 위험인자 (10year risk, <10%)	<130	<160	≧130	≧160
Lower 0~1 risk factor	<160	<190	≧160	≧190

[a] Triglyceride >200mg/dL인 환자에게 있어 secondary goal(total cholesterol-HDL cholesterol)

[b] 관상동맥 질환에 해당하는 위험인자(coronary heart disease risk equivalent)
① 임상적으로 관상동맥 질환이 있을 때 ② 증상이 있는 경동맥 질환
③ 말초 동맥 질환 ④ 복부 대동맥류
⑤ 당뇨

[c] 10year risk 구하는 법 : http://www.nhlbi.nih.gov/guidelines/cholesterol/에 다운로드가 가능한 risk calculator가 있음

(2) 생활습관 변화(Therapeutic Lifestyle Change, TLC)

① 불포화 지방(<7% 전체 칼로리), 콜레스테롤(<200mg/day) 섭취 감소

② 체중 감소, 금연

③ 신체활동의 증가(매일 30분 이상의 유산소 운동)

④ LDL을 낮추는 식물성 스타놀/스테롤(2g/day) 선택 및 식이섬유 섭취 증가

꼭 알아둡시다!!

지질 이상 교정을 통해 얻을 수 있는 효과

• Stabilization of atherosclerotic lesion → 그러나, lesion을 regression하여 stenosis를 줄이는 효과는 없다.

(3) **HMG-CoA reductase inhibitors(statin)**

① 간의 cholesterol content를 줄이고 LDL receptor의 발현을 증가
→ 혈중 LDL의 농도를 낮춤

② 효과

- **혈관 내피세포의 기능 회복**
- **죽상경화증의 thrombotic complication의 감소**
- **혈관 평활근 세포의 증식 억제**
- **항염증작용**

③ 부작용

- **간기능 악화** : 간기능 수치가 정상의 3배 이상 상승할 경우 투약 중단
- **Statin-induced myopathy** : cyclosporin, fibrates, macrolide, nicotinic acids 와 같이 투약하는 경우나 노인에게서 잘 발생한다.

여기서 잠깐!!

Rule of six

• 일반적으로 statin의 용량을 두 배로 증가시키면 LDL cholesterol은 추가적으로 6%만 더 저하된다.

(4) 그 외 약물들〈표 14-5〉

(5) 선택적 콜레스테롤 흡수 억제제(Selective inhibitor of cholesterol absorption; Ezetimibe)

① 콜레스테롤이 장에서 흡수되는 것을 억제한

② 중성지방, 담즙산, 지방산, 또는 지용성 비타민의 흡수에는 영향 없음

③ 장점 : statin의 용량은 그대로 두고 추가로 투여하여 별다른 부작용 없이 statin을 몇 배 증량한 것과 같은 상승효과를 기대할 수 있음

3) 당뇨

(1) 인슐린 저항성 → TG↑, HDL↓(lipoprotein lipase activity의 변화에 의함)

(2) LDL을 산화시키고 glycation 작용 유발(small dense LDL 형성) → LDL이 대식세포에 잘 포식됨

(3) 혈소판 부착능이 증가 → thrombosis 조장

표 14-5 단계적 약물 투약 방법

Drug class, agents and daily doses	Lipid/Lipoprotein effects	Side effects	Contraindications	Clinical trial results
HMG CoA reductase inhibitors(statins)[a]	LDL ↓18~55% HDL ↑5~15% TG ↓7~30%	Myopathy Increased liver enzymes	• Absolute : – Active or chronic liver disease • Relative : – Concomitant use of certain drugs[b]	Reduced major coronary events, CHD deaths, need for coronary procedures, stroke, and total mortality
Bile acid Sequestrants[c]	LDL ↓15~30% HDL ↑3~5% TG No change or increase	Gastrointestinal distress Constipation Decreased ab-sorption of other drugs	• Absolute : – dysβ-lipo-proteinemia – TG > 400mg/dL • Relative : – TG > 200mg/dL	Reduced major coronary events and CHD deaths
Nicotinic acid[d]	LDL ↓5~25% HDL ↑15~35% TG ↓20~50%	Flushing Hyperglycemia Hyperuricemia(or gout) Upper GI distress Hepatotoxicity	• Absolute : – Chronic liver disease – Severe gout • Relative : – Diabetes – Hyperuricemia – Peptic ulcer disease	Reduced major coronary events, and possibly total mortality
Fibric acids[e]	LDL ↓5~20% (may be increased in patients with high TG) HDL ↑10~20% TG ↓20~50%	Dyspepsia Gallstones Myopathy Unexplained non-CHD deaths in WHO study	• Absolute : – Severe renal disease – Severe hepatic disease	Reduced major coronary events

[a] Lovastatin(20~80mg), pravastatin(20~40%), simvastatin(20~80mg), fluvastatin(20~80mg), atorvastatin(10~80mg), cerivastatin(0.4~0.8mg).

[b] Cyclosporine, macrolide antibiotics, various antifungal agents and cytochrome P-450 inhibitors(fibrates and niacin should be used with appropriate caution).

[c] Cholestyramine(4~16g), colestipol(5~20%), colesevelam(2.6~3.8g)

[d] Immediate release(crystalline) nicotinic acid(1.5~3g), extended release nicotinic acid(Niaspan®)(1~2g), sustained release nicotinic acid(1~2g).

[e] Gemfibrozil(600mg BID), fenofibrate(200mg), clofibrate(1,000mg BID)

4) 고혈압

(1) 내피세포에 손상을 입혀 기능 이상(dysfunction) 유발

(2) 혈압을 조절하면 stroke나 관상동맥 질환에 의한 사망률을 반 정도 감소
권장되는 약물 : ACE inhibitor or ARBs
(thiazide, β-blocker는 지질 이상 유발함)

5) 흡연

(1) **Atherogenic effects**

① 여러 염증에 관련된 인자들의 상승(CRP, fibrinogen, ICAM-1)

② 혈소판 기능의 항진

③ 혈액의 점성도 증가

④ 혈관 내피세포의 손상

⑤ 지질 대사 이상(HDL↓, LDL oxidation↑)

(2) 관상동맥 질환으로 인한 사망률 1.35～2.4배 증가

6) 에스트로겐 치료

에스트로겐/프로게스테론 병합요법 : 심혈관 질환, 뇌졸중, 유방암 발생에 나쁜 영향을 끼친다(thoromboembolic risk의 증가).

7) 호모시스테인(homocysteine)

(1) Vit. B_6, B_{12}, folate 등에 의해 cysteine을 전환
→ 비타민 결핍시 혈중 호모시스테인 농도 증가

(2) Homocysteine대사에 관여하는 효소 결핍으로 인해 homocysteine이 체내에 축적되면 혈전증을 유발한다는 몇몇 연구가 보고됨

(3) Homocysteine을 낮추는 것이 관상동맥 질환을 낮춘다는 임상 실험 결과는 아직 없음

8) 혈액응고 인자의 이상

(1) Fibrinogen

① Correlate with coronary risk(lipoprotein profile에 무관하게)

② Fibrinogen↑ → 혈전증 위험 증가

③ Acute phase reactant로서 체내 염증 정도의 척도로도 쓰임

(2) Lp(a)

① Fibrinolysis 조절하는 기능

② Lp(a)↑ → 관상동맥 질환의 위험도 증가함

9) Inflammation

(1) 염증을 나타내는 지표와 관상동맥 질환의 위험도는 상관관계가 있음
죽상경화증 병태생리가 염증 반응과 밀접한 관련이 있기 때문

(2) **hs-CRP**(high-sensitivity measurement of CRP)

① 급성 심근경색의 위험도의 예측 가능한 염증 지표

② 급성 관상동맥 증후군 환자의 예후 관련
높은 CRP → 나쁜 예후 인자

대사 증후군(metabolic syndrome)

1 개요

1) 심혈관 질환이나 당뇨의 발생 가능성이 매우 높은 일련의 대사 이상 질환들

2) 인자 : 당뇨, 고혈압, 복부 비만, 고중성지방혈증(hypertriglyceridemia), 저-고밀도-콜레스테롤혈증

3) 위험인자 : 비만, 식생활 습관, 나이, 당뇨, 관상동맥질환

2 원인 및 병태생리

1) 인슐린 저항성(insulin resistance)

(1) Circulating FFA(Free Fatty Acids)의 증가

① 지방세포에서 LPL(Lipoprotein Lipase)에 의한 lipolysis의 증가하기 때문

② 인슐린의 anti-lipolysis 기능을 FFA가 억제

③ FFA → insulin-mediated glucose uptake를 억제하고 근육 내에 triglyceride, lipid의 축적을 조장

(2) Oxidative stress : mitochondrial oxidative phosphorylation → 근육 내 triglyceride, lipid의 축적(인슐린 저항성 관련)

2) 허리둘레의 증가

(1) 복부 지방 조직에서 유리된 FFA가 간에 더욱 직접적으로 영향을 줌

(2) CT/MRI로 피하지방 외에 복부지방 양을 확인(복부 지방이 더 중요함)

3) Dyslipidemia

(1) FFA가 간으로 많이 갈 경우, 간은 TG 함량이 많은 VLDL을 많이 합성
→ 고중성지방혈증(Hypertriglyceridemia) 유발

(2) HDL의 감소
→ 혈중에 TG가 많으면 TG의 제거를 위해 혈중 HDL이 많이 소모함

(3) LDL particle의 변화
→ small, dense LDL : 더 죽상경화증을 잘 유발함

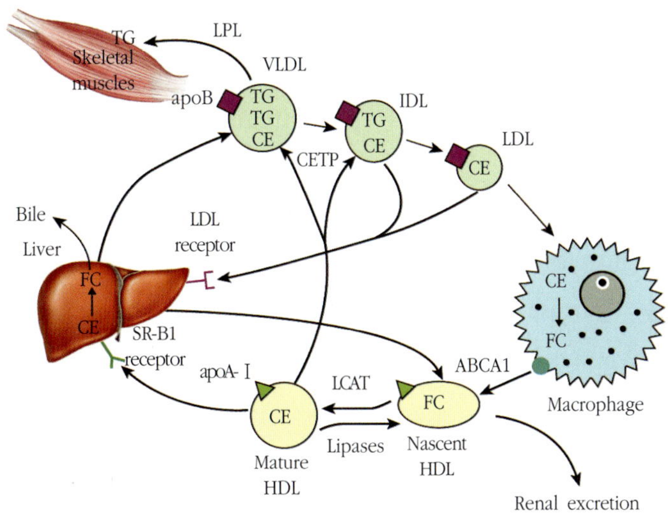

그림 14-5 HDL cholesterol metabolism. 말초의 콜레스테롤을 간으로 돌려보내서 담즙으로 배설하게 되는 과정이다. 간, intestine에서 nascent HDL을 만들어내고 FC(Free Cholesterol) 대식세포나 다른 말초 조직으로부터 받아 LCAT(Lecithin-Cholesterol Acyltransferase)에 의해 esterification시켜 mature HDL을 형성한다. HDL cholesterol은 간에서 SR-BI(Scavenger Receptor class BI)을 통해 흡수된다. 또 다른 방법으로는 HDL의 CE(Cholesteryl Ester)가 CETP(Cholesteryl Ester Transfer Protein)에 의해 VLDL이나 IDL로 옮겨지면 이 lipoprotein이 간에 의해 흡수되는 것이다. 이러한 기전에 의해 혈중에 TG가 많으면 이것을 clearing하기 위하여 많은 HDL particle이 소모되게 되고 따라서 혈중 HDL은 저하될 수밖에 없다.

4) Glucose intolerance

(1) 간, 콩팥에서의 gluconeogenesis를 억제하는 기능 저하

(2) 근육과 지방세포에서 glucose uptake하는 기능 저하

여기서 **잠깐 !!**

- 이러한 것을 보상하기 위하여 hyperinsulinemia 상태를 유지하지만 나중에는 insulin 분비 기능이 저하되어 내당능 장애가 발생한다.

5) 고혈압

(1) 인슐린 저항 상태 → 인슐린의 혈관확장 기능이 저하되나 신장에서 나트륨의 재흡수 기능은 유지됨

(2) 인슐린의 교감 신경계 활성화 작용 → 고혈압 유발

(3) 혈관 내피세포의 nitric oxide, endothelin-1의 생성 불균형 → 고혈압 유발

6) Proinflammatory cytokines

IL-1, IL-6, IL-18, resistin, TNF-α, CRP → 지방 조직에서 분비되어 인슐린 저항성을 조장함

7) Adiponectin

(1) 정의 : Adipocyte에서 생산되는 **anti-inflammatory cytokine**

(2) 역할

① Insulin sensitivity 증가, inflammatory process 억제

② 간 : gluconeogenesis를 관장하는 효소의 발현 억제

③ 근육 : glucose transport 촉진, 지방산 산화

(3) 대사 증후군에서는 **adiponectin이 감소**되어 있음

3 임상양상

1) 증상 및 징후

(1) 대부분 무증상

(2) 이학적 검사에서 허리둘레의 증가, 혈압 상승, 검사 소견에서 혈당 및 지질 수치의 이상이 관찰되어 진단됨. 드물게 lipoatrophy, acanthosis nigricans 등이 관찰

2) 관련질환

(1) 심혈관 질환 : 발생할 가능성 1.5~3배 상승

(2) 2형 당뇨 : 발생할 가능성 3~5배 상승

(3) Non-alcoholic fatty liver disease(NAFLD), Hyperuricemia, Polycystic ovary syndrome(PCOS), Obstructive sleep apnea 호발

4 진단(NCEP ATPIII)

1) 다음 중 **3가지 이상**
   (1) **중심성 비만** : 허리둘레 남자 > 102cm, 여자 > 88cm
   (2) **고중성지방혈증** : TG ≧ 150mg/dL or 약복용 중
   (3) **Low HDL** : 남 < 40mg/dL, 여 < 50mg/dL or 약복용 중
   (4) **고혈압** : 수축기 혈압 ≧ 130mmHg, or 이완기 혈압 ≧ 85mmHg or 약복용 중
   (5) **DM** : 공복혈당 ≧ 100mg/dL, or DM 치료 중, or 2형 당뇨로 진단된 과거력

5 치료

1) 생활습관의 변화 : **체중감량** → 인슐린 저항성 개선에 매우 중요함
   (1) 식습관 조절
   (2) 신체적 활동 증가
   (3) 비만 조절 : 필요하면 bariatric surgery 고려
2) 이상지질혈증 조절 : statin, fibrate
3) 혈압 조절
   (1) **ACE inhibitor, ARB** : 일차 약물
   (2) **염분 섭취 조절, 야채 과일 섭취**
   (3) 치료 목표 : 가능한 정상 수준(120/80mmHg)까지
4) 내당능 장애 : 생활습관 변화, metformin 고려
5) 인슐린 저항성 개선 : metformin, thiazolidinediones

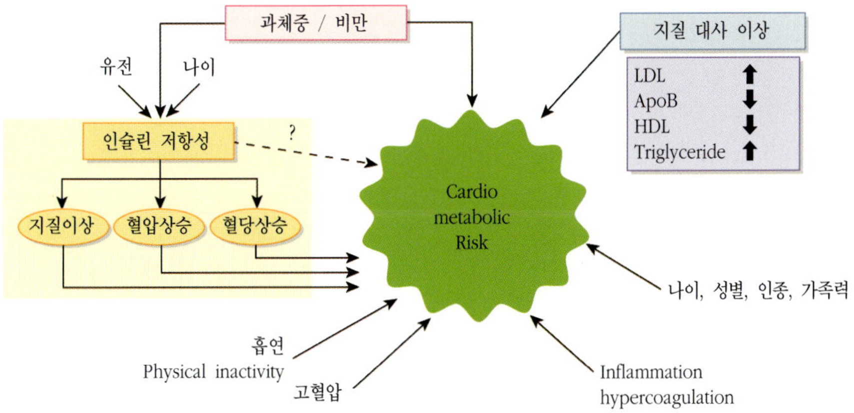

그림 14-6 Metabolic syndrome의 병태생리

PACIFIC
INTERNAL MEDICINE

15 Chapter

허혈성 심장질환

Ischemic heart disease

허혈(虛血)이라는 것은 혈류가 부족하다는 것이므로 허혈성 심장질환이란 심장근육 세포에 혈류를 공급하는 관상동맥에 문제가 생겼을 경우를 가리킵니다. 최근 빠르게 증가하고 있으며, 임상적으로 흔하고 중요한 질환이므로 자세히 알아두어야 합니다. 안정협심증, 불안정협심증, 심근경색은 임상양상과 치료가 달라지기 때문에 병태생리를 생각하면서 잘 구분할 수 있도록 합시다.

개 요

1 정의

1) 부적절한 관류상태로 인해 심근에 산소가 불충분해진 상태를 지칭
2) 심근의 산소 요구량과 산소 공급량의 불균형으로 인해 발생하는 심질환

2 분류

1) 안정협심증(Stable angina)
2) 급성 관상동맥 증후군(Acute coronary syndrome)
   (1) 불안정협심증(unstable angina)
   (2) 급성심근경색(Acute myocardial infarction; AMI)
      ① 비ST분절상승 급성심근경색(AMI with non ST segment elevation; NSTEMI)
      ② ST분절상승 급성심근경색(AMI with ST segment elevation; STEMI)

3) 변이협심증(variant angina)

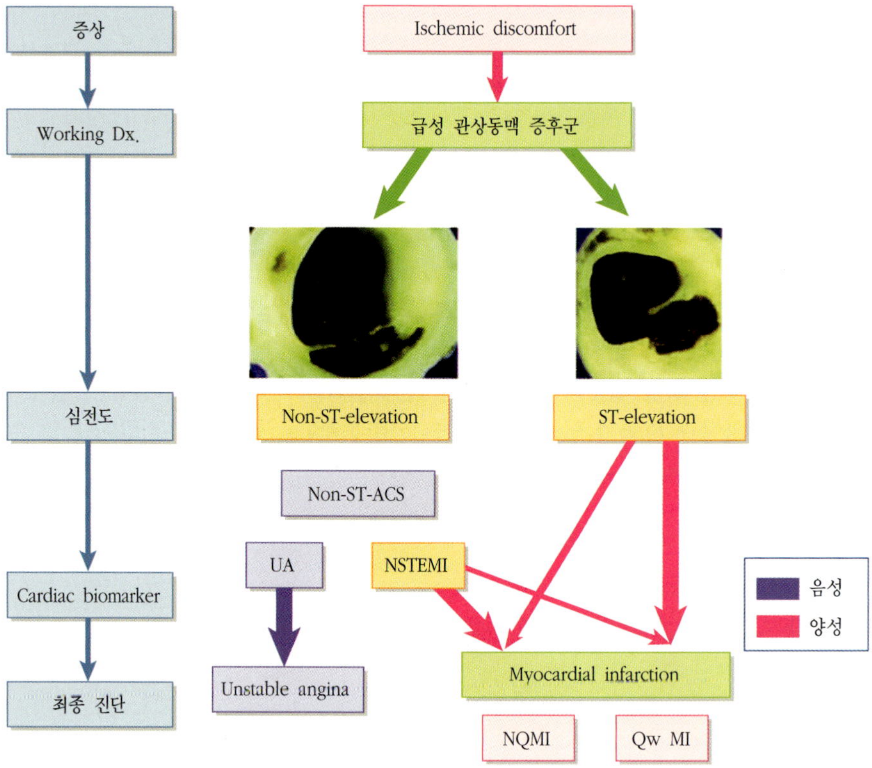

그림 15-1 급성 관상동맥 증후군(ACS)의 분류

여기서 잠깐 !!

- 안정협심증 : 관상동맥의 atherosclerotic change로 인해 단순히 좁아져있는 상태
- ACS(acute coronary syndrome) : 관상동맥이 혈전에 의해서 거의 다 막힌 질환군
  - 불안정협심증 : 아직 심근이 괴사되지 않은 상태
  - AMI : 심근 괴사로 심근효소들이 혈중에 방출 되는 상태
    NSTEMI : ST elevation 동반 x
    STEMI : ST elevation 동반 o
- 변이협심증 : 혈관의 구조적인 변화 없이, 간헐적인 spasm으로 허혈에 이르는 질환

3 역학

1) 우리나라 단일 사망원인 3위(1위 : 암, 2위 : 뇌혈관 질환)
2) 낮은 사회·경제적 위치에 있는 사람에서 더 흔함
3) 비만, 인슐린 저항성, 2형 당뇨 : 강력한 위험인자

4 병태생리

1) 관상동맥(coronary artery)의 종류와 기능

(1) Epicardial coronary artery(conductance vessel)

① 혈액을 공급하는 도관

② 지름이 크고 산소 요구량에 따라 수축과 이완

③ 죽상경화증에 의한 혈관의 변형이 주로 일어나는 곳

cf. 변이협심증(Variant angina)은 이 혈관의 비정상적인 수축에 의해 허혈 발생함

(2) Intramyocardial arteriole(Resistance vessel)

① 지름이 작음(100～500μm) → 혈관저항 큼

② vessel diameter보다는 주로 vessel tone이 변화

2) 허혈성 심질환의 원인

(1) 관상동맥의 죽상경화증

① Epicardial coronary artery를 침범

② Atherosclerotic plaque → erosion, fissure, rupture, hemorrhage 등이 발생

③ **직경의 50% 감소 → 심근의 산소 요구량 증가를 혈류의 증가로 충족시킬 수 없다(→ 운동 시 흉통 발생).**

④ **직경의 80% 이상 감소 → 안정 시에도 혈류가 감소하여 흉통 발생**

(2) Non-atheromatous coronary obstructive lesions : 동맥의 과도한 수축, 혈전, 색전 등

(3) 선천성 기형 : coronary AV fistula, Anomalous origin of coronary vessels

(4) 심근의 산소 요구량의 과도한 증가 : 심한 좌심실 비대, 심한 고혈압, 폐고혈압, AS, AR, Pheochromocytoma, HCM 갑상선기능 항진증 등

(5) 혈액의 산소 운반능의 저하 : 심한 빈혈, Carboxyhemoglobin의 존재

3) 허혈의 영향(effects of ischemia)

허혈 → 심근의 기계적, 생화학적, 전기적 성질에 변화 및 장애 초래

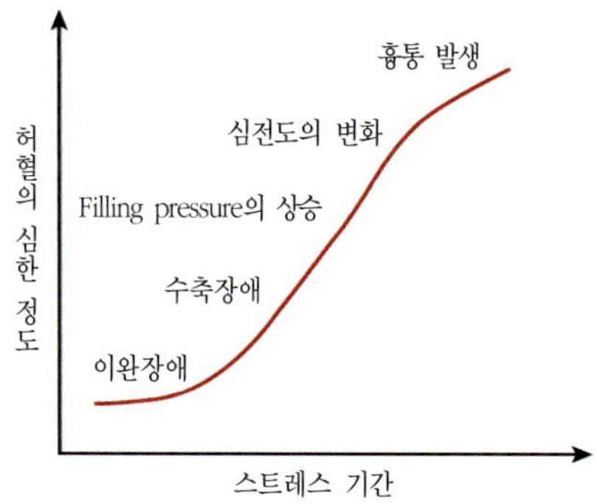

그림 15-2 허혈성 심질환의 진행 양상(ischemic cascade)

안정협심증(stable angina)

1 임상양상

1) 흉통(Anginal chest pain)

(1) 위치(location) : **가슴 중앙부위(substernal**, retrosternal)

(2) 양상(nature) : **쥐어짜는**, **짓누르는**, 뻐근한, 우리~~한, 터질 것 같은 ……

(3) 지속시간(duration) : **대개 2~5분 정도**(20분 미만)

cf. UA : 10~20분, AMI : 30분 이상

(4) **방사통(radiating pain)** : 흔히 왼쪽 어깨, 양 팔(주로 왼팔)의 ulnar side, 등, 목, 아래 턱 부위(배꼽 아래로의 방사는 거의 없음)

(5) 악화인자(aggravating factors) : **심근의 산소 요구량이 증대되는 상황**

→ **운동**, 과식, 성행위, 추위 노출, 감정적인 **스트레스**, 과도한 흡연

(6) 완화인자(reliving factors) : **휴식**, **sublingual nitroglycerin(NG)**

(AMI에서는 완화되지 않음)

(7) 관련증상(associated symptoms) : 실신, 식은 땀(diaphoresis), 호흡곤란 등

2) 비전형적인 증상

Anginal pain은 나타나지 않지만, MI를 시사하는 증상이라고 하여 **anginal equiv alents** 라고 부르는 증상들

(1) 호흡곤란, 구역감, 피로감, 어지럼증, 실신 → 노인과 당뇨환자에서 흔함

(2) 흉통이 발생하는 역치는 사람마다 다름

(3) 관상동맥의 협착 정도와 흉통의 정도와는 반드시 비례하지 않음

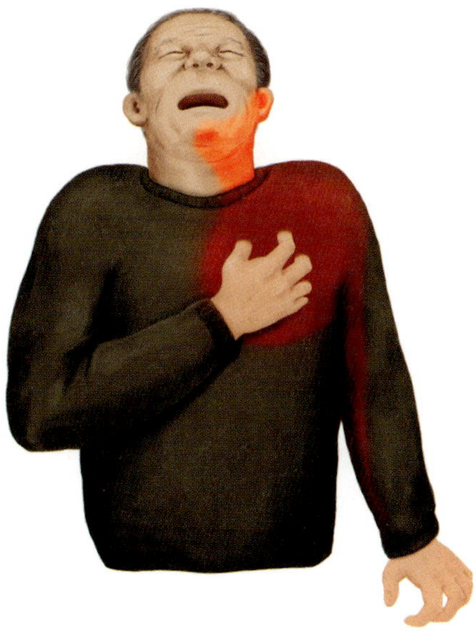

그림 15-3 **협심증 증상**. Angina can spread anywhere between the belly button and the jaw, including to the shoulder, arm, elbow or hand-usually on the left side.

표 15-1 안정 협심증의 CCS(Canadian Cardiovascular Society) 분류 체계

Class	Description of stage
I	일상생활(도보, 계단 오르기)에는 지장이 전혀 없고 격렬하거나 지속적인 활동 또는 운동 시에만 협심증 증상이 발현되는 경우
II	일상생활에 약간의 지장이 있는 경우(계단을 빠르게 올라간다거나 언덕을 올라가거나 식사 후에 계단을 올라갈 때, 또는 추운 날이거나 감정적인 스트레스 상황, 그리고 잠에서 깨어난 후 단지 몇 시간 정도 증상이 발생) 두 블록 이상을 걷거나 계단 한 층 이상을 보통 속도로 올라갈 때 협심증 증상이 발생하는 경우
III	일상생활에 현저한 지장이 있는 경우(두 블록 미만을 걷거나 보통 속도로 계단을 한 층만 올라가도 협심증의 증상이 발생하는 경우)
IV	안정 시에도 협심증 증상이 있어서 흉부 불쾌감이 지속되어 일상생활을 거의 할 수 없는 경우

표 15-2 흉통의 임상적 분류

전형적인 협심증	• Sternum 아래 쪽 협심증의 전형적인 흉통 양상 • 운동이나 감정 변화에 의해 유발됨 • 휴식이나 NG에 의한 완화됨
비전형적인 협심증	• 위 특징 중 2가지만 만족할 경우
심장 이외 원인의 흉통	• 1가지 이하만 만족하거나 협심증 흉통과 다른 양상의 통증

(4) 관상동맥 질환 없이 협심증을 일으킬 수 있는 질환 : AS, AR, pulmonary hypertension, hypertrophic cardiomyopathy

(5) 협심증에 의한 흉통이 아닐 가능성이 높은 경우
① 흉벽에 국소적인 압통이 있는 경우
② 호흡이나 자세를 바꿈에 따라 통증의 강도가 달라지는 경우
③ 급성 심근경색의 가능성이 없으면서 1시간 이상 지속되는 흉통
④ 통증 부위가 손가락 하나로만 지적할 수 있을 만큼 작은 경우
⑤ 턱의 윗부분이나 배꼽 아래쪽으로 방사통이 있는 경우
⑥ 30초 미만의 찌르는 듯하고 예리한 통증
⑦ 수초 내에 통증의 강도가 가장 심해지는 경우

2 진단

1) 전형적 증상(m/i)

2) 증상의 악화요인, 동맥경화증 위험인자 검사

(1) 황색판종(xanthelasma), 황색반(xanthoma) 확인, 안저검사
(2) 동맥 잡음, 제 3, 4심음 청진
(3) 지질검사, 혈당, 갑상선 기능, 신기능, 빈혈 확인, CRP

3) Stress test

(1) **관상동맥 질환의 선별검사**로 환자의 resting EKG, 신체 상태에 따라 선택
(2) **종류 3가지**
① **Treadmill exercise EKG**
② **Stress myocardial perfusion imaging** : ^{201}Tl- 또는 ^{99m}Tc-sestamibi
③ **Stress echocardiography**

여기서 잠깐 !!

- 3가지 검사를 하나씩 살펴봅시다.

4) Treadmill exercise EKG

(1) 적응증 : EKG가 정상이면서 digoxin을 복용하지 않았고, 운동을 할 수 있는 환자

(2) 방법 : treadmill 또는 bicycle ergometer 등으로 3분마다 단계적으로 운동량을 증가시키면서 → 심박수와 심전도를 기록

(3) **목표 심박수(target heart rate) = 최대 심박수(220 − 나이) × 0.85**

(4) 민감도와 특이도가 각각 68%, 77%

→ 음성이라 하여 관상동맥 질환을 배제할 수는 없음

(5) **양성 소견(positive findings)**

① **전형적인 협심증에 의한 흉통이 발생했을 때**

② **운동 중 또는 후에 baseline에서 1mm이상 horizontal 또는 downsloping ST segment depression이 있거나 ST segment elevation이 있을 때(이 때의 ST segment는 QRS complex 후 60∼80msec 이상 지속되어야 한다.)**

(6) 위양성의 가능성이 높은 경우

① 40세 이하의 무증상 남자

② 조기 죽상동맥경화증의 위험인자가 없는 폐경 전 여성

③ Digitalis나 quinidine과 같은 심장약을 복용하는 환자

④ 심실 내 전도 이상

예 RBBB, LBBB, WPW syndrome

⑤ 안정 시에 ST분절과 T파가 이상이 있는 경우

⑥ 심근 비대 혹은 비정상적인 혈청 칼륨 수치, 과호흡 등이 있을 때

(7) 위음성의 가능성이 높은 경우

① Left circumflex artery에 국한된 관상동맥 협착

② β-blocker, CCB, nitrates 등을 복용하고 있을 때

③ Left anterior hemiblock

④ Left axis deviation

(8) Treadmill test를 종료해야 하는 경우

① 흉통(grade 3∼4)이 발생

② 호흡곤란 등으로 피검자가 종료를 원할 때

③ 어지럼증, 심한 피로감, 청색증

④ ST depression > 2mm 또는 ST elevation(> 1mm)이 발생한 경우

⑤ 수축기 혈압이 10mmHg 이상 떨어진 경우
⑥ 심실성 빈맥이 발생한 경우

(9) Treadmill test의 절대적 금기증
① 48시간 내에 안정 시 흉통이 있었던 경우 또는 급성 심근경색
② 리듬이 불안정할 때
③ Severe AS
④ 급성 심근염 또는 심막염
⑤ 조절되지 않는 증상이 있는 심부전
⑥ 급성 대동맥 박리, 급성 폐동맥 색전

(10) 나쁜 예후를 보이는 소견
① 5METs 미만의 운동 시에 증상 또는 1mm 이상의 ST depression이 발생하였을 때
② 운동 도중 혈압이 정상적으로 상승하지 못하거나 하강 시(10mmHg 이상)
③ ST segment depression≧2mm이면서 안정 후에도 5분 이상 회복이 안 될 때
④ ST segment elevation이 있을 때
⑤ 30초 이상의 지속적인 심실빈맥이 반복적으로 발생했을 때

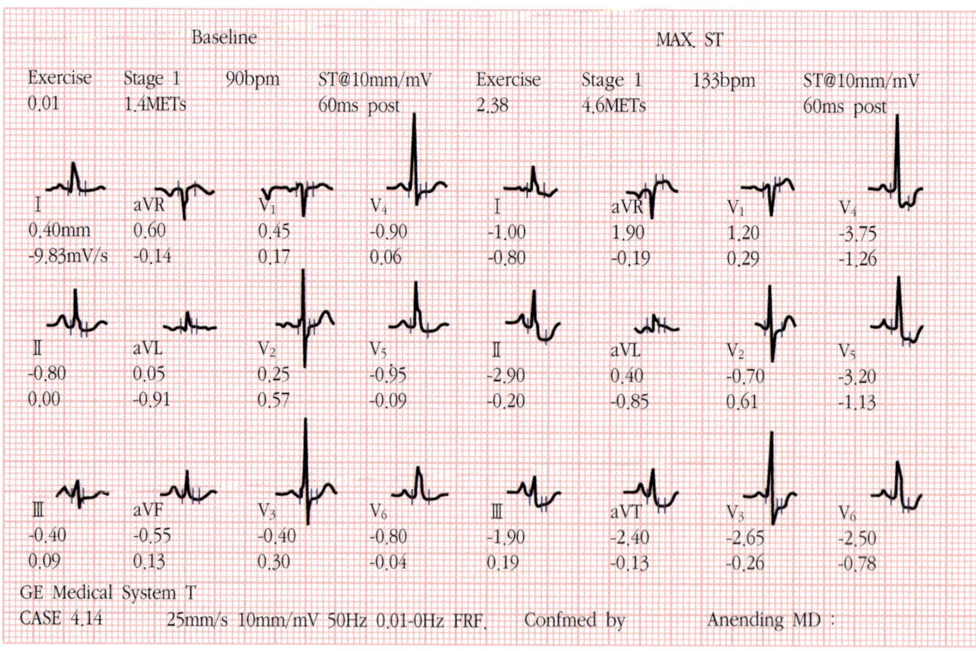

그림 15-4 Treadmill test. 왼쪽 baseline에 비해 stage 1에서 약 4~5mm의 ST분절 하강이 관찰되고 있어 양성이며 예후가 좋지 못할 것으로 예상된다.

여기서 잠깐 !!

- Treadmill test로 이상이 있는 관상동맥 부위를 추측할 수 없다(localization 불가).
  목표 심박수에 도달하지 못할 경우, 운동 중 양성 소견이 없었더라도 non-diagnostic!
  1MET = 3.5mL/kg/m^2

5) 심근 관류 검사(myocardial perfusion imaging)

(1) 적응증

① 안정 시 비정상적인 심전도 : WPW syndrome, BBB, pacemaker 등

② 운동이 불가능한 환자 : 운동 대신 dipyridamole 또는 adenosine IV

(2) 방법

① 스트레스 동안 ^{201}Tl or ^{99m}Tc-sestamibi IV injection

② 운동을 마친 직후와 4시간 후에 imaging을 실시

→ Reversible 또는 persistent ischemia가 있는지 확인

6) 부하 심초음파(stress echocardiography)

(1) 운동 또는 dobutamine 정주한 상태에서 심초음파 실시

(2) 좌심실의 regional wall motion abnormality를 관찰 가능

휴식 시 보이지 않았던 dyskinetic or akinetic region을 자세히 관찰 가능

(3) 장점 : 병변의 localization이 가능하다는 것

→ Chapter 3 비침습적 심장검사 부분 참조

7) 관상동맥 조영술(coronary angiography)

(1) 침습적이지만, 가장 정확한 방법 : 허혈성 심질환 진단의 gold standard!

(2) 적응증

① 안정형 협심증 환자가 약물 치료를 시행했으나 증상의 호전이 없어서 revascularization(PCI, CABG)을 고려할 때

② 증상이 허혈성 심질환을 의심하게 하지만 다른 검사에서 확진이 안 될 때

③ 심정지 후 환자가 회복되었을 경우(허혈성 심질환이 의심될 때)

④ 다른 비침습적 검사에서 허혈성 심질환이 의심되면서 좌심실 기능부전이 있을 때

⑤ 증상과 무관하게 비침습적 검사에서 심한 허혈이 의심되는 고위험군 환자

(3) 단점 : 내강만 조영하는 것이기 때문에 심한 죽상 경화증이 전 혈관에 걸쳐 있다면 이상소견을 발견하지 못할 수 있음

→ 보완하기 위해 IVUS(intravascular ultrasound)를 사용

3 치료

꼭 알아둡시다!!

ACC/AHA guideline에서 권고하는 치료 10가지

- **A**=Aspirin, anti-anginal drugs
- **B**=Beta blocker, blood pressure
- **C**=Cigarette smoking, Cholesterol
- **D**=Diet, diabetes
- **E**=Education, exercise

→ 요약 : 생활방식 교정, 위험인자 조절, 증상 조절, 좌심실 손상 예방

1) 생활방식의 교정 및 위험인자의 조절

(1) 금연, 체중 감량, 식이 조절(콜레스테롤, 포화 지방의 섭취 제한)

(2) 운동 : exercise stress test에서 허혈이 발생하는 심박수의 80% 이내에서 isotonic exercise를 권장

2) 약물 치료

(1) 허혈 방지 치료(Antianginal and Anti-ischemic therapy)

① **Nitrates**

- 작용기전
  - 심근의 산소 요구량의 감소 : 정맥 확장을 통해 전부하를 감소시켜 좌심실의 wall tension을 감소
  - 심근의 관류량의 증가 : epicardial coronary artery와 collateral vessel의 확장, 혈류의 증가 유도
- 효과 : exercise tolerance의 증가, 협심증 증상의 감소
- **흉통이 발생했거나 흉통을 유발할 만한 상황 5분 전에 투여**
- Sublingual nitroglycerin tablets or spray : 신속하고 즉각적인 흉통 완화
- **금기** : hypertrophic obstructive cardiomyopathy, sildenafil과 병용 금지 (sildenafil과 적어도 24시간 간격을 두고 투여해야 함)
- 부작용 : 두통, facial flushing, 저혈압
- **Nitrates tolerance** : 너무 자주 투여하면 내성이 발생함
  → 적어도 8~12시간 간격을 두고 투여

② **β-blockers**

- 작용기전 : 심박수의 감소, 심근 수축력의 감소, 혈압 감소 → 심근의 산소 요구량 감소
- 효과 : 운동 시 심박수 상승 억제, 협심증 증상의 감소, 혈압 강하 작용
- 용법 : nitrates와 함께 투여

여기서 잠깐!!

- Nitrates는 교감신경계를 활성화하는 경향이 있어 reflex tachycardia를 유도할 수 있는데 β-blockers와 병용하면 이러한 것을 억제할 수 있다.

- **금기** : sick sinus syndrome, high degree AV block, 기관지 천식, COPD, 증상이 있는 말초혈관 질환, 비대상성 심부전 등
- 부작용 : 피로감, 무력감, 발기 부전 등

③ **CCB(Calcium Channel Blockers)**

- 작용기전 : 심근 수축력 저하, 심박수 감소, 후부하의 감소, 관상동맥의 확장
- 적응증 : β-blocker가 금기이거나 부작용이 심하여 투여하지 못할 때 고려
- 2세대 dihydropyridine CCB
  - Nifedipine, amlodipine, nicardipine, felodipine…
  - 혈관 이완기능이 좋아서 고혈압을 동반한 협심증의 치료에 유용
  - Short-acting 제제는 오히려 심근경색의 위험도를 증가시키므로 투여 금지
  - **Amlodipine, felodipine : 심근 수축력 저하 효과가 덜하고 혈관 확장 효과가 더 강해서 → 고혈압을 동반한 협심증 치료에 유용하며 좌심실 기능 저하 시에도 투여 가능**
- 금기 : 좌심실 부전, high-degree AV block
  (특히, verapamil과 diltiazem은 전도장애 및 서맥성 부정맥 유발 가능)

(2) Lipid lowering agents : **statin**

① **관상동맥 질환으로 인한 사망률 감소 효과**

② HMG-CoA reductase inhibitor(statin)을 주로 사용

③ 위험인자와 혈중 LDL cholesterol을 기준으로 치료방침을 결정(→ 죽상경화증 부분 참조) → 중요한 것은 very high risk group에서 target LDL≦70mg/dL)

(3) Antiplatelet agents

① Atherosclerosis의 악화를 방지하고 급성 심근경색의 발생을 예방
→ 금기증이 없는 한 반드시 투여

② **Aspirin**

- Cyclooxygenase inhibitor, 혈소판 응집 억제(thromboxane A2의 합성 억제)
- 용량 : 저용량으로 투여(75～325mg/day, 대부분 100mg 또는 200mg)
- 부작용 : 위장관 출혈, 소화불량, 알레르기

③ **Thienopyridine derivative**

- 적응증 : aspirin을 투여할 수 없는 경우

  예 allergy
- Ticlopidine : ADP-mediated platelet aggregation을 억제, Neutropenia, TTP 유발 가능
- **Clopidogrel**
  - Ticlopidine에 비해 그 효과가 더 강력
  - ADP receptor에 직접 작용하여 비가역적으로 ADP-mediated platelet aggregation을 억제 → Blocking ADP-dependent activation of the glycoprotein Ⅱb/Ⅲa complex.

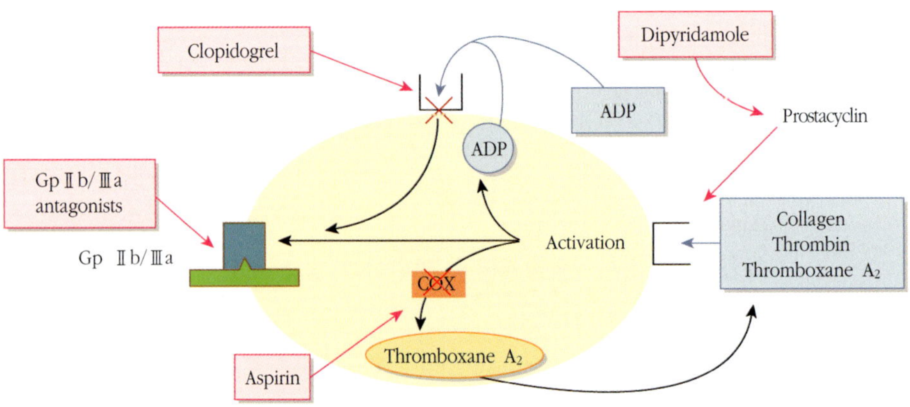

그림 15-5 항혈소판 제제의 작용기전

(4) **ACE inhibitor**

① **관상동맥 질환으로 진단된 환자에게(특히, 당뇨병 환자) 이차 예방을 목적으로 반드시 투여해야 할 약제**

② 혈압 저하의 효과보다는 **vasculoprotective effect**를 위해 투여

3) 관상동맥 재관류술(coronary revascularization)

(1) **경피적 관상동맥 중재술**(Percutaneous Coronary Intervention, PCI)

① Ballon dilatation＋coronary artery stenting

② 적응증

- 부하검사에서 양성인 허혈성 심질환 환자에서 약물치료에도 불구하고 협심증 증상이 지속될 때
- 관상동맥 우회술(CABG) 또는 PCI 후에 발생한 관상동맥의 재협착 시
- 최근 3개월 내에 관상동맥의 total occlusion이 발생한 경우

③ 위험도

- 급성 혈관 폐색 : 관상동맥 박리, 관상동맥 내 혈전 등
- 급사 및 급성 심근경색의 유발
- 관상동맥 조영술에 의한 합병증 발생 → 시술에 의한 사망률 0.5~2%

④ 효능

- 일차적인 성공률 > 95% : 혈관 내강의 20% 이상 확장 + 잔여 협착(residual stenosis) < 50%
- PCI가 만성 안정형 협심증 환자에서 coronary death 및 MI의 발생을 줄이는 지에 대해서는 아직 확립되어 있지 않음
- 재협착(restenosis)
  - Bare metal stent(BMS)를 삽입한 경우 흔함(6개월 이내 20% 재발)
  - **재협착이 흔한 경우**
    - **당뇨**
    - **지름이 작은 혈관, stent는 긴 경우**
    - **협착의 불완전한 확장**
    - **폐쇄되었거나 혈전이 있는 혈관**
    - **좌전하 관상동맥(LAD)에 시술을 한 경우**
  - **재협착의 예방** : **약물 방출 스텐트(Drug-Eluting Stent, DES)의 삽입**

    → Sirolimus(Cypher®), Polymer-derived paclitaxel(Taxus®) Zotarolimus(Endeavor®), Everolimus(Xience V®)

(2) **관상동맥 우회술**(Coronary Artery Bypass Surgery, CABG)

① 정의 : 막힌 관상동맥을 우회하는 혈관을 이어주는 수술

② 이식에 이용하는 혈관

- **Internal Mammary Artery**(IMA) : m/c
- Radial artery, saphenous vein, right gastroepiploic artery 등

③ 적응증

- PCI를 시행하기 어려운 병변(3-vessel disease, diffuse disease, Lt. main disease)
- 좌심실부전(LVEF < 50%)

- 당뇨

④ 수술에 따른 사망률이 높은 경우
- 울혈성 심부전
- 좌심실부전
- 고령(>80세)
- 재수술
- 응급 수술
- 당뇨

표 15-3 PCI와 CABG 선호하는 조건 비교

CABG 선호	PCI 선호
• 다혈관 질환(주로 3-vessel disease) • 좌심실 기능 저하 • Lt. main disease • Diffuse disease	• 2-vessel disease 미만(주로 discrete lesion) • 좌심실 기능이 유지된 상태 • 적절한 위치의 혈관 병변 • 고령 • Salvage procedure

4 PCI 시행 후 재협착

1) 기전

(1) **Elastic recoiling**

(2) **Negative arterial remodeling**

(3) **Neointimal hyperplasia : stent restenosis의 주된 기전. 평활근세포의 증식 및 이동**

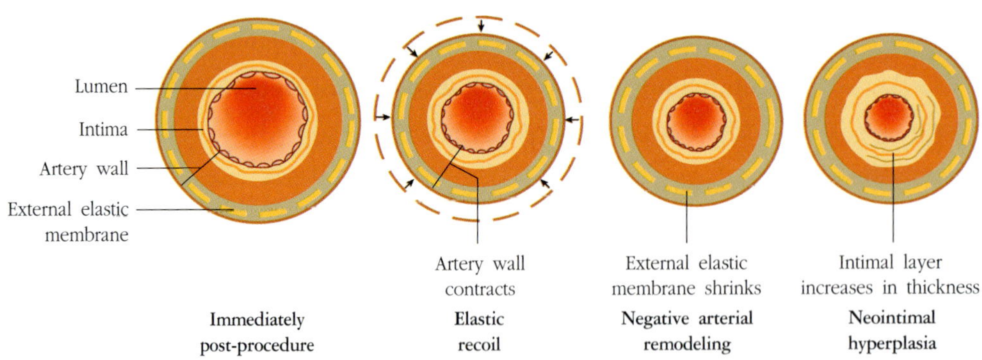

그림 15-6 PCI 후 재협착의 기전

2) In Stent Restenosis(ISR)

(1) 빈도 : 12개월 내에 10~20% 환자에서 증상 재발

(2) 기전 : 과도한 신내막증식(neointimal hyperplasia)

(3) 치료 및 예방

① Ballon angioplasty의 시행 : 재협착이 일어난 부위를 ballooning만 해주는 시술

② β 또는 γ 방사선 : 방사능을 통해 신내막 증식 억제

③ **약물 방출 스텐트(Drug-Eluting Stent, DES)의 삽입**
스텐트에서 나오는 약물이 평활근 세포의 증식을 억제하여 스텐트 내강이 좁아지는 것을 억제함

3) 스텐트 내 혈전(Stent thrombosis)

(1) Early stent thrombosis

① 급성(Acute) : PCI 후 하루 내에 발생

② 아급성(Subacute) : PCI 후 1~30일 내에 발생하는 경우

(2) Late stent thrombosis : PCI 후 1개월~1년 이내에 발생하는 경우

(3) Very late stent thrombosis : PCI 후 1년 이후에 발생하는 경우

(4) **Aspirin + clopidogrel**

① 스텐트 내 혈전 예방을 위해 필수적인 약제

② 최근 DES의 사용이 많아지면서 very late stent thrombosis의 빈도가 늘어나고 있어 두 약제 병용 투여를 12개월 이상 장기복용 하는 것이 추천됨

꼭 알아둡시다!!

PCI 중 발생한 관상동맥의 급성 폐색의 원인 3가지?

- Coronary artery dissection
- Local thrombus formation
- Vasospasm

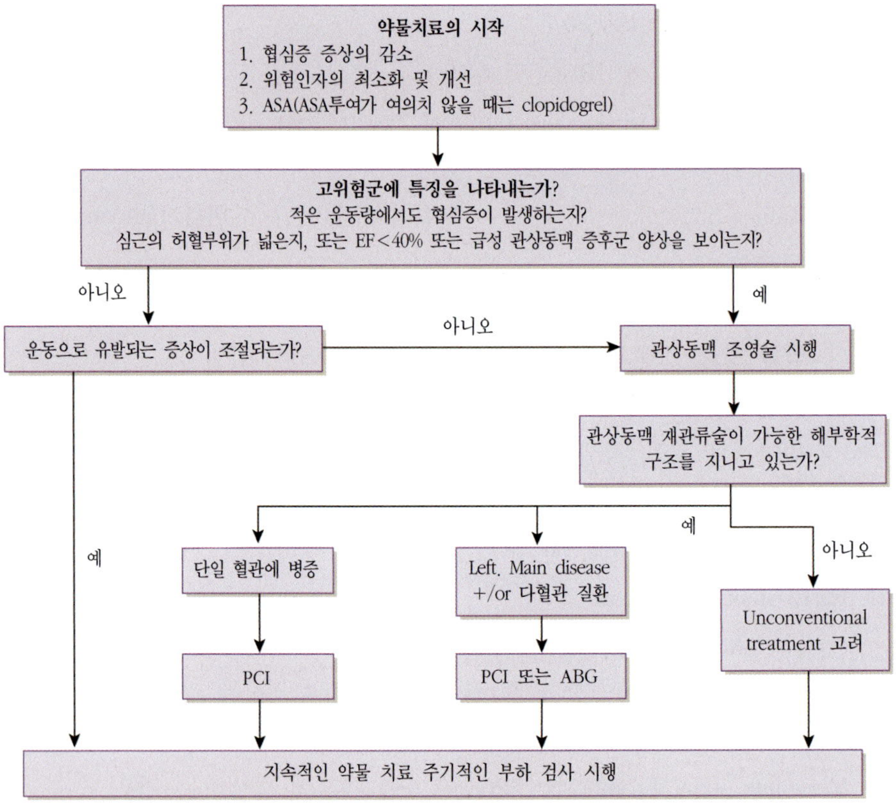

그림 15-7 허혈성 심질환의 치료 알고리즘

미세혈관 협심증(microvascular angina)

1 정의 및 특징

1) **전형적인 흉통 및 협심증 증상이 있으나 정상적인 심혈관 조영술을 보이는 경우**
2) Intramyocardial coronary artery의 비정상적인 기능으로 인해 발생
3) 운동부하 검사 or 심근 관류 검사에서 객관적인 허혈의 증거 있어야 진단 가능
4) 폐경 전 여성에 흔함
5) 식도의 이상 여부를 확인할 필요 있음

2 치료

1) CCB : 효과적
2) Nitrate : 반응 없음. resistance vessel 확장에는 기여하지 못함

3 예후 : 대부분 excellent!

무증상 허혈(asymptomatic or silent ischemia)

1 무증상 허혈이 발생하는 환자의 특징

1) 흉통에 대한 역치가 높음
2) 혈중 endorphin level이 높음
3) 자율신경계의 합병증을 동반한 당뇨 환자, 대뇌 피질에 질환이 있는 경우
4) 고령, 여성

2 치료

1) 환자의 상황에 따라 맞춤 치료

   예 45세의 무증상인 비행기 조종사가 mild exercise에서 ST deviation을 보인 경우에는 coronary revascularization을 고려하지만 75세의 노인이 marked activity 동안에 ST deviation이 있으면 약물 치료를 시행

2) 위험인자의 교정, aspirin, β-blocker 등의 투여 : 재발 감소

P A C I F I C
INTERNAL MEDICINE

Chapter 16

불안정 협심증과 비ST분절 상승 심근경색

Unstable angina and non-ST-elevation MI

급성 관상동맥 증후군은 임상적으로 매우 중요한 질환입니다. 안정형 협심증의 발생기전과는 다르게 혈전이 중요한 역할을 하므로 항혈소판제와 더불어 항혈전제의 투여가 매우 중요합니다. 그리고 보존적 치료보다는 조기 침습적 치료를 하는 경우에 대해 잘 알아둘 필요가 있습니다.

개 요

1 정의

1) UA(Unstable Angina)

(1) 다음 3가지 중 하나 이상을 만족하는 협심증 또는 그에 상응하는 허혈성 흉부 불쾌감이 있는 경우

① **안정 시(resting) 나타나서 10분 이상 지속되는 경우**

② **증상이 심하고, 최근 2~6주 이내에 새롭게 나타난 경우(new)**

③ **점점 악화하는 양상, 즉 통증의 정도나 지속 시간과 빈도가 전에 비해서 현저하게 심해지는 경우(crescendo)**

2) AMI(Acute Myocardial Infarction)

UA의 임상적인 양상+심근 괴사의 증거(cardiac biomarker의 상승)

3) NSTEMI(Non-ST segment Elevation AMI)

AMI+EKG 상 ST 분절이 상승하지 않음

2 병태생리

1) **죽상경화반의 파열이나 미란과 이에 동반된 비폐쇄성 혈전** : m/c
2) 역동적 폐쇄 : prinzmetal 변이형 협심증에서와 같은 관동맥 연축
3) 점진적인 기계적 폐쇄 : 신속히 진행하는 관상동맥 죽상경화증이나 경피적 관상동맥 중재술 후에 발생하는 재협착
4) 심근의 산소 요구량의 증가 혹은 공급의 감소 : 빈혈, 갑상선 기능 항진증

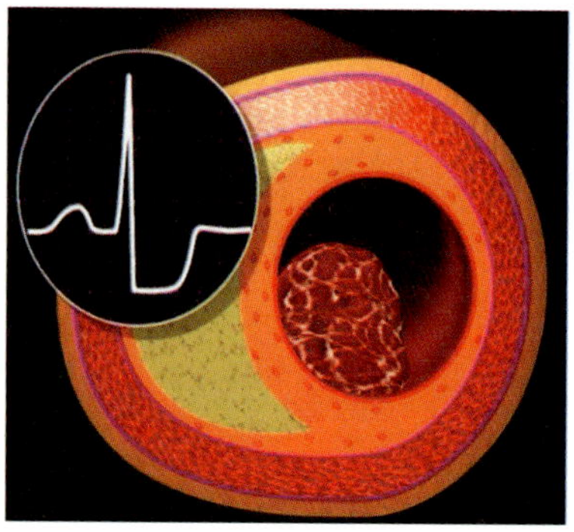

그림 16-1 UA/NSTEMI의 **병태생리**. Plaque rupture 또는 erosion과 동반된 nonocclusive thrombus가 주된 기전이다. 심전도에서는 ST분절의 depression으로 나타난다. 이때의 thrombus는 "white" thrombi라 하여 platelet-rich thrombus이나(STEMI에서의 thrombus는 "red" thrombus라 불리며 fibrin-rich thrombus이다).

3 임상양상 및 검사소견

1) 흉통

안정형 협심증과 그 증상이 비슷하나 안정 시(resting)에도 협심증 증상이 발생했다는 것과 지속시간, 강도, 빈도가 모두 증가한다는 점이 중요함

2) 심전도

(1) 상당수의 경우에 특이 사항 없음
(2) UA : 30~50% 정도에서 ST-T change를 보임
(3) 새로운 ST분절의 변화 : 0.05mV(작은 칸의 반 칸)만 발생해도 중요함
→ 나쁜 예후 인자
(4) T파의 역위(inversion) : 0.3mV 이상의 깊은 역위가 아니면 비특이적 소견

3) 심장 생체표지자(cardiac biomarker/cardiac enzyme) : CK–MB, troponin

(1) 의미 : **혈중에서 높게 측정되면 심근의 괴사가 있는 뜻**

(2) UA와 NSTEMI를 구분하는 기준 : NSTEMI에서 상승

(3) Troponin의 상승 정도와 사망률 사이에는 직접적인 관련 존재

(4) 위양성을 보이는 경우 : 울혈성 심부전, 심근염, 폐색전증 등

→ Cardiac enzyme이 약간 상승하였더라도, 불분명한 병력 및 증상이 있는 환자는 ACS로 진단할 수 없음!

4 진단적 평가

1) 급성 관상동맥 증후군의 가능성 평가

(1) 급성 관상동맥 증후군의 가능성이 매우 높은 경우(high likelihood)

① 전형적인 허혈성 흉통

② 과거 관상동맥 조영술을 통해 관상동맥 질환을 진단 받은 적이 있는 경우

③ 과거 심근경색증을 앓은 적이 있는 경우

④ 울혈성 심부전이 있는 경우

⑤ 새롭게 나타난 심전도 상의 변화

⑥ 심근 효소의 상승

(2) 급성 관상동맥 증후군의 가능성이 중등도의 경우(intermediate likelihood)

① 70세 이상

② 남자

③ 당뇨병

④ 말초 동맥 질환이나 뇌혈관 질환이 있는 환자

⑤ 기존의 심전도에서 이상이 있는 경우

2) 진단 경로

(1) 임상증상과 병력

(2) 심전도

(3) 심장 표지자

(4) 부하 검사

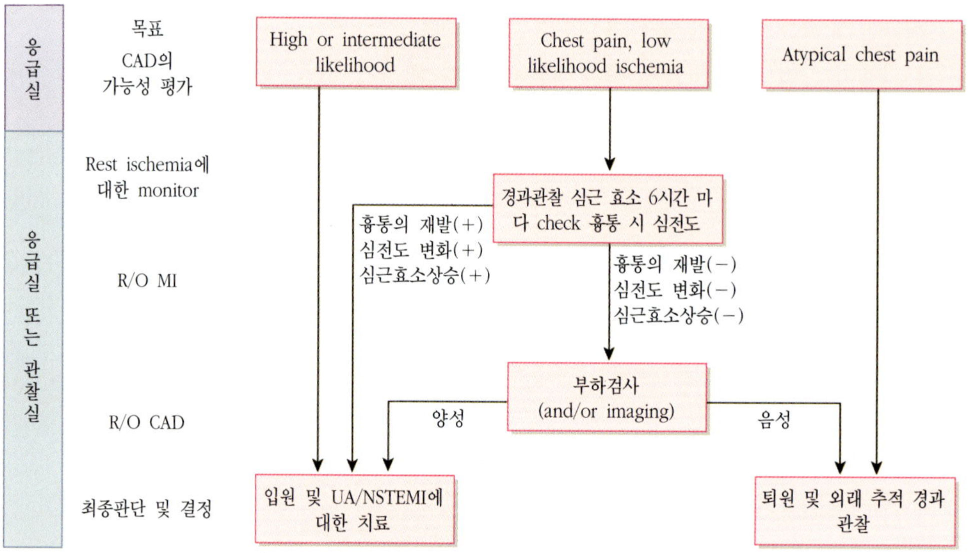

그림 16-2 **UA/NSTEMI가 의심될 때의 진단적 평가.** 임상증상과 병력을 통해 관상동맥 질환의 가능성을 평가한 후, 애매할 경우에는 관찰하면서 증상, 심전도, 심근 효소의 상승 여부 및 필요하다면 부하 검사를 시행하여 관상동맥 질환에 대한 진단적 접근을 시행한 후 결과에 따라 입원 또는 퇴원을 결정한다.

5 위험도 분류 및 예후

1) TIMI(Thrombolysis In Myocardial Ischemia trial) risk score

(1) 65세 이상의 연령

(2) 관상동맥 질환의 위험요인이 3가지 이상

(3) 관상동맥 조영술에서 관상동맥 내강의 50% 이상 협착이 있는 경우

(4) ST분절의 변화가 0.5mm 이상 있을 때

(5) 최근 24시간 이내에 2회 이상의 흉통 발작이 있었던 경우

(6) 아스피린 복용 중에 UA/NSTEMI가 발생한 경우

(7) 심장 표지자의 상승

ACS의 재발 및 MI 발생의 위험도를 예측하는 데 유용

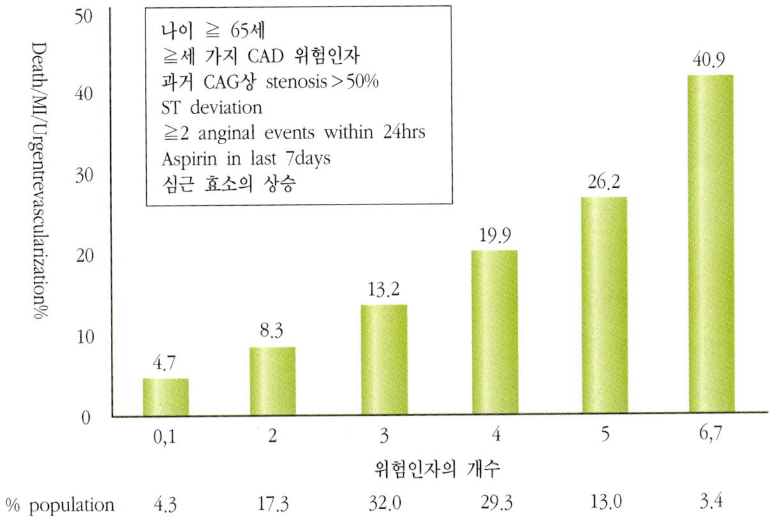

그림 16-3 The TIMI risk score for UA/NSTEMI

2) 기타

CRP, BNP의 상승 → morbidity & mortality와 상관 있음

6 치료

1) 내과적 치료

여기서 잠깐 !!

- 질환의 발생에 중요한 병태생리가 plaque rupture로 인한 thrombus의 형성이라는 것을 생각하면 항허혈 치료(anti-ischemic therapy)에 항혈전치료(anti-thrombolytic therapy)를 병행해야한다는 것을 생각할 수 있지요!

(1) 항허혈 치료

① **Nitrates**

- 흉통 시 설하정이나 구강내 분무식으로 0.3~0.6mg 투여
- 5분 간격으로 3회 투여 후에도 통증이 지속되면 → IV로 지속 투여
- 금기 : 저혈압, 최근 24시간 내에 sildenafil(viagra) 계열의 약을 복용한 경우

② **β-blocker**

금기 사항이 없으면 반드시 투여

③ **CCB**

- β-blocker를 투여할 수 없는 경우나 nitrates & β-blocker로 흉통이 조절되지 않을 때 → 심박수 조절을 목표로 heart rate slowing CCB(예, verapamil, diltiazem)의 투여 가능
- LV dysfunction, pulmonary edema시에는 투여할 수 없음

④ 기타

- **ACE inhibitor, HMG-CoA reductase inhibitor(statin) : 장기간의 이차 예방을 위해 투여**
- **Morphine sulfate** : 다른 약물 치료에도 불구하고 소실되지 않거나 반복될 때 1~5mg을 5~30분 간격으로 필요한 만큼 투여

(2) 항혈전 치료(항혈소판 제제와 항응고 제제를 모두 포함)

① 경구용 anti-platelet therapy

- **Aspirin**
  - 혈소판의 cyclooxygenase(COX) inhibitor
  - **금기 사항이 없으면 반드시 투여**
  - 초기 용량 300mg, 이후 매일 100mg 경구 투여
- **Thienopyridine derivatives(ticlopidine, clopidogrel)**
  - Aspirin+clopidogrel : aspirin 단독 투여보다 심혈관계 사망률, MI, stroke를 20% 감소하지만, 출혈의 위험도는 증가
    → 위장관 출혈의 고위험군은 PPI를 같이 처방
  - 초기 용량 300~600mg 이후 매일 75mg 경구 투여
  - **모든 UA/NSTEMI 환자에게 aspirin+clopidogrel의 투여를 권장**

② IV anti-platelet therapy(=glycoprotein Ⅱb/Ⅲa receptor antagonists)

- Small molecule inhibitors : eptifibatide(Integrilin®), tirofiban(Aggrastat®)
- Monoclonal antibody : abciximab(Reopro®) : PCI 계획이 없는 환자에게 투여 금지

③ **Anticoagulants(heparin)**

- UFH(Unfractionated Heparin)
  - Aspirin+heparin : aspirin 단독 투여보다 MI로 인한 사망률의 33% 감소
  - aPTT 모니터링 필요 : 정상 aPTT 값의 1.5~2.5배 정도로 용량 조절
- LMWH(Low-Molecular-Weight Heparin)
  - 장점 : bleeding risk가 낮아서 aPTT 모니터링 불필요
  - 보존적 치료가 계획되어 있는 환자에서 LMWH이 UFH보다 효과가 우수

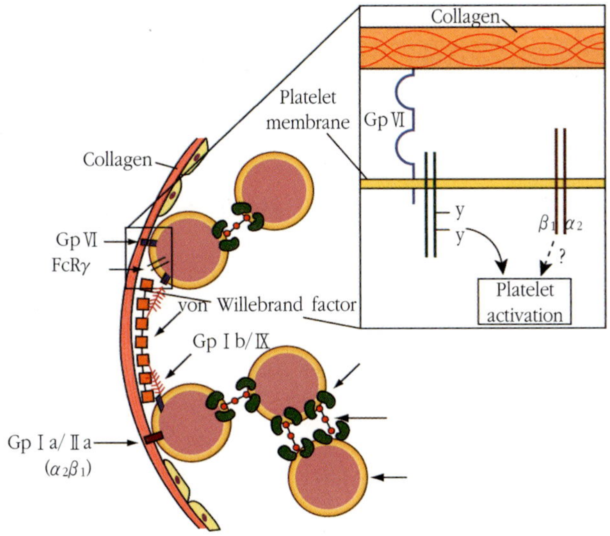

그림 16-4 Platelet adhesion and aggregation. GpⅡb/Ⅲa의 역할에 대해 잘 알아둘 필요가 있다. GpⅡb/Ⅲa는 fibrinogen과 binding하여 platelet를 서로 cross-linking시키는 역할을 하므로 platelet aggregation에 중요한 역할을 하게 된다. 혈소판 응집을 억제하기 위해서 투여하는 GpⅡb/Ⅲa receptor antagonist의 원리는 바로 이것이다.

④ 기타

- Factor Xa inhibitor(fondaparinux) : LMWH(enoxaparin)과 동등한 효과를 보이면서도 출혈의 위험성은 적음
- Direct thrombin inhibitor(bivalirudin)

2) 조기 침습적 치료전략과 보존적 치료전략

(1) 조기 침습적 치료전략

항허혈, 항혈전 치료에 이어서 **입원 48시간 이내에 관상동맥 조영술**을 실시하고, 그 결과에 따라서 PCI나 CABG를 시행하는 것

(2) 보존적 치료전략

항허혈, 항혈전 치료를 하면서 안정 시 흉통이나 ST분절의 변화나 부하 검사에서 **허혈의 증거가 있을 때에만 관상동맥 조영술**을 실시하는 것

→ 침습적 치료는 고위험군에서는 비용 대비 효과가 매우 크나 저위험군에서는 침습적 치료와 보존적 치료 효과가 비슷함

표 16-1 조기 침습적 전략이 반드시 필요한 경우

Class Ⅰ(level of evidence A) 적응증
• 약물치료에도 불구하고 휴식 시 또는 적은 활동 시에도 반복되는 흉통 • 심근 효소(TnT or TnI)의 상승 • 새로운 ST분절의 하강 • 반복적인 흉통이 있으면서 심부전의 증상이나 rale, MR 등이 동반될 때 • noninvasive testing에서 고위험 결과가 나오는 경우 • EF <40% • 혈압이 떨어지는 경우 • 지속되는 심실빈맥(sustained VT) • 6개월 전에 PCI를 했거나 예전에 CABG를 시행한 경우 • 신기능 저하, 당뇨 • TIMI Risk Score >3

*위 사항에서 한 가지라도 있으면 고위험군으로 생각하고 조기 침습적 전략을 선택한다.

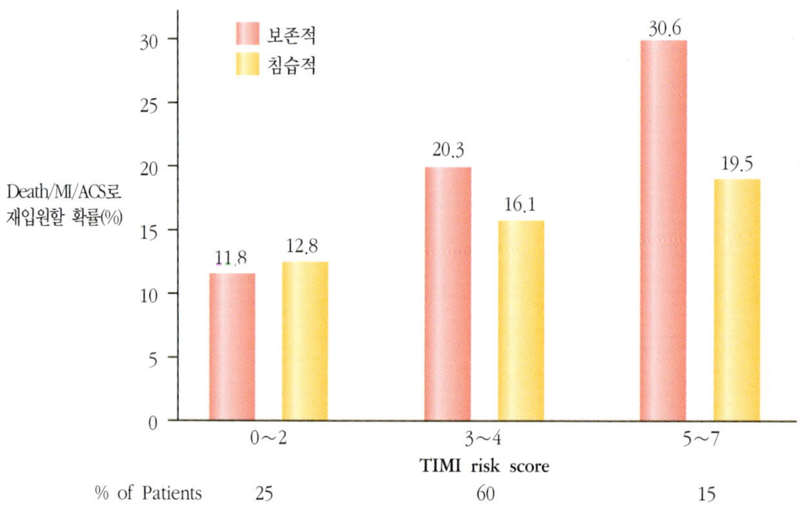

그림 16-5 TIMI score and benefit of early invasive strategy. 고위험군에서는 조기 침습적 치료전략이 더 유용하다는 것을 보여주고 있다.

3) 장기적 치료

(1) 위험인자의 조절

금연, 적절한 체중 유지, 일상적 운동과 적절한 식사요법, 혈압조절, 철저한 혈당조절, 지질 이상의 조절 등

(2) **장기적으로 복용이 필요한 약물**

① **β-blocker : 항허혈 치료 및 MI의 발생 예방**

② **Statins, ACE inhibitor : plaque의 안정화, 항염증 작용, 혈관보호 작용**

③ **항혈소판 제제**

- **죽상반의 파열에 따른 혈전의 형성을 방지 또는 그 정도를 감소**
- **Aspirin과 clopidogrel을 최소 9~12개월간 병합 투여 → 이후 aspirin의 지속 투여**

변이협심증(Prinzmetal's variant angina)

1 개요

1) 대부분 휴식 시에 발생. 보통 운동과는 관련이 적음
2) Epicardial coronary artery의 spasm으로 인해 발생
3) 보통 atheromatous plaque 근처, 협착이 없는 부위에서 잘 발생

2 임상양상

1) **젊고**(30~40대) 관상동맥 위험인자가 적음
2) **흡연**과 밀접한 관련 있음
3) 주로 **새벽 시간**(midnight~오전 8시 사이)에 호발
4) **과음한 뒤**에 호발
5) 대부분 운동 능력에는 지장이 없음

3 진단

1) 심전도 상 ST 분절 상승. 심근 효소 상승 가능
2) 운동부하 검사는 진단에 도움 안됨
3) **관상동맥 조영술**
   (1) **Transient coronary spasm** : 진단적 가치가 가장 큰 소견
   (2) 주로 오른쪽 관상동맥
   (3) 유발 검사 : ergonovine, acetylcholine, 과호흡 등을 이용
   약제 투여 시 관상동맥의 수축 → 관상동맥 내에 nitrates 투여 시 혈관의 이완

꼭 알아둡시다!!

Ergonovine test

- 가장 민감한 유발검사 방법
- Ergonovine은 혈관의 평활근을 직접적으로 수축시키는 작용을 한다.
- 검사의 금기증 : 임신, 조절되지 않는 심한 고혈압, moderate to severe AS, severe LV dysfunction, left main coronary artery의 심한 협착

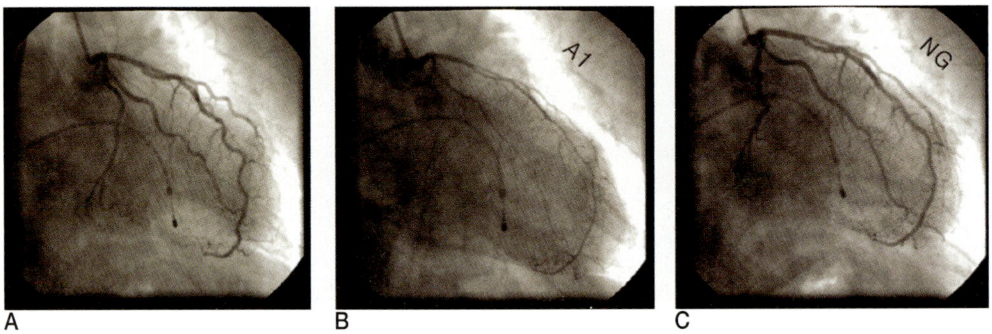

그림 16-6 Provocation test of variant angina. **A,** 왼쪽 관상동맥 조영술에서 국소적인 협착이나 폐색의 소견이 없는 정상 소견이다. **B,** 관상동맥 내에 acetylcholine을 주입한 후에 관상동맥의 전반적인 연축이 발생한다. **C,** 관상동맥 내에 nitrates를 주입한 후 다시 정상으로 회복된 모습을 보여 유발 검사 양성이다.

4 치료 및 예후

1) **금연!!**
2) **Nitrates** : 병변이 있는 관상동맥의 vasodilation 유발
3) **CCB** : 매우 효과적. 가능한 최대 용량
4) 선택적 α수용체 차단제(prazocin) : 효과적
5) **β-blocker** : **금기!** α-receptor가 항진되어 vasospasm을 유발
6) Aspirin : 가능한 투여하지 않음! Prostacyclin의 합성을 억제하여 혈관수축을 유발 가능
7) 관상동맥 조영술 상 fixed stenotic lesion이 관찰될 경우 → β-blocker, aspirin, PCI 등이 도움됨
8) 예후 : **excellent!**
   (1) 증상 발현 후 처음 6개월 동안 급성 흉통 증상이 빈번하게 발생함
   (2) 5년 생존율 : 90~95%
   (3) 흉통 시 심각한 부정맥 발생할 경우 → 급사의 위험이 높음

17 Chapter

ST분절 상승 급성 심근경색

ST-segment elevation MI

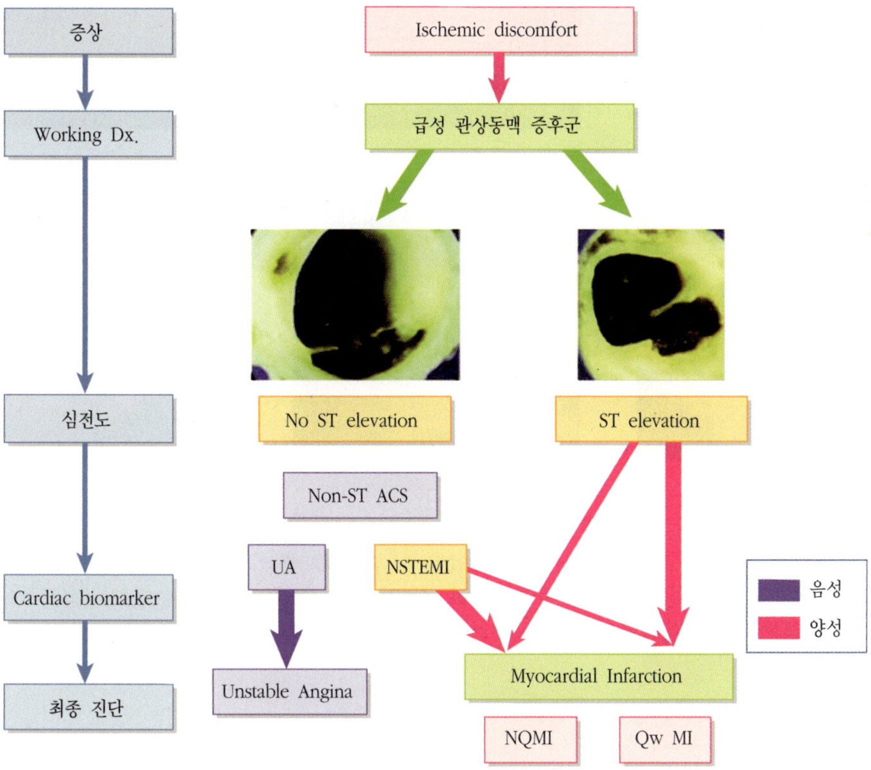

그림 17-1 급성 관상동맥 증후군(ACS)의 분류

여기서 잠깐 !!

- 흉통과 심전도에서 ST분절의 상승 및 심근 효소의 상승을 그 특징으로 하는 질환이다. 발생 초기(30일 내)의 사망률이 30%에 이르며, 이 30%의 반 수 이상이 병원에 도착하기 전에 사망하는 중대한 질환이다. 특히, 75세 이상의 노인에서는 생존율이 현저히 감소한다.

1 병태생리 : 급성 죽상경화반(plaque)의 파열

죽상경화증이 이미 존재하는 관상동맥에 죽상경화반의 파열로 인한 thrombotic occlusion에 의해 혈류가 갑작스럽게 차단되는 경우에 발생함

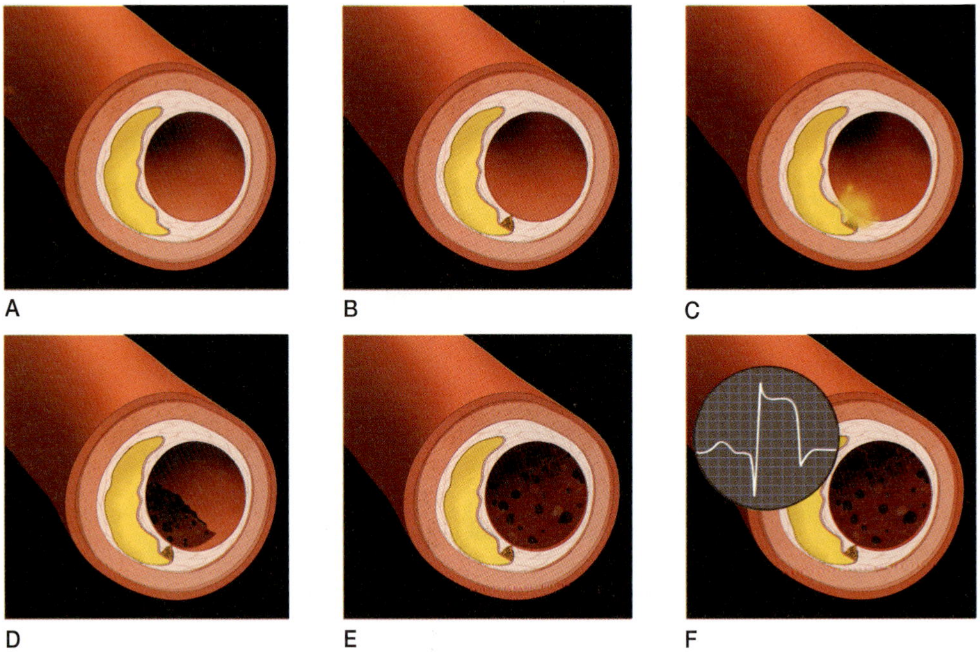

그림 17-2 **STEMI의 병태생리. A,** 관상동맥에 죽상경화반이 존재. **B,** 여러 inflammatory process를 거쳐 fibrous cap의 얇아지게 되고 그 곳에 fissure, ulceration이 발생. **C,** 죽상경화반의 파열(rupture). **D,** 죽상경화반 파열부위에 혈소판의 응집. **E,** 혈소판의 응집과 더불어 coagulation cascade를 통해 생성된 fibrin으로 빠르게 혈전 생성. **F,** 관상동맥의 total occlusion이 발생하게 되며 이로 인해 STEMI가 발생한다.

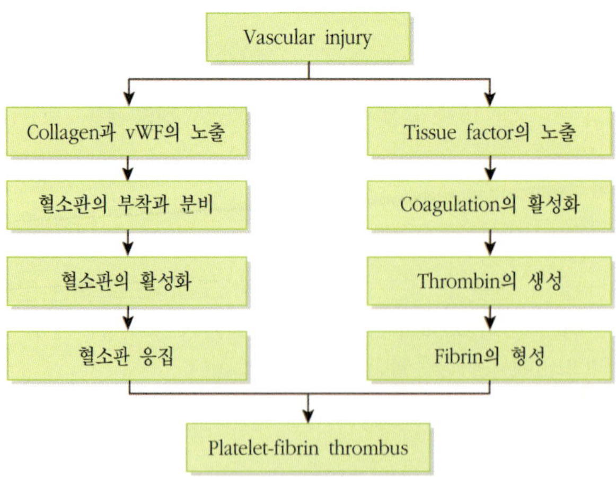

그림 17-3 **혈전 형성의 과정**

꼭 알아둡시다!!

Vulnerable plaques(plaques prone to rupture)에 대해 복습해보자!

- Thin fibrous cap
- Large lipid core
- High content of macrophage(many inflammatory cells)
- Relatively few smooth muscles
- Eccentric form
- Metalloproteinase의 생성이 많은 경우(activated foam cell에서 분비 → fibrous cap의 약화를 초래함)

2 임상양상

1) 흉통(chest pain)

(1) 흉통의 위치, 양상, 방사통, 악화인자는 안정협심증과 동일

(2) 지속시간(duration) : **대개 30분 이상**

(3) 완화인자(reliving factors) : 안정협심증과는 달리 휴식이나 nitrates에도 흉통이 잘 완화되지 않음

(4) 관련증상(associated symptoms) : 실신, 식은 땀(diaphoresis), 호흡곤란 등

① 주로 아침, 잠에서 깬 후 수 시간 내에 많이 발생(교감신경계의 활성화와 관련)

② **무통성 MI** : 당뇨, 여성, 고령의 환자에서 잘 나타나며 예후 불량

③ 비전형적인 증상

- 노인에서 갑작스럽게 발생한 호흡곤란
- 갑작스러운 의식 소실 및 혼란
- 위약감
- 부정맥
- 말초 색전증의 증거 발현
- 설명되지 않는 혈압 저하

2) 신체검진 소견

(1) 급성 병색을 보이며 창백하거나 식은땀을 흘리며 안절부절 못하는 양상

(2) 심실 기능 부전 시에 S_3, S_4 심음의 감소

(3) 수축 중기의 심잡음 : papillary muscle의 기능 장애 발생 시에 청진

(4) Pericardial friction rub : transmural MI시에 청진 가능

(5) 경정맥의 확장 : 우심실 경색이 의심 가능한 소견

(6) 혈압과 심박수

① 전벽부 심근경색의 1/4 : 고혈압 & 빈맥(교감신경계의 항진)

② 하벽부 심근경색의 1/2 : 저혈압 & 서맥(부교감신경계의 항진)

3 검사실 검사 소견

1) 심전도

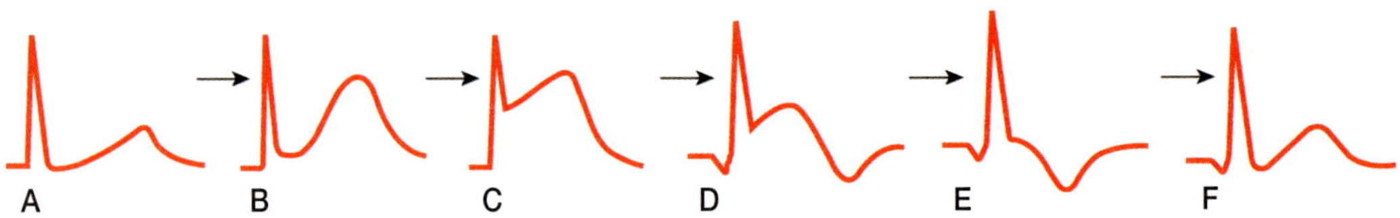

그림 17-4 **AMI에 따른 심전도의 변화 양상**. **A,** 정상 심전도. **B,** Hyperacute T wave change : T파의 amplitude와 width가 커진다. **C,** ST분절이 상승과 함께 hyperacute T wave는 유지된다(심근 전층의 손상). **D,** Pathologic Q wave와 T inversion의 발생한다(necrosis). **E,** ST의 하강, Q wave & T inversion. **F,** Pathologic Q wave, upright T wave(fibrosis)

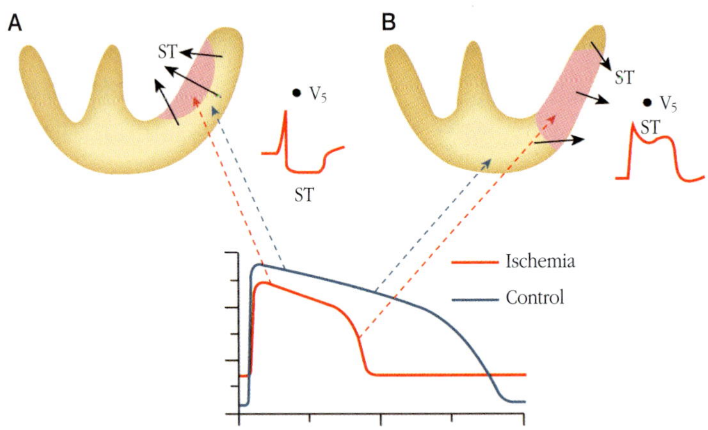

그림 17-5 **허혈성 심질환에서 ST분절의 변화 기전**. 허혈에 따른 심근의 변화는 action potential의 amplitude와 duration이 모두 감소하며, resting membrane potential은 증가하므로 주위의 정상 심근과 전위차가 발생하게 되고 이에 따른 current가 발생하게 되므로 ST분절의 변화가 생긴다. **A,** Subendocardial infarction의 경우. **B,** Transmural infarction의 경우

여기서 잠깐 !!

중요한 check 사항!! → 2장 심전도의 심근허혈 part를 참조할 것

- 증상과 심전도 사이의 관련이 있는지?
- Localization이 되는지?(관상동맥 territories에 따른 ST-T change가 있는지?)
- Reciprocal change가 있는지?
- Pathologic Q wave란 어떤 것을 말하는지?
- 어떤 형태의 T wave가 심근 허혈을 의미하는지?(symmetric? asymmetric?)
- 최근에 생긴 변화인지, old form인지?
- 되도록 많은 심전도를 접하는 것이 큰 도움이 됩니다!!

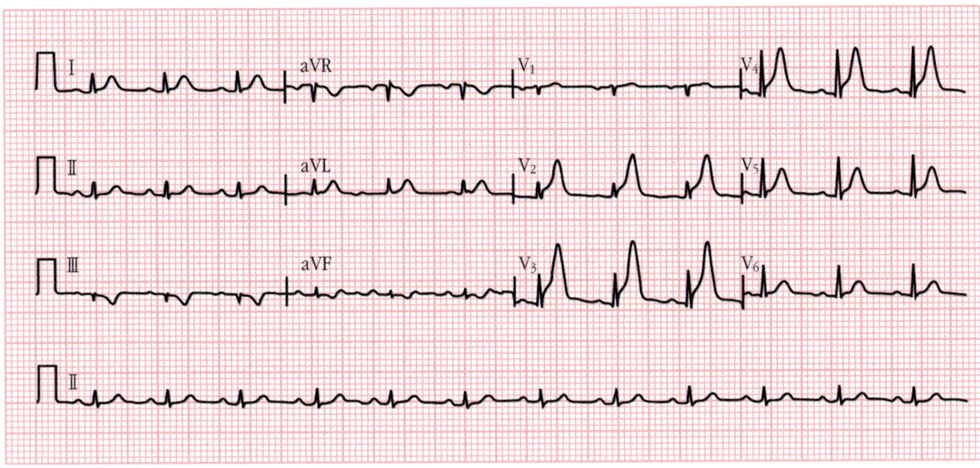

그림 17-6 **급성 전벽부 심근경색(acute anterior wall MI).** V_2~V_4에서의 ST elevation이 보이며 Ⅱ, Ⅲ, aVF에서 slight ST depression이 보이는데 reciprocal change이다.

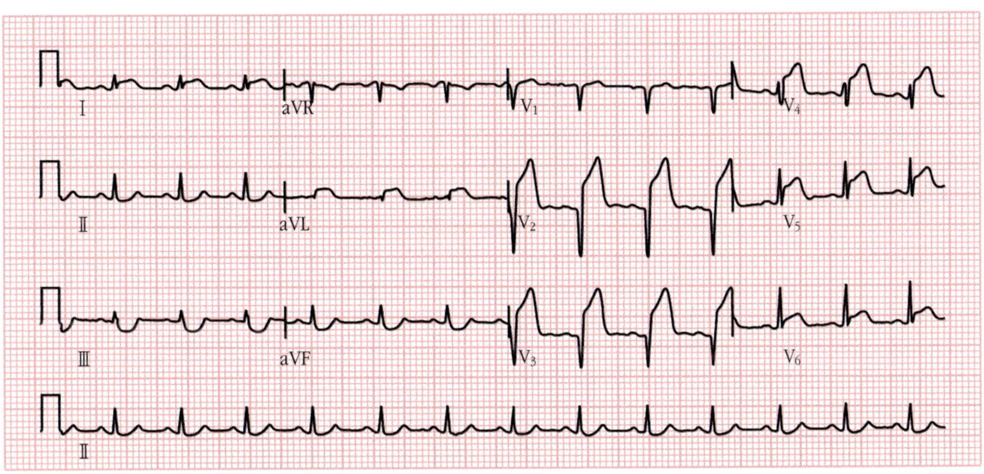

그림 17-7 **급성 전측벽부 심근경색(acute anterolateral wall MI).** V_2~V_6에서 ST elevation이 있으며 V_2, V_3에서는 pathologic Q wave도 관찰된다. Ⅱ, Ⅲ, aVF에서 ST depression이 보이는데 reciprocal change이다.

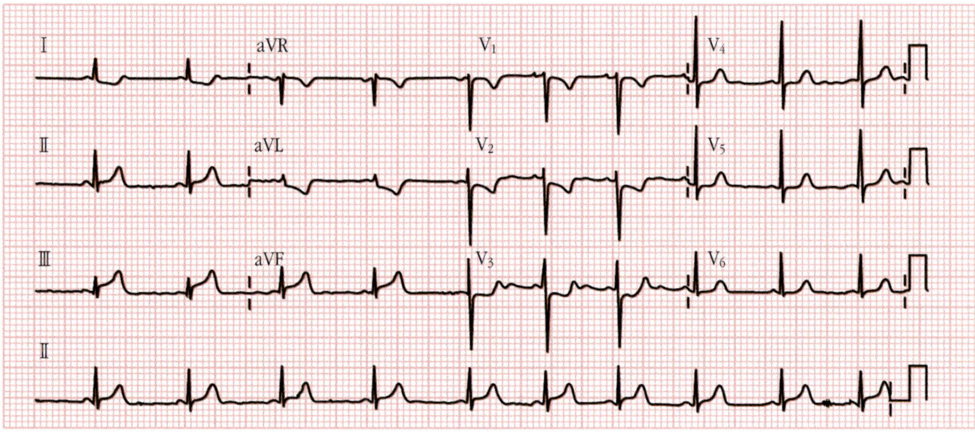

그림 17-8 급성 하벽부 심근경색(acute inferior wall MI). Ⅱ, Ⅲ, aVF에서 ST elevation이 관찰되며 Ⅰ, aVL에서 downsloping ST depression이 reciprocal change로 관찰되고 있다. Ⅱ보다는 Ⅲ에서 ST elevation이 정도가 더 심한 것으로 봐서 우심실 경색을 의심해볼 수 있으며 V_1, V_2에서 ST depression이 동반된 것으로 보아 후벽부 경색(posterior wall MI)도 동반되었을 것이다.

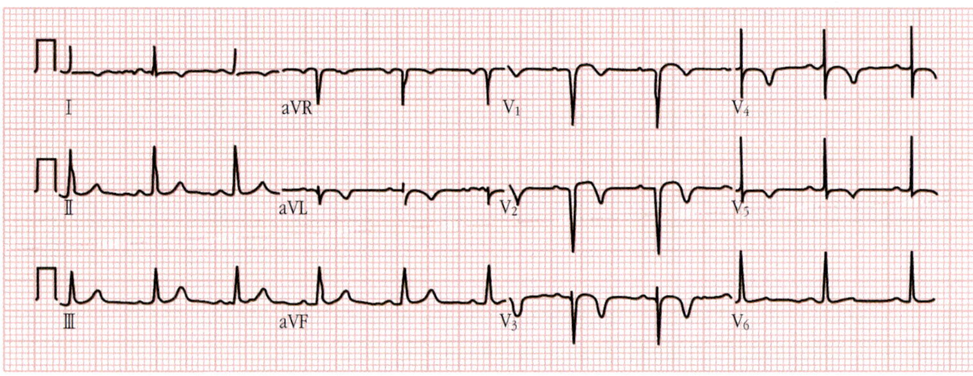

그림 17-9 Old anterior wall MI. V_1~V_5에서 symmetric T inversion이 관찰되며 V_1, V_2에서는 QS pattern의 pathologic Q wave가 보이며, reciprocal change를 동반하지 않은 ST elevation이 관찰되는데 이는 급성의 형태가 아닌 old form의 특징적인 소견이다. Resting 시에 얻은 심전도라면 precordial leads에서 ST elevation이 관찰되어 LV apical aneurysm이 있을 가능성이 매우 높다.

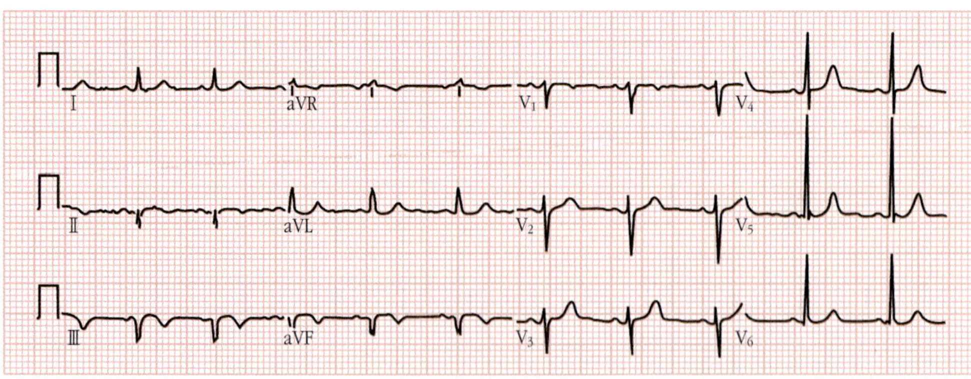

그림 17-10 Old inferior wall MI. Ⅱ, Ⅲ, aVF에서 pathologic Q wave와 T inversion이 관찰되고 reciprocal change는 없다.

2) 혈청 내 심근 생화학적 지표(serum cardiac biomarkers)

(1) 임상적 중요성

① 심근 손상의 직접적인 근거

② 혈중에 분비되는 총량은 경색의 크기와 비례

③ **관상동맥의 재관류 시 early peak and early wash-out**

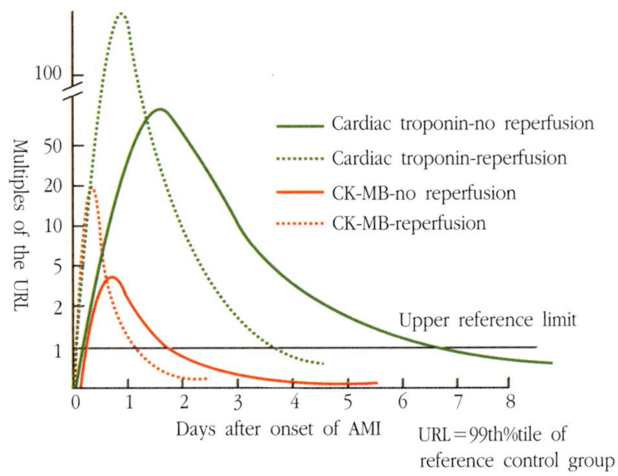

그림 17-11 **STEMI 시 cardiac biomaker의 변화.** Typical cardiac biomarkers that are used to evaluate patients with STEMI include the MB isoenzyme of CK(CK-MB) and cardiac-specific troponins. Curve의 아래 총넓이가 혈중에 분비되는 총량이며(이 넓이는 경색의 넓이와 비례) 재관류가 되면 early peak and early wash-out을 보이게 되면서 이 넓이가 줄어들게 되며 경색의 크기도 감소하게 되는 것이다.

(2) Cardiac-specific troponin T(cTnT), cardiac-specific troponin I(cTnI)

① CK-MB보다 특이도가 더 높아 심근경색 진단에 더 선호됨

② 심근경색 발병 후 빠르게 상승하고 혈중에 오랫동안 지속됨

→ 이미 흉통이 소실되었거나 CK-MB가 정상인 환자에서 유용

③ 심근경색 발생 2~6시간 후부터 상승하기 시작하여 약 10~24시간 동안 peak

④ cTnI는 약 7~10일, cTnT는 약 10~14일간 혈중에서 검출됨

(3) Creatine phosphokinase(CK)

① 4~8시간 내에 상승하기 시작하여 48~72시간 내에 정상화

② 단점 : 진단 특이도가 낮음(골격근의 손상에 의해서도 상승)

예 근육 주사(IM)를 맞은 경우 CK가 정상의 2~3배까지 상승

③ 상승되는 다른 요인

- 근이영양증, 근병증, 다발성 근염 등의 골격근 질환

- 갑상선 기능 저하증, 중풍
- 수술, 외상, 경련, DC cardioversion

④ **CK-MB isoenzyme**

- CK보다 cardiac-specific!
- CK-MB/CK≧2.5인 경우 : 골격근보다는 심근에서 유리되었음을 시사
- 심장 수술, 심근염, DC cardioversion 시에도 CK-MB 상승 가능

(4) Myoglobin

① 심근경색 이후에 **가장 먼저 상승** : 1~2시간 후부터

② 24시간 내에 정상화

③ 조기 진단에 도움이 되지만 심장에 대한 특이도가 낮음

표 17-1 Cardiac biomarkers

Marker	상승 시작	Peak time	정상화
Troponin	2~6시간	10~24시간	7~14일
CK-MB	4~8시간	10~24시간	2~3일
Myoglobin	1~2시간	6~7시간	1일

→ **보통 응급실에 MI 의심환자가 오면, CK-MB와 troponin을 봅니다.**

(5) 기타 비특이적인 염증 반응

① Leukocytosis : 12,000~15,000/uL

② CRP의 상승

3) 심장 영상 검사

(1) 이면성 심초음파

① 국소 벽운동 장애의 관찰 : 응급실에서 심초음파 검사로 벽운동 이상 유무를 조기에 발견 가능 → 향후치료 방침 결정에 유용함

② 좌심실 기능의 평가 : 예후와 관련되어 중요함

③ 합병증 유무의 발견 : VSD, MR, RV infarction, LV thrombus 등

(2) 심근 관류 영상(myocardial perfusion imaging) → 비침습적 심장검사 부분 참조

① ^{99m}Tc-sestamibi scan

- 생존 심근세포에서 흡수되는 물질 : 생존 심근 확인 가능!
- 심실 기능의 측정 가능 : ejection fraction
- 응급검사 가능 : 광자 에너지 높고 반감기가 짧아서 검사시간 짧음

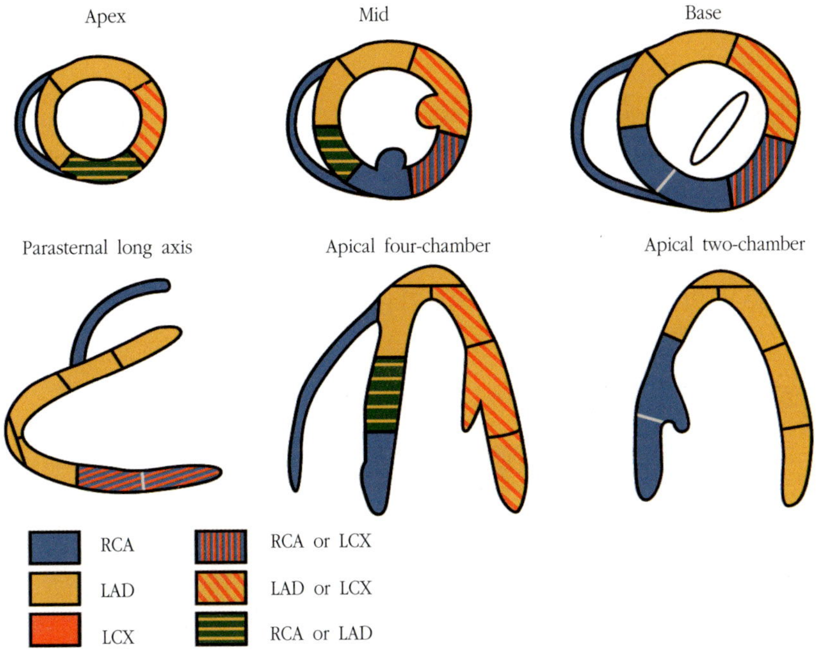

그림 17-12 좌심실의 coronary artery의 vessel territories. 심초음파를 이용하여 벽운동 장애가 있는 부위 및 관여하고 있는 관상동맥을 알 수 있다.

② ^{201}Thallium(T_l) scan

- ^{201}Thallium : 칼륨 유사 물질로 체내에서 칼륨과 동일하게 처리됨
- 생존 심근세포에서 흡수되는 물질 : 생존 심근 확인 가능!
- 초기 영상 : flow dependent → 국소적 심근 혈류를 반영
- 후기 영상(2~24hrs) : 생존 심근세포에서 active uptake → 생존심근량을 확인 가능
- Stress 후에 폐에서 흡수량이 증가할 때 : 매우 심한 관상동맥 질환이 있거나 좌심실 부전이 있을 때 발생 → 나쁜 예후인자
- 매우 민감한 검사 방법
- 단점 : acute infarct과 chronic scar를 구별할 수 없음

③ ^{99m}Tc-pyrophosphate

- 괴사된 세포에서 방출된 Ca^{2+}과 결합 → 경색 부위가 hot spot으로 관찰됨
- 심근경색 12~24시간 후부터 2주까지 양성으로 나타남
- 2~4일 동안 양성률이 최대 → acute infarct과 chronic scar 구별 가능!

4 초기 치료

1) 병원에 도착하기 전까지의 치료

(1) 심근경색 환자가 병원 도착 전에 사망하는 경우의 대부분은 VF에 의한 사망

(2) 대부분 증상 발현 24시간 이내에 일어나며, 이 중 절반은 1시간 이내에 발생

→ 가장 중요한 pre-hospital care는 **빠른 인지, 빠른 발견, 빠른 이송**

(증상 발생 시 지체 없이 의료기관으로 오도록 홍보와 교육이 중요)

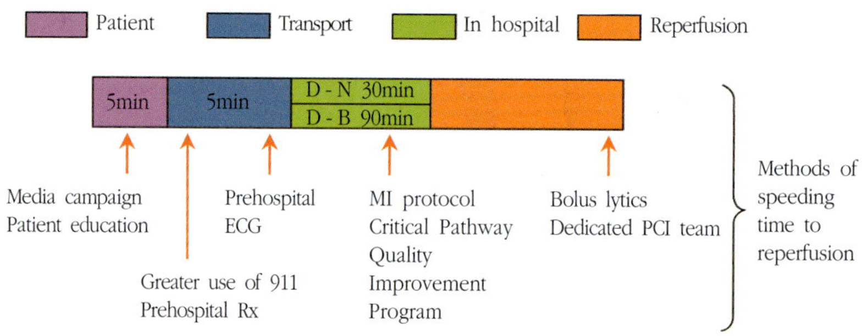

그림 17-13 **이상적인 초기 대응.** ST분절 상승 심근경색의 치료에서 가장 중요한 것은 시간이다. 병에 대한 예방과 홍보를 통해 증상이 발생할 때 환자가 지체 없이 도움을 요청하도록 하고 환자 발견 즉시 의료기관으로 이송해야 한다. 이때 치명적인 부정맥의 발생을 monitoring해야 한다. 의료기관에서는 ST분절 상승 심근경색을 진단 후 혈전 용해제가 투여되는 데까지 걸리는 시간(Door-to-Needle time, D-N)을 30분 이하로, 진단 후 PCI를 시행하는 경우에 ballooning하는 데까지 걸리는 시간(Door-to-Balloon time, D-B)을 90분 이하로 하는 것을 권장하고 있다.

2) 응급실에서의 치료

(1) **Oxygen**

① 적응증 : 저산소증($SaO_2 < 90\%$)이 있는 경우

저산소증이 없는 환자에게 산소 공급의 임상적 유용성은 제한적

② 방법 : nasal-prong 또는 facial mask를 통하여 2~4L/분의 산소를 경색 후 초기 6~12시간 동안 공급

(2) **Nitrates**

① 0.4mg의 nitroglycerin 설하정을 5분 간격으로 세 번까지 투여

② 초기에 nitroglycerin 설하정에 반응이 있는 환자에서 지속적인 흉통이 있고 혈압이 높으면 nitrates의 정맥 투여를 고려

③ 작용기전 : 전부하를 감소하여 심근의 산소 요구량 감소 및 혈관 확장 및 측부순환의 증가로 심근에 혈류 공급량 증가시킨다.

④ 투여의 금기증

- 수축기 혈압 < 90mmHg

- 우심실 경색(RV infarction)이 의심될 때
- 24시간 내에 sildenafil(Viagra®)를 복용한 환자(Tadalafil은 48시간)

⑤ Nitrates 투여로 인해 갑작스러운 저혈압 발생 → atropine의 투여로 회복 가능

(3) **Morphine**

① 일반적으로 소량(2~4mg)을 반복적으로(대개 5~15분마다) 정맥 투여

② 부작용 : 혈압 저하, 서맥, 오심, diaphoresis 등

③ NSAIDs는 사망률과 reinfarction의 비율을 증가시키므로 투여하지 않는다!

(4) **Aspirin**

① **금기가 없는 한 모든 심근경색 환자에게 투여**

② 초기 : 300mg을 씹어서 먹음(Buccal mucosa로 빠르게 흡수되도록)

③ 유지용량 : 매일 100mg 경구 투여

(5) **β-blocker**

① **금기사항이 없다면 다른 치료와 관계없이 경구 또는 IV로 반드시 투여**

② 효과

- 혈전 용해술 치료 받지 않은 환자에서 심근경색의 강도를 줄이고 합병증 발생의 예방
- 혈전 용해술 치료 받은 환자의 reinfarction의 비율을 감소
- 치명적인 부정맥 발생의 예방

③ **투여의 금기증**

- **HR<60bpm**
- **수축기 혈압<100mmHg**
- **중등도 이상의 심한 좌심실 부전**
- **증상이 있는 말초혈관 질환**
- **일부 부정맥 : PR interval>0.24초, 2도/3도 방실차단**
- **기관지 천식, COPD 등**

3) 재관류 요법(reperfusion therapy)

(1) 적응증

① 두 개의 연속된 precordial leads에서 최소한 2mm 이상의 ST분절 상승

② 두 개의 leam leads에서 최소한 1mm 이상의 ST분절 상승

★ **주의** : ST분절 상승이 없는 상태에서의 fibrinolysis는 오히려 해가 된다!

(2) 목적

심근경색을 일으킨 관상동맥의 혈류를 적절한 시기에 회복시켜 경색이 일어난 부위 이하 심근에 혈류를 개선함 → 경색 크기를 감소시킴

(3) 재관류의 시기

① 증상 발현 후 **3시간까지 : 효과적**
(1시간 이내 : 가장 효과적)

② 3~6시간 : 어느 정도 효과적

③ 12시간까지 : 흉통이 계속되고 ST분절의 상승이 지속된 경우에는 효과적

(4) 재관류 요법의 종류

① Thrombolytics(=Fibrinolytics, 혈전 용해술)

② PCI

③ 응급 CABG

(5) **재관류 성공의 지표**

① **흉통의 소실**

② **상승되었던 ST분절의 하강**

③ **심근 효소의 조기 상승과 하강**

④ **Reperfusion arrhythmia(VPCs, AIVR 등)**

⑤ **저혈압, 서맥**

4) 혈전 용해술(thrombolytic or fibrinolytic therapy)

(1) 기전

① ST분절 상승 심근경색의 주요 병태생리(혈전의 생성)를 해결함

② 혈전을 서로 cross-linking하고 있는 fibrin을 녹임
fibrin을 녹이는 plasmin 합성을 촉진(Plasminogen을 plasmin으로 변환시키는 것을 촉진)

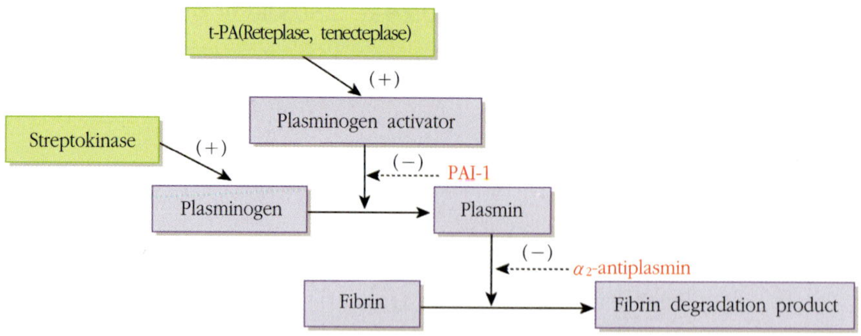

그림 17-14 Fibrinolysis의 pathway

(2) Fibrinolytic agents

① Non-fibrin-specific agents

- **Streptokinase, Urokinase**
- 기전 : Plasminogen과 complex를 형성하여 plasmin 형성을 촉진
- 특징 : systemic effect가 강함

② Fibrin-specific agents

- **tissue plasminogen activator(tPA, alteplase), tenecteplase(TNK), reteplase(rPA)**
- 기전 : Thrombus의 fibrin에 선택적으로 부착되며 thrombus에 부착된 plasminogen을 plasmin으로 바꾸어 fibrin degradation을 유도한다.
- 특징 : systemic effect가 적음
- Tenecteplase(TNK), reteplase(rPA)는 bolus로 주는 것도 가능(prolonged infusion 필요 없음)

(3) **Door-to-needle time 30분 이내로 시행하는 것이 이상적!!**

표 17-2 효과가 입증된 혈전 용해제의 비교

	Streptokinase	Alteplase	Reteplase	Tenecteplase
용량	30분 간격 두 차례 bolus[a]	90분간 100mg (체중에 따라 다름)[b]	30분 간격 두 차례 10단위	30~50mg (체중에 따라 다름)[c]
항원성	예	아니오	아니오	아니오
알레르기 반응	예	아니오	아니오	아니오
전신적 fibrinogen 고갈	severe	mild-moderate	moderate	minimal
90분 patency rate(%)	51%	73~84%	83%	77~88%

[a] 150만 단위 bolus 정주, 30분 후 체중당 2만 단위 bolus 정주, 전체용량 300만 단위 이하
[b] 15mg bolus 후 0.75mg/kg 30분간 정주, 이후 60분간 0.5mg/kg(최대 35mg), 전체용량 100mg
[c] 60kg 미만 : 30mg, 60~69kg : 35mg, 70~79kg : 40mg, 80~89kg : 45mg, 90kg 이상 : 50mg

(4) **Fibrinolysis가 primary PCI에 비해 선호되는 경우**

① 증상 발현 초기 : 증상 발현 3시간 이내

② 침습적 치료전략이 불가능한 경우 : 심혈관 검사실 사용이 불가능한 경우, 혈관 접근이 불가능한 경우 등

③ 침습적 치료전략 선택 시 시간적 지연이 예상되는 경우

- 장시간 이송이 필요할 때
- 침습적 치료전략을 시행하려면 1시간 이상 지연될 것으로 예상될 때
- Door-to-balloon time이 90분을 초과할 것으로 예상될 때

여기서 잠깐 !!

• PCI 한다고 무리하게 기다리며 지체하지 말고, 늦어질 것 같으면 그냥 빨리 thrombolytics를 투여합니다!

(5) **Fibrinolytic therapy의 절대적 금기증**

① **이전의 두개내 출혈**

② **두개혈관 병변**

예 **동정맥기형**

③ **악성 두개내 종양**

④ **3시간 내의 급성 허혈발작을 제외한 1년 이내의 뇌경색**

⑤ **대동맥 박리증 의심 시**

⑥ **급성 출혈**

(6) Fibrinolytic therapy의 합병증

① 알레르기 반응 : 주로 혈압의 저하로 나타남

② 출혈 : 가장 흔하며 가장 심각한 합병증

• Hemorrhagic stroke(0.5～0.9%) 위험 인자

70세 이상, 여성, 고혈압, 고용량의 tPA와 heparin을 동시 투여했을 때

• tPA, rPA가 streptokinase보다 조금 더 위험함

5) 일차적 경피적 관상동맥 중재술(primary PCI)

(1) Primary PCI

① 선행하는 혈전 용해술 없이 관상동맥 성형술 및 스텐트 삽입술을 시행하는 것

② 응급 PCI가 가능한 병원이면 혈전 용해술보다 primary PCI를 우선 고려

③ 숙련된 의료 기관 및 의사에 의해 시행되면 혈전 용해술에 비해 장·단기 예후가 더 양호(사망률, nonfatal reinfarction, 뇌출혈 등이 감소)

(2) **Primary PCI가 선호되는 경우**

① **숙련된 심혈관 검사실 및 심장 수술 지원이 가능할 때(Door-to-balloon time 90분 이내일 때)**

② **고 위험군 환자(cardiogenic shock, Killip class 3 이상)**

③ **출혈 위험이 높거나 혈전 용해술이 금기인 환자**

④ **증상 발현 후 3시간 이상 경과된 경우**

꼭 알아둡시다!!

Killip classification

- Class 1 : 폐울혈 또는 정맥 울혈의 징후가 없는 경우
- Class 2 : 중등도의 심부전 징후 : 양폐 하부에 rale 청진, S_3 gallop, tachypnea, 오른쪽 심부전의 양상과 정맥 또는 간울혈이 있는 경우
- Class 3 : 심한 심부전 징후와 폐부종
- Class 4 : 수축기 혈압<90mmHg이면서 말단 청색증과 말초혈관의 수축을 보이고 소변량의 감소 및 mental confusion이 동반될 때

(3) Primary PCI의 합병증

① 조영제 유발 신병증(Contrast-induced nephropathy)

② 알레르기 반응(Allergic reaction)

③ 후복강내 혈종(Retroperitoneal hematoma), puncture site의 출혈, 감염, pseudoaneurysm 생성

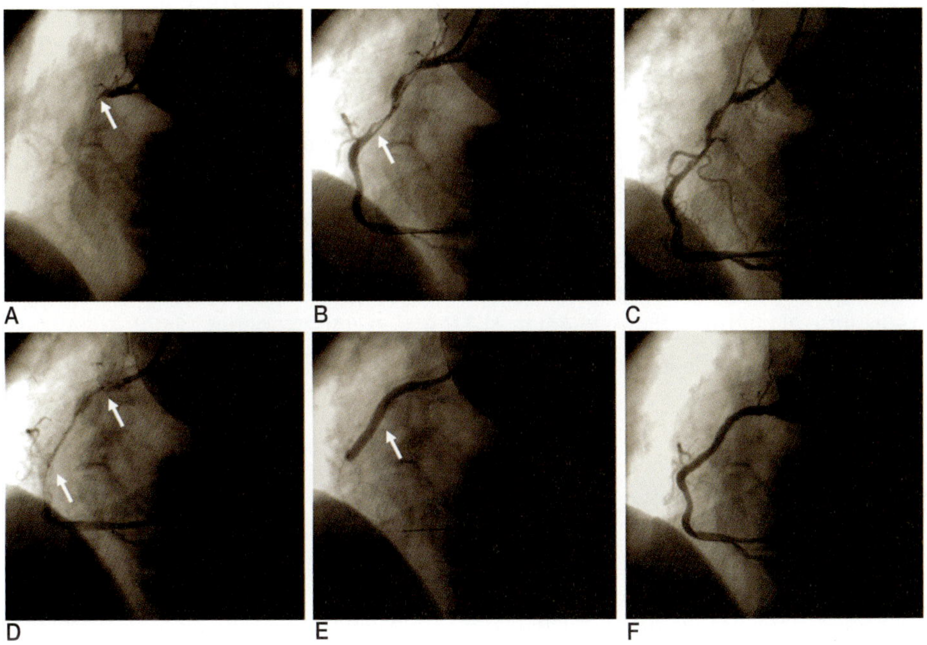

그림 17-15 Primary PCI. 하벽부 심근경색 의심환자의 실제 primary PCI 모습이다. **A,** 화살표 부분에 TIMI 0인 RCA(Right Coronary Artery) proximal total occlusion 소견이 보인다. **B,** Guidewire를 통과시킨 후 flow가 약간 회복되었고 화살표 부위에 filling defect가 보이는데 이는 thrombus를 의미한다. **C,** Suction thrombectomy를 시행한 후에 flow가 조금 더 향상되었다. **D,** Stent를 위치시킨다. 화살표가 stent의 양 끝을 가리킨다. **E,** Stent를 deployment시킨다. **F,** Stent 후 TIMI 3 flow를 회복한 모습이다.

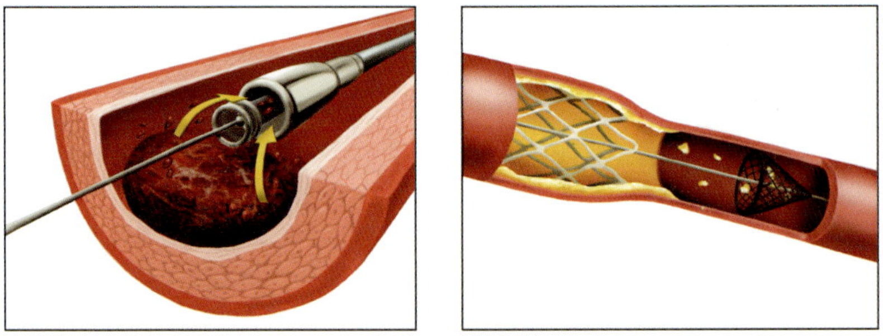

A B

그림 17-16 PCI의 보조 도구들. A, Thrombus를 제거하는 흡입 기구. B, PCI 중 발생할 수 있는 distal embolization을 막기 위한 embolization protection device

꼭 알아둡시다!!

동면 심근(Hibernating myocardium), 기절 심근(stunning myocardium), preconditioning

- 동면 심근(Hibernating myocardium)
  - 관상동맥 혈류량의 감소로 인해 심근세포의 수축 기능이 저하되어 있는 상태로 재관류 요법으로 관상동맥 혈류량을 개선하면 정상 기능을 회복할 수 있는 상태의 심근을 의미한다.
  - 쉽게 말하면 지속적인 관상동맥 혈류 감소에 대한 심근의 만성 적응 기전이다.
  - 재관류 요법의 목표는 바로 이러한 hibernating myocardium의 빠른 회복에 있다.
- 기절 심근(Stunning myocardium)
  - 아주 짧은 시간 동안의 허혈 직후에 관상동맥 혈류가 회복된 후에도 심근수축력이 바로 회복되지 못하고 저하된 상태로 남아있는 상태
  - 기전 : oxygen free radical의 생성, Calcium overload, Calcium에 대한 myofilaments의 민감도 저하
  - 시간이 지나면 다시 원래 기능으로 회복된다.
- Preconditioning : 허혈에 대한 심근의 방어 기전으로, 허혈 발생 후 빠른 시간 내에 혈류를 재개하면 후속되는 보다 긴 기간의 허혈에도 불구하고 심근세포는 역설적으로 허혈에 대하여 저항성이 있음을 의미하는 것으로 짧은 기간 동안의 허혈–재관류 반복에 따른 심근보호 효과를 말한다.

5 약물 요법

1) 항혈전제

(1) 목적 : 재관류된 infarct-related artery의 patency 유지 및 혈전성 합병증의 예방

(2) Aspirin : 응급실에서 투여 이후로 지속 투여(100mg/day)

→ 사망률 감소 효과가 있으므로 금기사항이 없다면 반드시 투여함

(3) Thienopyridine(ticlopidine, clopidogrel)

① Clopidogrel : 초기 loading dose 300mg, 매일 75mg 경구투여

② **Aspirin + clopidogrel** : **aspirin 단독투여에 비해 심근경색의 재발률과 사망률**

을 감소시킴

③ PCI를 시행한 경우에는 aspirin+clopidogrel 병합요법 시행

- Bare-Metal Stent(BMS)의 경우는 1개월 이상
- Sirolimus-eluting stent(Cypher®)의 경우는 3개월 이상
- Paclitaxel-eluting stent(Taxus®)의 경우는 6개월 이상
- **최근 very late stent thrombosis가 많이 발생한다고 알려져서 drug-eluting stent에서 aspirin+clopidogrel 병합요법을 12개월 이상 쓰는 것을 권고함**

(4) Glycoprotein Ⅱb/Ⅲa receptor antagonists(abciximab, eptifibatide, tirofiban)

① PCI를 시행받은 ST분절 상승 심근경색 환자에서 혈전 관련 합병증을 방지하는 데 효과적

② **장기간 투여하지 말고 초기 급성기에만 투여**

(5) Heparin(UFH & LMWH)

① UFH IV

- 적응증
  - PCI 또는 수술적인 재관류를 시행하려는 환자
  - Alteplase, reteplase, tenecteplase로 fibrinolysis를 한 경우
  - Streptokinase, urokinase를 투여한 환자에서 전신적 색전증의 위험도가 높은 경우
- aPTT를 정상치의 1.5~2배 범위로 유지
- platelet count F/U

② LMWH

- Depolymerization을 통해 분자량 약 5,000Da으로 만든 heparin
- UFH에 비해 사망과 MI의 발생률이 더 적음
- **Heparin induced thrombocytopenia(HIT), 출혈 위험이 더 적음**
- 생체이용률이 **높아 피하 투여 가능**

꼭 알아둡시다!!

HIT(Heparin-Induced Thrombocytopenia)

- Heparin을 투여하고 5~10일 후, 다른 원인을 알 수 없는 50%의 혈소판 감소증이 발생하고 새로운 thrombosis나 skin necrosis가 있을 때 의심해 볼 수 있다.
- Serum Platelet Factor 4(PF4)/heparin complex를 정량하여 확진한다.
- Heparin 투여의 중지, platelet count를 회복할 때까지 wafarin으로 투여한다.
- DVT(Deep Vein Thrombosis)가 4배 정도 잘 발생하므로 DVT의 여부 관찰 필요하다.

표 17-3 UFH vs. LMWH

	장점	단점
UFH	• 즉각적인 항혈전 효과 • Coagulation cascade의 여러 부위에 작용 • 오랜 투여 경험 • aPTT, ACT 측정으로 쉽게 monitor됨	• 간접적인 thrombin 억제제이므로 clot에 붙어 있는 thrombin의 억제능력이 약함 • HIT의 발생 가능성이 높음 • PF4의 억제작용으로 인한 효과 저하 • 오히려 혈소판 응집을 초래할 수 있음 • Non-linear pharmacokinetics
LMWH	• anti-factor Ⅹa/Ⅱa ratio 증가(thrombin 생성을 보다 효과적으로 억제) • PF4에 대한 sensitivity 감소 • aPTT monitoring의 불필요 • 혈장내 다른 단백질과의 결합이 적음	• 반감기가 김 • 콩팥으로 배설되어 용량 조절이 필요함 • less reversible

(6) 장기간 항혈전치료의 적응증

Heparin과 wafarin을 병용 치료 후 wafarin으로 **최소 3개월 이상** 투여 필요

① 국소 벽운동 장애 부위가 넓을 때(특히, 전벽부)

② Severe LV dysfunction

③ 울혈성 심부전

④ 색전증의 과거력(deep vein thrombosis, pulmonary embolism, embolic stroke 등)

⑤ 심초음파에서 좌심실에 혈전이 발견된 경우

⑥ 심방 잔떨림(atrial fibrillation)이 동반되었을 때

2) 베타 차단제(β-blocker)

(1) 초기 효과 : 심근 산소 요구 공급 관계 호전, 통증 경감, 경색 범위 축소 효과, 치명적 심실성 부정맥의 발생 감소

(2) 장기적 효과 : 사망률, 비치명적 재경색, 심정지 등의 감소

(3) 금기 사항이 없으면 투약하는 것이 효과적

(4) **베타 차단제 투여의 금기 사항**

① **HR<60bpm, 수축기 혈압<100mmHg**

② **중등도 이상의 심한 좌심실 부전**

③ **증상이 있는 말초혈관 질환**

④ **일부 부정맥 : PR interval>0.24초, 2도/3도 방실차단**

⑤ **기관지 천식, COPD 등**

3) Renin-Angiotensin-Aldosterone system의 억제

(1) ACE inhibitor

① ST분절 상승 심근경색 환자들의 사망률 감소

② 심근경색 이후 심실 재형성 방지

→ 울혈성 심부전의 발생률 감소

③ STEMI 발생 24시간 이내에 모든 환자에게 투여

④ **지속적인 ACE inhibitor 투여 대상 환자**

- **임상적으로 울혈성 심부전이 확실한 경우**
- **영상 검사에서 전체적으로 좌심실 기능이 저하된 경우**
- **넓은 범위의 국소 벽운동 장애가 있는 경우**
- **고혈압 환자**

(2) ARBs : ACE inhibitor를 투여하지 못하는 경우, 투여 가능

(3) Aldosterone antagonist : ACE inhibitor와 베타 차단제를 복용하면서 LVEF≦40%이거나 심부전 증상이 있거나 당뇨가 있는 경우

① 금기증

- 콩팥기능 저하(남자 Cr≧2.5mg/dL, 여자 Cr≧2.0mg/dL)
- 고칼륨혈증(K^+≧5.0mEq/L)

4) 기타 약제

(1) Nitrates

① 통증을 경감시키는 데 효과적

② 사망률 : 미미한 효과

(2) CCBs : 사용하지 않음

(3) 철저한 혈당 조절 : 사망률 감소에 효과적

(4) 혈청 마그네슘 수치의 정상화 : 치명적인 부정맥 발생 예방

6 합병증 및 관리방법

1) 심실 기능 부전

(1) 심실 재형성(ventricular remodeling)

① Acute stage : 경색 부위의 확대(정상 심근세포들의 파괴, 괴사 부위의 조식 손실 → 결과적으로 경색 부위가 비정상적으로 얇아지고 신전됨)

② Late stage : 비경색 부위에도 신전이 일어남 → 심실의 확장(dilatation)

(2) 심실 재형성에 관여하는 요소

① **경색의 크기 : 가장 중요**

② 경색의 부위 : 좌심실 첨부(apex)에 심근경색 발생 시 심근의 확장 및 혈역학적 손상이 심하고 심부전 발생률도 높음

③ 심실의 loading condition

④ IRA(Infarct-Related Artery)의 patency : Patent infarct artery는 반흔 형성을 촉진시키고 경색 부위의 tissue turgor를 증가시키고 ventricular dilatation을 감소

⑤ 좌심실의 확장기압 : wall stress는 infarct expansion의 위험도 증가

⑥ 심근 반흔 형성(scar formation)

(3) 치료 : ACE inhibitor와 다른 혈관확장제(예, nitrates)가 매우 효과적

→ LVEF < 40%이면 심부전 증상 유무와 무관하게 투여

2) 혈역학적 평가

(1) 펌프 기능 부전

① STEMI 환자 사망의 m/c 원인

② 심근 괴사 정도가 펌프 기능 부전의 정도 및 사망률과 비례함

③ 임상증상과 검사 소견 : 폐수포음, S_3 및 S_4 gallop, 흉부 방사선 소견 상 폐울혈, 폐부종

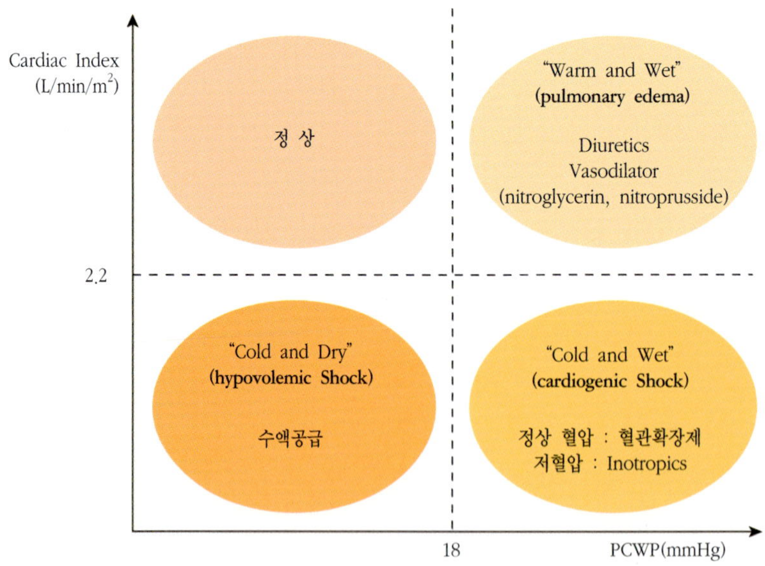

그림 17-17 Forrester classification of acute heart failure

④ 좌심실 기능 저하에 의한 혈역학적 소견 : 심근의 약 20~25% 이상이 심한 손상을 받았을 때 나타나며, 경색이 좌심실의 40% 이상에 발생하는 경우 대부분 심인성 쇼크 발생함

⑤ 치료

- 급성 심부전의 치료와 유사
  → 산소 공급, 전부하와 후부하의 감소, 심근 수축력의 강화
- **이뇨제의 투여**
  - 전부하의 감소, 폐울혈의 개선
  - 과량 투여 시에 혈압이 저하되거나 심박출량이 저하되면 관상동맥 혈류량도 감소할 수 있으므로 주의
- Nitrates
  - 전부하 및 congestive symptoms의 감소
  - 혈장량의 감소 없이 혈관확장을 통해 전부하를 낮춤
  - 심한 저혈압 유발 가능하므로 주의
- ACEi : STEMI 후 장기간 심실 부전을 치료하기 위한 이상적인 약물

3) 심인성 쇼크(cardiogenic shock)

(1) 심부전의 가장 심한 형태

① **저혈압(수축기 동맥압<80mmHg)**

② **Cardiac index<2.2 L/min/m^2**

③ **PCWP>18mmHg**

④ 정도에 따라서 핍뇨(prerenal ARF), 청색증, 산증 동반 가능

(2) 역학 : 약 7%에서 발생

(3) 사망률 : 70~80%

(4) 급성 심근경색 환자에서의 원인

① 심한 좌심실 부전

② 기계적 합병증

ventricular septal rupture, ischemic MR(papillary muscle rupture) free wall rupture, RV infarction 등

(5) 발생기전

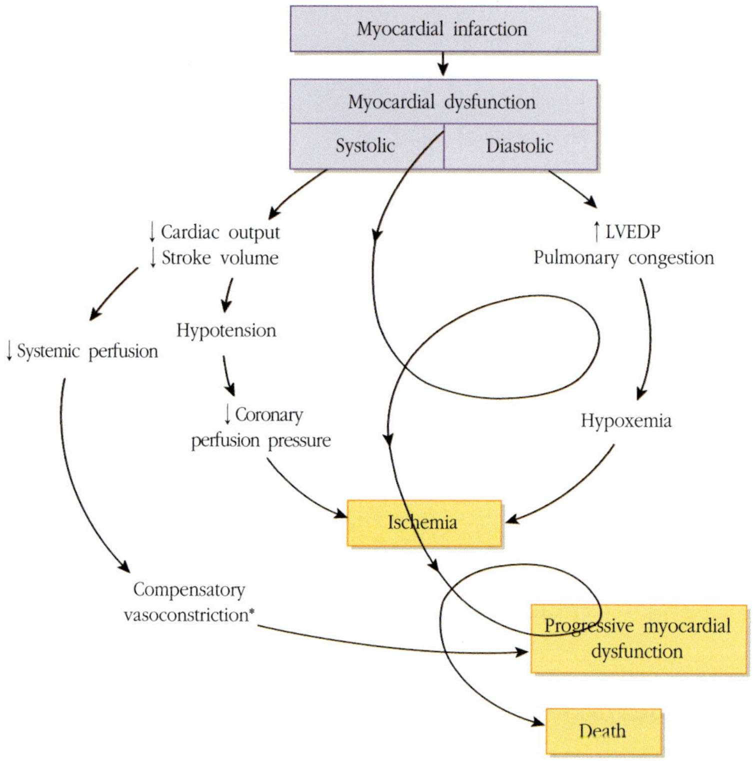

그림 17-18 Cardiogenic shock의 **병태생리**. 심근경색 후에 심근 기능이상이 초래되면 수축 및 이완기능 모두 저하되게 된다. 수축기능 저하로 심박출량이 저하되고 관상동맥 혈류량도 감소하여 심근 허혈이 더 조장된다. 또한 전신의 혈류량도 감소하므로 보상적으로 혈관이 수축하게 되어 지속적인 심근의 기능이상을 초래한다. 이완기능의 저하가 되면 좌심실 이완기말 압력이 상승하며 폐울혈을 조장하고 그로 인해 저산소증이 발생하고 이러한 상태는 심근의 허혈을 더 촉진시켜 심근의 기능 저하를 유발하고 종국에는 사망에 이르게 된다.

(6) 입원 시 shock 발생의 위험인자 : 고령, LVEF의 감소, 전벽부의 범위가 넓은 경색, previous MI, 당뇨

(7) 치료

① 재관류 요법 시행 : primary PCI 또는 CABG 선호

② **혈압에 따라 약물 투여를 시작**

- **SBP<70mmHg : 혈압을 올리는 것이 중요하므로 norepinephrine**
- **SBP 70~100mmHg : 심박출량 유지를 위해 inotropics**
- **SBP>100mmHg : 전부하, 후부하를 줄이기 위해 vasodilator**

③ IABP → 심부전과 폐성심 부분 참조

4) 우심실 경색(RV infarction)

(1) Inferoposterior wall MI의 1/3에서 우심실 경색이 동반

(2) 특징

① 폐울혈 : 없음

② 낮은 PCWP, 높은 RA 압력 : Rt. heart에서 폐로 ejection을 잘 못하므로

③ RV의 확장과 기능 부전, LV 기능은 비교적 양호

④ 주로 오른쪽 관상동맥의 근위부가 막힘

(3) 진단

① 증상 및 징후 : 경정맥 확대, 간종대, Kussmaul's sign

② 심전도 : 오른쪽 전흉부 전극, 특히 V_4R 전극의 ST분절 상승이 첫 24시간 내에 흔히 나타남

③ 심초음파 : 심장눌림증(cardiac tamponade)과 감별할 수 있으며 우심실의 국소 벽운동 장애, RVEF의 감소 등을 관찰 가능

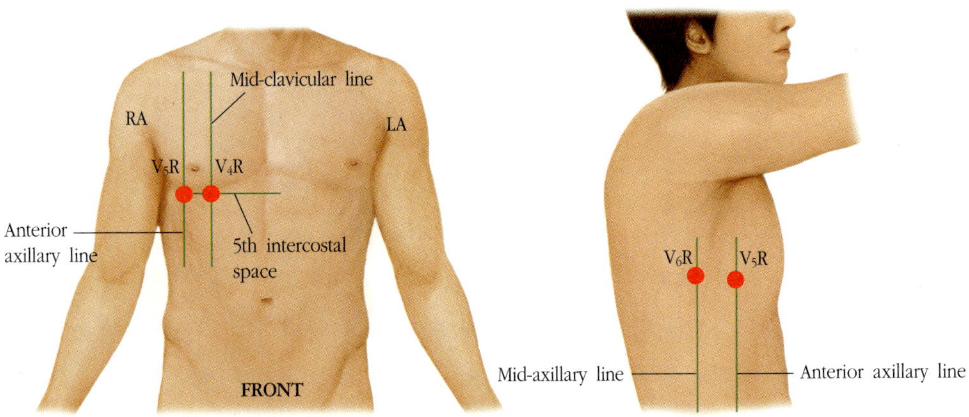

그림 17-19 오른쪽 전흉부 전극 위치의 모식도

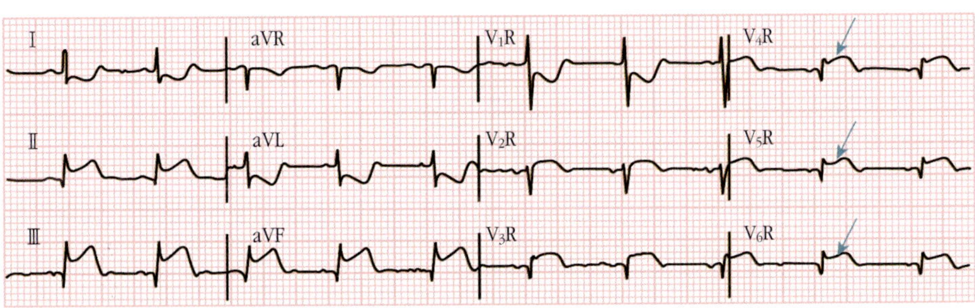

그림 17-20 우심실 경색의 심전도 소견. Ⅱ, Ⅲ, aVF에서 ST elevation이 관찰되며 Ⅰ, aVL에서 downsloping ST depression이 reciprocal change로 관찰되고 있다. V4R~V6R에서 ST elevation이 관찰되어 우심실 경색이 있음을 보여주고 있다.

(4) 치료

① **RV preload의 유지**

- **Volume overloading : IV normal saline투여**
- **Nitrates나 diuretics의 투여 금지**

② Inotropic support : Dobutamine

③ Reduce RV afterload with LV dysfunction

- IABP
- 동맥 확장제(sodium nitroprusside, hydralazine)
- ACE inhibitor

④ 재관류 요법 : primary PCI, Thrombolytics, CABG

꼭 알아둡시다!!

RV infarction을 고려해야 하는 clinical setting

- 급성 심근경색 후 설명되지 않는 저혈압 또는 low cardiac output을 보일 때
- 소량의 nitroglycerin으로 심한 혈압 저하를 보일 때
- 급성 심근경색 후 설명되지 않는 저산소혈증을 보일 때

5) 부정맥

부정맥으로 인한 사망률 : 심근경색 후 첫 수 시간 내에 가장 높음

(1) 심실 조기 수축(VPC)

① 거의 모든 ST분절 상승 심근경색 환자에서 나타나며, **치료 불필요**

② 예방적 항부정맥제 치료 : 오히려 사망률을 높이기도 함

③ **β-blocker : VPC와 VF의 발생 예방에 도움(금기가 없으면 반드시 투여)**

④ 저칼륨혈증과 저마그네슘혈증 : 혈중 칼륨 농도는 약 4.5mmol/L, 마그네슘은 약 2.0mmol/L를 유지(VF의 위험인자이므로 교정 필수)

(2) 심실빈맥(VT) 또는 심실 잔떨림(VF)

① STEMI 초기 24시간 안에 발생 가능

② 예방적 항부정맥제의 투여(예, lidocaine) → 추천되지 않음

- 전체적인 사망률을 감소시키지 못함. 심장외 합병증을 유발 가능하며, 서맥과 asystole의 발생 위험도만 증가

③ 치료

- 혈역학적으로 tolerable한 sustained VT : Amiodarone or Procainamide → 반응 없으면 DC cardioversion

- VF or 혈역학적으로 불안정한 VT : 즉시 defibrillation → 반응 없으면 Epinephrine or bretylium or amiodarone + defibrillation
- Torsade de pointes : hypoxia, hypokalemia, 전해질 이상, digoxin의 부작용으로 발생 가능 → 원인되는 상황의 교정이 우선임

④ 예후

- **Primary VF**
  - 발병 48시간 이내에 발생하는 VF. 심부전이나 전도 장애 등과 관련 없음
  - 급성 허혈에 대한 반응 일종
  - 입원기간 중 사망률은 높지만 **장기 생존율은 excellent!**
- **Secondary VF**
  - 발병 48시간 이후 발생하는 VF. 혹은 심부전이나 전도 장애 등과 연관되어 발생하는 VF
  - **예후가 매우 불량(1year mortality 85%) → ICD를 고려**

표 17-4 ICD의 입증된 적응증

	삽입형 제세동기(ICD)의 class Ⅰ 적응증
1	일시적/가역적인 원인이 아닌 **VT나 VF로 유발된 심정지(cardiac arrest)**가 있을 때
2	구조적 심질환이 동반된 **자발성 지속성 심실빈맥(spontaneous sustained VT)**
3	구조적 심질환이 없지만 다른 치료에 반응하지 않는 자발성 지속성 심실빈맥
4	원발성 실신이 있으면서 전기생리학적 검사에서 혈역학적 불안정성이 생길 정도의 VT나 VF가 생길 때, 또한 약물 치료가 효과 없거나 견디지 못하거나 추천되지 않는 상황인 경우
5	비지속성 VT 환자에서 다음과 같은 조건이 동반되는 경우 : 관상동맥질환, 이전의 심근경색 병력, 좌심실 기능저하, 전기생리학적 검사상 VT가 유발되거나 지속되면서 Class Ⅰ 항부정맥제로 억제되지 않을 때

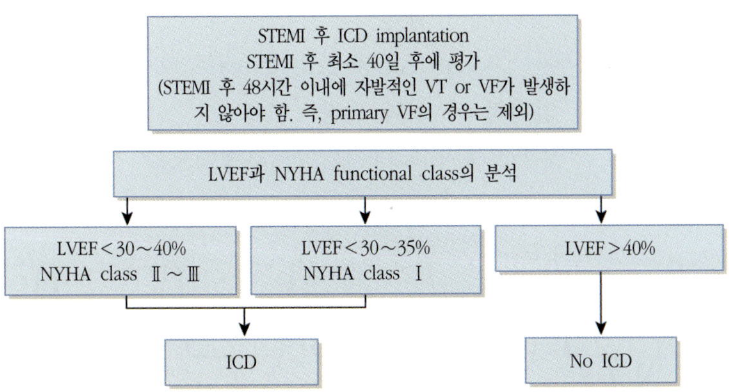

그림 17-21 ICD(Implantable Cardioverter/Defibrillator) 삽입의 알고리즘

꼭 알아둡시다!!

SAECG(Signal Averaged ECG)〈그림 17-22〉

• 심근경색 후 VT or VF의 발생을 예측할 수 있는 방법으로 심각한 부정맥과 관련이 있는 "late potentials"를 발견하는데 유용하다.

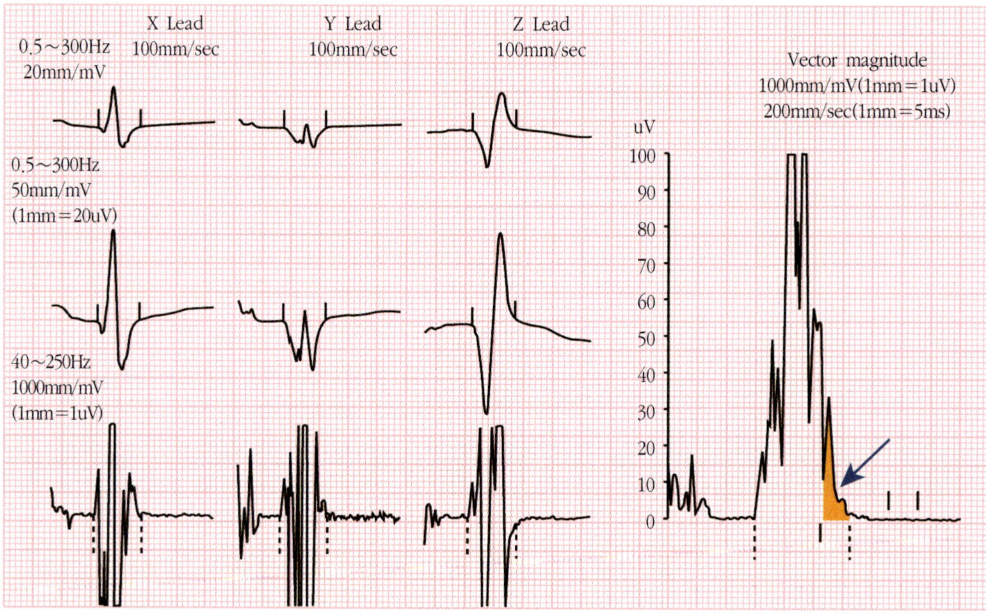

그림 17-22 SAECG. 화살표 부분에 prolonged, slow conduction이 발견되고 있으며, 이는 회귀성 심실 부정맥의 발생 가능성을 나타내주고 있다.

(3) 가속성 심실 고유 율동(Accelerated Idioventricular Rhythm, AIVR)

① 분당 60~100회의 심실 박동. slow VT이라고도 불림

② STEMI 환자의 25%에서 발생

③ 혈전 용해제 투여 후 reperfusion arrhythmia로 호발(보통 첫 48시간 안에)

④ **치료 : 대부분 일시적 → 경과 관찰**

혈역학적으로 불안정하거나 더 심각한 부정맥으로 진행하면 **atropine**

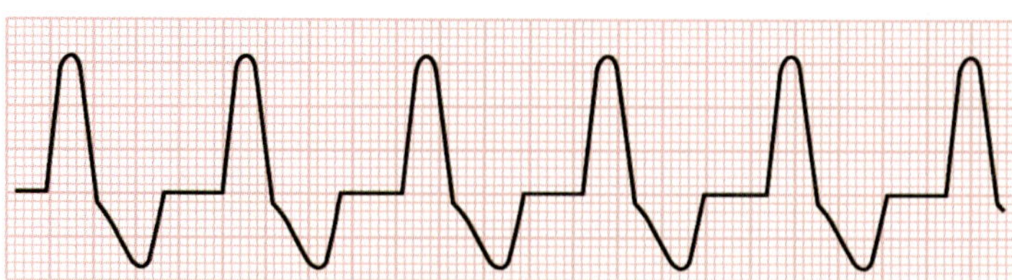

그림 17-23 AIVR(Accelerated Idioventricular Rhythm)

(4) 상심실성 빈맥

① Sinus tachycardia : m/c

- 빈혈, 발열, 심부전, metabolic derangement 등에 의한 2차적 반응일 경우 → 원인교정을 시행
- 교감 신경계의 활성화에 의한 것이면 β-blocker

② AF/AFL

- 심부전에 의해 이차적으로 발생하는 경우가 흔함
- 발생 위험인자 : 고령, large MI, 심부전, 심막염, 심방경색, 저산소증, 저칼륨혈증, 저마그네슘혈증, 폐질환 등
- 치료
  - 심부전이 없으면 → β-blocker, verapamil, diltiazem
  - 심부전이 있으면 → digitalis
  - 심실 박동이 분당 120회 이상으로 2시간 이상 지속될 때, 심부전, 쇼크 등을 유발할 때 → DC cardioversion

(5) Sinus bradycardia

① 혈역학적으로 불안정할 때에만 치료 → Atropine

② Electrical pacing : Atropine 투여 후에도 서맥 지속 시에 고려

③ Isoproterenol은 금기!(부정맥 유발위험이 있으며 심근 산소 요구량을 증가시킴)

(6) 방실/심실 내 전도 장애

표 17-5 급성 심근경색에서 AV conduction disturbance가 있는 위치

	Proximal	Distal
Block 위치	Intranodal(supra-His)	Infranodal(Infra-His)
경색의 위치	Inferoposterior wall	Anteroseptal wall
관상동맥 부위	RCA(90%), LCX(10%)	LAD
방실차단의 주요형태	1° AV block Mobitz type 1 pattern	Mobitz type 2 pattern Complete AV block
심전도의 형태	QRS <120msec 45~60회/분(분당 30회 미만은 rare) Rate가 비교적 일정	QRS >120msec 종종 30회/분 미만 Rate가 종종 unstable
방실차단의 기간	일시적	보통 영구적
관련된 사망률	동반된 저혈압, 심부전증이 없다면 낮음	높음
심박동기 치료	대부분 필요없음	대부분 필요함

꼭 알아둡시다!!

Reperfusion arrhythmia

- 일시적인 sinus bradycardia : 저혈압이 빈번히 동반됨
- VPCs
- AIVR
- Non-sustained VT

6) 다른 합병증들

(1) 반복적인 흉부 불편감

① ST분절 상승 심근경색으로 입원한 환자들의 25%

② 혈전 용해가 성공적으로 이루어진 환자에서 더 흔함

③ 반복적이거나 지속적인 허혈이 심근경색의 확장이나 새로운 경색의 전조가 될 수 있고 ST분절 상승 심근경색 후의 위험을 2배로 높임
→ 신속한 관상동맥 조영술, 재관류술이 필요함

(2) 심장막염(pericarditis)

① Transmural STEMI에서 흔히 관찰

② Pericardial friction rub & pericardial pain

③ Aspirin에 잘 반응(NSAIDs와 steroids는 myocardial healing을 방해하므로 투여 금지)

④ 급성 심장막염이 있을 때 항응고제는 tamponade을 야기할 수 있으므로 반드시 사용해야 하는 적응증이 있는 경우를 제외하고는 금기

꼭 알아둡시다!!

Dressler's syndrome(post-myocardial infarction syndrome)

- Onset : 심근경색 후 1~8주
- 넓은 범위의 전벽부 경색, 우심실 경색을 동반한 하벽부 경색, 합병증이 동반된 심근경색 시에 잘 발생한다.
- 증상 및 징후 : 무기력감, 발열, 흉부 불쾌감, leukocytosis, ESR↑, pericardial effusion
- 치료
  - Aspirin 650mg qid
  - 스테로이드의 투여는 STEMI 후 4주 이내의 환자들에게는 금기(myocardial healing을 방해하여 ventricular rupture 등을 유발할 수 있으므로)

7) 혈전색전증

(1) STEMI 사망 원인의 25% 차지

(2) 큰 경색(특히 전벽), 울혈성 심부전, 좌심실내 혈전과 관련

(3) 이면성 심초음파

① 전벽 경색 환자의 1/3에서 좌심 혈전이 발견

② 하벽이나 후벽 경색 환자에서는 거의 발견되지 않음

(4) 항응고제의 투여 : 3~6개월 동안 투여

① 심초음파에 의해 분명히 혈전이 발견되었을 때

② Mural thrombus는 없지만 넓은 면적의 RWMA가 관찰될 때

8) 좌심실류(LV aneurysm)

(1) 정의 : dyskinesis or local expansile paradoxical wall motion

(2) 특징

① 흉부 촉진 시, double, diffuse, displaced apical impulse

② Apical aneurysm : m/c

③ 전벽부 심근경색 에서 더 흔함

(3) 심전도 : 휴식 시 심전도에서 precordial leads에 ST 분절 상승
(심첨부 또는 전벽부 aneurysm이 있는 환자의 25%에서 발견)

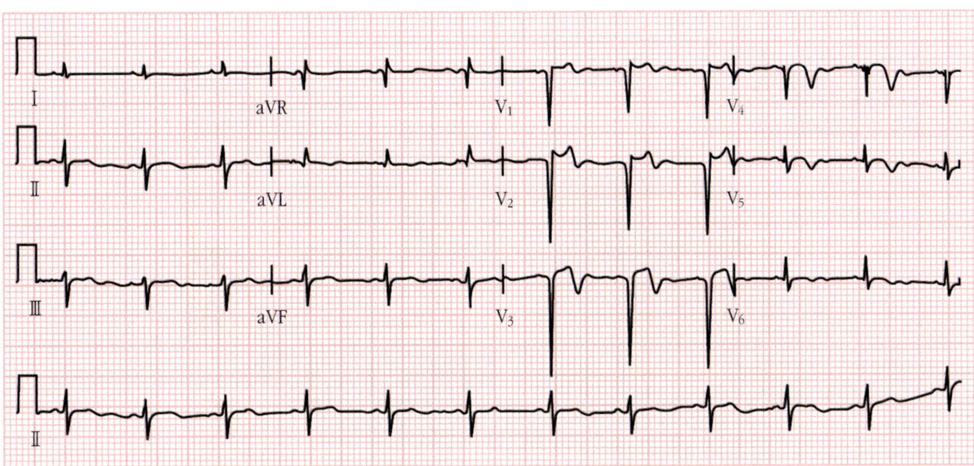

그림 17-24 **LV aneurysm의 심전도.** 휴식 시 심전도에서 precordial leads(V_1~V_5)에서 ST elevation이 보여 LV aneurysm을 의심할 수 있다. V_1~V_4까지 QS pattern으로 pathologic Q wave가 관찰되며 T inversion이 동반되어 있다. Old ant. wall MI의 심전도 소견이기도 하다.

(4) 심초음파

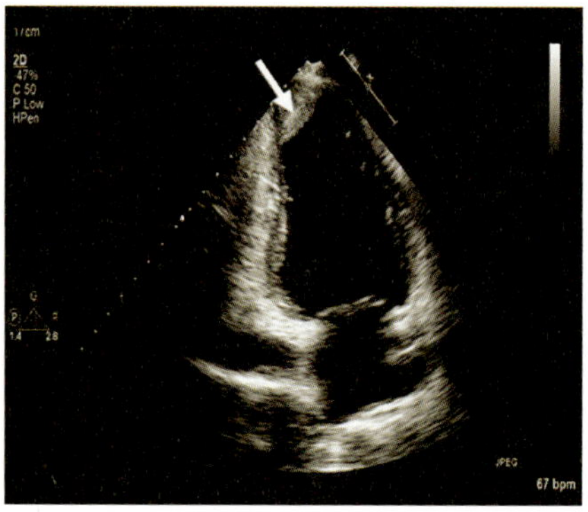

그림 17-25 LV aneurysm & LV thrombus. 이면성 심초음파의 apical 4 chamber view, LV apex에 aneurysmal change가 동반되어 있고 thrombus가 형성되어 있다(화살표).

(5) 합병증

① 심부전(심실 수축이 효율적으로 일어나지 못하므로)

② 혈전으로 인한 색전증

③ 심실성 부정맥

(6) 치료

① LV aneurysmectomy : 내과적 치료에도 불구하고 심부전, 심실성 빈맥, 전신 색전증이 발생할 경우

② 만일 pseudoaneurysm이라면 파열의 위험이 있으므로 바로 수술

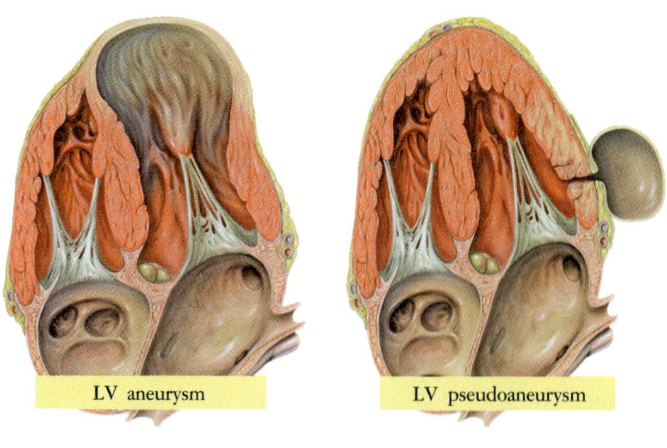

그림 17-26 Aneurysm vs. Pseudoaneurysm

17

9) 기계적 합병증

표 17-6 Mechanical complications of STEMI

	Ventricular septal rupture	Free wall rupture	Papillary MR (Muscle Rupture)
	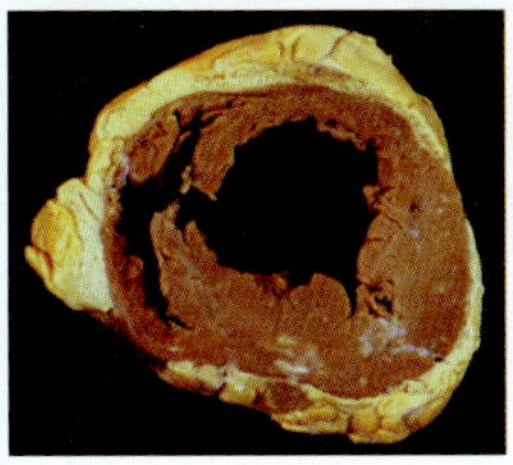	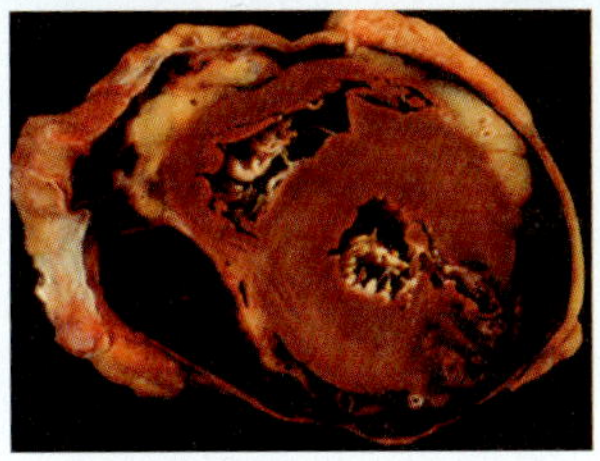	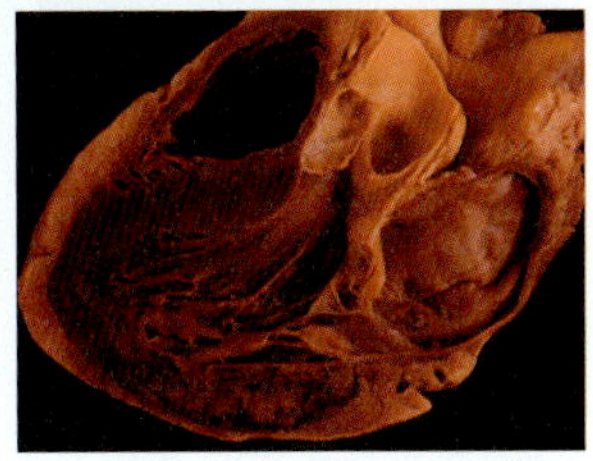
Incidence (%)	1~2	1~6	1~2
Timing	MI 발생 후 3~5일 후	MI 발생 후 3~6일 후	MI 발생 후 3~5일 후
이학적 검사	Murmur 90%	경정맥 확장, electromechanical dissociation(맥박, 혈압, 의식소실이 있으나 심전도에서는 sinus rhythm을 보일 때)	murmur 50%
Palpable thrill	있음	없음	드물다
Risk factors	고령, 고혈압, thrombolysis 후(PCI에 비해), 전벽부 경색, 측부순환(collateral circulation)의 발달이 적은 경우	고령, 여성, 첫 번째 심근경색, 고혈압, large Q wave infarct, 협심증의 병력이 없는 환자(즉, 첫 증상이 심근경색인 환자)	
심초음파	Septum에 defect가 관찰됨 VSD와 같은 L to R shunt	Pericardial effusion처럼 보임	Frail or prolapsing leaflet LA로의 regurgitant jet
심도자술	O2 step up in RV	이완기 압력의 equalization	Prominent c-v wave in PCWP
치료	IABP, Nitrates, 가능한 빨리 수술	IABP, inotropic support, 즉각적인 심낭천자 및 응급 개흉 수술	IABP, Nitrates, 혈역학적으로 불안정할 때는 응급 수술
Mortality	50~90%	대부분 사망함	40~90%

7 경색 후 위험도 평가와 관리

표 17-7 급성 심근경색 후 심혈관계 위험성을 증가시키는 요인

- 지속적인 심근허혈 상태
- 좌심실 구혈률(LVEF)의 감소(<40%)
- 청진소견에서 수포음, 또는 흉부 X선 검사에서 폐울혈 소견
- 증상이 있는 심실의 부정맥
- 과거 심근경색 병력
- 75세 이상
- 당뇨병
- 지속적인 동성빈맥
- 저혈압
- 협심증의 증상 없이 휴식 시 ST분절의 변화(silent ischemia)
- 비정상 signal-averaged ECG
- 심근경색을 유발했던 관상동맥(IRA)의 재관류가 제대로 안된 경우
- 지속적이고 진행된 방실차단 또는 새로운 심실전도 장애

1) 회복 후 위험도 평가

(1) Submaximal exercise stress test

① 시기 : 퇴원 직전

② HR가(140-age)에 해당할 때까지 시행

② 시행 목적 : 잔존해있는 심근 허혈과 ventricular ectopy의 발견

(2) Maximal exercise stress test

① 시기 : MI 후 4~6주 경과하였을 때

② 증상이 발생할 때까지 시행

(3) 고위험군

① 상대적으로 낮은 부하에서 협심증 발생

② 관류 영상에서 넓은 부분의 가역적 허혈부위의 존재

③ LVEF의 감소와 허혈이 있는 경우

④ 증상이 있는 심실성 부정맥의 발생 → 고위험군에 해당하는 환자는 심도자술, 관상동맥 조영술 및 전기 생리학적 검사가 필요함

(4) 좌심실 기능에 대한 평가 실시 → ACE inhibitor의 투여 결정

(5) **Viable myocardium의 평가방법**

① **PET**

② **^{201}Thallium, ^{99m}Tc-labeled scintigraphy(SPECT)**

③ **Dobutamine stress echocardiography**

8 심근경색의 이차 예방

1) 금연!!
2) 혈압 조절 : 목표 < 140/90mmHg(만성 콩팥 질환, 당뇨가 있을 때 130/80mmHg)
3) Cholesterol profile 〈표 17-8〉

표 17-8 심근경색의 이차예방을 위한 저밀도 콜레스테롤 목표 수치와 생활 습관 변화와 약물치료

분류	목표 LDL (mg/dL)	목표 non-HDL cholesterol[a]	생활습관 변화를 시작해야 하는 LDL 수치	약물치료를 고려해야 하는 LDL 수치
Very High 급성 관상동맥 증후군 또는 당뇨와 동반된 관상동맥 질환이 있을 때 또는 다수의 위험인자가 있을 때	<70	<100	≧70	≧70
High 관상동맥질환 또는 관상동맥 질환에 해당하는 위험인자[b]가 있을 때(10year risk[c] > 20%), 만일 위 환자에서 LDL<100일 때	<100 (또는 <70) <70	<130	≧100	≧100 (<100 : 약물투여 고려)

[a] Triglyceride > 200mg/dL인 환자에게 있어 secondary goal임(Total cholesterol-HDL cholesterol)

[b] 관상동맥 질환에 해당하는 위험인자(Coronary heart disease risk equivalent)
① 임상적으로 관상동맥 질환이 있을 때
② 증상이 있는 경동맥 질환
③ 말초 동맥 질환
④ 복부 대동맥류
⑤ 당뇨

[c] 10year risk 구하는 법 : http://www.nhlbi.nih.gov/guidelines/cholesterol/에 다운로드가 가능한 risk calculator가 있음

4) 신체 활동 : 매일 최소 30분 이상 유산소 운동을 권장(1주에 최소 5회)
5) 체중 조절 : BMI 18.5∼24.9로 유지
6) 당뇨 조절 : HbA1c < 7%
7) 항혈전 치료
   (1) Aspirin/Clopidogrel
   (2) Warfarin : 심방 잔떨림이 있거나 LV mural thrombus가 있는 환자에게 투여 (단, bleeding risk에 주의 → aspirin/clopidogrel과 같이 투여해야 할 경우에는 target INR 2.0∼2.5로 유지)
8) ACE inhibitor, ARBs
9) β-blocker : 금기증이 없다면 모든 환자에 투여
10) Influenza vaccination : 심혈관 질환이 있는 모든 환자에게 접종을 권유

표 17-9 허혈성 심장질환 한 눈에 보기

		stable angina	unstable angina/NSTEMI	STEMI	variant angina
증상		chest discomfort			
	위치	retrosternal			
	방사	neck, jaw, shoulders, or arms(주로 left)			
	특징	pressure, tightness, squeezing, heaviness, burning sensation			
		–	① at rest ② new onset ③ crescendo	① at rest ② nitroglycerin에 의해 완화 되지 않음	① 밤 or 새벽에 발생 ② 운동과 무관
	기간	2~10분	10~20분	30분 이상(variable)	–
	악화 인자	운동, 추위 노출, 스트레스	lower level of exertion than angina(or, resting)	lower level of exertion than angina(or, resting)	음주
	완화 인자	휴식, nitroglycerin	nitroglycerin	–	nitroglycerin
진단		stress testing(x3) ① exercise EKG ② stress myocardial perfusion imaging ③ stress Echo	① 증상 ② EKG : ST depression ③ cardiac marker ⇒(−) : UA/(+) : NSTEMI (④stress test) ⑤ coronary angiography	① EKG : ST elevation (reciprocal change) ② cardiac marker ③ cardiac imaging ④ nonspecific indexes of necrosis & inflammation	① EKG : transient ST elevation(pain 있을 때만) ② coronary angiography : ergonovine provocation test
급성치료		A B C N Nitrate Aspirin (antiplatelet) β-blocker (CCB)	A' B C N Nitrate Antithrombotics - aspirin+clopidogrel - heparin β-blocker (CCB) (+coronary intervention)	MONA'B+R → A'BC'N Morphine, Oxygen Nitrate Antithrombotics - aspirin - heparin β-blocker Reperfusion therapy : fibrinolysis(tPA), PCI, CABG ACEi *저혈압 : N/S, dobutamine(금기 : NG, BB, morphine, diuretics)	C N Nitrate (+coronary intervention) CCB
금기			fibrinolytic therapy	CCB, steroid, NSAID, nitroprusside	고용량 aspirin β-blocker : 다양한 반응
장기치료 (2차 예방)		aspirin β-blocker ACE inhibitor	aspirin+clopidogrel β-blocker ACE inhibitor → MI를 예방하니 좋아요. 아싸비~!(ACEi, Statin, Aspirin, BB)	aspirin, clopidogrel, warfarin β-blocker ACE inhibitor *생존율을 높이는 치료 : aspirin, β-blocker, ACEi	–
		Diet, exercise, lipid lowering agent			

18 Chapter

고혈압

Hypertension

고혈압은 워낙 유병률이 높은 질환이므로 모든 시험에서 중요하게 다뤄집니다. JNC Ⅶ report에서 나온 고혈압의 분류, 고혈압 약, 합병증 관리 등을 위주로 알아둡시다. 이차성 고혈압은 치료가 달라지므로 감별하는 법에 대해서 알아야합니다.

1 역학

1) 나이가 증가함에 따라 고혈압의 유병률 증가
2) 전 세계적으로 증가하는 추세
3) 젊은 층 : 남자 혈압>여자 혈압
   60세 이상 : 남자 혈압<여자 혈압
4) 고혈압 발생의 환경적, 유전적 요인
   (1) 비만, 체중증가 : 고혈압 발생의 강력한 위험인자
   (2) NaCl의 섭취 증가, Ca, K의 섭취량 감소, 음주, 정신적 스트레스, 운동부족
   (3) 고혈압의 유전되는 확률 15~35%(Twin study : 남자는 60%, 여자는 30~40%)
   (4) 고혈압 가족력이 있는 사람은 55세 이전에 발생할 확률이 3.8배 높음
   (5) 유전적 요인 : polygenic(하나의 gene만으로 설명 불가)

2 고혈압의 발생기전

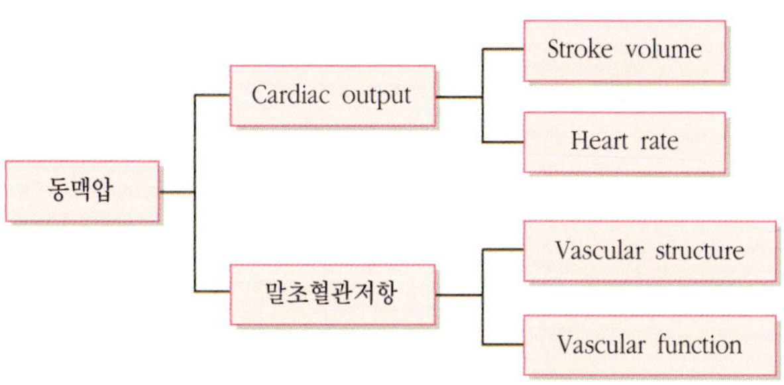

그림 18-1 혈압을 결정하는 요소

1) Intravascular volume

(1) 혈관내 용적(Intravascular volume) : ECF(Extracellular Fluid) 구성 요소의 하나로 혈압을 결정하는 주요한 인자

(2) Na^+ : ECF의 주요 구성 이온으로 ECF volume을 결정

(3) NaCl을 콩팥의 배설능을 초과하여 섭취하면 intravascular volume이 증가하여 초기에는 심박출량이 증가 → 곧, autoregulation으로 혈관저항이 증가하여 혈류량을 일정하게 유지함

$$\text{혈류(blood flow)} = \frac{\text{vascular bed의 압력}}{\text{혈관 저항}}$$

(4) NaCl-dependent hypertension : 콩팥의 Na^+배설능력 저하로 인해 발생

① intrinsic renal disease

② salt-retaining hormone(mineralocorticoid)생산의 증가 → Na^+ 재흡수 증가

예 ESRD : 대표적인 volume-dependent hypertension

2) 자율신경계(특히, 교감신경계)

교감신경계에서 작용하는 세 가지 catecholamines : norepinephrine, epinephrine, dopamine

예 Pheochromocytoma : catecholamine의 과다 생성으로 인한 고혈압

표 18-1 Adrenoceptor의 분류 및 작용

	Agonist potency	작용	Agonists	Antagonists
α_1	NE > Epi	평활근의 수축 → 혈관수축	Phenylephrine Methoxamine	Doxazosin Prazosin
α_2		Negative feedback : NE의 분비 억제	Clonidine	Yohimbine
β_1	Epi > NE	심근세포의 수축력 증가 심박수의 증가 콩팥에서 renin 분비 촉진	Dobutamine	Metoprolol Atenolol Bisoprolol Esmolol
β_2		평활근의 이완 → 혈관이완	Salbutamol Formoterol Salmeterol Terbutaline	Butaxamine

NE : norepinephrine; Epi : epinephrine

참고 : Non-selective α adrenergic antagonists : Phenoxybenzamine, Phentolamine
Non-selective β adrenergic antagonists : Propranolol, Nadolol
Mixed α_1/β adrenergic antagonists : Carvedilol, Labetalol

3) Renin-Angiotensin-Aldosterone

Angiotensin Ⅱ의 혈관 수축 작용과 aldosterone의 Na^+ 재흡수의 기전으로 혈압을 조절

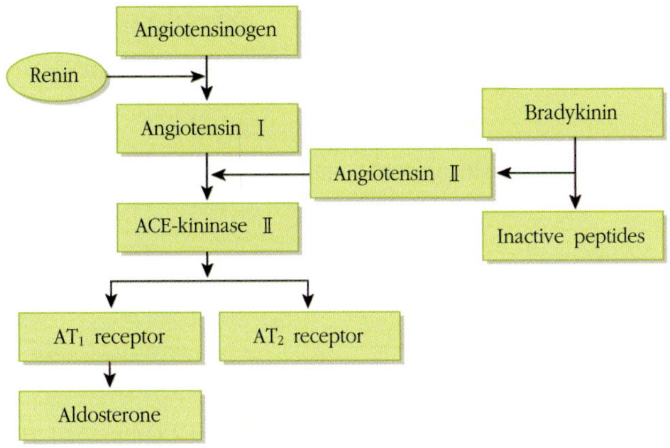

그림 18-2 Renin-Angiotensin-Aldosterone axis

(1) Renin

① 콩팥의 juxtaglomerular(JG) apparatus의 JG cell에서 분비되는 효소
→ Liver에서 angiotensinogen은 angiotensin Ⅰ으로 변환

② Renin 분비 자극 요소

- 헨레 고리의 thick ascending limb의 밀집반(macula densa)로 NaCl transport가 감소할 때
- 콩팥의 들세동맥(afferent arteriole)의 정수압 감소
- β_1-adrenergic receptor의 자극

예 Renin-producing tumor, Renal artery stenosis에서 고혈압의 발생

(2) Angiotensin Ⅱ

① Lung에서 angiotensin Ⅰ이 angiotensin converting enzyme(ACE)에 의해 angiotensin Ⅱ로 변환

② Angiotensin Ⅱ type 1(AT_1) receptor

- Adrenal zona glomerulosa에서 aldosterone의 분비 촉진
- 혈관의 평활근 세포의 증식을 촉진
- Renin의 분비 억제

③ Angiotensin Ⅱ type 2(AT_2) receptor
혈관확장, Na^+의 배설 촉진, 세포의 성장과 기질 형성을 억제

(3) Aldosterone

① 집합관의 주세포(principal cell)에서 Na^+의 재흡수 촉진
→ K^+, H^+의 배설은 촉진 → 저칼륨혈증, 알칼리증

② Angiotensin Ⅱ에 의해 주로 분비

③ 심근 비대와 심부전에 관여 : 심근의 mineralocorticoid receptor를 통해 세포외 기질과 collagen의 축적↑(aldosterone antagonist가 myocardial fibrosis를 억제함)

예 Primary aldosteronism : mineralocorticoid-mediated hypertension

4) Vascular mechanisms

$$\text{혈류에 대한 저항(R)} \propto \frac{1}{\text{혈관의 반지름(r)}^4}$$

(1) 고혈압 환자에서 혈관의 구조적, 기능적으로 내강이 좁아져 있음
→ 말초 저항 증가, 혈압 상승

(2) 혈관의 내강과 탄력성

① 혈관이 탄력적이라면 용적의 변화에 따른 혈압 변화가 적음

② 고혈압 환자는 혈관의 탄력성이 감소함
→ 수축기 혈압이 특히 증가

(3) 혈관의 평활근 세포에 의한 이온 통로 또한 혈관의 긴장도 및 혈관의 증식에 관여

① Na^+-H^+ exchange, Na^+-dependent $HCO_3^- - Cl^-$ exchange, cationindependent $HCO_3^- - Cl^-$ exchange

② 특히, Na^+-H^+ exchange가 활성화

- Na^+ intake 증가 → Na^+-Ca^{2+} exchange의 활성화 → 세포내 Ca^{2+} 농도 증가
- pH의 증가 → calcium sensitivity 증가 → 수축력의 증대
- 혈관 평활근 세포의 증식을 유도

③ 혈관 내피세포의 기능

- 내피세포에서는 Nitric Oxide(NO)같은 혈관확장제를 분비
- 고혈압 환자는 endothelium-mediated vasodilation이 손상되어 있음

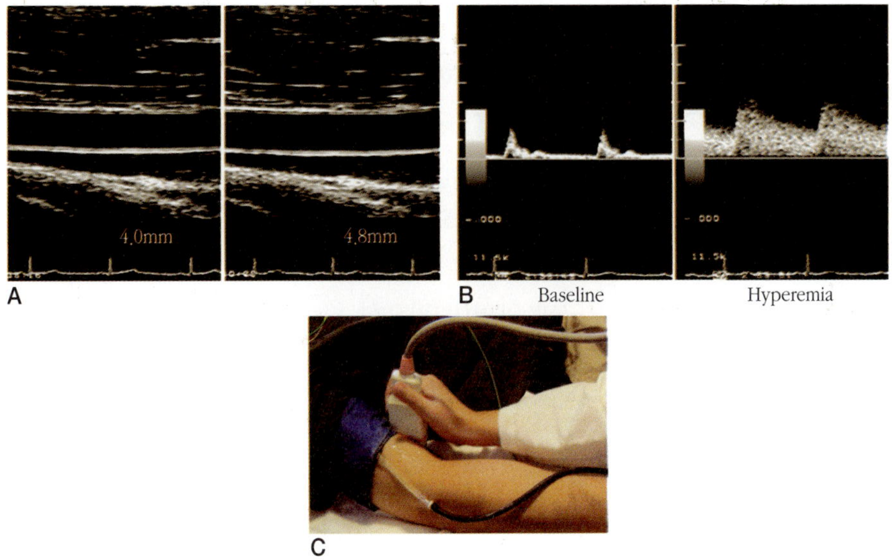

그림 18-3 **NO에 의한 혈관 확장.** 정상인에서 그림 C처럼 상완에 cuff를 감은 후 일정 시간 동안 inflation시키면 A에서 B처럼 혈관의 내경이 증가하고 혈류가 증가하게 되는데 이는 혈관 내피세포에서 유래한 NO에 의한 것이다. 고혈압 환자에서는 이러한 혈관확장이 미미하거나 오히려 혈관이 수축함을 관찰할 수 있다.

3 고혈압에 의한 영향

- 고혈압은 심부전, 관상동맥 질환, 뇌졸중, 콩팥 질환, 말초혈관 질환의 **independent pre-disposing factor**임
- **조절되지 않은 고혈압은 여러 장기의 손상을 유발함**
  = 표적 장기 손상(Target Organ Damage, TOD)이라고 함

1) 심장

(1) LVH, 이완기 장애, 심부전, 관상동맥 질환, 부정맥 등

(2) 고혈압에 대한 심장의 구조적, 기능적 적응에서 비롯됨

꼭 알아둡시다!!

LVH

- 심전도 : specificity는 90% 이상이나 sensitivity가 50% 미만이다.
- 심초음파 : 가장 정확한 진단 방법으로 LV mass index가 남자의 경우 $>105g/m^2$, 여자의 경우 $>95g/m^2$에 진단할 수 있다. 또한 형태학적인 감별도 가능하여 concentric or eccentric LVH를 구분할 수 있다.
- Perivascular and perimysial fibrosis가 주 기전으로, 이것은 collagen homeostasis에 의하며 renin-angiotensin-aldosterone system의 활성화와 밀접한 관련이 있다.
- 심근의 산소요구량을 늘리고 이완기 장애를 유발시켜 관상동맥 관류의 장애를 초래한다.
- 관상동맥 질환, 뇌졸중, 심부전, 치명적 부정맥, 급사 등의 independent risk factor이다.
- 적극적인 고혈압의 치료로 LV mass를 감소시킬 수 있다.

2) 뇌

(1) 고혈압은 뇌허혈과 뇌출혈에 중요한 위험인자

(2) 인지 능력 저하와도 관련됨

(3) 고혈압성 뇌병증(hypertensive encephalopathy)

① 심한 고혈압과 함께 심한 두통, 오심·구토, 의식장애, retinopathy + papilledema, 경련

② 다른 신경학적 증후군과 구별이 필요함 : cerebral ischemia, hemorrhagic stroke, pseudotumor cerebri, delirium tremens, meningitis, uremic encephalopathy 등

3) 콩팥

Glomerular injury → GFR의 감소, 세뇨관의 장애 → 단백뇨, 현미경적 혈뇨

4) 말초혈관

사지 말단의 혈관 질환 발생 → 사지의 허혈 증상

예 claudication

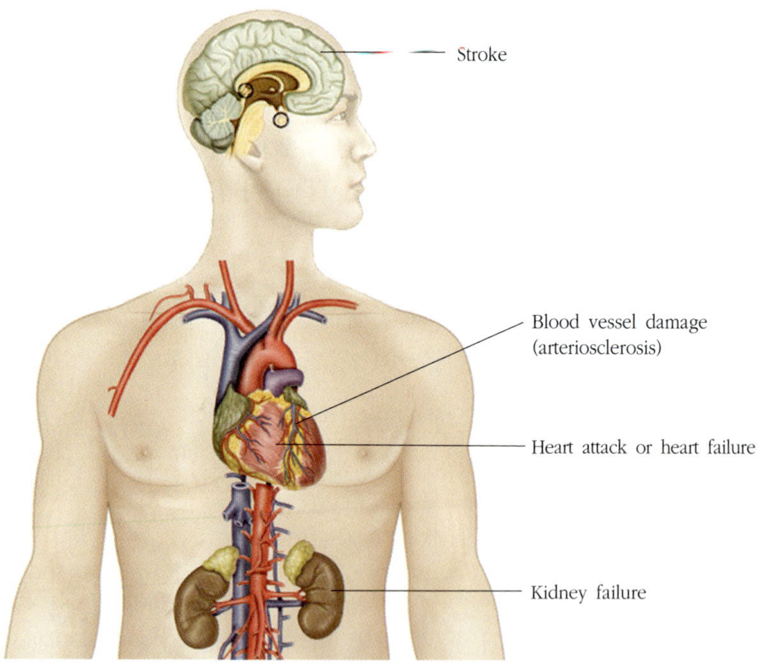

그림 18-4 Target organ damage

18

4 고혈압의 분류

표 18-2 성인에서의 고혈압의 분류(JNC-Ⅶ)

category	systolic BP		diastolic BP
normal	<120	and	<80
prehypertension	120~139	or	80~89
hypertension			
stage 1	140~159	or	90~99
stage 2	≥160	or	≥100
Isolated systolic hypertension	≥140	and	<90

자료 : Adapted from AV Chobanian et al: JAMA 289:2560, 2003.

여기서 잠깐!!

Prehypertension 의미

- 고혈압으로 진행될 확률이 정상인에 비해 두 배 높다. → 적극적인 고혈압 예방의 indication

꼭 알아둡시다!!

백의성 고혈압(white-coat hypertension)

- 평상시에는 정상이다가 병원에서 측정할 때만 혈압이 높게 나오는 경우(병원에서 고혈압으로 분류된 환자의 10~20% 차지)

가면 고혈압(masked hypertension)

- 진료실에서의 혈압은 정상이나 직장이나 가정 등에서는 혈압이 상승해 있는 것으로 진성 고혈압과 같이 심혈관계 질환의 발생률이 높다.

1) 본태성 고혈압(Essential hypertension = Primary or idiopathic hypertension)

고혈압을 일으킬 만한 이차적인 원인이 없는 경우로 약 80~95%를 차지

(1) 환경적 요인 : 염분의 섭취량, 비만, 직업, 음주, 인구 밀도 등

(2) 유전적 요인

(3) 고 레닌 본태성 고혈압(high renin essential hypertension; 약 10~15%)

① Renin이 고혈압의 발생에 중요한 역할

② Angiotensin Ⅱ의 상승+교감신경계의 활성에 의해 혈압이 상승 → 혈관수축이 주요 기전

2) 이차성 고혈압 → 뒤에서 자세하게 언급

5 고혈압 환자 접근

1) 병력 및 증상

(1) 환자와 관련된 병력 청취

① 고혈압의 기간

② 전에 했던 치료에 대한 반응과 부작용

③ 고혈압과 심혈관계에 대한 가족력

④ 다른 위험인자 : 체중, 고지혈증, 흡연, 당뇨, physical inactivity

⑤ 이차적 고혈압의 증거 : 콩팥질환의 과거력 ; 용모의 변화 ; muscle weakness; 발한, 심계항진, 손떨림, 코골이, daytime somnolence ; 갑상선 기능 항진증 또는 저하증에 관련된 증상; 혈압을 증가시킬 수 있는 약제의 투여 여부

⑥ 표적장기 손상의 증거 : TIA의 과거력, 뇌졸중, 일시적인 시야결손 ; 협심증, 심근경색, 심부전, 성기능 저하 등

⑦ Other comorbidities

(2) 증상

① 혈압 상승 자체에 의한 증상

- **occipital headache** : 심한 고혈압 시 아침에 일어날 때 잘 발생
- 어지럼증, 심계항진, 피로함, 발기불능 등

② 고혈압성 혈관질환에 의한 증상 : 비출혈, 혈뇨, 시야혼탁, 협심증, 호흡곤란

2) 혈압측정 방법

(1) 혈압측정의 원리

① 정상적으로 혈액이 흐를 때는 소리가 나지 않음

② 혈압대(cuff)의 압력을 높여서 혈액의 흐름을 막았다가 혈압대의 압력이 수축기 혈압보다 낮아지기 시작하여 혈액이 다시 흐르기 시작하면 난류가 형성되면서 소리(Korotkoff sound)가 발생함

→ 이 시기 혈압대의 압력＝수축기 혈압(1st phase)

③ 혈압대의 압력이 이완기 혈압보다 낮아지면, 혈액이 흐르는 데에 장애가 없어지므로 들리던 소리가 사라짐

→ 이 시기 혈압대의 압력＝이완기 혈압(5th phase)

(2) 혈압측정의 주의사항

① **앉은 자세**에서 측정하는 것이 원칙

② 환자의 상박 및 전박을 노출시키고 **상박이 심장의 높이에 위치하여 측정**

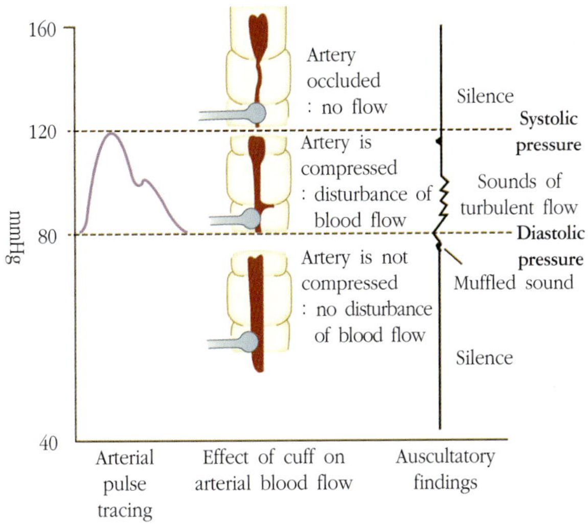

그림 18-5 혈압측정의 원리

③ 반드시 **5분 이상의 안정** 후 측정

④ 측정 1시간 내에는 카페인을 함유한 청량음료의 섭취를 금지
측정 15분 이내에는 흡연 금지

⑤ **청진기의 벨 쪽으로 측정함**

⑥ 보통 맥박 **한 번 당 2mmHg를 하강**시켜 2mmHg 단위로 측정

⑦ **비만하면 혈압대를 큰 것으로, 마른 사람은 작은 것을 사용하는 것이 정확함.**
주의를 기하지 않으면 비만한 사람은 높게 마른 사람은 낮게 측정됨

⑧ **한번 측정 시에는 2회를 측정**하는 것이 이상적

⑨ **양 팔의 혈압을 모두 측정하며, 필요에 따라** 누운 자세, 앉은 자세, 서 있을 때의 혈압을 모두 측정함(보통 양 팔 혈압 차이 < 10mmHg)

(3) 자가 혈압(Self BP Monitoring, SBPM)의 측정

① 아침 : 일어나서 소변을 본 후 1 시간 이내에, 아침식사 전, 혈압약을 복용하기 전에 측정

② 저녁 : 잠자리 들기 직전에 측정하는 것을 권유

③ 집에서 잰 혈압은 진료실에서 측정한 것보다 평균 12/7mmHg 낮음

④ 자가 혈압의 평균이 135/85mmHg보다 높으면 고혈압으로 간주

(4) 24시간 활동 중 혈압측정(Ambulatory BP Monitoring, ABPM)

① 활동 중 혈압이 표적장기 손상을 예측에 더 좋음

② 대다수에서는 야간의 평균혈압이 주간보다 10%이상 낮음

③ **야간에 혈압감소(10% 이상)가 없는 환자(non-dipper)는 있는 환자(dipper)보**

다 사망, 심근경색, 뇌졸중 같은 심혈관사고의 위험이 3배 높음

④ ABPM의 적응증

- 백의 고혈압이 의심될 때
- 항고혈압제에 반응하지 않을 때
- 간헐적인 고혈압이 있을 때
- 자율신경장애가 있을 때

표 18-3 혈압측정 방법에 따른 고혈압의 기준점

		수축기 혈압(mmHg)	이완기 혈압(mmHg)
진료실 혈압		≧ 140	≧ 90
24시간 활동 중 혈압	일일 평균 혈압	≧ 125	≧ 80
	주간 평균 혈압	≧ 135	≧ 85
	야간 평균 혈압	≧ 120	≧ 75
자가 혈압		≧ 135	≧ 85

사례

불안정고혈압, 45세 남자

- 진료실 혈압 : 138/92mmHg, 수면시간 오후 11시부터 오전 6시까지(7시간)
  - 주간평균혈압(오전 8시부터 오후 9시까지 평균혈압) : 135.9/90.1mmHg
  - 야간평균혈압(자정부터 오전 5시까지 평균혈압) : 120.7/76.6mmHg
  - 일일수축기평균혈압 : (135.9×17+120.7×7)/24=131.5mmHg
  - 일일이완기평균혈압 : (90.1×17+76.6×7)/24=86.1mmHg
- 결론 : 수축기 및 이완기 고혈압, dipper

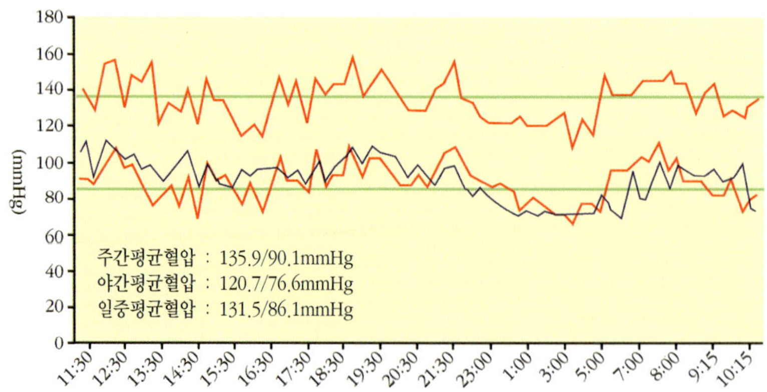

그림 18-6 24시간 활동 중 혈압측정의 실 예

3) 이학적 검사 및 검사실 소견

(1) 이학적 검사

① 청진 : murmur, S_3 or S_4 유무, 부정맥(특히, AF) 동반 여부 확인

② 갑상선 비대 유무 파악, 안저 검사

③ 복부 청진 : abdominal bruit

④ 신경학적 검사

(2) 검사실 소견

표 18-4 고혈압 환자에서 초기에 시행되어야 할 검사

System	Test
Renal	Microscopic urinalysis, albumin excretion, serum BUN/Creatinine
Endocrine	Serum Na^+, K^+, Ca^{2+}, TSH
Metabolic	공복혈당, 총콜레스테롤, HDL, LDL, 중성지방(TG)
Other	Hematocrit, ECG

6 고혈압의 치료

1) 치료 적응 및 목표

(1) **SBP > 140mmHg 또는 DBP > 90mmHg인 경우** 치료 시작

(2) 혈압 치료 목표

① 일반적인 경우 : 140/90mmHg 이하

② **DM, 만성콩팥질환(CKD) : 130/80mmHg 이하**

③ 최근에는 'tight control'이 더 나은 결과를 보이지 않는다고 보고됨

표 18-5 심혈관계 질환의 위험인자

주요 위험인자	표적 장기의 손상
• 고혈압 • 흡연 • 당뇨병 • 지질대사이상(총 콜레스테롤, LDL 콜레스테롤의 상승, HDL 콜레스테롤의 저하) • 미세알부민뇨 • 콩팥기능 장애(estimated GFR <60mL/min) • 비만(한국인의 경우, BMI ≥25kg/m²) • 육체적 비활동 • 연령(남자 >55세, 여자 >65세) • 조기 심혈관계 질환의 가족력(남자 <55세, 여자 <65세)	• 심장 – 좌심실 비대 – 협심증/심근경색의 과거력 – 관상동맥 재관류술의 과거력 – 심부전 • 뇌 – 뇌졸중 또는 일시적 뇌허혈 – dementia • 만성 콩팥 질환 • 말초혈관 질환 • 망막병증

2) 비약물 치료 : 생활습관의 변화(lifestyle modification)

(1) 적응 및 효과

① 저위험군의 경증 고혈압 환자에서 초기치료로 생활습관 개선을 단독으로 3 ~6개월 간 시행

② 약물요법을 시행하고 있는 고혈압 환자에서도 생활습관 개선을 보조적으로 사용함으로써 약효를 늘리고 부작용의 최소화 가능

③ 고혈압 이외의 다른 심혈관계 위험을 동시에 감소시킴

(2) 체중 감량 : BMI < 25kg/m^{2}로 유지

(3) 식이 염분 제한 : < 6g/day

(4) DASH type 식이 요법 : 과일, 야채, 저지방 낙농식품 섭취

(DASH : Dietary Approaches to Stop Hypertension)

(5) 적절한 음주 : 남성은 하루 2잔, 여성은 하루 1잔 이하

(6) 신체 활동 : 규칙적인 유산소 운동(하루 30분 이상)

3) 약물 치료

(1) **약물 치료의 원칙**

① 처음 투여할 때는 부작용을 피하기 위해 저용량으로 시작할 것

- 조절이 되지 않으면, 일난 같은 제제의 용량을 증량
- 그래도 조절이 되지 않으면, 다른 계열의 약제를 추가

② Stage 2 고혈압(160/100mmHg) 이상 : 타 종류의 약제를 저용량 병합 투여

(2) 초기 약제의 선택

① 1차 선택약제 : **ABCD(ACEi/ARB, BB, CCB, Diuretics)**

- 이뇨제
- 베타 차단제
- 칼슘 길항제
- 안지오텐신 전환효소 억제제(Angiotensin Converting Enzyme/ACE inhibitor)
- 안지오텐신 수용체 차단제(Angiotensin Receptor Blocker, ARB)

② 특수한 경우에서의 1차 선택약제

- 단백뇨를 동반한 당뇨 환자 : ACE inhibitor or ARB
- 심부전 : 이뇨제 or ACE inhibitor
- 협심증/심근경색 : 베타 차단제, ACE inhibitor(좌심실 부전 동반 시)
- 노인(수축기 고혈압) : 이뇨제 or 칼슘 길항제(long-acting dihydropyridine)

여기서 **잠깐 !!**

- 50세 이상에서는 수축기 혈압이 이완기 혈압보다 더 중요한 위험인자이다.
- 115/75mmHg를 기준으로 20/10mmHg 오를 때마다 심혈관계 질환의 위험도가 2배씩 증가한다.
- 55세 때 혈압이 정상인 사람도 고혈압이 생길 lifetime risk는 90%이다.
- 전고혈압단계(prehypertension) 환자는 고혈압으로의 진행을 막고 심혈관계 질환을 예방하기 위해 생활 습관 변화가 필수적이다.
- 저용량 thiazide : 대부분의 uncomplicated hypertension 환자에서 투여한다.
- 대부분의 고혈압 환자가 두 가지 이상의 항고혈압 약제가 필요하다.

표 18-6 대표적인 항고혈압 약제

약제	적응증	금기	특징, 주의사항 및 부작용
1. 이뇨제			
Thiazide	Mild HTN(1차 약제) 심부전, CAD 고위험군	Hyperuricemia Primary aldosteronism	타약제와 병용 시 효과가 우수(단, CCB와 병용 시 효과가 적음) Cr≧2.5mg/dL에서는 효과 없음 Hypokalemia, 내당능 장애, 지질대사 장애 유발 가능
Loop diuretics (예, furosemide)	주로 콩팥기능이 저하된 환자(GFR <25mL/min, or Cr >2.5mg/dL)	Hyperuricemia Primary aldosteronism	**Hypokalemia, hypocalcemia, ototoxicity, hyperuricemia**
K^+ sparing (예, spironolactone, amiloride)	Mineralocorticoid 과다에 의한 고혈압 Thiazide나 loop diuretics로 인한 hypokalemia 예방	신부전, hyperkalemia	Hyperkalemia, 생리불순, 여성형 유방(gynecomastia)
2. Antiadrenergic drugs			
Centrally acting			
Clonidine	콩팥질환을 동반한 고혈압		**기립성 저혈압**, dry mouth, 졸림
Methyldopa	Mild~moderate HTN Malignant HTN 임신, 신부전	Pheochromocytoma 활성 간질환 MAOI 투여 중	**기립성 저혈압**, 진정, 피로감, 설사, 만성 간염, 루푸스, 발열, 여성형 유방
α-blockers			
Phentolamine[b]	**Pheochromocytoma**	심한 CAD	빈맥, 어지럼증, Flushing
Phenoxybenzamine[b]	**Pheochromocytoma**		**기립성 저혈압,** 빈맥, dry mouth, nasal congestion
Prazocin Doxazocin Terazocin	Mild~moderate HTN DM Hyperlipidemia	단독 사용은 권장되지 않음 노인에게 투여 시 주의	실신, 두통, 진정, 어지럼증, 빈맥

표 18-6 대표적인 항고혈압 약제 (계속)

약제	적응증	금기	특징, 주의사항 및 부작용
β-blockers			
Propranolol[c] Nadolol[c] Atenolol Metoprolol Betaxolol Esmolol Bisoprolol	Mild~moderate HTN(특히, hyperdynamic state) Hydralazine 치료 시 보조적 투여 CAD 심부전, 빈맥 임신(말기)	**고도 방실차단, sick sinus syndrome, 천식, COPD, MAOI 투여 중, 심한 말초혈관 질환, 비대상성 심부전**	**어지럼증, 피로감, 서맥,** 발기불능 **인슐린 저항성 증가, 중성지방의 상승, 기관지 수축, 방실차단,** 오심, 구토
α/β-blockers			
Carvedilol Labetalol	심근경색 후 심부전		
3. 안지오텐신 전환효소 억제제(ACE inhibitor)			
Captopril Enalapril Moexipril Fosinopril Lisinopril Ramipril	**당뇨, 심부전, 심근경색 후** **Nephropathy**	**양쪽 신동맥 협착** **Hyperkalemia** **임신**	신부전 시에는 용량감량 이뇨제와 병용 투여시 저혈압 주의 **투여 중 Cr이 20~30% 내로 증가하면 일단 계속 투여하고 1주 후에 f/u** **투여 중 Cr이 30% 이상 증가하면 약을 중지한다.** **Hyperkalemia, Angioedema, 마른기침,** 백혈구 감소증, 피로감
4. 안지오텐신 수용체 차단제(ARB)			
Losartan Valsartan Irbesartan Candesartan Telmisartan	**ACE inhibitor에 의한 cough 발생 시** **심부전, 당뇨**	**양쪽 신동맥 협착** **Hyperkalemia** **임신**	저혈압, hyperkalemia
5. 칼슘 길항제			
Dihydropyridine Nifedipine Nicardipine Felodipine Amlodipine	Mild~moderate HTN **CAD(변이형 협심증)** **말초혈관 질환**	급성 심근경색, 심부전	수축기 혈압에 효과적이며 뇌졸중 예방에 효과가 있음이 증명되었음 Flushing, 두통, 부종, 빈맥, Hyperkalemia
Nondihydropyridine Verapamil Diltiazem	비후성 심근병증 급성 심근경색	**고도 방실차단**	방실차단, 변비, 간기능 장애

표 18-6 대표적인 항고혈압 약제 (계속)

약제	적응증	금기	특징, 주의사항 및 부작용
6. 혈관 확장제			
Hydralazine	Moderate~severe HTN **Malignant HTN** **임신**, 콩팥 질환	SLE, 대동맥 박리증 심한 CAD	두통, 빈맥, 협심증, 오심, 구토
Minoxidil	Severe HTN	심한 CAD	빈맥, 협심증, pericardial effusion, 현저한 체액 저류
Diazoxide	Severe/malignant HTN	당뇨, Hyperuricemia, 대동맥 박리증, 심부전	고혈당, 고요산혈증, N^+ 저류
Nitroprusside	**Malignant HTN** 대동맥 박리증		무력감, diaphoresis, 근육 떨림
7. 알도스테론 길항제			
Spironolactone Eplerenone	**Mineralocorticoid 과잉에 의한 고혈압** Thiazide 치료에 보조적으로 투여	신부전 Hyperkalemia	**대사성 알칼리증, hyperkalemia,** 여성형 유방(eplerenone은 제외)
SLE, systemic lupus erythematosus			

[a] α_2 agonists로 교감신경계를 억제하여 말초 저항을 감소시킴
[b] Non-selective α-adrenergic antagonists
[c] Non-selective β-adrenergic antagonists
HTN : hypertension; CAD : coronary artery disease; CCB : calcium channel blocker; GFR : glomerular filtration rate; MAOI : monoamine oxidase inhibitor

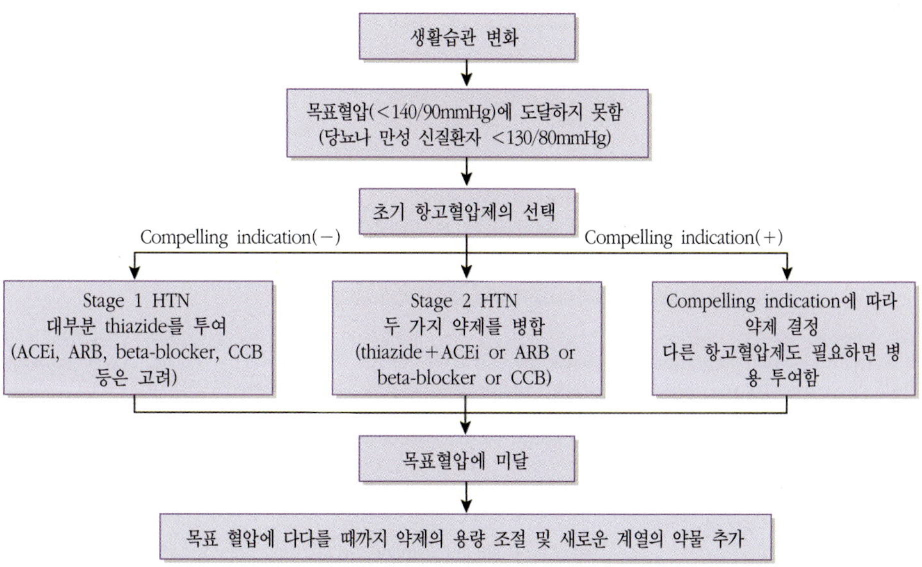

그림 18-7 고혈압 치료의 순서 및 흐름

표 18-7 Clinical trial and guideline basis for compelling indications for individual drug classes

High-risk conditions with compelling indication	Recommended drugs					Aldosterone antagonist
	Diuretics	β-blocker	ACEi	ARB	CCB	
심부전	●	●	●	●		●
심근경색 후		●	●			●
관상동맥 질환 고위험군	●	●	●		●	
당뇨병	●	●	●	●	●	
만성 콩팥 질환			●	●		
Recurrent stroke prevention	●		●			

→ 2011년에 British Hypertension Society에서 나온 NICE 가이드라인이 전반적인 개념을 이해하기 좋은 것 같아 추가로 소개합니다.

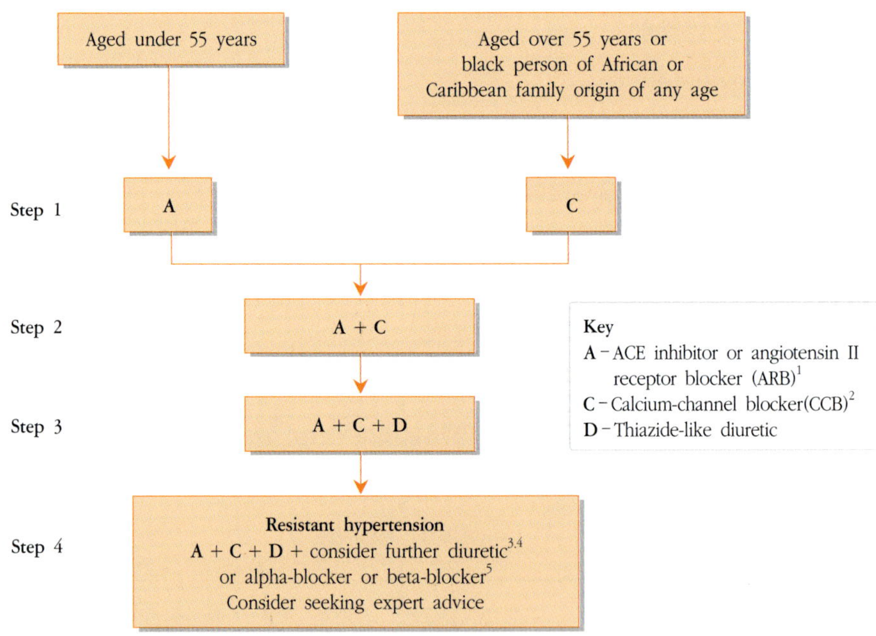

1 Choose a low-cost ARB.
2 A CCB is preferred but consider a thiazide-like diuretic if a CCB is not tolerated or the person has oedema, evidence of heart failure or a high risk of heart failure.
3 Consider a low dose of spironolactone or higher doses of a thiazide-like diuretic.
4 At the time of publication (August 2011), spironolactone did not have a UK marketing authorisation for this indication. Informed consent should be obtained and documented.
5 Consider an alpha-blocker or beta-blocker if further diuretic therapy is not tolerated, or is contraindicated or ineffective.

그림 18-8 NICE guildline 2011

여기서 잠깐 !!

- 가장 중요한 개념은 A는 renin angiotensin system을 조절하고 C or D는 그렇지 않다는 것입니다. 그렇기 때문에 renin수치가 높은 젊은 환자에게는 A를 먼저 사용하고 고령 환자에게는 C or D를 먼저 사용합니다. 한 가지 약제로 조절되지 않는 경우 순차적으로 약물을 추가합니다. 그래도 조절되지 않는 저항성 고혈압(resistant hypertension)의 경우 α-blocker나 spironolactone을 추가를 고려합니다. 2004년 NICE guideline에서는 B(beta-blocker)은 MI등이 있는 상황이 아니라면 되도록 쓰지 않는 것을 권장하기는 하지만, 젊은 사람에서는 사용을 고려할 수 있다고 나와있었습니다만, 2011년 개정되면서 B가 아예 제외되었습니다.

(3) 저항성 고혈압

이뇨제를 포함한 3가지 약제를 써도 140/90mmHg 이하로 내려가지 않을 때

표 18-8 저항성 고혈압의 원인

부적절한 혈압측정	• 백의 고혈압 또는 진찰실에서의 혈압상승 • 노년층의 가성 고혈압 • 굵은 팔에 표준 커프의 사용
체액의 과잉	• 소금 섭취 과다 • 콩팥 질환에 의한 체액 저류 • 부적절한 이뇨제 사용
약제와 관련된 요인	• 용량이 적거나 부적절한 병용 요법 • 약의 부작용
약물과의 상호 작용	• 감기약이나 비스테로이드성 진통제(NSAID, COX-2), 피임약, 부신 피질 스테로이드 호르몬, cyclosporine, tacrolimus, erythropoietin, 감초, 코카인
과다 알코올 섭취	
수면성 무호흡증을 포함한 이차성 고혈압	

(4) 특수한 상황에서의 고혈압 치료

① 콩팥 질환

- Renovascular hypertension(일측 콩팥동맥 협착증) → ACE inhibitor
- **양쪽 콩팥동맥 협착증 시에는 ACE inhibitor나 ARB는 금기**(angiotensin Ⅱ 저하 → Efferent arteriole의 이완 → 사구체 내 압력의 감소 → GFR의 감소 → 급성 신부전 발생)

② 당뇨병

- 대부분 3약제 이상의 병합 투여 필요
- **ACE inhibitor, ARB : 일차 선택 약제**(당뇨병성 신병증의 진행 억제)
- 이뇨제 : 고혈당을 악화시키는 경향 있음(단, 영향은 매우 작음)

- CCB : 단독 투여보다는 ACE inhibitor, ARB와 병용 투여

③ 임신
- 2nd trimester : 전체적인 혈관의 저항 감소되는 시기, 혈압 감소함
  → 임신 중 혈압이 140/90mmHg 이상이면 비정상
- 2nd & 3rd trimester에서 이완기 혈압이 95mmHg 이하
  → 항고혈압제를 투여하지 않고 보존적 치료
  (혈압을 많이 낮추면 placental & fetal perfusion이 감소한다)
- 엄격한 염분 제한이나 이뇨제 : 금기!! fetal loss의 위험
- 치료 : **methyldopa, hydralazine**(β-blocker는 임신 말기에만 투여 가능)
- **금기** : **ACE inhibitor, ARB(teratogenic effect), nitroprusside**

④ 노인
- 노인 고혈압의 특징
  - 수축기 고혈압이 흔함
  - 혈압의 일중 변동이 심함
  - 수면 중 혈압이 하강하지 않는 경우(non-dipper)가 흔함
  - Renin의 분비가 저하되어 있음
  - 콩팥기능의 저하 → 약제에 대한 부작용 흔함
  - 소량의 항고혈압약에도 감압효과가 크게 나타날 수 있음
  - 이차성 고혈압의 원인은 신동맥 고혈압이 흔함
- 노인의 이완기 혈압은 60mmHg미만은 위험함 : 관상동맥의 혈류 저하
- 기립성 저혈압이 잘 나타남 → 이뇨제 투여에 따른 과도한 체액 감량이나 빠른 약물 증량 등을 피해야 함

표 18-9 Indications for individual drug classes(JNC 7)

	diuretics	β-blocker	ACEi	ARB	CCB	Aldo. antagonist
HF	○	△	○	○	×	○
post MI		○	○		×	○
high CAD risk	○	○	○		○	
diabetes	△	△	○	○	○	
hyperlipidemia	×	×	○		○	
chronic kidney dz.			○	○		

여기서 잠깐 !!

• 위의 표를 다 외우시면 좋겠지만 그렇게 하다보면 대체 무슨 약을 써야 할지 감이 오지 않을 수 있어요. 써서는 안 되는 약은 대개 그 약의 부작용과 관련지어 생각하시면 쉽구요, 중요한 건 절대 써서는 안 되는 약이 무엇인지, **그리고 high CAD risk에서는 BB가, DM, CKD에서는 ACEi가 선호된다는 것입니다.**

7 이차성 고혈압

여기서 잠깐 !!

• 고혈압 환자에서 5~20% 밖에 안 되는데도 불구하고 이차성 고혈압 감별이 중요한 이유는 평생 약물 복용이 필요한 본태성 고혈압과 달리 이차성 고혈압은 수술로 완치가 가능하기 때문입니다.

1) 이차성 고혈압을 의심할 수 있는 상황

(1) 35세 이전 또는 55세 이후에 발생한 고혈압(onset before age 35 or after age 55)

(2) 중증의 고혈압이 갑자기 발생한 경우(level of blood pressure > 180/110mmHg)

(3) 장기 손상

① 안저 검사상 이상

② 혈청 크레아티닌 > 1.5mg/dL

③ 심장 비대 또는 좌심실비대

표 18-10 수축기, 이완기 고혈압의 2차적인 원인

콩팥 질환	신실질 질환, 다낭성 신질환, renin-producing tumor, 폐쇄성 요로질환
신혈관 질환	신동맥의 죽상경화증, fibromuscular dysplasia
부신 질환	원발성 고알도스테론혈증, 쿠싱 증후군, 17-α-hydroxylase 결핍, 11-β-hydroxylase 결핍, 갈색세포종(pheochromocytoma)
대동맥 축삭증	
수면 무호흡증	
전자간증/자간증	
Neurogenic	심인성, diencephalic syndrome, familial dysautonomia, polyneuritis(acute porphyria, lead poisoning), 급성 두개강내 압력 상승, 급성 척수 절단
기타 내분비 질환	갑상선 기능 항진증/저하증, 고칼슘혈증, 말단 비대증
약제 유발성	고용량 에스트로겐, 스테로이드, 식욕 억제제, 비충혈 완화제, cyclosporin, 삼환계 항우울제, monoamine oxidase inhibitor, erythropoietin, NSAIDs, cocaine
유전성 질환	

(4) 이차성 고혈압이 의심되는 상황

① 다른 원인이 없는 **저칼륨혈증**

② 복부 잡음(Abdominal bruit)

③ 빈백, 발한, 진전을 동반한 혈압 변화

④ ACE inhibitor 투여 후 발생한 가역적인 콩팥기능의 악화

⑤ 두통, 발한, 심계항진, 손떨림 등의 증상과 혈압의 변동이 큰 경우

⑥ 상하지의 혈압차이가 30mmHg 이상 차이를 보일 때

⑦ 가족력에서 콩팥 질환의 병력이 있을 때

(5) 고혈압의 가족력이 없을 때

(6) 고혈압 초기 치료에 반응하지 않을 때

2) 이차성 고혈압의 원인질환

(1) **신혈관성 고혈압**

① 기전 : 신혈관 협착증 → 신동맥 관류압 감소 → juxtaglomerular cell에서의 레닌의 과다분비

② 이학적 소견

- **복부 잡음(bruit)** : 신혈관 협착증의 75%에서 나타남
- **저칼륨혈증(hypokalemia)**
- 콩팥기능의 지속적 감소
- 반복적인 원인불명의 폐부종

③ 원인

- **죽상경화증** : 75% 차지. 고령에서 흔함
  신동맥의 근위부 1/3에 죽상판 형성 → 신동맥 혈류 감소
- **근섬유 이영양증** : 25% 차지. 젊은 여성에서 흔함
  신동맥의 원위부 2/3에 섬유조직, 근육조직 증식 → 신동맥 혈류 감소

④ 선별검사

- 신동맥 duplex ultrasonography
- Captopril 부하 콩팥 스캔
- 신동맥 CT, MR 혈관조영술

⑤ 확진검사

- **신동맥 혈관조영술**
- **신 정맥혈 레닌 측정** : 혈관이 좁아져 있으며, 좁아진 쪽 정맥에서 레닌 농도가 정상보다 1.5배 이상 증가되어 있을 경우 → 수술적으로 치료될 가능성이 높음을 시사

⑥ 치료

- 약물치료
  - 항고혈압 약제투여
  - ACE inhibitor : **양측성 신혈관 협착증에서는 금기!**
- 경피적 혈관확장술 : 풍선확장술, 스텐트 삽입술
- 외과적 치료

(2) **갈색세포종, 크롬친화세포종(pheochromocytoma)**

① Chromaffin cell에서 기원한 종양

→ catecholamine을 과다 분비하여 고혈압이 발생

② **심한 혈압의 변동, 기립성 저혈압**

③ 50% 이상은 지속성 고혈압(10%는 정상 혈압)

④ 선별검사

- **24시간 소변 metanephrine, VMA, catecholamines**
- 혈장 metanephrine
- Clonidine 억제 검사

⑤ 확진검사

- 복부 CT, MRI
- ^{131}I-MIBG 스캔

⑥ 치료

- 외과적 절제
- 수술 전 처치 : α-adrenergic blockers
- 약물치료 : α-blocker(phenoxybenzamine), α-methyltyrosine

(3) **일차성 알도스테론증(primary aldosteronism)**

① 과다 분비된 알도스테론의 작용에 의해서 고혈압, 저칼륨혈증이 발생

- 가장 흔한 원인은 알도스테론을 분비하는 양성 부신선종
- 두 번째로 흔한 원인인 양측성 부신 과증식의 비율은 최근 증가 추세

② 진단

- 선별 및 감별을 위한 검사
  - 혈청 Potassium(저칼륨혈증 : 전체의 40~50%에서 발견)
  - 혈장 알도스테론(>20ng/dL) & 레닌(<0.5ng/mL/hour) 검사
  - 혈장 알도스테론(ng/dL)/레닌(ng/mL/hour) 비>30:1
  - 생리식염수 부하검사
  - Fludrocortisone 억제 검사

- 확진검사
  - 복부 CT, MRI
  - 부신정맥 aldosterone 측정
- 치료
  - 외과적 절제 : 부신선종의 경우 일차적 치료
  - 알도스테론 길항제(spironolactone, eplerenone, or amiloride+thiazide) 투여 : 수술이 불가능한 경우나 양측성 부신 과증식의 경우

(4) **쿠싱 증후군(Cushing syndrome)**

① 증상

- Cortisol의 과다분비에 의해서 고혈압 발생(75~80%에서 고혈압 동반)
- 20%에서는 당뇨병 동반
- 특징적인 전신모습 : truncal obesity, slender extremities, thin skin, proximal muscle weakness, osteoporosis
- 치료 하지 않을 때에는 좌심실비대, 울혈성심부전, 심근경색증 등 초래가능

② 원인

- 대부분은 ACTH 분비 종양에 의한 양측성 부신 과증식
- 15%는 부신 암이나 부신 선종

③ 진단

- 선별검사
  - 24시간 소변 free cortisol
  - Overnight dexamethasone 억제 검사
- 확진검사
  - High-dose dexamethasone 억제 검사
  - 혈중 ACTH 측정
  - 부신 CT 검사, 뇌하수체 MRI 검사
  - 19-iodocholesterol 스캔

④ 치료

- 외과적 절제
- 내과적 치료 : 항고혈압약제, ketoconazole

(5) **대동맥 축삭증(coarctation of aorta)**

① 병태생리

- 대동맥의 선천적 협착에 의해 고혈압 발생
- 주로 ligamentum arteriosum(ductus arteriosus의 remnant)이 부착되는 부위(좌 쇄골하동맥 기시 직후부위)의 대동맥에 협착 존재

- 주로 젊은 연령의 고혈압환자에서 발견
- 동반 질환군 : bicuspid aortic valve, 터너 증후군환자

② 이학적 소견

- 흉골좌상연과 등(interscapular area)에서 수축중기 혹은 연속성 잡음이 청진
- 높은 상지혈압은 높고 하지혈압은 낮다(>10mmHg).

③ 진단

- 선별검사
  - 흉부 방사선검사 : 심비대, 상행대동맥의 확장, rib notching, “3” sign
  - 심초음파 검사
  - CT, MR 혈관조영술
- 확진검사
  - 대동맥조영술

④ 치료

- 외과적 치료
- 경피적 대동맥확장술
  - 풍선확장술, 스텐트 삽입술

8 Hypertensive emergency

1) 정의

(1) **Hypertensive emergency** : 진행하는 심각한 표적 장기 손상(MI, stroke, pulmonary edema, renal failure)을 동반하는 심한 급성 고혈압

→ **내과적 응급 질환!**

→ 즉시 ICU에 입원하여 IV antihypertensive agent를 투여하면서 지속적인 혈압 모니터링이 필요한 상황

(2) **Hypertensive urgency** : 진행하는 표적 장기 손상을 동반하지 않은 심한 급성 고혈압 → 경구 항고혈압제를 투여하면서 24~72시간 동안 외래 치료 가능

여기서 **잠깐 !!**

- 위 두 개념은 혈압의 절대적 수치를 기준으로 구분하는 것이 아니라 임상 상태에 따라 결정됩니다.

(3) **악성 고혈압(malignant hypertension)** : 대개 **이완기 혈압 130mmHg를** 넘는 심한 고혈압+안저 검사 상 유두부종(papilledema), 망막 출혈 등의 표적 장기 손상 소견

2) 임상양상

(1) 이완기 혈압의 심한 상승(>130mmHg)+papilledema

(2) Hypertensive encephalopathy

① 심한 두통, 오심, 구토, 시야 결손, 일시적 마비, 경련, 의식장애(stupor, coma)

② 뇌혈관의 심한 수축과 뇌실질의 부종 발생

(3) 심부전 : 좌심실 기능의 저하

(4) 콩팥기능의 저하(oliguria)

3) 원인

(1) 심장 : acute aortic dissection, post-CABG hypertension, acute coronary syndrome

(2) 뇌 : stroke, SAH, hypertensive encephalopathy

(3) 기타 : 자간증, 심한 화상

4) 검사 소견

(1) MAHA(Microangiopathic Hemolytic Anemia) → 콩팥기능 악화 촉진

(2) 혈장 레닌 활성도(Plasma Renin Activity) 상승, aldosterone 생성 증가

(3) 안저 검사 : 유두 부종, 망막 출혈, exudate, 면화반(cotton wool spot) 형성

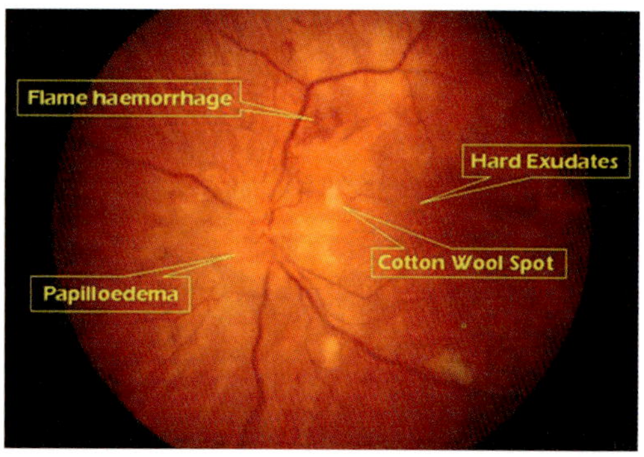

그림 18-9 악성 고혈압에서의 안저 검사 소견. Flame haemorrhage Papilledema hard Exudates Cotton Wool Spot

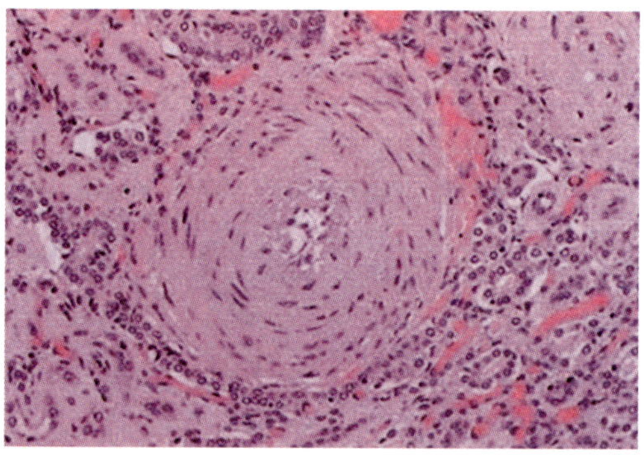

그림 18-10 악성 고혈압에서의 혈관 변화. Arteriole이 "onion-skin" appearance를 보인다(hyperplastic arteriolosclerosis).

5) 치료

(1) 목표 : **점진적인 혈압 강하**(IV agent 고려)

① 수분~2시간 내 혈압을 25% 낮추거나

② BP<160/100~110mmHg까지 낮춤

단, aortic dissection이 있을 경우 더 빠르게 강하

(2) 즉각적인 효과를 볼 수 있는 약을 투여

① **immediate onset** : **nitroprusside, nitroglycerin, diazoxide, esmolol**

② delayed onset : enalaprilat, hydralazine, labetalol, nicardipine

(3) 이뇨제(furosemide)가 중요

Encephalopathy와 심부전에서 회복을 가속화시키고 항고혈압제에 대한 감수성을 높여줌

표 18-11 고혈압의 응급 상황에 사용되는 약물*

Antihypertensive Agent	Intravenous Dose
Nitroprusside	Initial 0.3(μg/kg)/min, usual 2~4(μg/kg)min; maximum 10(μg/kg)/min for 10 min
Nicardipine	Initial 5mg/h; titrate by 2.5mg/h at 5~15 min intervals; max 15mg/h
Labetalol	2mg/min up to 300mg or 20mg over 2min, then 40~80mg at 10-min intervals up to 300mg total
Enalaprilat	Usual 0.625~1.25mg over 5min every 6~8h; maximum 5mg/dose
Esmolol	Initial 80~500μg/kg over 1min, then 50~300(μg/kg)/min
Phentolamine	5~15mg bolus
Nitroglycerin	Initial 5μg/min, then titrate by 5μg/min at 3~5-min intervals; if no response is seen at 20μg/min, incremental increases of 10~20μg/min may be used
Hydralazine	10~50mg at 30-min intervals

* Constant blood pressure monitoring is required. Start with the lowest dose. Subsequent doses and intervals of administration should be adjusted according to the blood pressure response and duration of action of the specific agent.

표 18-12 고혈압 한 눈에 보기

<table>
<tr><td rowspan="2">이차성 고혈압</td><td>원인</td><td colspan="3">① renal hypertension
- renal parenchymal disease : m/c
- renovascular hypertension : 수술로 교정 가능한 m/c
② endocrine hypertension
- 1° aldosteronism, Cushing syndrome, pheochromocytoma
- acromegaly
- hyperparathyroidism
- hyperthyroidism, hypothyroidism(myxedema)
③ coarctation of aorta</td></tr>
<tr><td>의심할 상황</td><td colspan="3">① 갑자기 발생한 심한 고혈압
② age of onset : <35 or >55
③ 양측성 상복부 종괴
④ BUN/Cr ↑
⑤ 가족력 : early onset
⑥ 치료에 반응하지 않는 경우</td></tr>
<tr><td colspan="5">치료</td></tr>
<tr><td colspan="2">일반적 관리</td><td colspan="3">① 스트레스 완화
② 식이 요법 : 염분, 칼로리, 콜레스테롤, 포화지방 제한
③ 유산소 운동
④ 체중 감소
⑤ 죽상경화증 위험인자 교정</td></tr>
<tr><td colspan="2" rowspan="14">약물</td><td>초기 치료제</td><td colspan="2">diuretics, β-blocker, ACE inhibitor, CCB, ARB</td></tr>
<tr><td>신기능 저하</td><td colspan="2">ACE inhibitor(DOC), ARB(단, bilateral renal artery stenosis 시 금기)</td></tr>
<tr><td>angina</td><td colspan="2">β-blocker(DOC), CCB</td></tr>
<tr><td>post-MI</td><td colspan="2">ACE inhibitor, β-blocker</td></tr>
<tr><td>heart failure</td><td colspan="2">diuretics, ACE inhibitor, spironolactone, ARB
(β-blocker : acute HF 시 금기 // CCB : 금기)</td></tr>
<tr><td>DM</td><td colspan="2">ACE inhibitor(DOC), ARB(diuretics, β-blocker) ⇒ goal : 130/80</td></tr>
<tr><td>pregnancy</td><td colspan="2">methyldopa(DOC), hydralazine(DOC), (β-blocker),
(ACE inhibitor, ARB, nitroprusside : 금기)</td></tr>
<tr><td>hyperlipidemia</td><td colspan="2">CCB, ACE inhibitor(diuretics, β-blocker는 금기)</td></tr>
<tr><td>BPH</td><td colspan="2">α-blocker(α-blocker는 기립성저혈압, CHF에서는 금기)</td></tr>
<tr><td>osteoporosis</td><td colspan="2">thiazide</td></tr>
<tr><td colspan="3">→ 질환별 항고혈압제의 선택은 그 질환의 치료약제와 별로 다르지 않다.</td></tr>
<tr><td rowspan="3">hypertensive emergency</td><td colspan="2">Ⅳ drug</td></tr>
<tr><td>immediate</td><td>nitroprusside, nitroglycerin, diazoxide, esmolol</td></tr>
<tr><td>delayed</td><td>hydralazine, nicardipine, enalaprilat, labetalol</td></tr>
</table>

19 Chapter 대동맥 및 말초혈관 질환

Diseases of aorta & peripheral artery

대동맥 질환은 다양하지만, 내과에서는 대표적인 질환인 대동맥 박리증의 분류, 치료방법에 대해서만 자세히 알아둡시다. 말초혈관 질환은 외과영역과 겹치는 것이 많고 내과에서 많이 다루는 영역이 아니어서 뺐습니다.

대동맥류(aortic aneurysm, 대동맥 자루)

1 정의

동맥의 한 부분이 병적으로 확장되는 현상(pathologic dilatation of the aorta)

1) 분류

(1) 진성 동맥류(true aneurysm)
혈관 벽의 세 층 모두에서 병적인 확장이 나타난 현상

(2) 가성 동맥류(pseudoaneurysm)
① 혈관 벽의 외막(adventitia)만 병적인 확장이 나타난 현상

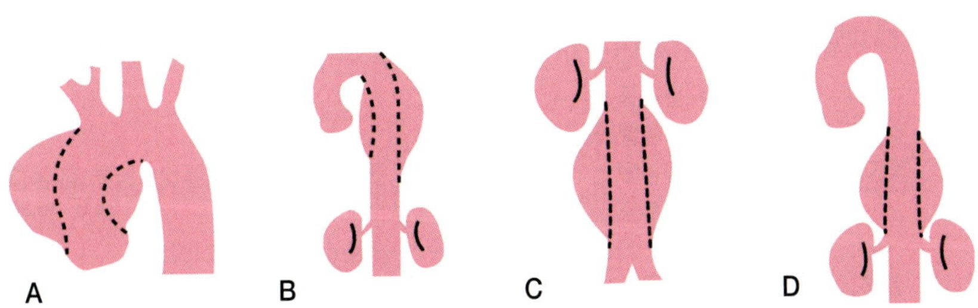

그림 19-1 Various locations of aortic aneurysm. **A,** Ascending aortic aneurysm. **B,** Descending thoracic aortic aneurysm. **C,** Abdominal aortic aneurysm. **D,** Thoracoabdominal aortic aneurysm

② 혈관 벽의 내막(intima)과 중막층(media)이 찢어져 혈액이 유입되어 외막만 확장된 것으로 파열 위험이 매우 높음(때로는 혈관 주위의 혈전만으로 둘러싸인 경우도 있음)

(3) 모양에 따른 분류

① 소낭상(saccular) : 확장(dilatation)이 한쪽 벽만 포함 → 혈관벽이 돌출된 모양을 형성

② 방추상(fusiform) : 혈관의 일정 부분의 전체 둘레가 영향을 받아 전반적으로 확장된 병변(symmetrical dilatation of the aorta)

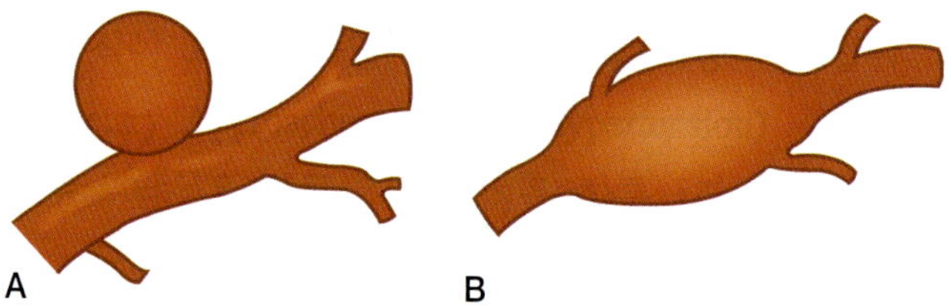

그림 19-2 **대동맥류의 모양에 따른 분류.** **A,** Saccular aneurysm. **B,** Fusiform aneurysm

(4) 위치에 따른 분류

① 복부 대동맥류(abdominal aneurysm)

② 하행 흉부 대동맥류(descending thoracic aneurysm)

③ 상행 흉부 대동맥류(ascending thoracic aneurysm)

2 원인

1) 죽상경화증(atherosclerosis) : 가장 흔함

(1) 위험인자 : 흡연, 다른 혈관의 atherosclerosis

(2) **호발 부위** : **renal artery하방의 원위부 복부 대동맥(75%)**

2) 낭포성 중막 괴사(cystic medial necrosis)

대동맥의 중막(media)에 있는 collagen과 elastic fiber의 퇴행성 변화와 중막 세포(medial cell)의 소실로 점성 물질을 함유하는 다수의 낭포(mucoid cleft)로 대치되는 질환

(1) 낭포성 중막 괴사 → 상행 대동맥과 sinus of Valsalva에 fusiform aneurysm 형성

(2) Marfan syndrome, Ehlers-Danlos syndrome에서 호발

3) 기타

(1) 매독(syphilis) : 주로 상행 대동맥, 대동맥 궁 침범

(2) 결핵성 동맥류 : 주로 흉부 대동맥 침범

(3) 기타 감염성 동맥류 : 포도알균, 연쇄알균, 살모넬라균으로 인한 감염. 진균성은 드묾. 주로 소낭성(saccular form)

여기서 잠깐 !!

- 감염으로 인한 대동맥류는 염증이나 직접적인 손상으로 인해 대동맥벽의 탄성이 소실되면서 혈관벽이 늘어나 동맥류를 유발합니다.

(4) 혈관염 : 타카야수 동맥염(Takayasu's arteritis), 거대 세포 동맥염(great vessel arteritis), 강직성 척수염(ankylosing spondylitis), 베체트병
→ 대동맥궁과 하행 대동맥에 호발

(5) 외상성 : ligamentum arteriosum 바로 아래의 하행 대동맥에 호발

(6) 선천성

3 흉부 대동맥류

1) 개요

(1) 상행 대동맥류 : 낭포성 중막 괴사가 m/c 원인

(2) 대동맥궁과 하행 흉부 대동맥류 : 죽상경화증이 m/c 원인

(3) 대동맥류의 성장과 파열
평균 성장 속도 : 0.1~0.2cm/year
파열의 위험은 동맥류의 크기 및 증상의 유무와 연관
→ 파열 위험이 직경 4cm 미만은 2~3%/yr이나 6cm 이상은 7%/yr

2) 임상증상

(1) 대부분 무증상으로 검사 상 우연히 발견

(2) 흉통, 호흡곤란, 기침, 애성(쉰 목소리), 연하 곤란

(3) 상행 대동맥류
① 대동맥판 폐쇄부전(AR) 일으킴 → 울혈성 심부전 초래
② 상대정맥(SVC) 압박 → 두부, 경부, 상지의 울혈

3) 진단

(1) 흉부 X선 : 종격동의 확장이나 기관이나 좌주기관지의 압박, 전위 등
(2) 이면성 심초음파(특히, 경식도 심초음파)
상행 대동맥의 근위부나 하행 흉부 대동맥을 검사하는 데 유용
(3) CT or MRI : 민감도, 특이도 높음
(4) 대동맥 조영술 : 병변의 길이와 혈관 분지의 침범 여부에 대한 수술 전 평가

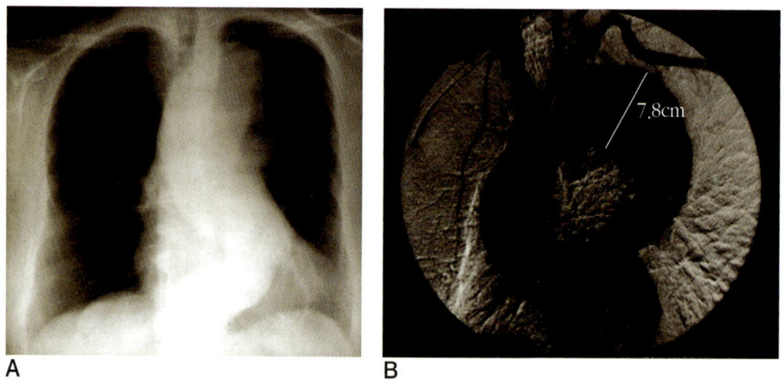

그림 19-3 **흉부 대동맥류. A,** 흉부 방사선 소견. 종격동의 확장(mediastinal widening)이 관찰된다. **B,** 대동맥 조영술. 하행 흉부 대동맥에 지름 7.8cm의 방추상의 대동맥류가 관찰된다.

4) 치료

(1) 내과적 치료 : β-blocker 및 고혈압 치료
(2) 수술적 치료 : 5.5cm 이상(Marfan syndrome에서는 4~5cm 이상)에서 고려
1년에 1cm 이상 커지는 경우도 고려

4 복부 대동맥류

1) 역학

(1) 남>여, 고령에 흔함 대부분 **신동맥 아래**에서 발생
(2) 90% 이상에서 죽상경화증과 관련

2) 예후

(1) 대동맥류의 크기와 동반된 관상동맥 질환 및 뇌혈관 질환의 심각도에 의해 결정
(2) 파열의 위험성 : 크기가 증가함에 따라 증가
① 5cm 미만의 동맥류가 파열될 확률 : 1~2%

② 5cm 이상의 대동맥류가 파열될 확률 : 20~40%

(3) 동맥류 내의 혈전의 생성 → 말초 동맥 색전증의 위험성 증가

3) 증상

(1) 대부분 무증상

(2) 진찰 도중에 박동성의 통증이 없는 종괴를 촉지되거나 복부 X선, 복부 초음파에서 우연히 발견

(3) 극심한 통증 → 파열의 전조 증상이므로 응급!!

4) 진단

(1) 복부 방사선 촬영 : 대동맥류의 석회화된 윤곽을 관찰

(2) 복부 초음파 : 대동맥류의 크기 측정. 추적 관찰 용이함. 선별검사

(3) CT with contrast, MRI : 정확도가 높은 비침습적 검사

(4) 대동맥 조영술 : 수술 전 대동맥류 길이 평가를 위한 중요한 검사

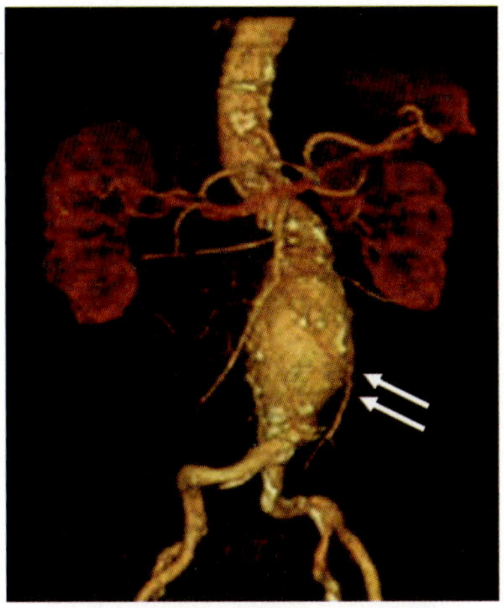

그림 19-4 **복부 대동맥류의** CT angiogram. Fusiform aneurysm이 renal artery 하방에 위치하고 있다(화살표).

5) 치료

(1) 수술적 치료 적응증

① **크기에 관계없이 급속히 커지거나(≥1cm/year) 증상 동반**

② **무증상인 경우 : 지름>5.5cm**

(2) 비수술적 치료

5cm 미만의 신동맥 하방의 복부 대동맥류 : 경피적 혈관내 스텐트 삽입술

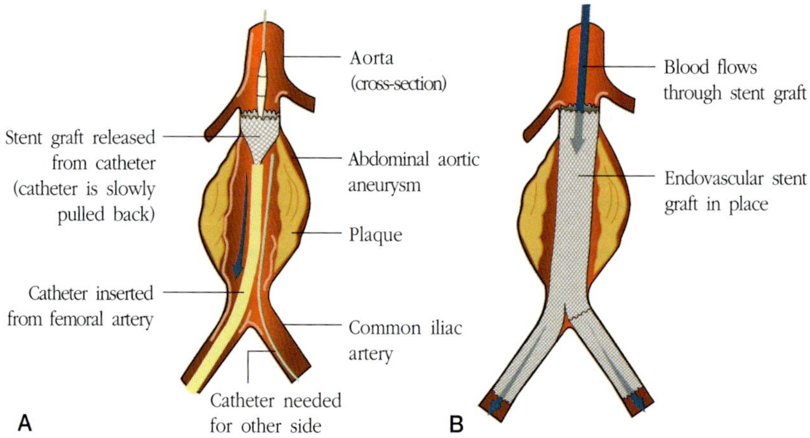

그림 19-5 Endovascular stent for abdominal aortic aneurysm

대동맥 박리(aortic dissection)

1 개요

대동맥의 내막이 circumferential하게 찢어지고 혈류에 의해 내막과 중막이 박리되어 false lumen을 형성한 것

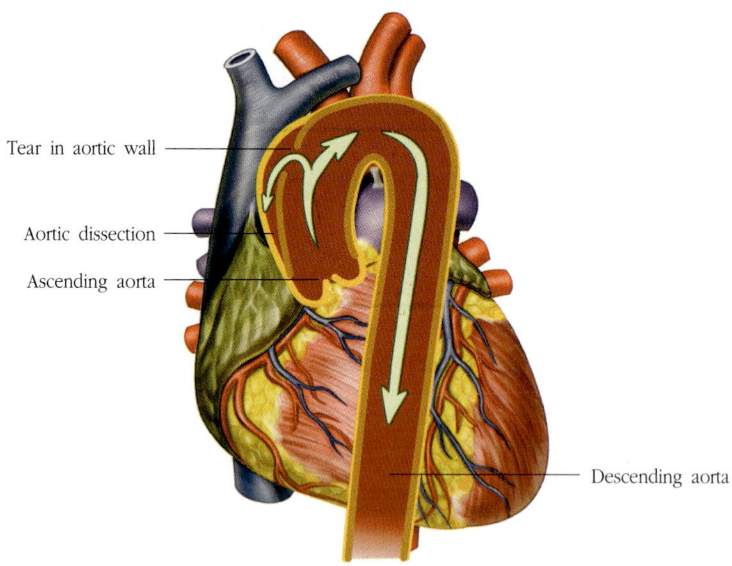

그림 19-6 대동맥 박리의 모식도

1) 내막 파열의 호발 부위

(1) **상행 대동맥의 오른쪽 측벽(right lateral wall)**

(2) **하행 대동맥의 ligamentum arteriosum 바로 아래 부분**

2 분류

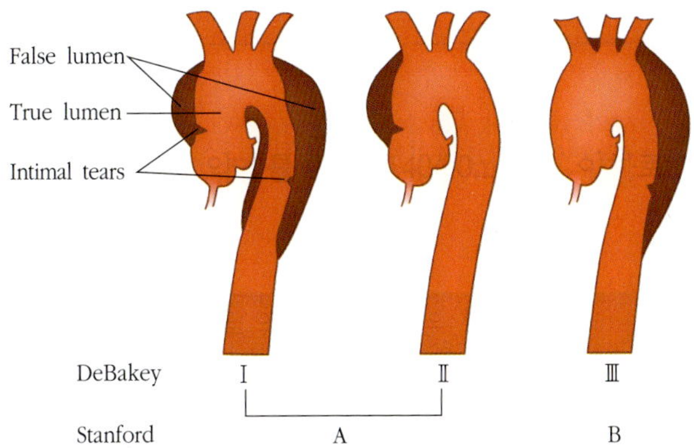

그림 19-7 대동맥 박리의 분류

표 19-1 The of aortic dissection

DeBakey classification	Type Ⅰ(60%)	상행 대동맥에서 intimal tear가 생겨 하행 대동맥까지 침범
	Type Ⅱ(10～15%)	박리가 상행 대동맥에 국한
	Type Ⅲ(25～30%)	하행 대동맥에서 intimal tear가 생겨 distal로 propagation → 하행 대동맥만 침범
Stanford classification	Type A	박리가 상행 대동맥을 포함(involve)할 때(proximal dissection)
	Type B	박리가 하행 대동맥을 포함(involve)할 때(distal dissection)

1) DeBackey 분류

(1) Type I(60%) : 상행 대동맥에서 내막이 짖어져서 상행 대동맥부터 하행대동맥까지 모두 침범

(2) Type II(10～15%) : 상행 대동맥에만 국한

(3) Type III(25～30%) : 하행대동맥에서 내막이 찢어져서 하행대동맥에만 국한

2) Stanford 분류

(1) Type A : 상행 대동맥 침범

(2) Type B : 하행 대동맥에만 국한

여기서 잠깐 !!

• 조금 지나면 두 분류가 은근히 헷갈립니다. 디.베.키 세 음절이니까 3가지 분류라고 기억합시다.

3 유발인자

1) **고혈압**(70%에서 동반)
2) 낭포성 중막 괴사(cystic medial necrosis) : Marfan syndrome, Ehlers-Danlos syndrome 관련
3) 기타 : 혈관염. Bicuspid aortic valve, 대동맥 축삭증(coarctation of aorta) 등

4 임상양상

1) 50~60대 호발, M : F=2 : 1
2) **흉통**
   (1) 갑작스런 심한 '찢어지는', '날카로운' 통증
   (2) "도끼로 등을 내려찍는 것 같다"고 표현
   (3) 가슴 앞쪽에서 발생하여 박리의 진행에 따라 통증 부위가 이동
3) 실신, 호흡곤란, diaphoresis, weakness
4) 동맥 분지들이 막혀서 나타나는 증상
   (1) 신경학적 증상 : 편마비(경동맥의 침범), 하반신 마비(척수 동맥의 침범)
   (2) 장 허혈, 혈뇨, **맥압의 소실, 고혈압 또는 저혈압** 등
5) 주변 구조물을 압박하여 나타나는 증상
   Horner's syndrome, SVC syndrome, hoarseness, 연하곤란, 호흡곤란 등
6) **Acute AR** : Proximal dissection의 50% 발생. AV annulus 침범하여 발생
7) 드물게 심근경색

5 진단

1) 흉부 방사선 촬영

(1) **종격동의 확장**
(2) Pleural effusion

2) 심전도

정상. 흉통에 대한 급성 관상동맥 증후군 감별 목적으로 시행함

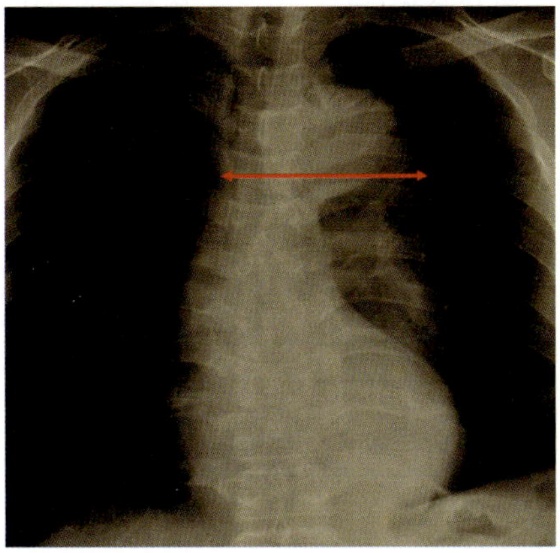

그림 19-8 Aortic dissection의 **흉부 방사선 사진.** 종격동의 확장이 관찰된다.

3) CT 또는 MRI

(1) 민감도와 특이도가 높음 찢어진 부위 파악 및 type 분류에 매우 유용

(2) MRI : blood flow detect가 가능해서 antegrade/retrograde의 구분 가능

(3) CT : 응급상황에서 더 유용

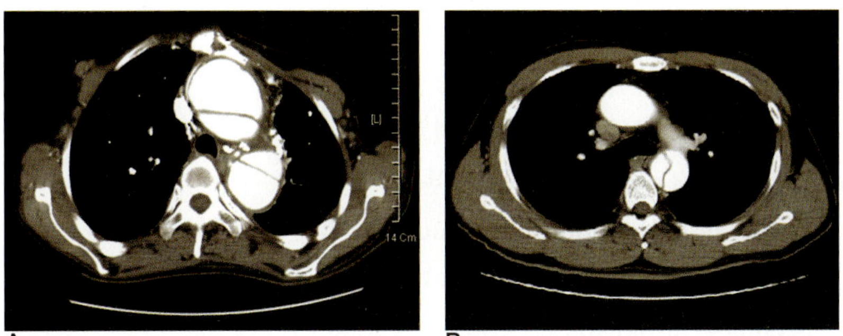

A B

그림 19-9 Aortic dissection의 CT소견. **A,** Stanford type A. **B,** Stanford type B

4) 심초음파

(1) 경흉부 초음파

① 민감도 60~85%. 신속히 시행 가능

② 상행 대동맥의 박리 진단에 유용

(2) 경식도 초음파

① 민감도 99%, 특이도 97%로 대동맥 박리의 진단에 **가장 정확한 검사**

② **혈역학적으로 불안정한 환자에게도 안전하고 빠르게 시행 가능**

③ Intimal flap의 위치, 박리의 정도, false lumen 등을 정확하게 알 수 있음

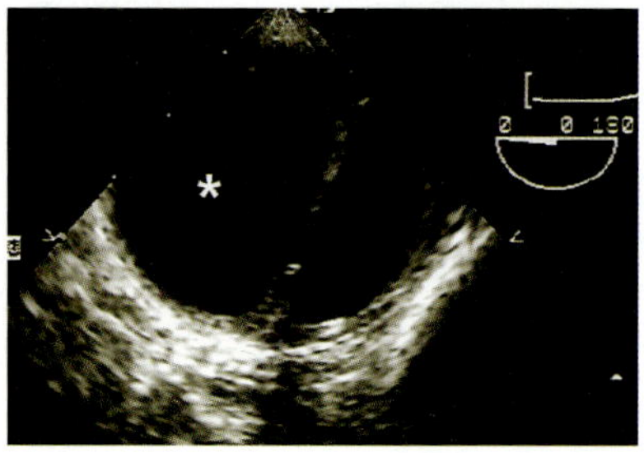

그림 19-10 Aortic dissection의 **경식도 초음파도**. False lumen(*)이 관찰된다.

5) 대동맥 조영술

(1) **확진 검사** : 대동맥 박리의 시작과 끝점, false & true lumen의 구별, 대동맥 박리로 인해 침범된 혈관 파악

(2) 고위험군 : 관상동맥 조영술도 같이 시행(개흉 수술하기 전에 시행)

6 치료

1) 내과적 치료

(1) 진단 즉시 ICU 입원하여 약물 치료 시작

(2) **β-blocker iv + nitroprusside iv 투여**

① **propranolol, metoprolol, esmolol : 맥박수 < 60회/분 유지**

② **nitroprusside : 수축기 혈압 < 120mmHg 유지**

(3) **Labetalol(α-/β-blocker) : 단독 투여 가능**

(4) CCB(verapamil, diltiazem) iv : Nitroprusside, labetalol을 투여할 수 없는 경우
단, nifedipine 등 DHP 계열 CCB는 혈관 이완을 유발하므로 금기

(5) 통증 조절 : morphine

(6) **투여 금기 약물**

① **Direct vasodilator : hydralazine, diazoxide**

② **α-blocker : reflex tachycardia를 유발 가능하기 때문**

(7) 만성 Stanford type B dissection은 진행 여부를 확인하기 위하여 6~12개월마다 CT, MRI f/u

2) 수술적 치료

(1) **수술적 치료의 적응증**

① Acute proximal dissection(Stanford type A)

② 주요 대동맥의 분지를 침범하여 장기 손상이 있는 경우

③ 파열이 되었거나 파열되기 직전

④ 상행 대동맥으로 역행성으로 박리가 진행될 때

⑤ 통증이 지속될 때

Takayasu's arteritis(타카야수 혈관염)

1 개요

1) 대동맥과 그 분지를 침범하는 원인 미상의 만성 혈관염

→ 대동맥과 주요 분지가 막힘＝pulseless disease라고 부름

2) 젊은 여성, 동양인에게 흔함

2 임상양상

1) 급성기

fever, malaise, night sweats, arthralgia, weight loss, ESR 상승 등의 전신 증상

2) 만성기

상지의 파행(claudication), 대뇌 허혈, 실신 등의 큰 동맥 폐쇄 증상

3) 주로 침범하는 혈관 : Subclavian artery

→ peripheral pulse의 감소 또는 소실, 양 팔의 혈압차이 발생(>30mmHg)

여기서 **잠깐 !!**

- 양팔의 혈압차가 많이 날 때 : Takayasu's arteritis
- 상지와 하지의 혈압차가 많이 날 때 : coarctation of aorta

3 진단

1) 젊은 여자 환자에서 맥박이 감소+양 팔의 혈압차
2) ESR↑, CRP↑, 백혈구 증가, 경도의 빈혈, 면역 글로불린의 증가
3) CT or MR angiography로 비침습적 진단이 가능
4) **혈관 조영술** : gold standard
   혈관벽의 irregularity, 혈관의 협착, 폐색, poststenotic dilatation, 측부순환의 발달 등

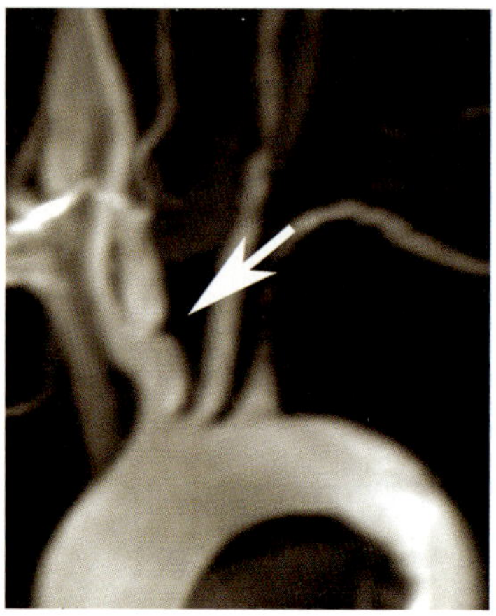

그림 19-11 Takayasu's arteritis의 MR angiography 소견. Rt. innominate artery에 segmental stenotic lesion(화살표)이 관찰되고 있다.

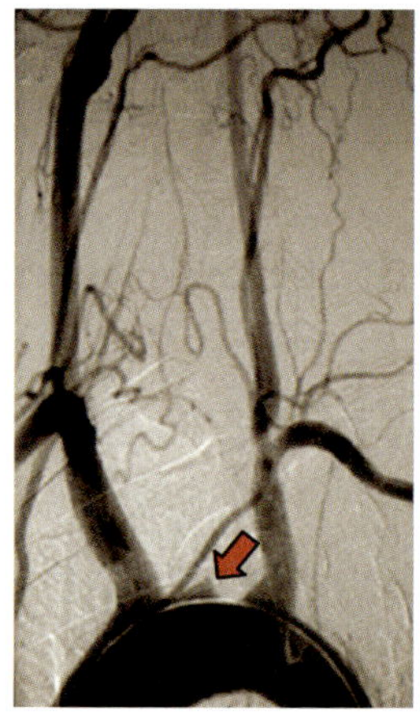

그림 19-12 Takayasu's arteritis의 대동맥 조영술소견. Lt. common carotid artery의 기시부의 complete occlusion이 관찰된다.

4 치료 및 예후

1) **Steroid** : 급성기에서 증상 개선 및 진행 억제(예후를 개선시키지는 못함)
2) 면역 억제제(Cyclophosphamide, MTX, cyclosporin A) : steriod 의존성, 재발성
3) Anti-TNF(infliximab, etanercept) : 보조 치료
4) 심혈관계 위험인자의 철저한 조절(고혈압, 고지혈증 등)
5) 항혈소판제 또는 항응고제 : 혈전으로 인한 혈관 폐색의 예방
6) Angioplasty or 수술적 우회술(bypass) : remission 되었을 때 시행
7) 예후 : 불량(완치법이 없고 지속적으로 진행하므로)

Atheroembolism

1 개요

1) 혈관 근위부의 atheromatous plaque 또는 aneurysm으로부터 fibrin, platelet, cholesterol 등의 작은 덩어리들이 떨어져 나가서 원위부의 작은 혈관에 색전되는 것
2) 뇌졸중, renal insufficiency, 심근경색, 장허혈, 사지허혈 등을 유발
3) **주로 침습적인 혈관 내 시술(관상동맥 조영술, 경피적 혈관 성형술 등) 후 호발**

2 증상 및 진단

1) 대부분 말단의 맥박은 유지(근육이나 피부의 작은 혈관에 색전을 일으키므로)
2) 이환된 부위의 **급성 통증과 동통**, livedo reticularis
3) **'Blue toe' syndrome** : 손가락 or 발가락에 발생하면 digital necrosis, gangrene
4) 진단 : 혈관내 시술을 시행한 시각과 증상과의 연관성으로 진단
5) 확진 : 피부나 근육 생검에서 cholesterol crystal의 발견

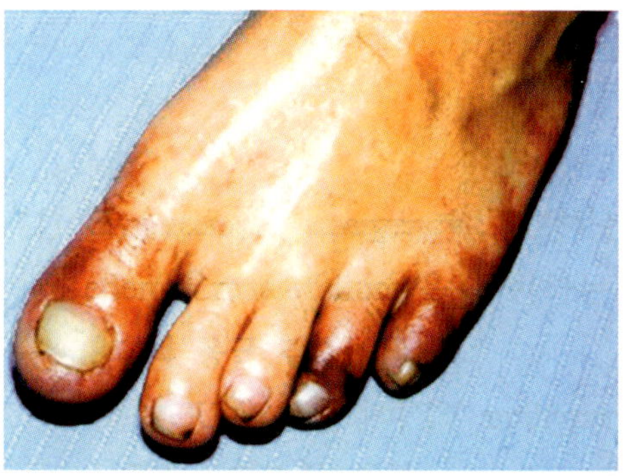

그림 19-13 Atheroembolism causing cyanotic discoloration and impending necrosis of the toes(blue toe syndrome).

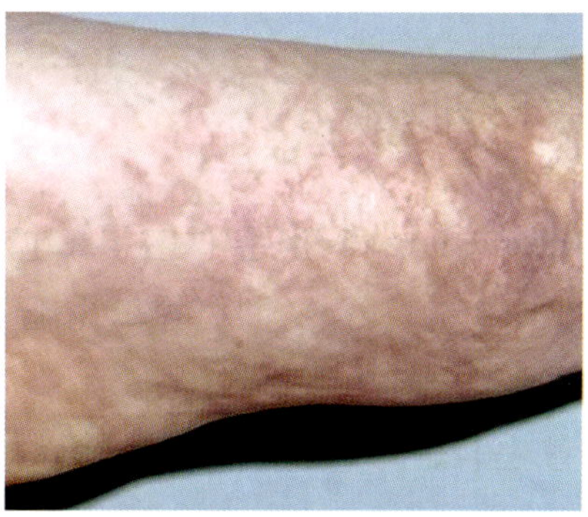

그림 19-14 Livedo reticularis

3 치료

1) 수술적 재관류, thrombolysis : 효과 없음
2) 항혈소판제 : 일부에서 예방 효과
3) Atheroembolism을 일으키는 혈관의 수술적 제거 또는 우회술

PACIFIC
INTERNAL MEDICINE

Chapter 20 실 신

Syncope

실신은 급사와 관련이 있으므로 중요한 질환입니다. 정확한 병력 청취와 이학적 검사가 무척 중요합니다. 실신과 간질의 감별 진단에 대해 잘 알아두세요. 미주신경성 실신은 대부분 양성 질환이며 그 예후가 좋습니다.

1 개요

1) 정의

(1) 뇌혈류의 감소로 인한 일시적인 의식소실

(2) Presyncope : 머리가 띵하거나 어지럼증, 오심, 구토, 시야 혼탁, diaphoresis (전조 증상 없이 갑자기 발생하기도 함)

(3) 대부분 경과 양호. 부정맥과 관련 있는 경우에는 치명적

(4) 구조적인 심장질환이 있을 경우, 급사의 고위험군(2년 이내의 사망률 40%)

2) 병태생리

장시간 직립자세를 유지하는 경우

(1) 혈액이 중력의 영향으로 venous return이 저하됨 → 심박출량의 감소 → 전신 혈관의 수축으로 혈압 상승 및 유지 → 뇌혈류량 유지

(2) 이러한 조절작용이 원활하게 이루어지지 않을 경우 심각한 저혈압과 함께 뇌혈류의 급격한 감소 → 실신의 발생

꼭 알아둡시다!!

▌혈액의 저류로 인한 저혈압 발생의 억제 기전

- 압력 반사 → 말초혈관의 수축을 유발
- Aortic & carotid reflex에 의해 심박수의 상승 및 심근 수축력의 증가
- 사지 근육의 수축 및 이완에 의한 venous return의 항진

2 원인

1) Vascular tone or blood volume의 장애

(1) 미주신경성 실신(vasodepressor, neurocardiogenic)

(2) 기립성 저혈압

① 약제 유발성(항고혈압제, 혈관확장제)

② 말초신경병증(당뇨, 알코올성, 영양결핍, 아밀로이드)

③ Idiopathic

④ 기타 : Multisystem atrophies, physical deconditioning, 교감신경 절제술, Acute dysautonomia, 혈류량의 감소(부신기능저하증, 급성 실혈 등)

(3) Carotid sinus hypersensitivity

(4) 상황성 실신 : 기침, 배뇨, 배변, valsalva, 연하(삼킴) 등이 유발

2) 심혈관계 질환

(1) 부정맥

(2) 폐 : 폐색전증, 폐고혈압

(3) 심장 : 심장내 점액종, 심근질환, 제한성 심근증, 심장눌림증, 교착성 심낭염, 대동맥 유출로의 폐쇄, 대동맥 판막의 협착, 좌심실 유출로의 폐쇄(비후성 심근병증)

3) 뇌혈관 질환

(1) Vertebrobasilar insufficiency

(2) Basilar artery migraine

4) 기타

(1) 대사성 : 저산소증, 빈혈, 과호흡, 저혈당

(2) 심인성 : anxiety attack, hysterical fainting

(3) 경련(seizure)

3 Vascular tone 또는 blood volume의 장애

1) Neurocardiogenic(vasovagal & vasodepressor) syncope

(1) **Vasovagal syncope** : sympathetic withdrawal(혈관확장)+parasympathetic activity의 증가(서맥)

(2) Vasodepressor syncope : sympathetic withdrawal(혈관확장)만 관여

(3) 비교적 흔하며 재발 흔함

(4) **유발인자** : 더위, 음주, 극도의 피곤함, 심한 통증, 장시간 기립자세, 스트레스, 감정적 흥분 등

(5) 실신 전 전구증상 선행 : 머리가 띵하거나 어지럼증, 오심, 구토, 시야 혼탁, diaphoresis

(6) 의식, 호흡 회복 : 환자가 평평한 곳에 누우면 대뇌로의 혈류가 중력의 영향을 받지 않으므로 회복됨

2) Postural(orthostatic) hypotension

(1) 원인 : Vasomotor reflex의 만성 결함 또는 불안정성

(2) 갑작스러운 기립 → 말초혈관의 수축 반사의 소실 → 저혈압 발생 → 실신

(3) 노인에게서 발생하는 실신의 30% 차지

(4) 항고혈압제(이뇨제, CCB, α-blocker)나 항우울제의 복용과 관련

(5) 기립성 저혈압의 가장 흔한 원인 : **말초 신경병증**(당뇨병성 신경병증, 영양결핍, 아밀로이드 증)

3) Carotid sinus hypersensitivity

(1) Carotid sinus의 baroreceptor에 압력 → 실신 유발

(2) 기전 : unknown

(3) 역학 : 주로 50세 이후의 남자. 면도를 하거나 넥타이를 매거나 옷깃이 너무 꽉 조이거나 고개를 한쪽으로 돌릴 때 주로 발생

4) Situational syncope

(1) 기침, 음식을 삼킬 때, 배뇨, 배변 등의 행동이 실신을 유발

(2) 흉강 내 압력이 상승하면서 이차적으로 두개강 내의 압력 상승 → 뇌혈류의 감소

(3) 기침 유발형 실신 : 만성 기관지염, COPD, 만성 기침 후 호발

20

(4) 배뇨 유발형 실신(Micturition syncope)

① 주로 중년이상의 남자에 호발(특히, 전립선 비대가 있는 경우에)

② 의식 소실은 주로 밤에 배뇨 직후 또는 배뇨하는 동안에 발생

③ 유발인자 : 식사량 부족, 최근 상기도 감염, 알코올 섭취, 피로

(5) Deglutition syncope : 식도 질환이 있는 경우에 특정 음식을 먹거나 차가운 음료수 또는 탄산음료 등이 esophageal sensory receptor를 자극 → 실신 유발

표 20-1 Syncope vs. Seizure

특징	Syncope	Seizure
즉각적인 유발인자	감정적 스트레스, Valsalva, 기립성 저혈압, 심장문제	보통 없음
전구증상	피로감, 오심, 구토, 식은 땀, 시야 혼탁	없거나 aura(예, 이상한 냄새)
시작 당시 자세	보통 기립자세	다양함
의식장애로의 전환	수초에 걸쳐 천천히	종종 즉각적으로 발생
의식장애의 기간	수초 정도	수분 이상
Tonic-clonic movement의 기간	15초를 넘는 일이 거의 없음	30~60초
얼굴 모습	창백함	청색증, 입가에 거품을 묾
발생 후 지남력 장애와 졸음	5분 미만(회복이 빠름)	수분~수시간(회복이 더딤)
발생 후 근육통의 호소	때때로	자주 종종
Incontinence	때때로	때때로
Tongue biting	거의 없음	때때로
두통	거의 없음	때때로

4 진단

1) 병력 청취와 이학적 검사 : 실신의 양상, 실신할 당시의 상황, 환자의 자세

2) 전해질 검사, 혈당(저혈당 감별), 필요에 따라 심근 효소 수치 등을 측정

3) **심전도** : 반드시 시행함. 전도 장애, long QT 여부 확인

4) 24시간 생활 심전도 : 실신과 심전도 간의 상관관계를 알아보는데 유용

5) 심초음파, cardiac imaging : 구조적 심질환의 유무 판단

6) **Upright-tilt table test**

(1) 갑자기 일으키는 상황을 유발하여 혈압과 심박수 변화를 관찰하는 검사

(2) 적응증 : 반복적인 실신, 비행기 조종사 등 고위험 직업군

(3) 방법

① 환자를 tilting table에 눕혔다가 60~80°로 세운 후 30~60분간 관찰

② 시간을 줄이기 위해 약제 주입도 가능 : isoproterenol, nitroglycerin, edrophonium, adenosine

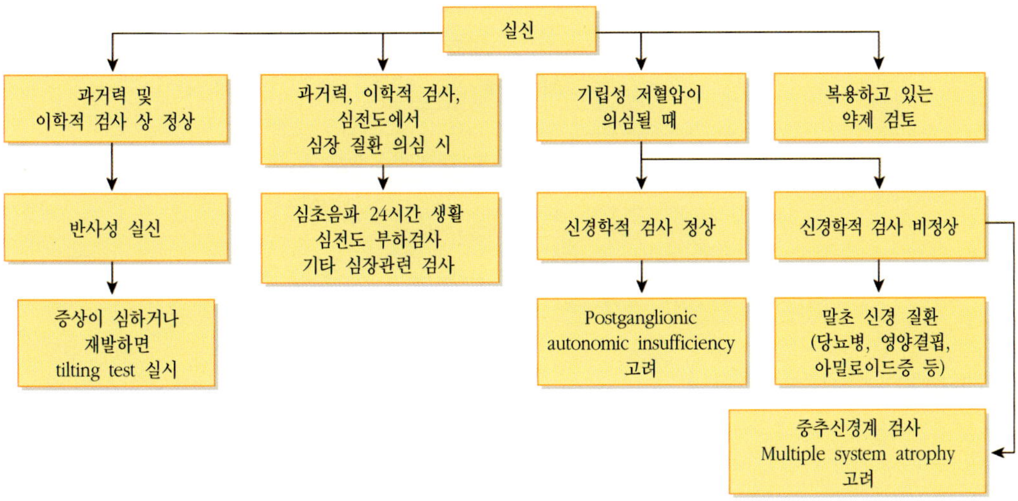

그림 20-1 실신 환자의 접근법

5 치료

- 갑작스러운 실신으로 인한 신체적 손상을 예방
- 실신을 일으킬 수 있는 상황을 피할 것
- 머리를 가능한 낮추고 눕힘
- 의식을 잃은 환자의 경우는 가능한 수평으로, 고개를 돌려 기도흡인을 방지하고 조이는 옷은 느슨하게 함

1) 미주신경성 실신의 치료

(1) 염분과 수분의 보충으로 혈관 내 용적의 유지가 중요

(2) 약물 치료

(3) 영구형 심박동기를 삽입해야 하는 경우 : 미주신경성 실신으로 인해 prolonged asystole이 유발되는 경우

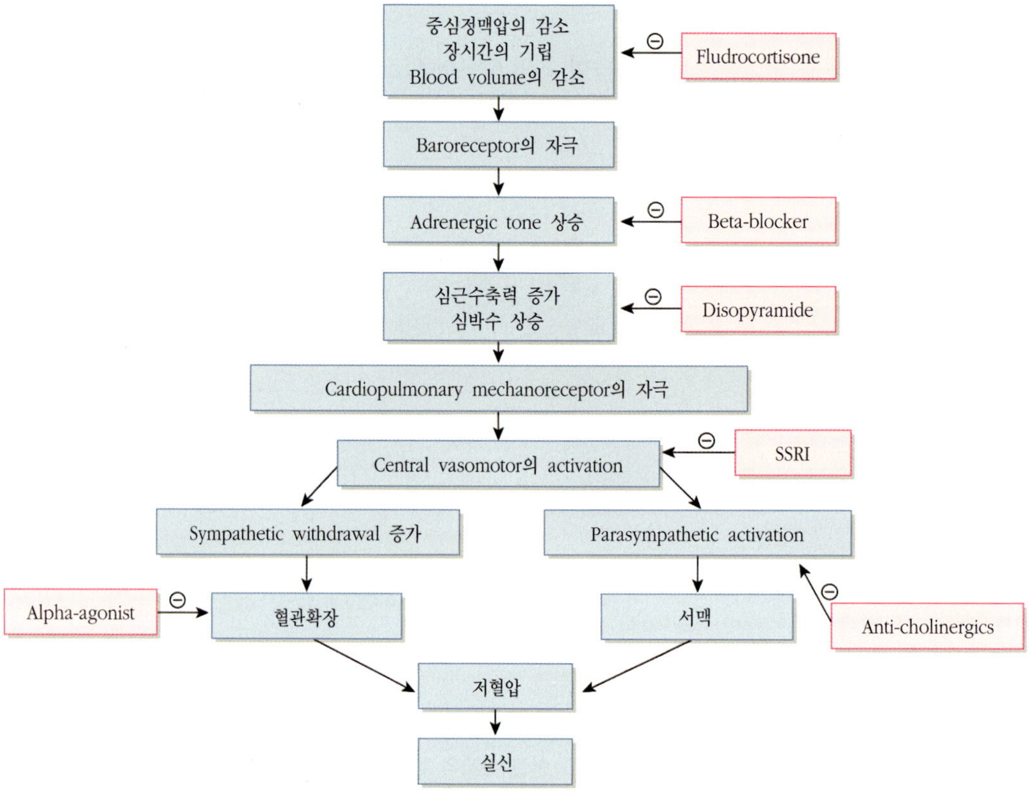

그림 20-2 미주신경성 실신의 기전과 그에 따른 약물 치료

2) 기립성 저혈압

(1) 갑작스러운 기립을 금지 : 천천히 단계적으로 일어나도록 교육

(2) 이뇨제, 혈관확장제 투여 피하기

(3) Compression stocking

(4) 자율신경계의 이상에 대한 치료

예 당뇨병성 신경병증 등

3) Carotid sinus hypersensitivity

(1) Carotid sinus baroreceptor를 자극시킬 수 있는 상황 회피

예 고개를 갑자기 돌린다거나 목 부위의 자극을 가하는 행위

(2) Cardioinhibitory response로 발생한 intractable syncope → 영구형 심박동기의 삽입

21
Chapter

원발성 폐고혈압

Primary pulmonary hypertension

폐고혈압은 매우 드물게 발병하는 질환이며, 그 치료제조차 변변치 않았던 질환입니다. 하지만, 최근에 이 질환에 대한 연구가 활발해지면서 새로운 분류법과 치료법이 등장하고 있습니다. 폐고혈압의 정확한 정의는 무엇이고 폐고혈압이 의심되는 환자에게 있어서 어떤 진단적 접근이 필요한지 잘 알아두세요.

1 개요

1) 폐동맥압의 상승과 이와 동반된 우심실 부전을 특징으로 하는 질환
2) **폐고혈압의 정의**
   (1) 평균 폐동맥압(mean pulmonary artery pressure) > 22mmHg 인 경우
   (2) **통상 폐동맥의 수축기 압력 > 40mmHg인 것을 의미하며 도플러 심초음파 상 삼첨판 역류의 혈류 속도가 3.0~3.5m/sec를 넘는 경우**
   (3) 폐동맥 고혈압의 정의
      ① 폐고혈압의 정의에 합당
      ② 폐모세혈관 쐐기압(Pulmonary Capillary Wedge Pressure, PCWP) < 15mmHg
      ③ 폐혈관 저항(Pulmonary Vascular Resistance, PVR) > 3mmHg/L/min.
      ④ 평균 폐동맥 압력 > 폐모세혈관 쐐기압(10mmHg 이상 차이 남)
3) 가족성 폐고혈압(12~20%) : 상염색체 우성 유전
4) 평균 생존기간 : 2~3년
5) NYHA class가 예후에 매우 중요 : NYHA class Ⅳ → 평균 생존기간 < 6개월
6) 주요 사인 : 우심실 부전
7) 나쁜 예후 인자 : RA pressure > 15mmHg, cardiac index < 2.2L/min/m^2

표 21-1 WHO에 따른 폐고혈압의 임상적 분류

1. Pulmonary arterial hypertension(PAH)
• Idiopathic(IPAH) • Familial(FPAH) • Associated with(APAH) – Connective tissue disease – Congenital systemic to pulmonary shunts – Portal hypertension – HIV infection – Drugs and toxins – Other(thyroid disorders, glycogen storage disease, Gaucher's disease hereditary hemorrhagic telangiectasia, hemoglobinopathies, myeloproliferative disorders, splenectomy) • Associated with significant venous or capillary involvement – Pulmonary veno-occlusive disease(PVOD) – Pulmonary capillary hemangiomatosis(PCH) – Persistent pulmonary hypertension of the newborn(PPHN)
2. Pulmonary hypertension associated with left heart diseases
• Left-sided atrial or ventricular heart disease • Left-sided valvular heart disease
3. Pulmonary hypertension associated with lung respiratory diseases and/or hypoxia
• Chronic obstructive pulmonary disease • Interstitial lung disease • Sleep disordered breathing • Alveolar hypoventilation disorders • Chronic exposure to high altitude • Developmental abnormalities
4. Pulmonary hypertension due to chronic thrombotic and/or embolic diseases
• Thromboembolic obstruction of proximal pulmonary arteries • Thromboembolic obstruction of distal pulmonary arteries • Non-thrombotic pulmonary embolism(tumor, parasites, foreign material)
5. Miscellaneous
• Sarcoidosis, histiocytosis X, lymphangiomatosis, compression of pulmonary vessels(adenopathy, tumour, fibrosing mediastinitis)

2 병태생리

1) 폐혈관 저항이 증가하는 주요 기전
   (1) pulmonary blood flow의 증가
   (2) 폐동맥계 혈관 단면적의 감소
   (3) Pulmonary venous pressure의 증가
   (4) 혈액 점성도의 증가

(5) 흉강 내 압력의 증가

2) 폐혈관의 저항 증가

(1) 심박출량을 유지하기 위해 우심실의 수축기압 상승

(2) vascular growth factor의 생성 증가, 폐동맥의 좁아짐, 저산소증 등으로 폐혈관의 저항이 더욱 증가

(3) Pulmonary vasculature의 remodeling발생

3) 내피세포의 기능 부전(nitric oxide의 발현 감소, endothelin-1의 증가)

4) Serotonin : 폐동맥의 수축과 평활근 세포의 증식

5) Voltage-gated K^+ channel의 억제

(1) 평활근 세포내의 Ca^{2+} 축적이 증가

(2) 폐동맥 평활근 세포의 수축과 비후를 유발

3 진단

여기서 잠깐 !!

• 폐고혈압이 의심되면, 다양한 검사로 관련 원인들을 조사하여 최종 진단을 합니다.

1) 임상적 의심

(1) 심폐질환의 뚜렷한 증거가 없는 호흡곤란

(2) 폐고혈압의 가족력

(3) 결체조직 질환, portal hypertension, HIV 감염, 단락이 있는 선천성 심질환이 있는 환자에서 흔함

(4) 이학적 검사

① 좌흉골연의 상승(left parasternal lift)

② 제2심음(A_2-P_2)에서 P_2 accentuation, TR에 의한 수축기 심잡음, 우심실성 S_3 등

③ 경정맥 확장, 간비대, 복수, 부종 등

2) 확인을 위한 검사

(1) 심전도와 흉부 방사선 검사 : 민감도와 특이도가 높지 않음

(2) 심초음파 및 도플러 검사 : 폐동맥 수축압의 측정 및 원인에 대한 파악이 가능

(3) 심도자술 : 확진을 위해 폐동맥압과 PCWP 측정

여기서 잠깐 !!

• 확진을 위해 open lung biopsy는 필요치 않다.

3) 원인 감별을 위한 검사

(1) 혈액 검사 및 복부 초음파

① 일반 혈액 검사, 자가 항체 검사, HIV 혈청 검사

② Portal hypertension이 의심되면 복부 초음파를 시행

(2) 폐기능 검사, 동맥혈 가스검사

기도나 폐 실질 질환의 여부 판단

(3) 폐 환기/관류 스캔

V/Q mismatch 확인(만성 혈전색전성 폐고혈압의 여부 확인)

(4) 전산화 단층 촬영

폐 색전증, 폐실질의 질환, 흉막 질환 등을 관찰

4) 상태 및 중등도의 평가

(1) 운동능력 평가

① 목적 : 병의 중등도와 치료 효과 판정

② 종류 : Six minute walk test, cardiopulmonary exercise testing with gas exchange measurement

(2) 혈역학적 평가

① **Acute vasoreactivity test**

• 우심도자술 시행 중에 속효성의 혈관 확장제를 투여하여 평균 동맥압과 폐혈관 저항의 감소 정도를 관찰하는 검사

→ 평균 폐동맥압이 10mmHg 이상 감소하여 40mmHg 이하로 되면 양성반응=CCB에 반응할 가능성 높음을 시사

• 검사에 사용되는 약제 : IV epoprostenol, IV adenosine, 흡입용 NO

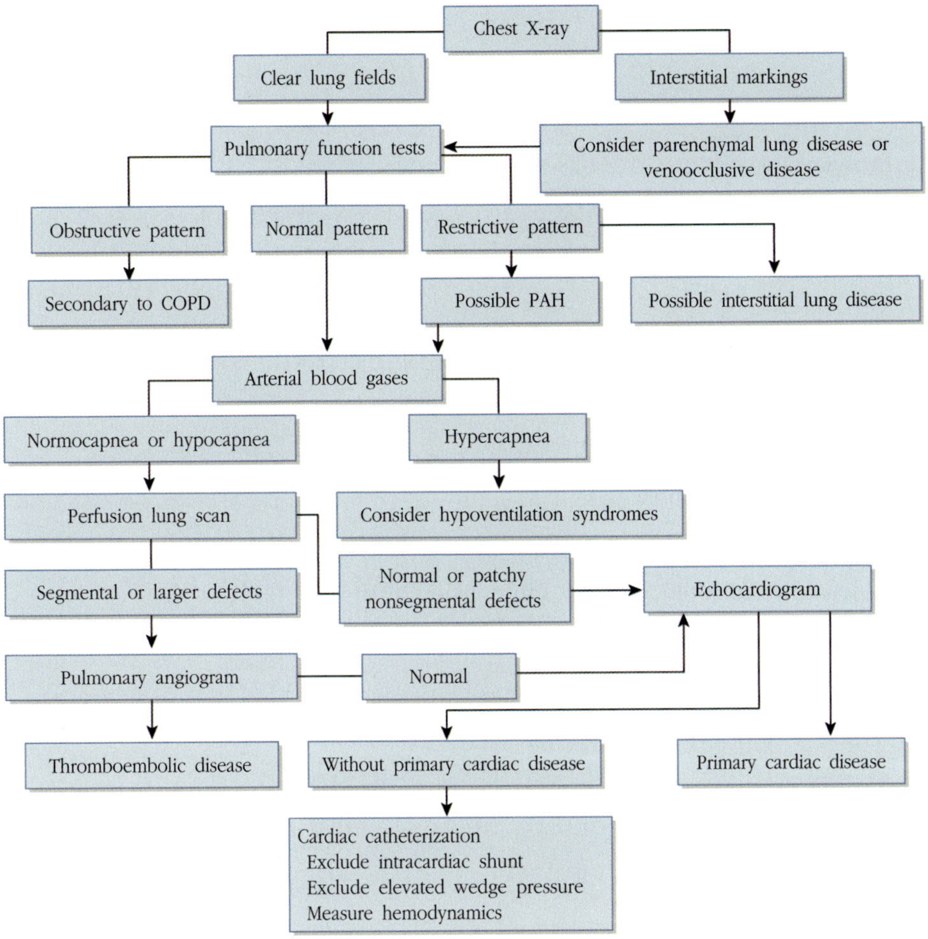

그림 21-1 폐고혈압을 보이는 환자의 접근방법

4 폐고혈압의 치료

1) 고전적 약물치료

(1) **항응고제** : 혈전 색전증 방지를 위해 투여 필요함

(2) **이뇨제** : 우심부전으로 인한 말초 부종, 복수 등의 조절

(3) **산소** : 동맥혈 산소포화도가 떨어져 있는 환자에게 효과적

(4) **고용량 CCB(Nifedipine, Amlodipine)**

① 심도자술에서 acute vasoreactivity test (+) 환자에게서 효과적

② Verapamil : 금기!(negative inotropic effect)

③ 반응이 있는 환자에서는 폐동맥압 & 폐혈관 저항의 감소, 증상의 호전, 우심실 비대의 호전, 생존율 향상

④ 반응이 없는 환자에서는 오히려 저혈압, 빈맥, 우심실 부전의 악화 유발

2) 새로운 약물치료

(1) Prostacyclin 계열

① Epoprostenol : Acute vasoreactivity test (−)환자들에서도 증상의 호전, 운동 능력의 증가, 사망률의 감소

② Iloprost : 흡입용으로도 투여 가능

③ Treprostinil : epoprostenol 유사체, 반감기가 더 길고 안정적. 피하 투여 가능

(2) Endothelin 수용체 차단제

① Bosentan : 증상의 개선, 생존율의 증가 효과 입증됨. 간독성

② Macitentan, ambrisentan

(3) Phosphodiesterase(PDE-5) 억제제

Sildenafil, Tadalafil : inhaled nitric oxide와 비슷한 효과

3) 수술적 치료

(1) 심방중격 절개술(Atrial septostomy)

① 심방에서 우−좌 단락을 만들어주어 우심부전의 증상을 호전

② 약물 치료에 실패한 환자에서 선택적으로 시행

(2) 폐 이식 : 약물 치료에 실패한 환자의 최후의 치료법

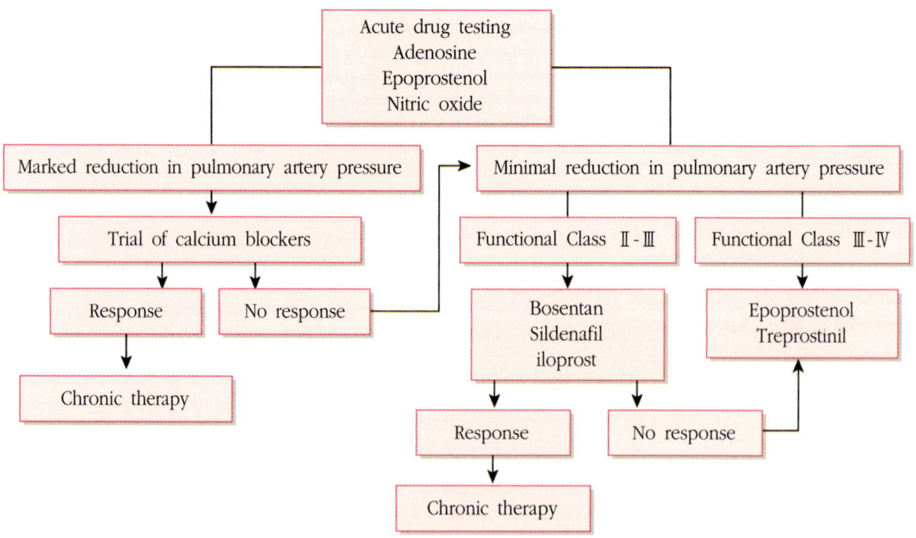

그림 21-2 원발성 폐고혈압의 치료 흐름도

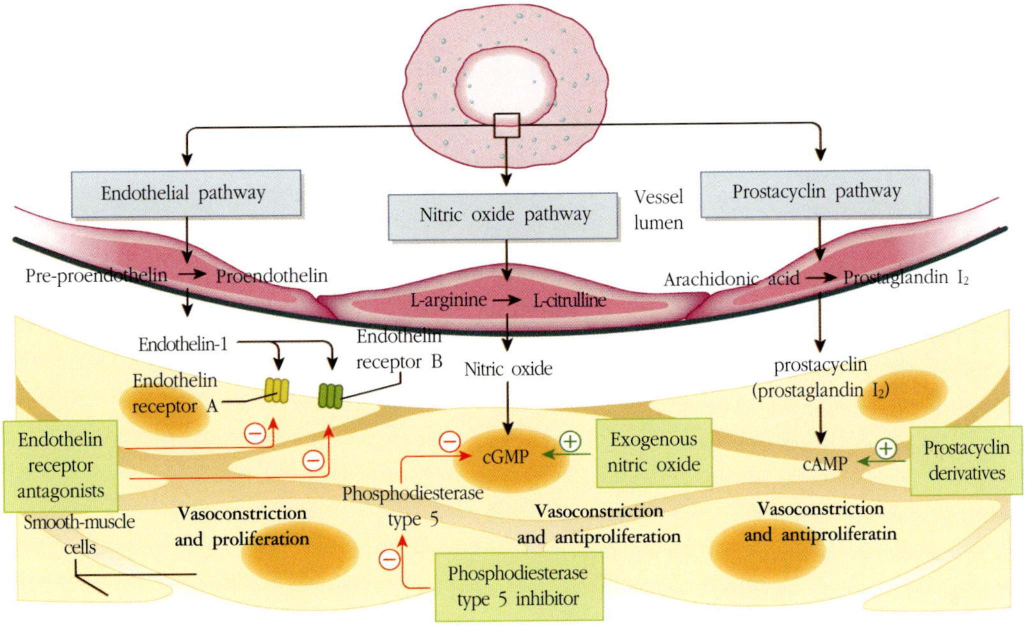

그림 21-3 폐고혈압을 치료하기 위한 약제의 작용기전(therapies target)

PACIFIC
INTERNAL MEDICINE

참고문헌

- 결핵의 진료지침. 대한 결핵 및 호흡기학회. 2013.
- 송인성 역. 상부위장관내시경. 대한의학서적.
- 이우주. 영한·한영 의학사전, 3rd edition.
- 지제근. 대한의사협회 의학용어에 따른 지제근 의학용어사전, 1st edition. 아카데미아.
- Arend, Armitage, Clemmons, Drazen, Griggs, LaRusso. Cecil Medicine, 23rd edition. Elsevier Saunders.
- Beauchamp, Evers, Mattox. Sabiston Textbook of Surgery, 18th edition. Elsevier Saunders.
- Berek. Berek & Novak's Gynecology, 4th edition. Lippincott Williams & Wilkins.
- Fauci, Braunwald, Kasper, Hauser, Longo, Jameson, Loscalzo. Harrison's Principles of Internal Medicine, 19th edition. McGraw Hill.
- Guidelines for the Management of Adults with Hospital-acquired, Ventilator-associated, and Healthcare-associated Pneumonia, Am J Respir Crit Care Med Vol 171. pp.388~416, 2005.
- IDSA/ATS Guidelines for CAP in Adults. CID 2007:44
- IDSA Guidelines for Aspergillosis. CID 2008:46
- Peter Libby, Robert O. Bonow. Braunwald's Heart Disease: A Textbook of Cardiovascular Medicine. Elsevier Saunders.
- Schwartz. Principles of Surgery, 8th edition. McGraw-Hill.

PACIFIC
INTERNAL MEDICINE

가

가면 고혈압 *397*
가성 동맥류 *417*
가속성 심실 고유 율동 *382*
각 차단 *43*
간정맥 역류 *16*
갈색세포종 *411*
감염성 심내막염 *263*
감염 심내막염의 예방 *270*
개방음 *22*
거울 상 *49*
거품세포 *316*
검상돌기하 접근법 *297*
경계 홍반 *218*
경동맥압 *12*
경식도 심초음파 *55*
경식도 초음파 *68*
경정맥 *175*
경정맥파 *15, 17*
경피적 관상동맥 중재술 *340*
경피적 도관 기술 *75*
경흉부 심초음파 *55*
고 레닌 본태성 고혈압 *397*
고정분열 *20*
고칼륨혈증 *51*
고혈압 *391*
고혈압성 뇌병증 *396*
곤봉지 *7*
과운동성 맥박 *14*
관상동맥 *331*
관상동맥 우회술 *341*
관상동맥 재관류술 *340*
관상동맥 조영술 *82, 337*
교감신경계 *392*
교대맥 *14, 176, 301*
국소 벽운동 장애 *81*
근섬유 이영양증 *410*
급성 관상동맥 증후군 *329*
급성 심근경색 *329*
급성 심내막염 *264*
급성 심막염 *295*
급성 전벽부 심근경색 *361*
급성 전측벽부 심근경색 *361*
급성 폐부종 *190*
급성 하벽부 심근경색 *362*
기립성 저혈압 *432*
기이맥 *14*
기이성 분열 *20*
기절 심근 *372*
기좌호흡 *174*

나

낭포성 중막 괴사 *418*
내인성 심박수 *101*
내탄성판 *315*
내피세포 *315*
느린 경로 *131*

다

다발갈래 *32*
다소성 심방 빈맥 *121*
대동맥류 *417*
대동맥 박리 *422*
대동맥 자루 *417*
대동맥 조영술 *82*
대동맥 축삭증 *210, 412*
대동맥판 역류 *250*
대동맥판 협착 *243*
대사 증후군 *324*
대상성 휴지기 *117*
도부타민 심초음파 *68*
도플러 심초음파 *61*
동결절 회복시간 *100*
동기능 부전 증후군 *100*

동기능 장애 96
동맥경화증 314
동맥관 열림증 208
동맥압 165
동면 심근 372
동방결절 31, 89
동방 전도시간 101
동방차단 99
동 빈맥 119
동서맥 96
동성 부정맥 97
동율동전환 150
동정지 98
동 휴지 98
디곡신 185
디지털리스 184
디지털리스 중독 184

라

류마티스 열 217

마

만성 교착성 심막염 303
만성 폐성심 197
망막 출혈 414
면화반 414
목표 심박수 335
무도증 218
무증상 허혈 345
무통성 MI 359
미세혈관 협심증 344
미주신경성 실신 432

바

바이러스성 심근염증 290
박출량 165
발작성 상심실성 빈맥 131
방사통 332
방실결절 31
방실결절 회귀 빈맥 131
방실전도 장애 102
방실차단 102
방실 해리 86, 140
방실 회귀 빈맥 134
배뇨 유발형 실신 434
백의성 고혈압 397
범수축기 잡음 25
베타 차단제 183
변이협심증 330, 355
병원감염 심내막염 265
복부 대동맥류 418, 420
본태성 고혈압 397
부정맥 85
부하 심초음파 68, 337
분만전후 심근병증 277
불안정 협심증 347, 329
불응기 91
불응성 심부전 189
비ST분절 상승 심근경색 347
비ST분절 상승 급성심근경색 329
비대 심근병증 273
비대상성 휴지기 115
비대칭적 좌심실 비대 279
비침습적 심장검사 55
비후성 심근병증 279
빈맥 85
빈맥-서맥 증후군 99
빈맥성 부정맥 114
빠른 경로 131

사

사지 유도전극 32
산소포화도 80
삼첨판 역류 258

삽입형 제세동기 *151, 188*
상대적 불응기 *91*
상심실성 빈맥 *93, 119*
상행 흉부 대동맥류 *418*
상황성 실신 *432*
생활습관의 변화 *402*
서맥 *85*
서맥성 부정맥 *96*
선천성 대동맥판 협착증 *212*
선천성 심질환 *201*
세포외기질 *315*
소맥 *14*
수축기 심부전 *172*
수축기 혈압 *398*
수축력 *167*
수축력 촉진제 *167*
수축 전 잡음 *29*
수축 중기 잡음 *26*
수축 초기 잡음 *26*
수축 후기 잡음 *27*
스텐트 내 혈전 *343*
승모판 단면적 *63*
승모판 면적 *223*
승모판 역류 *234*
승모판 탈출증 *240*
승모판 협착 *221*
신혈관성 고혈압 *410*
실신 *431*
심근 관류 검사 *70, 337*
심근병증 *273*
심근염 *273, 290*
심낭막 마찰음 *29*
심낭삼출 *296*
심낭절제술 *306*
심낭 천자 *297*
심도자술 *77*
심막 질환 *293*
심막염 *293*
심박수 *161, 165*
심박출량 *165*
심방 된떨림 *122*
심방빈맥 *120*
심방 세동 *124*
심방수축 *166*
심방 잔떨림 *124*
심방조기박동 *115*
심방 조동 *122*
심방중격 결손 *201*
심방중격 절개술 *442*
심부전 *165, 168*
심실 된떨림 *150*
심실빈맥 *139*
심실성 빈맥 *93, 139*
심실성 삼단맥 *117*
심실성 이단맥 *117*
심실 세동 *149*
심실 잔떨림 *149*
심실조기박동 *117*
심실 재형성 *375*
심실 조기흥분 *135*
심실중격 결손 *205*
심인성 쇼크 *377*
심잡음 *23*
심장근육전도 섬유 *32*
심장늘림증 *300*
심장 생체표지자 *349*
심장 재조율화 *188*
심장 종양 *309*
심장판막 질환 *221*
심전도 *31*
심정지 *381*
심초음파 *55*

아

아급성 심내막염 *264*
악성 고혈압 *413*
안정협심증 *329, 332*
안지오텐신 수용체 차단제 *182, 404*
안지오텐신 전환효소 억제제 *182, 404*
알도스테론 길항제 *183, 405*
알코올성 심근병증 *277*
압력 반감 시간 *63*
약물 방출 스텐트 *341, 343*
양심실비대 *42*
양압 환기 *192*
양전자 방출 단층촬영 *71*
양쪽 콩팥동맥 협착증 *407*
양측성 부신 과증식 *412*
연속성 잡음 *29*
연속성의 공식 *62*
영구 심박동기 *109*
와파린 *188*
완전 방실차단 *107*
외막 *316*
외탄성판 *315*
요독성 심막염 *299*
우각 차단 *43, 141*
우심방 확장 *39*
우심실 경색 *50, 379*
우심실 비대 *42*
우심실 비후 *40*
우심실의 긴장 양상 *40*
우측 편위 *40*
울혈성 심부전 *274*
원발성 폐고혈압 *437*
유두 부종 *414*
육종 *309*
융합박동 *140*
응급 심낭천자술 *302*
이뇨제 *180, 403*
이단맥 *14*
이봉맥 *14*
이완기능의 장애 *280*
이완기 심부전 *65*
이완기 혈압 *398*
이완 중기 잡음 *27*
이완 초기 잡음 *27*
이차성 고혈압 *409*
이탈 박동 *89*
인공심박동기 *108*
인슐린 저항성 *324*
일차성 알도스테론증 *411*
일차적 경피적 관상동맥 중재술 *370*
일측 콩팥동맥 협착증 *407*
임시 심박동기 *108*

자

자가 혈압 *399*
자기공명영상 *72*
자동능 *89*
자발성 지속성 심실빈맥 *381*
재관류 요법 *367*
재협착 *341*
저운동성 맥박 *14*
저항성 고혈압 *407*
전격성 심근염 *291*
전고혈압단계 *403*
전기생리학적 검사 *106*
전기적 교대맥 *53*
전도차단 *91*
전부하 *165*
전산화 단층 촬영 *72*
절대적 불응기 *91*
점액종 *309, 310*
정맥 환류 *168*
제1심음 *19*
제2심음 *20*

제3심음 *21*
제4심음 *21*
제세동 *150*
제한 심근병증 *273, 286*
조기박동 *115*
조기흥분 증후군 *135*
조영제 유발 신독성 *77*
좌각차단 *41, 44, 141*
좌심방 확장 *39*
좌심실 긴장 양상 *40*
좌심실류 *385*
좌심실비대 *42*
좌심실 비후 *40*
좌심실의 확장 *274*
좌심실 재형성 *170*
좌심실 조영술 *81*
좌축편위 *141*
죽상경화증 *313, 314*
죽상종 *317*
중간막 *315*
중복맥 *14*
중심정맥압 *15*
중심 청색증 *7*
중재적 심장학 *75*
지방 줄무늬 *316*
지역획득 심내막염 *265*
지연맥 *14*
직류 심율동전환 *127*
진단적 심도자술 *75*
진동성 종괴 *267*
진성 동맥류 *417*

카

칼슘 길항제 *404*
쿠싱 증후군 *412*
크롬친화세포종 *411*

타

타카야수 혈관염 *427*

파

판막 교체술 *233*
판막 질환에서 심도자 소견 *260*
편위 전도 *116*
평활근 세포 *315*
평활근 세포층 *315*
폐고혈압 *437*
폐동맥 고혈압 *437*
폐색전증 *197*
폐성심 *165, 196*
폐 이식 *442*
포획박동 *140*
표적 장기 손상 *395*
푸르키니에 섬유 *32*
피하 결절 *218*

하

하행 흉부 대동맥류 *418*
항고혈압 약제 *403*
항부정맥제 *93*
핵의학 검사 *69*
허혈성 심장질환 *329*
혈관 내막 *315*
혈관내 용적 *392*
혈관 이완제 *186*
혈관 조영술 *75, 81*
혈관 확장제 *405*
혈압 *165*
혈압측정 *11*
혈장 레닌 활성도 *414*
혈전 용해술 *368*
혈중 ACTH 측정 *412*
호기말 양압 *192*
호모시스테인 *323*

확장 심근병증 *273, 274*
확장기 심부전 *172*
활성전위 *87*
회귀 *91*
회귀회로 *91*
후벽부 경색 *362*
후벽 허혈 *50*
후부하 *165, 167*
휴면 심근세포 *71*
흉부 유도전극 *32*
흉통 *332*
히스다발 *32*

A

a파 *17*
AAI mode *110*
abdominal aneurysm *418*
abdominojugular reflux *175*
aberrant conduction *116*
ABPM *399*
Accelerated Idioventricular Rhythm *148, 382*
ACEi *182*
ACE inhibitor *340, 375, 404*
action potentials *87*
acute anterior wall MI *361*
acute anterolateral wall MI *361*
Acute coronary syndrome *329*
Acute cor pulmonale *197*
acute endocarditis *264*
acute inferior wall MI *362*
Acute myocardial infarction *329, 347*
acute pericarditis *295, 298*
Acute vasoreactivity test *440*
Adenosine *95*
Adenosine IV *133*
Adiponectin *326*
adriamycin *278*
AF *124, 152*
AFL *122, 152*
afterload *165, 167*
AIVR *148, 382*
alcoholic cardiomyopathy *277*
Aldosterone *394*
aldosterone antagonist *183, 375*
Ambulatory BP Monitoring *399*
AMI *329, 347*
Amiodarone *95, 187*
amrinone *186*
Amyloidosis *286*
Aneurysm of an aortic sinus of Valsalva *209*
Anginal chest pain *332*
anginal equivalents *333*
Angiography *81*
Angiotensin Converting Enzyme inhibitor *182*
Angiotensin Receptor Blockers *182*
Angiotensin Ⅱ *393*
Anomalous origin of Lt. coronary artery from pulmonary artery *209*
ANP *172*
anti-arrhythmic agents *93*
Antiadrenergic drugs *403*
Anticoagulants *352*
Antistreptolysin O *219*
aortic aneurysm *417*
aortic dissection *422*
Aortic Regurgitation *250*
Aortic root to right heart shunts *209*
Aortic Stenosis *243*
Aortic valve area *247*
Aortic Valve Replacement *249*
aortography *82*
APC *115*
Apical 2 chamber view *59*
Apical 4 chamber view *58*

Apical hypertrophic cardiomyopathy 286
AR 250
ARB 182, 404
Arrhythmia 85
Arrhythmogenic RV Dysplasia 147
arteriosclerosis 314
ARVD 147
AS 243
ascending thoracic aneurysm 418
ASD 201
ASH 282
ASO 219
Aspirin 340
asymmetric LV hypertrophy 279
Asymmetrical septal hypertrophy 282
asymptomatic or silent ischemia 345
atenolol 95
Atheroembolism 429
Atherogenesis 319
atheroma 317
atherosclerosis 313, 314
Atherosclerotic plaque 317
Atrial Fibrillation 124
Atrial Flutter 122
atrial kick 166
Atrial Premature Contraction 115
Atrial Septal Defect 201
Atrial septostomy 442
atrial tachycardia 120
Atrioventricular block 102
Atrioventricular node 31
automaticity 89
AV block 102, 152
AV conduction disorder 102
AV dissociation 86, 140
A velocity 65
AV junctional premature contraction 116
AV Nodal Reentrant Tachycardia 131
AV node 31, 89
AVNRT 131
AVR 249
AV reentrant tachycardia 134
AVRT 134
a wave 17
Axis 161

B

Backward HF 174
Bare metal stent 341
BBB 43
Beck's triad 300
benzothiazepine 95
Bifascicular block 47
Bile acid Sequestrants 322
Bisoprolol 184
Blue toe syndrome 429
BMS 341
BNP 172, 177, 276
bradyarrhythmia 96
bradycardia 85
Brain natriuretic peptide 177, 276
Bretylium 95
Brugada syndrome 148
bundle branch 32
Bundle Branch Block 43
bundle of His 32

C

c파 17
Ca^{2+} channel blocker 95
CABG 341
Calcium Channel Blockers 339
Canadian Cardiovascular Society 333
capture beat 140

Cardiac amyloidosis 288
cardiac arrest 381
cardiac biomarker 347, 349
cardiac biomarkers 363
cardiac CT 72
cardiac enzyme 349
cardiac irradiation 278
Cardiac MRI 72
Cardiac Output 165
cardiac resynchronization 188
Cardiac Resynchronization Therapy 188
Cardiac SPECT 70
cardiac tamponade 300
Cardiac tumors 309
Cardiac-specific troponin I 363
Cardiac-specific troponin T 363
cardiogenic shock 194, 377
Cardiomyopathies 273
Cardioversion 150
Carotid sinus hypersensitivity 432, 433
carotid sinus pressure 133
Carvedilol 184
Catheter ablation 130
CCB 339
CCS 333
central cyanosis 7
Central venous pressure 15
CHA2DS2-VASc score 126
Cheyne-Stokes respiration 174
chronic constrictive pericarditis 303
Chronic cor pulmonale 198
Chronic tuberculous pericardial effusion 299
CIN 77
CK 363
CK-MB 349
CK-MB isoenzyme 364
claudication 396
Clopidogrel 340
clubbing 7
CO 165
CoA 210
coarctation of aorta 210, 412
community-acquired NVE 265
compensatory pause 117
Complex congenital heart lesions 213
conduction block 91
congenital aortic stenosis 212
Congenital heart disease 201
Congenital long QT syndrome 145, 146
congestive heart failure 274
Constrictive pericarditis 287
continuity equation 62
continuous murmur 29
contractility 167
Contrast Induced Nephropathy 77
cor pulmonale 165, 196
coronary angiography 82, 337
Coronary arteriovenous fistula 209
coronary artery 331
Coronary Artery Bypass Surgery 341
coronary revascularization 340
Corrigan's pulse 252
Cortisol 412
cotton wool spot 414
Creatine phosphokinase 363
CRT 188
cTnI 363
cTnT 363
Cushing syndrome 412
CVP 15
c wave 17
cyclophosphamide 278
cystic medial necrosis 418

D

DAD 90
DASH type 식이 요법 402
DC cardioversion 150
DDD mode 111
DeBackey 분류 423
Deceleration Time 65, 223
defibrillation 150
defibrillator 119, 151, 188
Deglutition syncope 434
Delayed afterdepolarization 90
DES 341, 343
descending thoracic aneurysm 418
diastolic dysfunction 280
Diastolic failure 65, 66
Diastolic HF 172
Dicrotic pulse 14
Differential cyanosis 209
Digitalis 95, 184
Digitalis intoxication 184
digoxin 185
dilated cardiomyopathy 273, 274
Diltiazem 95
Dilutional hyponatremia 181
dipper 399
disopyramide 94
diuretics 180
Dobutamine 186
Dobutamine echocardiography 68
Door-to-balloon time 366, 370
Door-to-needle time 366, 369
Dopamine 185
Doppler echocardiography 61
doxorubicin 278
Dressler's syndrome 384
Drug-Eluting Stent 341, 343
DT 65, 223
Duke criteria 267
dynamic auscultation 281
Dyslipidemia 325

E

EAD 90
E/A ratio 65
Early afterdepolarization 90
early diastolic murmur 27
early systolic murmur 26
Ebstein's anomaly 135, 215
echocardiography 55
Eisenmenger syndrome 205, 208, 209
electrical alternans 53, 296, 301
electrical axis 35
Electrical cardioversion 127
Electrocardiography 31
emergent pericardiocentesis 302
endothelial cell 315
Endothelin 수용체 차단제 442
Eosinophilic endomyocardial disease 287
Epicardial coronary artery 331
Epoprostenol 442
Epsilon waves 147
Equilibrium radionuclide angiography 69
Ergonovine test 356
erythema marginatum 218
escape beat 89
Esmolol 95
Essential hypertension 397
E velocity 65
Ewart's sign 296
external elastic laminae 315
extracellular matrix 315

F

Fast pathway 131

fatty streak 316
Fibric acids 322
First-pass radionuclide angiography 69
Fish-mouth orifice 230
fixed splitting 20
flecainide 94
foam cell 316
Forrester classification of acute heart failure 376
Forward HF 174
Frank-Starling law 166
Free wall rupture 387
Fulminant myocarditis 291
furosemide 181
Fusiform aneurysm 418
fusion beat 140

G

Glycoprotein Ⅱb receptor antagonists 373
Glycoprotein Ⅲa receptor antagonists 373
Gorlin Formula 224
group A streptococci 217

H

H-CMP 279
healthcare-associated NVE 265
heart failure 165, 168
Heart rate 161, 165
Hemochromatosis 288
heparin 352
Heparin-Induced Thrombocytopenia 373
hepatojugular reflux 16, 176
Herceptin 278
hibernating myocardium 71, 372
high renin essential hypertension 397
High-dose dexamethasone 억제 검사 412
High-output failure 173
High-output HF 173
high-sensitivity measurement of CRP 324
HIT 373
HMG-CoA reductase inhibitors(statin) 321
Hockey-stick appearance 230
holosystolic murmur 25, 236
HR 165
hs-CRP 324
hyperacute T wave 360
Hyperkinetic pulse 14
Hypertension 391
Hypertensive emergency 413
hypertensive encephalopathy 396
Hypertensive urgency 413
Hypertrophic cardiomyopathy 273, 279
Hypokinetic pulse 14

I

IABP 193, 194
Ibutilide 95
ICD 119, 151, 188
Iloprost 442
Implantable cardioverter 119, 151, 188
In Stent Restenosis 343
Infective endocarditis 263
Infra-His block 105
Inlet VSD 206
inotropic agent 167
insulin resistance 324
internal elastic laminae 315
Interventional cardiology 75
Intra-Aortic Balloon Pump 193
Intraaortic Ballon Pump 194
Intraaortic Counterpulsation 194
Intramyocardial arteriole 331
intravascular ultrasound 337
intrinsic heart rate 101
inversion 49

Irregularly irregular ventricular response 125
Ischemic heart disease 329
Isovolumetric Relaxation Time 65
ISR 343
IVRT 65
IVUS 337

J

Janeway lesion 266
juxtaglomerular apparatus 393
JVP 15

K

K^+ channel blocker 95
Killip classification 371
Korotkoff sound 398
K^+ sparing diuretics 181
Kussmaul's sign 16, 287, 304

L

LAD 35, 161
LAE 39
LAFB 46
Laplace's law 167
late systolic murmur 27
LBBB 41, 44, 141
Left Anterior Fascicular Block 46
Left Atrial Enlargement 39
Left axis deviation 34, 35, 141, 161
Left Bundle Branch Block 44
Left Posterior Fascicular Block 46
Left Ventricular Hypertrophy 40
Left-sided failure 173
Left-sided HF 173
lidocaine 94
lifestyle modification 402
ligamentum arteriosum 412
Livedo reticularis 429
LMWH 352, 374
Loeffler's endocarditis 287
Loop diuretics 181
Low-Molecular-Weight Heparin 352
Low-output 173
Low-output HF 173
Lp(a) 324
LPFB 46
LQTS 146
L-to-R shunt 201
LV aneurysm 385
LV aneurysmectomy 386
LVH 40, 42, 395
LV remodeling 170, 274
LV septal VT 146
LV strain pattern 40
LV thrombus 386

M

MAHA 414
malignant hypertension 413
Marfan syndrome 418
masked hypertension 397
MAT 121
MDCT 73
Mechanical complications of STEMI 387
Membranous VSD 205
metabolic syndrome 324
metanephrine 411
Metolazone 181
Metoprolol 184
mexiletine 94
Microangiopathic Hemolytic Anemia 414
microvascular angina 344
Micturition syncope 434
middiastolic murmur 27

Midsystolic ejection murmur 245
midsystolic murmur 26
Migratory polyarthritis 218
milrinone 186
Mitral Regurgitation 234
Mitral Stenosis 221
mitral valve area 63, 223
Mitral Valve Prolapse 240
mitral valve repair 240
Mitral Valve Replacement 233
Mitral valvotomy 232
M-mode 심초음파 60
Mobitz typeⅡ 104
MobitzⅠ형 103
MobitzⅡ형 104
modified Bernoulli equation 63, 223
Morphine 193
MR 234
MS 221
Multidetector CT 73
Multifocal Atrial Tachycardia 121
Muscle Rupture 387
Muscular VSD 206
MVA 223, 229
MVP 240
MVR 233
myocardial perfusion imaging 337
myocardial perfusion scan 70
Myocardial sarcoidosis 289
myocarditis 273, 290
Myoglobin 364
myxoma 309, 310

N

nadolol 95
Native valve endocarditis 265
Neointimal hyperplasia 342
Nesiritide 186
Neurocardiogenic syncope 433
NICE guildline 406
Nicotinic acid 322
Nitrates 338
Nitrates tolerance 338
Nitric Oxide 394
Nitroglycerin 186
nitroprusside 186
NO 394
non-compensatory pause 115
non-dipper 399
Noninvasive cardiac imaging 55
Nonparoxysmal AV junctional tachycardia 130
non-ST-elevation MI 347
Non-ST segment Elevation AMI 347
Non-sustained VT 139
NSTEMI 347
nuclear cardiology 69
NVE 265
NYHA 운동 기능 평가 175
NYHA functional classification 175

O

occipital headache 398
Old anterior wall 362
Old inferior wall MI 362
opening snap 22, 226
orthopnea 174
OS 22, 226
oscillating intracardiac mass 267
Osler's node 266
Ostium primum type 202
Ostium secundum ASD 202
Ostium secundum type 202
Overnight dexamethasone 억제 검사 412
Oxidative stress 324

Oximetry 80

P

P파 35
Pacemaker 108
Pacemaker-Mediated Tachycardia 114
Pacemaker syndrome 113
pansystolic murmur 25
Papillary MR 387
Paradoxical pulse 300, 304
Paradoxical splitting 20
Parasternal long axis view 56
Parasternal short axis view 57
Paravalvular abscess 268
Parietal pericardium 293
paroxysmal AF 128
Paroxysmal nocturnal dyspnea 174
Paroxysmal Supraventricular Tachycardia 131
Patent Ductus Arteriosus 208
Patent Foramen Ovale 202
pathologic Q wave 361, 362
PCI 340
PCWP 190
PDA 208
PEEP 192
Percutaneous balloon aortic valvuloplasty 250
Percutaneous Coronary Intervention 340
Percutaneous Mitral Balloon Valvotomy 232
Percutaneous technique 75
Pericardial calcification 304
Pericardial disease 293
pericardial effusion 296
Pericardial fluid 293
pericardial friction rub 29, 295
pericardiectomy 306
pericardiocentesis 297
pericarditis 293
peripartum cardiomyopathy 277
Permanent pacemaker 109
PET 71
PFO 202
phenylalkylamine 95
phenytoin 94
pheochromocytoma 411
Phosphodiesterase inhibitors 186
Phosphodiesterase 억제제 442
PHT 63, 223, 255
Plaque instability 318
plaque rupture 318
Plasma Renin Activity 414
PMBV 232
P-mitrale 228
PMT 114
positive pressure ventilation 192
Positron Emission Tomography 71
Post-cardiac injury syndrome 299
post-myocardial infarction syndrome 384
posterior wall 50
posterior wall MI 362
postpericardiotomy syndrome 299
Postural hypotension 433
PP 간격 38
PR 간격 36
PR interval 36, 162
preconditioning 372
Preexcitation syndrome 135
prehypertension 397, 403
Preload 165
premature complex or contraction 115
Pressure Half time 63, 223, 255
Presyncope 431
presystolic murmur 29
primary aldosteronism 411
Primary or idiopathic hypertension 397

primary PCI 370
primary pulmonary hypertension 197, 437
Primary VF 381
Prinzmetal's variant angina 355
procainamide 94
propafenone 94
propranolol 95
Prostacyclin 442
Prosthetic valve endocarditis 265
pseudoaneurysm 386, 417
PSVT 131, 152
pulmonary embolism 197
Pulmonary stenosis with intact ventricular septum 212
Pulsus alterans 14
pulsus alternans 176
Pulsus bigeminus 14
Pulsus bisferiens 14
Pulsus paradoxus 14, 302
Pulsus parvus 14
Pulsus parvus et tardus 245
Pulsus tardus 14
Purkinje fibers 32
PVE 265
P wave 35, 161

Q

QRS군 36
QRS complex 36, 162
QT 간격 37
QT 간격 증가 145
QT interval 37
QT prolongation 145
quinidine 94

R

RAA 171
RAD 35, 40, 161
radiating pain 332
Radiofrequency Catheter modification 134
RAE 39
RBBB 43, 141
reciprocal change 49, 361, 362
Recurrent paroxysmal AF 128
reentrant circuit 91
reentry 91
refractory heart failure 189
refractory period 91
Regional Wall Motion Abnormality 81
Renin 393
Renin-Angiotensin-Aldosterone 171, 393
Renovascular hypertension 407
Reperfusion arrhythmia 384
reperfusion therapy 367
restenosis 341
restrictive cardiomyopathy 273, 286, 287
Retrograde P파 116, 131
RFCA 134
RF catheter ablation 135
Rheumatic fever 217
Right Atrial Enlargement 39
Right axis deviation 34, 35, 40, 161
Right Bundle Branch Block 43
Right Ventricular Hypertrophy 40
Right-sided 173
Right-sided HF 173
R on T 현상 118
R on T phenomenon 118
Roth's spot 266
RR간격 38
RVH 40, 42
RV infarction 50, 379
RVOT VT 146
RV outflow tract VT 146

RV strain pattern 40
RWMA 81

S

S1 19
S2 20
S3 21
S4 21
Saccular aneurysm 418
SACT 101
SAECG 382
SAM of mitral valve 279
SA node 31, 89
sarcoma 309, 311
SBPM 399
SCD 285
SCN5A gene mutation 146
Secondary VF 381
Seizure 434
Self BP Monitoring 399
Semi-Fowler's position 192
sick sinus syndrome 100, 152
Signal Averaged ECG 382
Sildenafil 442
sinoatrial block 99
Sinoatrial Conduction Time 101
Sinoatrial node 31
sinus arrest 98
sinus arrhythmia 97
sinus bradycardia 96
sinus exit block 99
sinus node dysfunction 96
Sinus Node Recovery Time 100
sinus pause 98
sinus tachycadia 119
Situational syncope 433
Slow pathway 131
slow VT 148
smooth m. cell 315
smooth muscle layer 315
SNRT 100
Sotalol 95
Splinter hemorrhage 266
spontaneous sustained VT 381
S. pyogenes 217
square root sign 287, 303, 305
SSS 100
ST분절 36
ST분절 상승 급성 심근경색 329, 357
stable angina 332, 329
Stanford 분류 423
Statin-induced myopathy 321
ST depression 361
ST elevation 361
Stent thrombosis 343
stress echocardiography 68, 334, 337
Stress myocardial perfusion imaging 334
Stroke Volume 165
ST segment 36, 163
ST-segment elevation MI 357
stunning myocardium 372
subacute endocarditis 264
Subclavian artery 427
Subcostal view 59
subcutaneous nodule 218
Subendocardial infarction 360
sublingual nitroglycerin 332
subungual hemorrhage 266
subxiphoid approach 297
sudden cardiac death 285
Supra-His block 105
Supracrista VSD 206
supraventricular arrhythmia 93
supraventricular tachycardia 119

Sustained VT 139
SV 165
Sydenham's chorea 218
synchronized DC cardioversion 126
Syncope 431
Systolic HF 172

T

T파 37
T파의 역위 49
tachyarrhythmia 114
tachycardia 85
tachycardia-bradycardia syndrome 99
Takayasu's arteritis 427
Takotsubo cardiomyopathy 278
target heart rate 335
Target Organ Damage 395
TdP 145
TEE 55, 68
Temporary pacemaker 108
Tetralogy of Fallot 213
Thiazide 181
Thrombolysis In Myocardial Ischemia trial 350
thrombolytic or fibrinolytic therapy 368
TIMI risk score 350
T inversion 362
tissue plasminogen activator 369
TOF 213
Torsades de Pointes 145, 152
tPA 369
TR 258
Transesophageal Echocardiography 55, 68
Transient coronary spasm 355
Transmitral flow velocity 223
Transmural infarction 360
Transthoracic Echocardiography 55
Treadmill exercise EKG 334, 335
Treadmill test 335
Tricuspid Regurgitation 258
Triggered activity 90
troponin 349
true aneurysm 417
TTE 55
tumor plop 310
tunica adventitia 316
tunica intima 315
tunica media 315
T wave 37, 163

U

U파 38
UA 347
UFH 352, 374
Unfractionated Heparin 352
unstable angina 329, 347
Upright-tilt table test 434
Uremic pericarditis 299
U wave 38

V

v파 18
Vagal maneuvers 133
Valsalva maneuver 133
Valve leaflet 221
Valvular heart disease 221
variant angina 330
Vasodepressor syncope 433
vasodilator 186
Vasodilator peptides 172
Vasovagal syncope 433
VDD mode 112
vegetation 267
venous return 168
Ventricualr preexcitation 138

ventricular arrhythmia 93
Ventricular bigeminy 117
Ventricular Fibrillation 149
Ventricular Flutter 150
Ventricular parasystole 117
Ventricular preexcitation 135
Ventricular Premature Contraction 117
ventricular remodeling 375
Ventricular Septal Defect 205
Ventricular septal rupture 387
ventricular tachyarrhythmia 139
Ventricular tachycardia 117, 139
Ventricular trigeminy 117
Verapamil 95
VF 149, 152
VFL 150
Viable myocardium 388
Viral 298
Viral myocarditis 290
Visceral pericardium 293
VMA 411
VPC 117
VSD 205
VT 139, 152
Vulnerable plaque 318
Vulnerable plaques 359
VVI mode 110
v wave 18

W

Wandering Atrial Pacemaker 121
WAP 121
warfarin 188
water-hammer pulse 252
Wenckebach block 103
white-coat hypertension 397
wide QRS complex 140
WPW 152
WPW 증후군 135
WPW abnormality 138
WPW syndrome 135
WPW with AF/AFL 136

X

x하강 17
x descent 17

Y

y하강 19
y descent 19

기타

1MET 337
1°AV block 102
1도 방실차단 102
2° AV block 103, 104
2도 방실차단 103, 104
24시간 활동 중 혈압측정 399
^{201}Thallium scan 70, 365
3° AV block 107
3도 방실차단 107
6 limb leads 32
6 precordial leads 32
^{99m}Tc-pyrophosphate 365
^{99m}Tc-sestamibi scan 70, 364
β-blocker 183
β-blockers 339
β차단제 95

1
Vol

PACIFIC INTERNAL MEDICINE

순환기

1판 발행 2009년 2월 10일
2판 발행 2010년 2월 25일
3판 발행 2013년 2월 15일
4판 발행 2016년 1월 7일

편저자 안 지 원 외
발행인 이 웅 현
발행처 **퍼시픽북스**
서울시 중구 충무로 29 아시아미디어타워 501호
TEL. 02-2272-7766(代) / FAX. 02-2272-7166
E-mail: papu77@daum.net

ISBN 978-89-6130-856-4
set ISBN 978-89-6130-863-2

정가 Volume 1 21,000원
Set(1~7) 123,000원